Checkliste
Hals-Nasen-Ohren-Heilkunde

Checklisten der aktuellen Medizin

Herausgegeben von Felix Largiadèr
Otto Wicki · Alexander Sturm

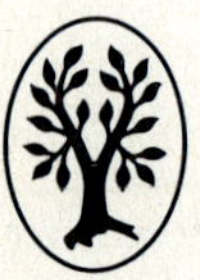

Georg Thieme Verlag Stuttgart · New York

Checkliste Hals-Nasen-Ohren-Heilkunde

Wolfgang Arnold · Uwe Ganzer

56 meist zweifarbige Abbildungen
in 135 Einzeldarstellungen

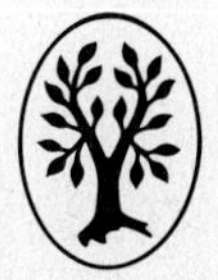

1990
Georg Thieme Verlag Stuttgart · New York

CIP-Titelaufnahme der Deutschen Bibliothek

Arnold, Wolfgang:
Checkliste Hals-Nasen-Ohren-Heilkunde / Wolfgang Arnold ;
Uwe Ganzer. – Stuttgart ; New York : Thieme, 1990
(Checkliste der aktuellen Medizin)
NE: Ganzer, Uwe:

Wichtiger Hinweis: Medizin als Wissenschaft ist ständig im Fluß. Forschung und klinische Erfahrung erweitern unsere Kenntnisse, insbesondere was Behandlung und medikamentöse Therapie anbelangt. Soweit in diesem Werk eine Dosierung oder eine Applikation erwähnt wird, darf der Leser zwar darauf vertrauen, daß Autoren, Herausgeber und Verlag größte Mühe darauf verwandt haben, daß diese Angabe genau dem **Wissensstand bei Fertigstellung des Werkes** entspricht. Dennoch ist jeder Benutzer aufgefordert, die Beipackzettel der verwendeten Präparate zu prüfen, um in eigener Verantwortung festzustellen, ob die dort gegebene Empfehlung für Dosierungen oder die Beachtung von Kontraindikationen gegenüber der Angabe in diesem Buch abweicht. Das gilt besonders bei selten verwendeten oder neu auf den Markt gebrachten Präparaten und bei denjenigen, die vom Bundesgesundheitsamt (BGA) in ihrer Anwendbarkeit eingeschränkt worden sind. Benutzer außerhalb der Bundesrepublik Deutschland müssen sich nach den Vorschriften der für sie zuständigen Behörde richten.

Printed in Germany
Satz und Druck: Druckhaus Götz KG, D-7140 Ludwigsburg (Linotype System 5 [202])

ISBN 3-13-740201-8 1 2 3 4 5 6

Karl-Heinz Vosteen
gewidmet

Anschriften

Prof. Dr. med. Wolfgang Arnold
Chefarzt der Klinik für Hals-, Nasen- und Ohrenkrankheiten,
Hals- und Gesichtschirurgie
Kantonsspital
CH-6000 Luzern 16

Prof. Dr. med. Uwe Ganzer
Direktor der HNO-Klinik der Universität
Theodor-Kutzer-Ufer
D-6800 Mannheim

Prof. Dr. med. Felix Largiadèr
Vorsteher des Departments Chirurgie
und Direktor der Klinik für Viszeralchirurgie
Universitätsspital
CH-8091 Zürich

Prof. Dr. med. Alexander Sturm
Direktor der Medizinischen Universitätsklinik
Ruhruniversität Bochum
D-4690 Herne

Dr. med. Otto Wicki
ehem. Chefarzt für Chirurgie FMH
CH-6707 Iragna

Vorwort der Herausgeber

Die Checklisten der aktuellen Medizin wollen den Studenten und Ärzten als übersichtliche, fachspezifische Gedächtnisstützen dienen. Sie können in der Manteltasche mitgetragen werden und erlauben jederzeit eine rasche, auf den jeweiligen Patienten bezogene Überprüfung der differentialdiagnostischen Überlegungen und anzuordnenden Untersuchungen sowie vor allem eine Orientierung über die einzuschlagende Therapie.

Geraffte Darstellung, Verzicht auf Wiederholungen sowie viele Querhinweise sollen eine rasche und trotzdem vielseitige Orientierung ermöglichen. Wir sind dem Georg Thieme Verlag, insbesondere den Herren Dr. h. c. *G. Hauff* und Dr. *D. Bremkamp,* für die tatkräftige Förderung und Realisierung dieses gemeinsam erarbeiteten Konzeptes sehr zum Dank verpflichtet.

Es liegt im Wesen einer solchen Checkliste, daß vor allem die typischen Krankheitszustände geschildert werden und die operativen Vorschriften auf den Standardfall beschränkt sind. Die Checkliste kann und soll das große Lehrbuch und die vollständige Operationslehre keinesfalls ersetzen. Diesen gegenüber hat sie den bewußt in Kauf genommenen Nachteil des Fehlens von Literaturhinweisen sowie Beschreibungen seltener Krankheitsbilder und Methoden, dafür den Vorteil der Übersichtlichkeit und Aktualität der Therapie. Die etwas subjektive Färbung im therapeutischen Teil ist gewollt, denn die Autoren haben von den vielen möglichen Varianten jeweils diejenigen ausgewählt, die sich in der täglichen Praxis bewährt haben.

Als vierundzwanzigstes Buch in dieser so erfolgreichen Reihe erscheint erneut eines aus dem chirurgischen Fachgebiet. Die Herstellung des Manuskriptes war für Herrn Professor *W. Arnold* aus Luzern und Herrn Professor *U. Ganzer* aus Mannheim eine zeitraubende aber reizvolle Herausforderung. Der HNO-Arzt hat es in seinem Fachgebiet häufig mit Erkrankungen zu tun, die in engster Beziehung zu benachbarten Disziplinen stehen. Erwähnenswert sind hier das weite Feld der Allergien, die otoneurologische Problematik, traumatologische oder neoplastische Erkrankungen des Gesichtsschädels etc. Die Konzentration des gesamten Faches in die Form einer Checkliste war daher für die Autoren gelegentlich recht problematisch.

Wir Herausgeber danken den beiden Autoren für die jahrelange Arbeit an diesem Buch und für das kollegiale Eingehen auf unsere Wünsche. Es ist eine fachlich hochstehende und attraktive Checkliste geworden. Sie wird sich dem Erfolg der anderen Checklisten anschließen.

Iragna, Zürich und Herne,
im Winter 1989/90

Otto Wicki
Felix Largiadèr
Alexander Sturm

Vorwort der Verfasser

Das Fachgebiet „Hals-Nasen-Ohren-Heilkunde" mit seinen Zusatzbezeichnungen „Hals- und Gesichtschirurgie" (Schweiz) bzw. „Kopf- und Halschirurgie" (Bundesrepublik Deutschland und Österreich) zeichnet sich durch eine ungewöhnliche Vielfalt von diagnostischen und chirurgischen Möglichkeiten aus. Hör- und Gleichgewichtsorgan und Kenntnis von deren Physiologie und Pathophysiologie, Geruch und Geschmack, Stimme, Sprache und deren Pathologie, das große Spektrum der entzündlichen und neoplastischen Erkrankungen des Kopf-Hals-Gebietes, aber auch die fließenden, topographisch bedingten Übergänge zu den Nachbardisziplinen (Neurologie, Neurochirurgie, Ophthalmologie, Kieferchirurgie, viszerale Chirurgie) machen die Breite, aber auch die Möglichkeiten dieses Faches deutlich. Wegen ihrer intellektuell anspruchsvollen diagnostischen Möglichkeiten und der Vielfalt chirurgischer Techniken (Mikrochirurgie, Traumatologie, große Tumorchirurgie, Endoskopie etc.) bietet diese Fachdisziplin optimale Möglichkeiten, individuelle Fähigkeiten zu entfalten. Viele diagnostische und therapeutische Techniken (Operationsmikroskop, endoskopische Untersuchungsverfahren, Messung der Hirnstammpotentiale etc.) wurden von Hals-Nasen-Ohren-Ärzten in die Medizin eingeführt und haben sich später auch in Nachbardisziplinen etabliert.

Die vorliegende Checkliste „Hals-Nasen-Ohren-Heilkunde" ist kein Ersatz für ein ausführliches Lehrbuch, sondern soll als rasches Informations-, Rekapitulations- und Nachschlagewerk dienen. Ihre sinnvolle Benützung setzt in jedem Fall allgemein-medizinische Grundkenntnisse voraus. Ein wesentliches Ziel bei der Abfassung der Checkliste war, dem Benutzer neben der raschen Information über ein Krankheitsbild auch wichtige differentialdiagnostische Hinweise zu geben.

Da die Autoren mit der Vielfalt existierender Generic names proportional zum zeitlichen Abstand ihres Staatsexamens immer weniger anzufangen wissen und es sicher auch vielen jüngeren Kollegen ähnlich ergeht, werden bei therapeutischen Empfehlungen (blauer Teil) bewußt ausschließlich Handelsnamen aufgeführt. Dabei werden in der Regel immer mehrere Handelsnamen genannt (siehe Präparate-Vergleichsliste Deutschland, Österreich, Schweiz, S. 446ff). Man kann davon ausgehen, daß das Hals-Nasen-Ohren-Fachgebiet mit relativ wenig Präparaten auskommt, wobei es sich im wesentlichen um Antibiotika, Antiphlogistika, durchblutungsfördernde Medikamente, Antivertiginosa, Glukokortikoide, Ohren- und Nasentropfen sowie Dermatologika handelt.

Im roten Teil wurden häufige chirurgische Maßnahmen in einer Form abgehandelt, die auch dem Nichtfacharzt die nötigen Informationen über den Ablauf des geplanten oder stattgehabten Eingriffes vermittelt. Dabei wurden Vereinfachungen bewußt angestrebt.

Im wesentlichen haben wir versucht, uns an das bewährte System der Thieme-Checklisten zu halten. Abweichungen liegen dort vor, wo es ohne Verlust an Übersichtlichkeit und Informationen nicht möglich war, das vorgegebene System streng zu verfolgen.

Die im grauen Teil angeführte diagnostische Palette genügt in jedem Fall, um zur richtigen Diagnose zu kommen. Die im blauen Teil nach Definition, Ätiologie, Pathogenese, Komplikationen und Symptomen abgehandelten Krankheitsbilder sowie die notwendigen diagnostischen und differentialdiagnostischen Maßnahmen und empfohlenen Therapiemöglichkeiten entsprechen dem gegenwärtigen Kenntnisstand und der persönlichen Erfahrung der Autoren. Erprobtes wird in Kürze, aber vollständig vermittelt, Kontroversen und Alternativen erwähnt, allzu Neues oder Unerprobtes bewußt ausgeklammert.

Die angeführten Hinweise zur Dauer des Krankenhausaufenthaltes und der Arbeitsunfähigkeit entsprechen der persönlichen Erfahrung, können aber individuell variieren.

Die Erstellung dieser Checkliste war ohne die persönliche Erfahrung und Unterstützung unserer Mitarbeiter nicht möglich. Der besondere Dank der Verfasser gilt Frau Dr. Monica Conrad (Gleichgewichtsdiagnostik, Stichwortverzeichnis), Herrn Dr. Karel Vrtîcka und Frau Dr. Annerose Keilmann (Phoniatrie) und Herrn Dr. Alfons Mathis (Audiologie). Frau Silvia Borghi hat mit großer Geduld und Ausdauer die zahllosen Entwürfe und Korrekturen der oft ungeduldigen Autoren in ein perfektes Manuskript verwandelt. Den Herausgebern und den Mitarbeitern des Georg Thieme Verlages, insbesondere den Herren Dr. med. Otto Wicki und Dr. med. Dieter Bremkamp danken wir für die angenehme, beratende und verständnisvolle Zusammenarbeit.

Wir hoffen, daß die Checkliste „Hals-Nasen-Ohren-Heilkunde“ eine weite Verbreitung nicht nur unter Medizinstudenten und Allgemeinärzten findet, sondern auch eine nützliche und schnelle Informationshilfe für den Hals-Nasen-Ohren-Arzt und die Kollegen unserer unmittelbaren Nachbardisziplinen, nämlich die Kinderärzte, Ophthalmologen, Neurologen und Kieferchirurgen, darstellt.

Luzern und Mannheim,
im Winter 1989/90

Wolfgang Arnold
Uwe Ganzer

Inhaltsverzeichnis

Hals

Speicheldrüsen

Ösophagus

Trachea, Bronchialsystem

Beurteilung der Region

Grundsätzliches

- Gebietsbezeichnung in Deutschland und in Österreich „Hals-Nasen-Ohren-Heilkunde, Kopf- und Halschirurgie".
- In der Schweiz „Otorhinolaryngologie, Hals- und Gesichtschirurgie".
- Beurteilt und untersucht werden:
- Anatomie, Physiologie, Funktion und Pathologie des gesamten Kopf-, Gesichts- und Halsbereiches, einschließlich Gehör, Gleichgewichtssinn, Geruch, Geschmack, Hirnnervenfunktion und Stimme.
- Reihenfolge der Organuntersuchungen:
- *Ohr* (Gehör, Gleichgewichtssinn, Fazialisfunktion).
- *Nase, Geruch.*
- *Nasopharynx.*
- *Nasennebenhöhlen.*
- *Mundhöhle, Oropharynx, Geschmack.*
- *Hypopharynx, Kehlkopf* (Stimme).
- *Hals* (Schilddrüse, Lymphknotenstationen).
- *Speicheldrüsen* (Parotis, Mundbodenspeicheldrüsen).
- *Ösophagus.*
- *Trachea.*

Basisuntersuchung

- Allgemeinanamnese, Familienanamnese, Fachanamnese.
- Allgemeinzustand, Ernährungszustand, Hautkolorit.
- Anatomie des Gesichtsschädels und seiner Anhangsgebilde.
- Organuntersuchung in angegebener Reihenfolge (s. o.).
- Prüfung der Hirnnervenfunktion: Sensibel, motorisch, sensorisch. Auf Seitengleichheit achten!
- Prüfung der Nervenaustrittspunkte oder definierter Nervenverlaufspunkte, z. B. N. trigeminus, N. occipitalis, N. laryngeus superior.
- Prüfung der Beweglichkeit der Halswirbelsäule, von Konsistenz und Tonus der Nackenmuskulatur, des Schultergürtels.
- Vergleichende Palpation des Karotispulses.

Wichtigste Untersuchungsvoraussetzung

- Kräftige, nicht streuende Lichtquelle und Stirnreflektor oder elektrische Stirnlampe.
- Berücksichtigung der Tatsache, daß *jeder* Patient *Angst* vor einer otorhinolaryngologischen Untersuchung hat!

Standardanamnese

- Schmerzen.
- Ohrdruck.
- Ausfluß (wäßrig, fadenziehend, eitrig, blutig, fötide).
- Schwerhörigkeit.
- Schwindel.
- Ohrensausen.
- Bekannte Ohrerkrankungen.
- Familiäre Schwerhörigkeit.

Instrumentarium

- Stirnreflektor
- Ohrtrichter verschiedener Größe.
- Otoskop.
- Ohrmikroskop.
- Politzer-Ballon mit passenden Oliven.
- Stimmgabel.
- Watteträger.
- Ohrküretten.
- Ohrhäkchen.
- Sauger.
- Pneumatische Lupe (Siegle-Trichter).
- Hörschlauch (S. 12).
- Frenzel-Brille.

Position

- Patient sitzt aufrecht, seitlich zum Untersucher (vgl. Abb. **1**).
- Lichtquelle links vom Kopf des Patienten in Ohrhöhe (wenn Untersucher Rechtshänder, sonst umgekehrt).

Inspektion

- Ohrmuschel, Gehörgang, Mastoid (Rötung, Schwellung, abstehende Ohrmuschel, Substanzdefekt, Sekretion, Tumor).

Palpation

- Ziehen der Ohrmuschel nach hinten oben (Schmerzen?).
- Drücken oder Klopfen auf das Mastoid (Fluktuation, Schmerzen?).
- Palpation des Jochbogenansatzes, des Kiefergelenkes, der Parotis (Schmerzen, teigige Schwellung?).

Otoskopie

- *Rechtes Ohr:*
  Ohrmuschel zwischen Mittel- und Ringfinger der linken Hand nach hinten oben ziehen, mit Daumen und Zeigefinger der rechten Hand Ohrtrichter leicht drehend unter optimaler Ausleuchtung in den Gehörgang einführen.
  Nach Positionierung des Ohrtrichters Halten der Ohrmuschel zwischen Mittel- und Ringfinger, des Ohrtrichters zwischen Daumen und Zeigefinger der linken Hand.
- *Linkes Ohr:*
  Mit Daumen und Zeigefinger der rechten Hand Ohrmuschel nach hinten oben ziehen, Ohrtrichter mit Daumen und Zeigefinger der linken Hand leicht drehend in den Gehörgang einführen. Ohrmuschel mit Mittelfinger der linken Hand (im Cavum conchae) nach hinten oben drücken und Ohrtrichter zwischen Zeigefinger und Daumen der linken Hand stabil halten.
- Nun die rechte Hand auf den Scheitel des Patienten legen und dessen Kopf so drehen und wenden, daß man Gehörgang und Trommelfell gut überblicken kann (Abb. **1**).

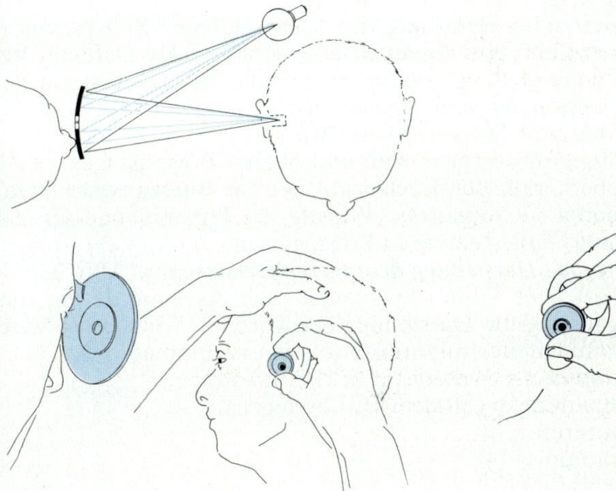

Abb. **1** Untersuchungstechnik Ohr

Ohr: Bildgebende Verfahren

Hinweis

- *Gehörgang:* Trocken, schuppig, feucht, gerötet. Zerumen, Fremdkörper, Sekretion (fötide?), Blutung, Pilzrasen, Exostosen, Polypen, tumoröse Neubildung?
- *Trommelfell:* Reflex an typischer Stelle? Matt, vermehrte Gefäßinjektion, diffus gerötet, verdickt, rote Bläschen? Tief eingezogen, Flüssigkeitsspiegel, Luftbläschen hinter dem Trommelfell?
- Perforation (wo, wie groß, den Limbus erreichend, in eine Knochenarrosion übergehend), Mehrfachperforationen (Tbc)?
- Einziehung der Shrapnellschen Membran, Cholesteatom?
- Beweglichkeit des Trommelfelles bei Valsalva-Versuch (pneumatische Lupe)?
- Wenn *Perforation:* Mittelohrschleimhaut trocken, feucht, gerötet, Granulationen, Sekretion in den Gehörgang, Kalkablagerungen im Bereich des Resttrommelfelles, Polypen?
- Wenn *Sekretion:* Wasserklar, serös bis trüb, fadenziehend (klar, trüb), Eiter (pulsierend, fötide), Blutung?

Röntgen

- *Aufnahme nach Schüller* (Abb. **2a**):
  Informiert über Belüftung des Warzenfortsatz-Zellsystems (auch Jochbeinzellen) und Pneumatisationsgrad, ossäre Defekte, Verlauf einer Pyramidenlängsfraktur, Beziehung Kiefergelenk zu Gehörgang, Position des Sinus sigmoideus.
- *Aufnahme nach Stenvers* (Abb. **2b**):
  Darstellung des horizontalen und oberen Bogenganges, der Pyramidenoberkante, der Kochleaanlage, des Bulbus venae jugularis, des inneren Gehörganges. Wichtig bei Pyramidenquerfrakturen, Beziehung Cholesteatom zu Bogengängen.
- *Transorbitale Darstellung der inneren Gehörgänge* (Abb. **2c**):
  Informiert über Weite, Symmetrie oder Asymmetrie der inneren Gehörgänge. Gute Darstellung der Kochlea. Wichtig bei Verdacht auf Pyramidenquerfrakturen, Akustikusneurinom.
- *Tomographie der Felsenbeine in zwei Ebenen:*
  Bei Mißbildungen (oft dem CT überlegen).
  Bei Frakturen.
  Bei Tumoren.

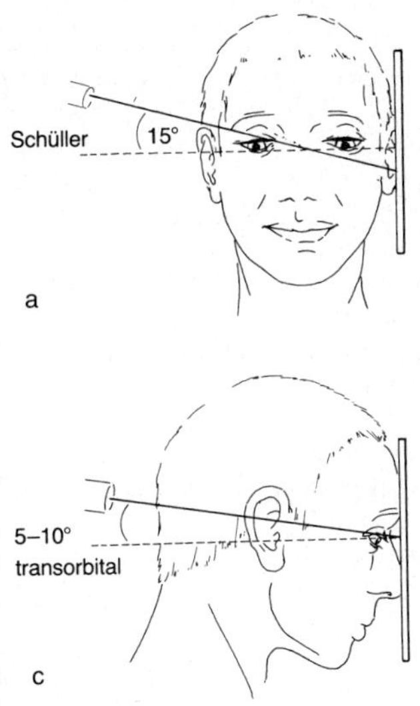

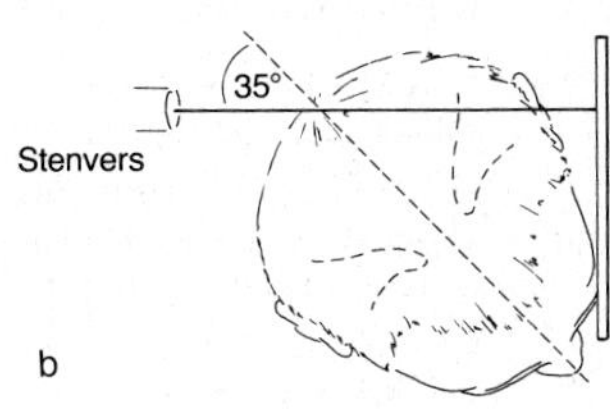

Abb. **2** Röntgentechnik Ohr

Computertomographie (CT)

- Beste Darstellung von Detailstrukturen des Felsenbeines (innerer Gehörgang, Kochlea, Bogengänge, Aquaeductus cochleae, Mittelohrstrukturen) und gute Aussagemöglichkeit bei Frakturen und Tumoren des Felsenbeins oder des Kleinhirnbrückenwinkels (in Kombination mit Luftfüllung). Nachweis endokranieller Entzündungsfortleitung (Abszeß, Einschmelzung etc.).

Kernspintomographie (NMR, MRT, MRI)

- Beste Darstellung der Weichteilanatomie des Kleinhirnbrückenwinkels in Beziehung zum Felsenbein (bei Kleinhirnbrückenwinkeltumoren). Nachweis endokranieller Abszesse, Tumoren, Blutungen.

Ohr: Hörprüfungsmethoden

Funktionsdiagnostik

- *Subjektive Verfahren:*
  Stimmgabelprüfung (s. unten).
  Hörweitenbestimmung (S. 7).
  Tonschwellenaudiometrie (S. 7).
  Überschwellige Tonaudiometrie (Recruitment) (S. 8).
  Spielaudiometrie (S. 8).
  Verhaltensaudiometrie (S. 8).
  Sprachaudiometrie (S. 8).
  Feldmann-Test (Dichotischer Diskriminationstest, S. 9).
  Prüfung des Richtungshörens (S. 12).
  Tinnitusbestimmung (S. 11).
- *Objektive Verfahren:*
  Impedanzmessung (Tympanometrie, Stapediusreflexe) (S. 9).
  Elektrische Reaktionsaudiometrie (ERA) (S. 10).
  Otoakustische Emissionen (OAE) (S. 11).

Stimmgabelprüfung

- Stimmgabel 440 Hz (a^1) oder 512 Hz (c^2) zur Vermeidung von Obertönen auf dem Handballen oder Knie anschlagen.
- *Versuch nach Weber:* Schwingende Stimmgabel auf Stirnmitte, Nasenrücken oder Schädelmitte aufsetzen.
- Keine Lateralisation: Normales Hörvermögen, symmetrische Schalleitungsschwerhörigkeit oder symmetrische Innenohrschwerhörigkeit.
- Lateralisation: Ton lauter im schlechter hörenden Ohr = einseitige oder einseitig stärker ausgeprägte Schalleitungsschwerhörigkeit. Ton lauter im besser hörenden Ohr = reine oder überwiegende Innenohrschwerhörigkeit des Gegenohres.
- *Versuch nach Rinne:* Lautheitsvergleich zwischen Knochenleitung und Luftleitung. Wird Stimmgabel auf Warzenfortsatz besser als vor Gehörgangseingang gehört: Schalleitungsschwerhörigkeit. Wenn gleich stark oder vor dem Gehörgang besser gehört: Annähernde Normalhörigkeit oder Innenohrschwerhörigkeit.
- *Versuch nach Gellé:* Schwingende Stimmgabel auf Nasenrücken aufsetzen.
- Politzer-Ballon-Olive in den Gehörgang luftdicht andrücken.
- Kompression und Dekompression des Ballons. Wird Ton laut-leise-laut usw. (undulierend) gehört (Gellé-Versuch positiv): Normale Funktion der Gehörknöchelchenkette. Wird Ton gleichmäßig leiser werdend gehört (Gellé-Versuch negativ): Steigbügelfixation, Kettenfixation oder Kettenunterbrechung.

Hörweitenbestimmung

- Minimale Raumdistanz von 6 m erforderlich.
- Getrennte Prüfung beider Ohren.
- Prüfohr dem Untersucher zuwenden (Ausschalten der Ablesemöglichkeit).
- Zeigefinger in den Gehörgang des Gegenohres stecken und schütteln (Vertäubung).
- Prüfung mit Umgangssprachenlautstärke (US = 60–70 dB, Prüfung tiefer und mittlerer Frequenzen) und Flüstersprache (FS = 30–40 dB, Prüfung der hohen Frequenzen).
- Geprüft wird unter Verwendung zweistelliger Zahlen und viersilbiger Wörter.
- Normalhörigkeit oder leichtgradige Schwerhörigkeit: US und FS = 6 m.
- Mittelgradige Schwerhörigkeit: US = 1–4 m, FS = 0,5 m.
- Hochgradige Schwerhörigkeit: US = 0,25–1,0 m, FS 0.
- An Taubheit grenzende Schwerhörigkeit: US = <0.25 m.
- Praktische Taubheit: Fehlende US vor Ohrmuschel.

Tonschwellenaudiometrie

- Aufsuchen der Hörschwellen für reine Töne zwischen 125 und 8000 Hz über Kopfhörer (Luftleitung) und über Knochenleitungshörer (Knochenleitung).
- Prüfung des binauralen Gehörs auch über Lautsprecher.
- Patient gibt über vereinbartes Signal (Fingerheben, Knopfdrücken etc.) an, wenn er den Prüfton wahrnimmt.
- Eintrag der Antworten auf das Audiogrammformular.
- Normalhörigkeit bis +15/20 dB.
- Schwerhörigkeit wird in verschiedene Grade eingeteilt (leichtgradige, mittelgradige, hochgradige, an Taubheit grenzende Schwerhörigkeit, Resthörigkeit, Taubheit). Bei deren Bestimmung aus dem Tonaudiogramm wird der Hörverlust bei den einzelnen Frequenzen unterschiedlich gewichtet.
- Schalleitungsschwerhörigkeit: Knochenleitung gut, Luftleitung schlechter.
- Schallempfindungsschwerhörigkeit: Knochenleitung und Luftleitung deckungsgleich, aber schlecht.
- Kombinierte Schwerhörigkeit: Knochenleitung schlecht, Luftleitung schlechter.

Ohr: Hörprüfungsmethoden

Überschwellige Tonaudiometrie

- Zur Topodiagnostik: Unterscheidung zwischen kochleärer (Recruitment positiv, keine Hörermüdung) und retrokochleärer Schwerhörigkeit (Recruitment meist negativ, Hörermüdung vorhanden).
- Recruitment positiv: Die Lautheitsempfindung nimmt am kranken Ohr bei steigenden Lautstärkepegeln gegenüber derjenigen des gesunden Ohres stärker zu (Fowler-Test). Die Lautstärkeunterscheidung gelingt gegenüber gesunden Ohren bei geringeren Pegeldifferenzen (Lüscher-Test, SISI-Test).
- Hörermüdung: Absinken der Hörschwelle unter Belastung. Schwellenschwund von > 25 dB bei tonaler Belastung von 60 s gilt als Ausdruck der Hörermüdung (Carhart-Test).
- Eine objektive Recruitmentbestimmung gelingt mit der Stapediusreflexaudiometrie (vgl. S. 10).

Spielaudiometrie

- Dem Verständnis des Kindes angepaßte Tonaudiometrie unter Benützung von Spielmaterial. Frühester Einsatz bei normal entwikkelten Kindern ab 2½ Jahren.

Verhaltensaudiometrie

- Screening-Methode für Neugeborene, Säuglinge und Kleinstkinder. Unter Ausschluß optischer und vibrotaktiler Reize Stimulation mit Tönen und Geräuschen z. B. über Lautsprecher.
- Normale Reaktionen mit 3 Monaten bei 40–60 dB, mit 6 Monaten bei 30–40 dB.
- Bei Auffälligkeiten weitere Prüfungen mit objektiven Methoden (Impedanzmessung, ERA, OAE, S. 9–11) angezeigt.

Sprachaudiometrie

- Angebot von auf Tonband gespeicherten Testwörtern (leicht verständliche Zahlen und schwerer verständliche Einsilber) bei verschiedenen Lautstärkepegeln. Monaurale Messung über Kopfhörer, binaurale über Lautsprecher.
- Normalhörige zeigen eine 50%ige Zahlenverständlichkeit bei 18,5 dB Lautstärkepegel (Sprachhörschwelle). Meßergebnis des Patienten abzüglich Werte des Normalhörenden ergibt jeweiligen Sprachhörverlust (Hörverlust für Zahlen).
- Bei Normalhörigkeit wird die 100%ige Einsilberverständlichkeit (= Diskrimination) bei 50 dB Lautstärke erreicht.

- Der Schwerhörige erreicht 100%ige Einsilberverständlichkeit erst bei höheren Schalldrucken oder auch gar nicht. Ist die maximale Verständlichkeit bei 90 dB Schalldruck z. B. 70%, so beträgt die Diskrimination 70%, der sog. Diskriminationsverlust 30%.
- Verlauf der Einsilberverständlichkeit ist von der Art (Schalleitungsschwerhörigkeit, Schallempfindungsschwerhörigkeit), dem Ausmaß der Hörschädigung und dem tonaudiometrischen Schwellenverlauf abhängig.

Feldmann-Test

- Dichotischer Diskriminationstest zur Diagnostik zentraler Hörstörungen und zur Bestimmung der auditiven Hemisphärendominanz.
- Gleichzeitiges Angebot von jeweils dreisilbigen Wörtern auf dem linken und rechten Ohr. Wiederholung der Messung aber mit verschiedenen Prüfintensitäten.
- Prozentzahl der richtig wiedergegebenen Wörter für jedes Ohr getrennt notieren.
- Normalhörende erreichen auf beiden Seiten 100%.
- Diskriminationsverluste auf beiden Ohren ohne Seitenbetonung oder Diskriminationsverlust auf einer Seite bei annähernd normaler Diskrimination am Gegenohr: Hinweis auf zentrale Läsion der Hörbahn.

Trommelfellimpedanzmessung

- *Tympanometrie:* Messung des Trommelfellwiderstandes bzw. der Trommelfellbeweglichkeit bei dynamischer Druckänderung von +300 bis −400 mmWS.
- Typische Tympanogramme (Abb. **3**).
  - Typ A: Bei normaler Tubenfunktion und lufthaltiger Pauke. Normaler Mittelohrdruck (Tympanogrammspitze): ± 50 mmWS.
  - Typ B: Stark bis sehr stark eingeschränkte Trommelfellbeweglichkeit bei Flüssigkeit im Mittelohr (z. B. Paukenerguß) oder bei Adhäsivprozeß.
  - Typ C: Verschiebung der Tympanogrammspitze in den Unterdruckbereich bei zwar noch beweglichem Trommelfell, aber starkem Unterdruck im Mittelohr.
- *Stapediusreflexmessung:* Messung der Veränderung des Trommelfellwiderstandes infolge der Kontraktion des M. stapedius durch ipsilaterale und kontralaterale Beschallung.

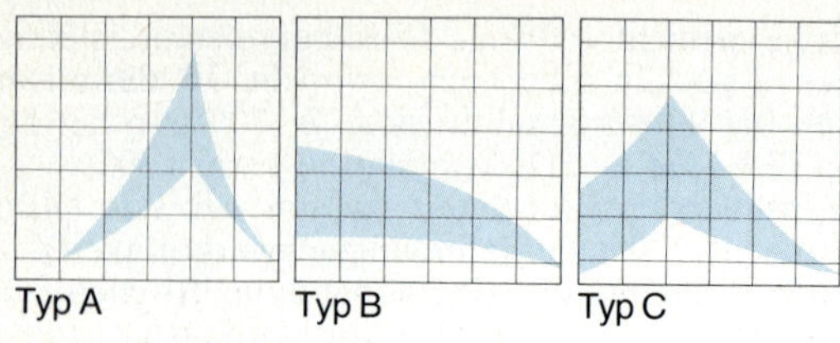

Abb. **3** Tympanogrammtypen

- Stapediusreflexschwelle Normalhörender meist bei 80–90 dB. Fehlen des Stapediusreflexes bei Paukenerguß, überdies meist bei defekter Gehörknöchelchenkette, Otosklerose, retrokochleärer Schwerhörigkeit und Faszialisparese. Stapediusreflexschwelle erhöht bzw. Stapediusreflex ermüdbar bei retrokochleärer Läsion.
- Differenz zwischen Stapediusreflexschwelle und Hörschwelle $\leqq$ 60 dB bei kochleärer Schwerhörigkeit (Metz-Recruitment: positiv).

Elektrische Reaktionsaudiometrie (ERA)

- ERA: Sammelbezeichnung für Prüfmethoden des Gehörs unter Verwendung akustisch evozierter Potentialänderungen im Zeitbereich bis 500 ms. Unterteilung und Benennung der einzelnen Methoden nach dem zeitlichen Auftreten (Latenz) der Potentiale oder nach deren Entstehungsort.
- Frühe akustisch evozierte Potentiale (FAEP): Latenz bis 10 ms.
- Elektrokochleographie (EcochG): Messung der Mikrophon-, Summations- und Aktionspotentiale im Zeitbereich bis 3,5 ms.
- Hirnstammaudiometrie (Brainstem Evoked Response Audiometry = BERA): Latenzbereich 1,5–10 ms. N_1 der EcochG und Jewett I bei BERA sind identisch.
- Mittlere akustisch evozierte Potentiale (MAEP): Latenz 10–50 ms.
- Späte akustisch evozierte Potentiale (SAEP): Latenz 50–500 ms. Diese sind kortikale Potentiale. Methode deshalb als CERA (Cortical Evoked Response Audiometry) bekannt.
- Aktive Elektrode bei EcochG entweder auf dem Promontorium (Nadelelektrode) oder im Gehörgang, bei den restlichen Methoden auf dem Vertex. Inaktive Elektrode auf dem Mastoid des Prüfohres. Akustische Stimulation über Lautsprecher oder Kopfhörer (dann Vertäubung des Gegenohres; bei EcochG nicht notwendig). Computergestützte Extraktion reizbedingter Potentialänderungen aus dem Grundrauschen.
- Beurteilung der Antwortmuster hinsichtlich Latenz und Amplitudenmasse durch entsprechenden Normwertvergleich. Messung im

Wachzustand, im natürlichen Schlaf oder unter Sedierung bzw. in Narkose bei Patienten aller Altersstufen möglich. CERA ist vigilanzabhängig.

- Anwendungsbereich: ERA dient der Schwellenabschätzung, der Topodiagnostik (z. B. Akustikusneurinom), der Bestimmung des Schwerhörigkeitstypus (Verhältnis von Summations- und Aktionspotentialen liefert Hinweise für Morbus Ménière) sowie zur Beurteilung der zentralen auditiven Verarbeitung (subkortikal, kortikal) mit Hilfe der Potentiale mittlerer und später Latenz.

Otoakustische Emissionen (OAE)

- Akustische Signale geringer Intensität, welche von den kontraktionsfähigen äußeren Haarzellen des Corti-Organs generiert werden und die im äußeren Gehörgang mit speziellen, hochauflösenden Mikrophonen gemessen werden können.
  Spontane otoakustische Emissionen (SOAE) lassen sich bei etwa 50% jugendlicher gesunder Ohren nachweisen. Man findet aber evozierte otoakustische Emissionen (durch akustische Stimulation des zu messenden Ohres) bei praktisch allen Ohren, wenn deren Hörverlust nicht größer als 20 dB ist.
- Anwendung: Einfaches, nicht invasives Screening-Verfahren zur Früherkennung kindlicher Hörstörungen, auch bei Säuglingen anwendbar.

Promontorialtest zur Indikationsstellung für Cochlear-Implant-Operation (S. 370):

- Praktische Durchführung ähnlich Elektrokochleographie (S. 10). Anstelle der akustischen Reize werden über eine nahe dem runden Fenster gelegte Platinnadel (mit abgerundeter Spitze) biphasische Stromimpulse von unterschiedlicher Frequenz, Amplitude und Dauer appliziert. Günstige Voraussetzungen für ein „Cochlear Implant" liegen vor, wenn die Stromimpulse als akustische Signale (auditiv) empfunden (= gehört) werden, wenn die Empfindungsdynamik (Differenz zwischen Empfindungsschwelle und Unannehmlichkeitsschwelle) möglichst groß ist und wenn die Stromimpulse in bezug auf Amplitude (Lautheit), Frequenz (Tonhöhe) und Dauer gut unterschieden werden können.

Untersuchungen bei Tinnitus

- Tinnituslautstärke und -qualität werden mit Tönen und Geräuschen des Audiometers verglichen.
  Beschreibung des Tinnituscharakters im Hinblick auf Frequenz, Intensität und Verdeckbarkeit (mit weißem Rauschen).

Verdeckbarer Tinnitus eher peripher, nicht verdeckbarer Tinnitus eher zentral verursacht.
Wichtig für Anpassung von Tinnitus-Maskern, Begutachtung.

Richtungshörtest

- Prüfung im freien Schallfeld mit reinen unterbrochenen Tönen oder weißem Rauschen (Benützung von horizontal oder vertikal im Halbkreis angeordneten Lautsprechern). Gestörtes Richtungshören bei einseitig dysplastischer oder fehlender Ohrmuschel, bei retrokochleären oder zentralen Läsionen einer Hörbahn.

Tubenfunktionsprüfung

- *Valsalva-Versuch:* Einpressen von Luft in beide Mittelohren bei gleichzeitigem Verschließen von Mund und Nase.
  Lufteintreibegeräusch ins Mittelohr auskultatorisch mit Hörschlauch zu objektivieren (Silikonschlauch, an dessen Enden jeweils eine Gehörgangsolive befestigt ist. Untersucher steckt eine Olive in seinen Gehörgang, die andere Olive in den Gehörgang des Patienten).
  Auslenkung des Trommelfelles während des Valsalva-Versuches otoskopisch (Mikroskop) kontrollieren.
- *Politzer-Luftdusche:* Erhöhung des Druckes im Nasopharynx durch Einführen der Olive eines Politzer-Ballons in ein Nasenloch und gleichzeitigen digitalen Verschluß des anderen, Kompression des Ballons bei gleichzeitigem Schlucken oder Sprechenlassen des Wortes „Kuckuck" oder „Coca-Cola". Auskultatorische Kontrolle mit dem Hörschlauch. Bei kleinen Kindern: Aufblasen eines Luftballons bei gleichzeitigem Zuhalten der Nase.
- *Toynbee-Versuch:* Erzeugen eines negativen Druckes im Mittelohr durch Schlucken bei geschlossener Nase und Wiederherstellung des Ausgangszustandes durch Schlucken bei offener Nase. Otoskopische oder tympanometrische Kontrolle der Trommelfellbewegungen.

Besonderes

- Bei intaktem Trommelfell ist Valsalva- und Toynbee-Manöver tympanometrisch registrierbar.
  Bei perforiertem Trommelfell spontane oder durch Schlucken erzielte Tubenöffnung mittels Manometrie meßbar.

Standardanamnese

- Dreh-, Schwank- oder Liftschwindel, Schwarzwerden vor den Augen?
- Gangunsicherheit, Synkope, Benommenheit im Kopf?
- Schwindel: Anfallsweise oder andauernd? Erstes Auftreten, Dauer, Häufigkeit, in welchem Zusammenhang (Tageszeit, Tätigkeit, bei bestimmten Kopfbewegungen)?
- Bewegungs- oder lageabhängiger Schwindel?
- Begleitsymptome: Schwerhörigkeit, Tinnitus (im Anfall verstärkt), Nausea, Erbrechen, Kopfschmerz, Schweißausbruch, Sehstörungen?
- Infekt der oberen Luftwege?
- Medikamente, Alkohol (wann und wieviel innerhalb der letzten 24 Std.)? Nikotin?
- Schädel-, HWS-Trauma?
- Neurologische Erkrankungen, Hypertonie, Allergie, Stoffwechselerkrankungen, venerische Erkrankungen?

Instrumentarium

- Frenzel-Brille.
- 100-ml-Spritze.
- 30 und 44 °C warmes Wasser.
- Stoppuhr.
- Wasserschale.
- Liege.
- Drehstuhl.
- Elektronystagmographie-Gerät.
- Abdunkelbarer Raum.

Hinweis

Zur Gleichgewichtsdiagnostik gehören:

- Kompletter HNO-Status und audiologische Untersuchung.
- Prüfung der Hirnnervenfunktion, inkl. Kornealreflexe und Sensibilitätsprüfung am Tragus, evtl. Geschmacks- und Geruchsprüfung.
- Prüfung des *Fistelsymptoms* (bei Verdacht auf Cholesteatom, Endolymphhydrops, Fensterruptur):
  Dem Patienten eine Frenzel-Brille aufsetzen.
  Mit Olive des Politzer-Ballons äußeren Gehörgang des Prüfohres luftdicht verschließen und mit dem Ballon Über- und Unterdruck im Gehörgang erzeugen.
  Wenn bei *Kompression* subjektiv Schwindel und objektiv Nystagmus zum Prüfohr auftritt, ist das Fistelsymptom positiv (z. B. Einbruch eines Cholesteatoms ins Labyrinth). Bei *Dekompression* des Ballons: Nystagmus zum Gegenohr.

Pseudofistelsymptom bei großer Trommelfellperforation: Bei Kompression Nystagmus ins Gegenohr (thermischer Reiz).

- Funktionsprüfung der HWS.
- Blutdruckmessung liegend und stehend, Pulskontrolle.
- Blutzucker, Hb, Kalium, Luesserologie, Schilddrüsendiagnostik.
- Röntgen: Übersichts- und Funktionsaufnahmen der HWS, Aufnahmen nach Schüller und Stenvers, transorbitale Darstellung der inneren Gehörgänge. CT.

Vestibulospinale Reflexe

- Finger-Nase-Versuch.
- Positionsversuche (Abweichreaktion, Armtonusreaktion).
- Romberg-Versuch (zur Objektivierung Posturographie z. B. auf der Luzerner Platte).
- Unterberger Tretversuch: Nach 30 Schritten nicht mehr als 40° Abweichung (zur Objektivierung Kraniokorporographie).
- Blindgang.

Spontan-, Provokationsnystagmus

- **Merke:** Die Reihenfolge der Untersuchungen einhalten!
- *Untersuchung ohne Frenzel-Brille:*
  Prüfung der Augenmotilität.
  Blickrichtungsnystagmus: Prüfen der 5 Hauptblickrichtungen. Horizontal nicht mehr als 30° provozieren, sonst tritt physiologischer Endstellnystagmus ein.
  Fixationsnystagmus: Verstärkung oder Abnahme des Nystagmus bei Fixierung des vorgehaltenen Fingers.
- *Untersuchung mit Frenzel-Brille:*
  Immer im stark abgedunkelten Raum durchführen!
  Spontannystagmus: Untersuchung wie Blickrichtungsnystagmus.
  Gradeinteilung des Nystagmus:
  I Nystagmus beim Blick in Richtung der schnellen Phase.
  II Auch beim Blick geradeaus.
  III In allen drei horizontalen Blickrichtungen.
- *Halsdrehtest* im Sitzen (vgl. auch S. 19):
  Langsame Rotation des Kopfes um je 60° sowie Deflexion des Kopfes. In der Endstellung jeweils 20 s lang beobachten.
- *Kopfschüttelnystagmus:*
  Der Untersucher schüttelt den Kopf des Patienten je 5mal kurz und kräftig horizontal und vertikal. Bei Verdacht auf benignen, paroxysmalen Lagerungsnystagmus soll diese Untersuchung erst am Schluß durchgeführt werden.

- *Lageprüfung:*
  Unter langsamem Wechsel wird in folgenden 6 Positionen des Patienten ein Nystagmus gesucht:
  Rückenlage:
  Kopf in Mittelstellung.
  Kopf nach rechts gedreht.
  Kopf nach links gedreht.
  Linkslage.
  Rechtslage.
  Kopfhängelage.
  Der echte Lagenystagmus hält länger als 30 s an.
- *Lagerungsprüfung:*
  Aus der Kopfhängelage setzt sich der Patient auf, sein Kopf wird vom Untersucher gehalten und gelenkt. Mit schnellem Wechsel zwischen den Positionen wird in den folgenden 9 Lagen nach einem Nystagmus gesucht. Beobachtungszeit jeweils mindestens 10 s.
  1. Sitzend, Kopf gerade.
  2. Kopfhängelage.
  3. Sitzend, Kopf gerade.
  4. Sitzend, Kopf nach rechts gedreht.
  5. Kopfhängelage mit nach rechts gedrehtem Kopf.
  6. Sitzend, Kopf nach rechts gedreht.

  7.–9.: Gleich wie 4.–6. mit nach links gedrehtem Kopf.
- Man unterscheidet *3 Formen von Lage- und Lagerungsnystagmen:*
  Richtungsbestimmter L.-Nystagmus: Nur in einer Richtung, gelegentlich nur transitorisch. Kann als gelockerter Spontannystagmus gedeutet werden.
  Regelmäßig richtungswechselnder L.-Nystagmus (divergierend oder konvergierend): Kein Nystagmus in Rückenlage mit geradem Kopf. In einer Seitenlage Nystagmus in eine Richtung, in der anderen Seitenlage entgegengesetzter Nystagmus.
  Regellos richtungswechselnder L.-Nystagmus: Asymmetrie des Gesamtbildes, die Nystagmen können in allen Richtungen vorkommen.

Thermische Prüfung

- *Vorsicht* bei Trommelfellperforation: Dann Reizung mit einem in Äther getränkten Wattebausch oder mit einem wassergefüllten Ballonkatheter im Gehörgang. Ein vorhandener Spontannystagmus wird *vor* der thermischen Reizung während 30 s unter der Frenzel-Brille ausgezählt und muß bei der Auswertung berücksichtigt werden.

- *Richtung des Nystagmus* bei der thermischen Prüfung: Dokumentation des Nystagmus (nach *Frenzel*):

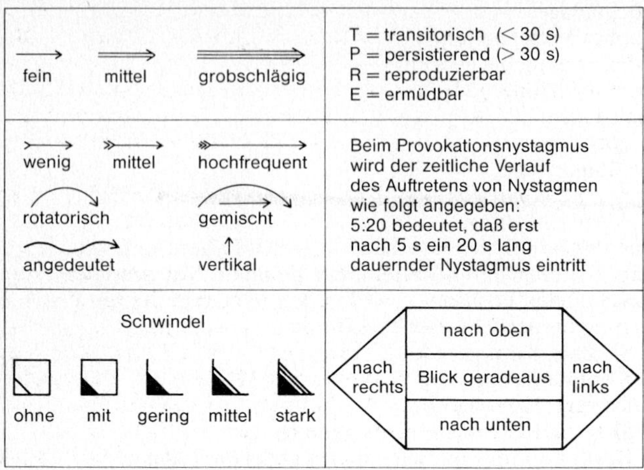

Spülung *h*eiß bewirkt *h*omolateralen Nystagmus (zum Testohr).
Spülung *k*alt bewirkt *k*ontralateralen Nystagmus (zum Gegenohr).
Falls Spontannystagmus vorhanden, muß dieser bei Reizungen, die einen gleichsinnigen Nystagmus bewirken, subtrahiert, bei Reizungen, die einen entgegengerichteten Nystagmus erzeugen, addiert werden.

- *Position:* Patient in Rückenlage, Kopf um 30° angehoben (Kissen). Gespült wird 30 s lang mit 100 ml Wasser. 30 s warten und danach 30 s unter der Frenzel-Brille im abgedunkelten Raum Nystagmen auszählen.
  Beginn mit Warmspülung, 44 °C, zuerst auf der Seite der vermuteten Läsion, 7–10 min warten, dann Warmspülung 44 °C auf der Gegenseite.
  Nach 7–10 min Warten Kaltspülung mit 30 °C, zuerst auf der vermutlich gesunden Seite, 7–10 min warten, dann Spülung mit 30 °C auf der Seite der vermuteten Läsion.
- *Fixationssuppression:* 2 min nach Spülbeginn fixiert der Patient einen Punkt. Der Nystagmus sollte unterdrückt werden können.
- Fehlt die Reizantwort bei 44 °C und 30 °C kann eine Starkreizung mit 20 °C oder Leitungswasser durchgeführt werden.
- Zur Bestimmung einer Seitendifferenz addiert man die Nystagmusschläge der Kaltspülung und Warmspülung des rechten und ebenso des linken Ohres und trägt die Werte in umseitiges linkes Diagramm ein (Abb. **4a**). Werte innerhalb der 4. und 97. Percentile, gelten als normal.
- Zum Festhalten eines Richtungsüberwiegens zählt man die beiden Spülungen, die einen Rechtsnystagmus auslösen und ebenso diejenigen, welche einen Linksnystagmus auslösen, zusammen und trägt sie in das rechte Diagramm ein (Abb. **4b**).

Elektronystagmographie (ENG)

- *Zweck:* Objektive Erfassung und Dokumentation eines Nystagmus. Temporal, im medialen Augenwinkel, und frontal angebrachte Elektroden registrieren die Schwankungen des elektrischen Feldes in der Umgebung des Dipols „Augapfel" (Netzhaut negativ, Kornea positiv). Das Distanzpotential zwischen Netzhaut und Umgebung ändert sich linear mit dem Blickwinkel. Dadurch können Form, Frequenz, Amplitude, Richtung und Geschwindigkeit der langsamen und schnellen Phase eines Nystagmus gemessen werden.

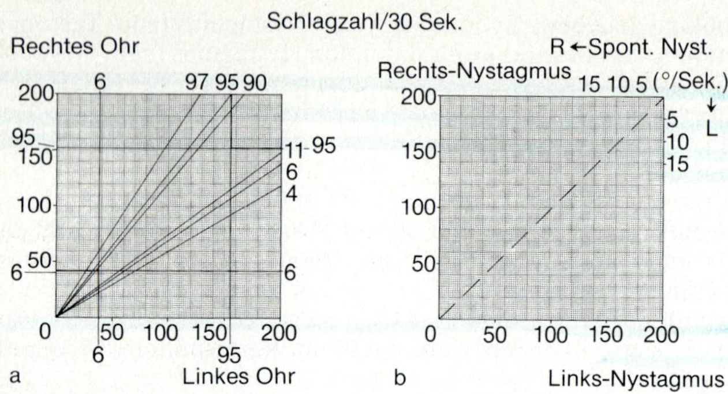

Abb. **4** Schema zur Darstellung der Seitendifferenz und des Richtungsüberwiegens (nach *Scherer*)

- Vorteil des ENG:
  Differenzierung von peripheren und zentralen vestibulären Funktionsstörungen.
  Objektivierung von zentralen Kompensationsvorgängen nach peripherer Labyrinthläsion.
- Indikation für ein ENG:
  Spontan- oder Provokationsnystagmus.
  Asymmetrie bei der thermischen Prüfung.
  Verlaufskontrolle peripherer vestibulärer Erkrankungen. Suche nach einer zentralen vestibulären Funktionsstörung. Hörsturz, einseitige Innenohrschwerhörigkeit, Fazialisparese, evtl. einseitiger Tinnitus, Pyramidenfraktur.

Drehprüfung bzw. Pendelprüfung

- Registrierung und Dokumentation mit ENG.
- Erlaubt Beurteilung des zentralen vestibulären Systems, des Funktionsgleichgewichtes der Vestibularorgane und der zentralen Kompensationsvorgänge nach peripherer vestibulärer Funktionsstörung.
- Durch Rotation oder Pendeln werden immer beide horizontalen Bogengänge gleichzeitig gereizt. Die Beurteilung der Funktion *eines* Bogengangsystems ist so nicht möglich.

Blickfolgetest

- Beim Blickfolgetest (= eye tracking test = ETT) wird das langsame Blickfolgesystem mittels ENG untersucht.

Optokinetischer Nystagmus (OKN)

- Empfindlicher Test zur Erkennung zentraler okulomotorischer Funktionsstörungen. Aufzeichnung mittels ENG.
- Foveolärer OKN: Ist dem optischen Blickfolgesystem untergeordnet.
- Foveoretinaler OKN: Ist dem optokinetischen System untergeordnet.

Halsdrehtest

- Wird mit ENG aufgezeichnet.
- Dient der Erkennung zervikaler Nystagmen (propriozeptiver Nystagmus).
- Der Kopf wird fixiert und der Stuhl gedreht. Dabei keine Reizung des Labyrinthes, da der Kopf in Ruhestellung bleibt.
- Drehung mit verschiedenen Geschwindigkeiten und Winkelgraden.

Nervus facialis

Standardanamnese

- Plötzliches oder langsames Einsetzen von Lähmung oder Zukkungen?
- Ohrenschmerzen, Mittelohrentzündungen?
- Geschmacksstörungen, vermehrte Tränensekretion, Hyperakusis?
- Schwerhörigkeit, Schwindel?
- Mittelohroperationen, Schädeltrauma (Lähmung sofort oder erst verzögert aufgetreten)?
- Virale Infekte (Herpes, Zeckenbiß)?
- Neurologische Grunderkrankungen?
- Apoplexie?

Instrumentarium

- Fließpapierstreifen für Schirmer-Test (vgl. S. 21). Transkutanes, regelbares Nervenreizgerät, Elektromyographie-Einheit.

Position

- Patient aufrecht sitzend oder liegend.

Inspektion

- Gesichtsasymmetrie, Stirnrunzeln, Augenschluß (Lidschlußdefizit angeben), Bellsches Phänomen, Öffnen und Schließen der Augen gegen Widerstand, Nasenrümpfen, Pfeifen, Zähne zeigen (wieviele Zähne sind am Oberkiefer sichtbar?). Genaue Dokumentation (z. B. nach Stennert).
- Funktion des Stirnastes auf der gelähmten Seite erhalten (zentrale Lähmung).
- Bläschenbildung im Bereich der Ohrmuscheln (Zoster oticus)?
- Tumor im Bereich der Glandula parotis.
- Äußere Verletzungszeichen.

Palpation

- Bimanuelles Durchtasten der Glandula parotis (Suche nach Tumor im extrakraniellen Verlauf des N. facialis).
- Druckschmerzen im Bereich von Ohrmuschel oder Gehörgang.

Otoskopie

- Bläschen im Bereich der Gehörgangs- oder Trommelfellepidermis?
- Gerötetes oder vorgewölbtes Trommelfell (akute Otitis media)?
- Cholesteatom?

Funktionsdiagnostik

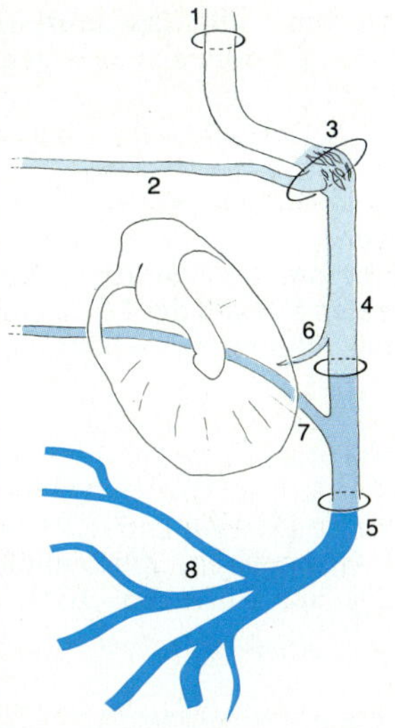

Abb. **5** Verlauf des linken N. facialis
1 Meatus acusticus internus
2 N. petrosus major
3 Ganglion geniculi
4 Tympanales Segment
5 Foramen stylomastoideum
6 N. stapedius
7 Chorda tympani
8 N. facialis in der Glandula parotidea

weiß: labyrinthäres Segment
hellblau: tympanales Segment
mittelblau: mastoidales Segment
dunkelblau: extrapyramidales Segment

- *Geschmacksprüfung* (Chorda tympani) (S. 34).
- *Stapediusreflexmessung* (N. stapedius) (S. 10).
- *Schirmer-Test* (N. petrosus major): Es wird die Tränensekretion auf der gelähmten mit derjenigen der gesunden Seite verglichen: Ein Fließpapierstreifen wird in den Konjunktivalsack des Unterlids eingelegt, nach 5 min die befeuchtete Strecke gemessen: Seitendifferenz $\geqq$ 30% = pathologisch.
- *Hitselberger-Zeichen* (sensible Fasern des N. facialis): Prüfung der Sensibilität der hinteren oberen knöchernen Gehörgangswand oder des Gehörgangseinganges mit einem Wattebausch im Seitenvergleich.
- *Nerve-Excitability-Test* (Nervenerregbarkeitstest):
  Transkutane elektrische Reizung des Stammes des N. facialis zur Bestimmung der minimalsten Stromstärke, mit welcher eine Muskelzuckung ausgelöst werden kann. Eine Seitendifferenz von 3,5 mA oder mehr ist pathologisch.
- *Elektroneuronographie:*
  Messung der Summenaktionspotentiale der Gesichtsmuskulatur nach maximaler perkutaner faradischer Reizung. Im Seitenvergleich kann man den ungefähren prozentualen Anteil der degenerierten und nicht mehr leitfähigen Axone ermitteln (Axonotmesis).

- *Elektromyographie:*
  Mit einer Nadelelektrode werden die Muskelaktionspotentiale bei Willkürbewegungen gemessen. Etwa vom 8.–10. Tag an treten die Denervationspotentiale auf, welche die Axonotmesis anzeigen.
- *Hör- und Gleichgewichtsprüfung.*

Röntgen

- Aufnahmen nach Schüller und Stenvers.
- Felsenbeintomographie bei Verdacht auf entzündliche Destruktion, Fraktur oder Tumor im temporalen Verlauf des N. facialis.
- CT: Bei Verdacht auf Raumforderung im inneren Gehörgang oder Kleinhirnbrückenwinkel.

Hinweis

- Bei plötzlich einsetzender Fazialisparese (S. 118) zusätzlich Virusserologie (Herpes, Paramyxoviren, Grippeviren, Zeckenbißenzephalitis-Viren) und Titerbestimmung auf Borrelien. Evtl. auch HIV-Test (20% bei AIDS).

Standardanamnese

- Nasenatmungsbehinderung, ein- oder beidseitig.
- Sekretion (wäßrig, schleimig, eitrig, fötide).
- Niesreiz, Schmerzen.
- Blutung.
- Riechstörung.
- Trockenheitsgefühl.

Instrumentarium

- Lichtquelle, Stirnreflektor, Nasenspekulum, Watteträger, Privin-Spray, Sauger, Nasenendoskop.

Position

- Patient sitzt dem Untersucher aufrecht gegenüber.

Inspektion

- Veränderungen im Bereich der äußeren Nase (Form, Tumor, Entzündung).
- Ansaugen der Nasenflügel bei starker nasaler Inspiration.
- Widerstandsgeräusche bei normaler Nasenatmung.
- Breiter, verbogener oder luxierter Nasensteg.
- Sekretion, Krusten oder Entzündung am Naseneingang.
- Fötor.

Palpation

- Krepitation (bei Fraktur).
- Schwellung: Weich, schmerzlos (Ödem, Zyste), gespannt, gerötet oder schmerzhaft (Entzündung).
- Druckschmerz im Bereich der V. angularis (Verbindung zum Sinus cavernosus).

Rhinoskopie

- Nasenspekulum mit linker Hand *geschlossen* und senkrecht einführen.
- Zeigefinger auf Nasenflügel (Druckkontrolle), rechte Hand auf den Kopf des Patienten.
- Vestibulum nasi ohne Kantendruck gegen das Septum (Abb. **6**) aufspreizen.
- Krusten oder Schleim absaugen.

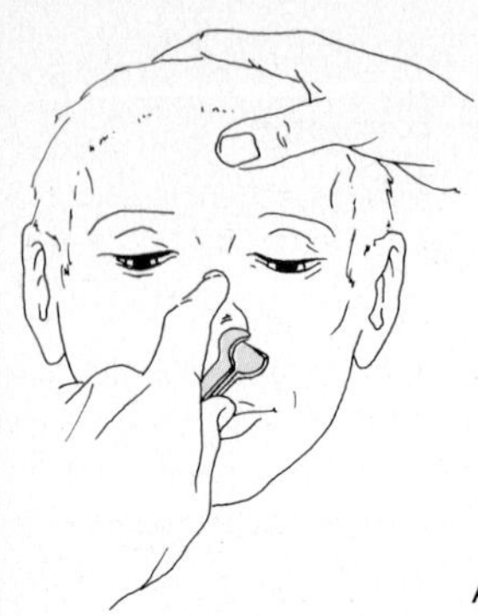

Abb. **6** Untersuchungstechnik Nase

- Bei verschwollenen Nasenschleimhäuten oder Muscheln mit Privin-Spray abschwellen!
- Bei unübersichtlichen Verhältnissen oder zur Beurteilung der Nebenhöhlenostien und Siebbeinregion flexibles oder starres Endoskop (0°, 30°, 90°) verwenden.
- Prüfung der Durchgängigkeit der Nasengänge mit einem dünnen Absaugkatheter (Ausschluß Choanalatresie).

Funktionsprüfung

- Ventilation: Seitengetrennte Prüfung durch Zuhalten jeweils eines Nasenloches.
- Prüfung mit der Glatzel-Platte (polierte Metalloberfläche): Ausatmen auf die vorgehaltene Platte und Größenvergleich des Atemniederschlages links und rechts.

Rhinomanometrie

- Messung des durchströmenden Luftvolumens pro Zeiteinheit (beide Nasenhöhlen getrennt). Die Atemwegswiderstandkurve ergibt sich aus der synchronen Aufzeichnung der Druckdifferenz zwischen Nasenrachen und Naseneingang sowie dem ventilierten Luftvolumen. Beurteilung organischer und funktioneller Atemwegsbehinderungen möglich.
- Objektivierung von Änderungen des Atemwegswiderstandes nach z. B. nach Septumplastik, nasaler Allergenprovokation oder Medikamentenwirkung.

Geruchsprüfung (Olfaktometrie)

- Riechstoffe haben eine Wahrnehmungs- und eine Erkennungsschwelle.
- Man unterscheidet: Reine Riechstoffe (Kaffee, Vanille, Lavendel, Terpentinöl), Riechstoffe mit Trigeminusreizkomponente (Menthol, Formalin, Salmiak, Essigsäure) und Riechstoffe mit Geschmackskomponente (Chloroform, Pyridin).
- Für orientierende Untersuchung eignet sich u. a. Rosenwasser. Damit befeuchteten Wattebausch vor ein Nasenloch halten (andere Nasenseite mit Finger verschließen).
- *Simulationsprüfung:*
  Gustatorische Riechprüfung nach Güttich: Man gibt einen reinen Geruchsstoff (Pfefferminz oder Zimt) auf die Zunge. Besteht eine Anosmie, empfindet der Patient süß und kühl. Bei Anosmie und Ageusie nur kühl. Bei Simulation wird Pfefferminz oder Zimt erkannt, da Patient Prüfung des Geschmacksinnes vermutet.
- *Objektive Olfaktometrie:*
  Ableitung der Hirnrindenpotentiale nach Applikation eines Riechstoffes. Noch geringe Bedeutung für die Praxis, evtl. gutachterliche Bedeutung.

Röntgen

- Nasengerüst seitlich: Nachweis von Frakturen, Fremdkörpern, Implantaten.
- Nasenbein axial: Frakturnachweis.
- Aufnahmetechniken der NNH-Radiologie (S. 28).
- Nase seitlich im Liegen nach Kontrastmittelfüllung der Nasenhaupthöhlen: Ausschluß oder Nachweis einer Choanalatresie.

Nasennebenhöhlen (NNH)

Standardanamnese

- Kopf- oder Gesichtsschmerzen beim Vornüberbeugen?
- Rötung der Augen, Schwellung der Unterlider (vor allem morgens) und/oder einer Wange?
- Eitriger Abfluß in den Rachen, vor allem im Liegen?
- Eitriger, blutiger oder fötider Ausfluß aus der Nase, behinderte Nasenatmung?
- Oberkieferzahnschmerzen? Druckgefühl über der Kieferhöhlenregion?
- Resonanzarme Stimme?
- Druckgefühl hinter den Augen?

Instrumentarium

- Wie Nase (S. 23).
- Diaphanoskop.
- Kieferhöhlenpunktionsnadel mit Kieferhöhlenendoskopie-Set.

Inspektion

- Gerötete, verschwollene Augenlider oder Gesichtsweichteile?
- Exophthalmus.
- Rhinoskopisch: Starke Schwellung der Nasenmuscheln, Eiterstraßen im unteren und mittleren Nasengang, im Nasopharynx, an der Rachenhinterwand.

Palpation

- Kieferhöhlen: Druckschmerzhaftigkeit der fazialen Kieferhöhlenwand, des N. infraorbitalis. Schmerzen beim Beklopfen der prämolaren Zähne.
- Siebbein: Druck gegen medialen Augenwinkel schmerzhaft.
- Stirnhöhle: Schmerzen bei Druck im Bereich des medialen Augenwinkels, beim Beklopfen der Stirnhöhlenvorderwand.
- Keilbeinhöhle: Schmerzen in Tiefe des Kopfes beim kräftigen Klopfen mit dem Handballen auf die Scheitelmitte.

Diaphanoskopie

- Diaphanoskop in abgedunkeltem Raum in den Mund einführen, Lippen schließen lassen.
  Eingeschränkte oder aufgehobene Transparenz der Kieferhöhlen oder des Siebbeinlabyrinths bei Eiteransammlung, Schleimhautschwellung, polypösen Neubildungen oder Tumor, bei Hypo- oder Aplasie der Kieferhöhlen.

- Anpressen des Diaphanoskopes an die Wand des medialen Augenwinkels.
  Transparenzminderung im Stirnhöhlenbereich bei Schleimhautschwellung, Eiteransammlung, Tumor oder Aplasie.

Röntgen (Abb. **7**)

- *Okzipitofrontal* (p.-a.) (Abb. **7a**):
  Stirnhöhlen, Siebbeinzellen, Orbita, Jochbein, Unterkiefer. Zeigt entzündliche Veränderungen, Spiegelbildungen, Knochendestruktionen, Frakturen.
- *Okzipitomental* (p.-a.) (Abb. **7b**):
  Kieferhöhlen, Stirnhöhlen, Keilbeinhöhlen (durch den geöffneten Mund), daneben Orbitaboden und Mittelgesicht, knöcherne Strukturen der Nase, Jochbogen (okzipitonasal, wenn Mund geschlossen, Abb. **7c**). Zeigt entzündliche Veränderungen, Spiegelbildungen, Knochendestruktionen, Frakturen, Septumdeviation, Muschelschwellung.
- *Axial* (kaudal-kranial) (Abb. **7d**):
  Siebbeinzellen, Keilbeinhöhlen, daneben Rhinobasis, Jochbögen. Zeigt entzündliche, destruierende Prozesse im Bereich des Siebbeinlabyrinths und der Keilbeinhöhle.
- *Überkippt axial:*
  Stirnhöhlenvorder- und -hinterwand (bei Frakturverdacht).
- *Schädel seitlich (bitemporal)* (Abb. **7e**):
  Tiefenausdehnung der Stirnhöhlen, Keilbeinhöhle, daneben Kontur der Sella turcica, Anatomie des Nasopharynx.
  Bei Schädelbasisfrakturen, zur Darstellung großer Adenoide oder Tumoren des Nasopharynx, Beziehung des weichen Gaumens zur Rachenhinterwand, Hypophysentumoren.
- *Aufnahme nach Rhese* (Abb. **7f**):
  Siebbeinzellen, Orbita mit Foramen opticum. Darstellung von Frakturen, Orbitatumoren.
- *Tomographie* des Gesichtsschädels a.-p.:
  Bei Mittelgesichtsfrakturen oder Frakturen der Rhinobasis.
- *Angiographie:*
  Bei schweren, z. B. posttraumatischen Blutungen aus Nase, NNH oder Nasopharynx (Ausschluß eines traumatischen Aneurysmas). Bei Verdacht auf Gefäßtumoren, z. B. juveniles Angiofibrom. Evtl. in Verbindung mit Embolisation.
- *CT:*
  Bestimmung der Ausdehnung von Frakturen und Tumoren im Bereich von Nasenhöhlen, NNH, Rhinobasis und des retromaxillären Raumes.
  Exakte Diagnostik des Siebbeinlabyrinths und der Keilbeinhöhle.

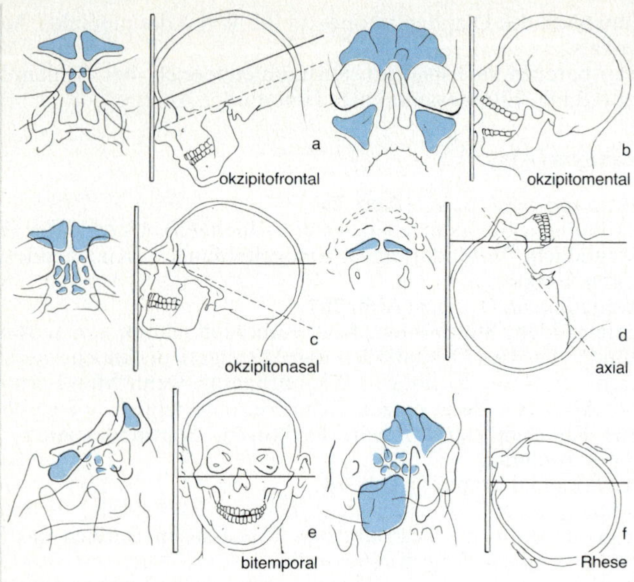

Abb. 7 Röntgentechnik Nasennebenhöhlen

Knochenszintigraphie

- Zur Darstellung von entzündlichen, neoplastischen oder metastatischen Veränderungen im Gesichtsschädelbereich.

Ultraschall (Sonographie)

- Pathologische Veränderungen in den Nebenhöhlen lassen sich aufgrund ihrer reflektorischen Dichte erfassen. Für klinische Orientierung gut brauchbar. Für Operationsindikation und Tumordiagnostik allerdings kein Ersatz für die klassischen Röntgenaufnahmen.

Punktionen

- Kieferhöhlenpunktion (s. Kieferhöhlenspülung S. 388).
- Becksche Stirnhöhlenbohrung (S. 394).

Kieferhöhlenendoskopie (Abb. **8**)

- Punktion der Kieferhöhle transnasal mit dickem Trokar (vgl. S. 388). Mandrin zurückziehen. Starre Endoskope (0°, 30°, 70°, 90°, 130°) durch die Trokarhülse vorschieben.
- Ein mit dem Endoskop kombiniertes Biopsiezängelchen erlaubt gezielte Biopsie bei unklarem pathologischen Befund.
- *Alternative:* Transorale (transfaziale) Punktion über die Fossa canina (Vorteil: besserer Überblick, weniger Blutung).

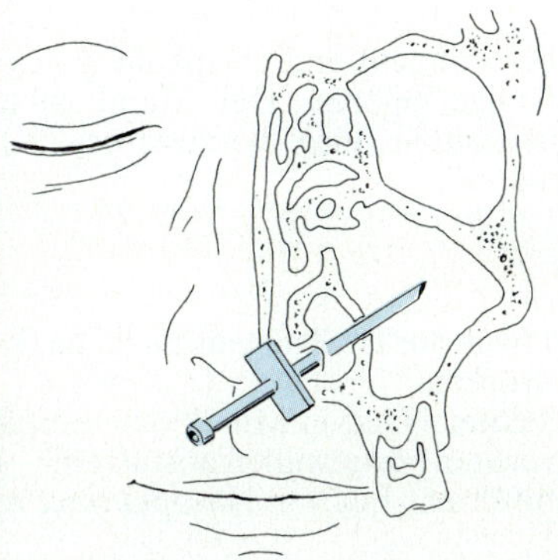

Abb. **8** Kieferhöhlenpunktion transnasal zur Kieferhöhlenspülung oder Kieferhöhlenendoskopie

Standardanamnese

- Behinderte Nasenatmung, Schnarchen?
- Schleimige oder eitrige Sekretion in den Rachen?
- Blutung aus Mund oder Nase?
- Druckgefühl in den Ohren mit Schwerhörigkeit? Autophonie?
- Veränderte Stimmresonanz?

Instrumentarium

- Mundspatel.
- Erwärmter Nasopharynxspiegel.
- Nasenspekulum.
- Flexibles Endoskop oder starre Geradeaus- und Winkeloptik.
- Xylocain-Spray.

Position

- Patient sitzt dem Untersucher aufrecht und entspannt gegenüber, den Kopf gegen die Kopfstütze gelehnt. Der Mund ist locker geöffnet, die Zunge in Ruheposition (nicht herausstrecken!), der Patient atmet durch den Mund.

Inspektion

- Mundspatel mit linker Hand flach auf die Zungemitte legen, kräftig von links oben kaudalwärts drücken.
- Angewärmten Spiegel mit rechter Hand in Mundhöhle einführen, dabei Griff des Spiegels am rechten Mundwinkel abstützen.
- Spiegel um die Uvula herumführen, Licht in Nasopharynx reflektieren (Abb. **9**).
- Evtl. Schleimhautanästhesie des weichen Gaumens, der Rachenhinterwand und des Zungengrundes.

Palpation

- Unangenehme, aber u. U. wichtige Untersuchung.
- Zeigefinger der rechten Hand wird nach Schleimhautanästhesie (Xylocain 1%) durch den geöffneten Mund um den weichen Gaumen herum in den Nasopharynx eingeführt.
- Daumen der linken Hand drängt dabei Wange des Patienten zwischen die Zähne des Ober- und Unterkiefers, um Bißverletzungen vorzubeugen.
- Man tastet: Choanen, Septumhinterkante, Größe und Konsistenz raumfordernder Veränderungen (Adenoide, Tumoren).

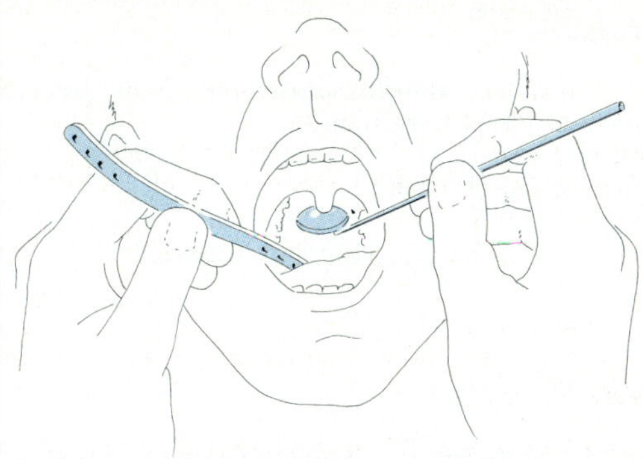

Abb. 9 Untersuchungstechnik Nasopharynx

Endoskopie

- Mit Geradeaus- und Winkeloptik oder flexiblem Endoskop (Schleimhautanästhesie) transnasal oder transoral.

Hinweis

- Beurteilt werden: Tubenwülste, Choanen, Rachendach, Rosenmüllersche Grube Adenoide, Eiterstraße, Blutungszeichen, Tumoren.
- Raumfordernde Prozesse im Nasopharynx verursachen ein- oder beidseitige Tubenfunktionsstörungen. Daher Stimmgabelprüfung, Audiogramm und Tympanogramm.

Röntgen

- *Schädel seitlich:* Zeigt raumfordernde Strukturen, Beziehung des Gaumensegels zur Rachenhinterwand sowie der Keilbeinhöhle und Sella turcica zum Nasopharynx.
- *CT:* Bei raumfordernden Prozessen.

Biopsie

- Bei unklarem Inspektionsbefund und Verdacht auf Neoplasie: Transnasale oder transorale Biopsie mit Geradeaus- oder Winkeloptik kombinierter Faßzange nach vorheriger Schleimhautanästhesie.

Mundhöhle, Oropharynx

Standardanamnese

- Schmerzen (konstant, bei Nahrungsaufnahme, beim Leerschlukken, lokalisierbar, ins Ohr ausstrahlend)?
- Fremdkörpergefühl?
- Blutiger oder eitriger Geschmack?
- Foetor ex ore?
- Hypersalivation, Verschleimung, Mundtrockenheit?
- Kieferklemme?
- Geschmacksstörung?

Instrumentarium

- Helle Lichtquelle, Mundspatel, Kehlkopfspiegel, Gummihandschuh, Sauger, Lupenlaryngoskop.

Position

- Patient sitzt Untersucher aufrecht mit geöffnetem Mund gegenüber.

Mundhöhleninspektion

- Zahnersatz immer herausnehmen lassen!
- Mundspatel in linker Hand, rechte Hand auf Scheitel des Patienten legen und Kopf fixieren bzw. drehen und neigen.
- Mit Spatel Zunge anheben (vorderer Mundboden, Ausführungsgänge der Glandulae submandibulares) sowie beidseitig seitlichen Mundboden entfalten (ggf. zwei Spatel benutzen).
- Spatel von links oben steil auf Übergang vom mittleren zum hinteren Zungendrittel drücken, Gaumenbögen, Tonsillen sowie Rachenhinterwand beurteilen.
- Zungengrund und seitliche Oropharynxwand mit Kehlkopfspiegel (indirekt) oder Lupenlaryngoskop (direkt) untersuchen (S. 37).

Hinweis

- Schleimhaut: Farbe, Feuchtigkeit, Schwellung, Oberflächenveränderungen, Blutung, Verletzung, Fremdkörper.
- Tonsillen: Größe (symmetrisch, seitendifferent), Luxierbarkeit, Detritus oder eitriges Exprimat, Ulkus, Blutung, Bläschen, schmierige Beläge, Fremdkörper, Verletzung.
- Zunge: Größe, Farbe, Feuchtigkeit, Belag, Papillen, Oberflächenveränderung, Verletzungen.
- Zähne und Alveolarkamm: Pflegezustand, Defekte, Zahnfleischtaschen, Knochenauftreibung.

Palpation

- Mit geschütztem Zeigefinger (immer Gummihandschuhe) suspekten Bezirk abtasten, im Mundbodenbereich immer bimanuell, d. h. die andere Hand drückt die Weichteile dem tastenden Finger von außen entgegen.
- Überprüft werden: Konsistenz (Induration, Fluktuation), Schmerzhaftigkeit, Mobilität.

Funktionsdiagnostik

- Motilität.
- Sensibilität.
- Schluckakt.
- Geschmacksprüfung.

Motilität

- Mundöffnung: Bißasymmetrie, Kieferklemme.
- Zunge: Herausstrecken und nach rechts und links bewegen lassen. Bei Lähmung eines N. hypoglossus weicht Zunge zur *gelähmten* Seite hin ab.
- Rachenhinterwand: Vokal „a" phonieren lassen. Bei N.-glossopharyngeus-Lähmung wird Rachenhinterwand zur *gesunden* Seite gezogen (signe de rideau).
- Gaumensegel: (N. glossopharyngeus, evtl. Anteile des N. vagus, N. trigeminus). Bei Lähmung tritt Flüssigkeit beim Trinken zur Nase aus. Ferner Rhinophonia aperta.

Sensibilität

- Zunge: Seitengetrennte Berührung der Zungenoberfläche mit Watteträger. Aufgehobene Sensibilität: Ausfall N. lingualis und/oder N. vagus (hinterer Zungengrund).

Schluckakt

- Wasser trinken lassen. Erfolgt Aspiration, die weder mechanisch noch schmerzbedingt (Ösophagusfremdkörper, Sphinkterspasmus, Tumor, Entzündung) ist, dann periphere oder zentrale Lähmung eines oder mehrerer Nerven (N. glossopharyngeus, N. vagus, N. hypoglossus) wahrscheinlich.

Geschmacksprüfung (Abb. 10)

- Areale für die Geschmacksempfindung „süß“, „salzig“, „sauer“ und „bitter“. Die Zungenspitze ist für alle 4 Reizarten empfindlich, der Zungenrand reagiert auf saure Substanzen und die Zungenbasis auf bittere Reize.
- Prüfung mit aufgetropften Lösungen: Süß: Glucose 4%, 10%, 40%. Salzig: NaCl 2,5%, 7,5%, 15%. Sauer: Zitronensäure 1%, 5%, 10%. Bitter: Chinin 0,1%, 0,5%, 1,0%.
- *Elektrogustometrie:* Reizung der Geschmacksareale mit Anodenstrom zwischen 2 und 8 μA (≙ normale Schwelle).

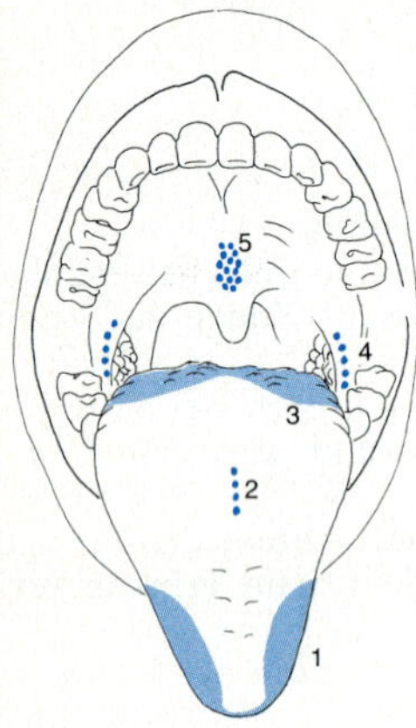

Abb. **10** Geschmacksareale der Mundhöhle
1 Vorderes Zungendrittel (Papillae foliatae)
2 Geschmacksknospen in Zungenmitte (Papillae fungiformes)
3 Papillae vallatae übergehend auf vorderen Gaumenbogen
4 Vorderer Gaumenbogen
5 Geschmacksknospen am weichen Gaumen (Mitte)

Röntgen

- *Hals seitlich:* Informiert über vertebrale und prävertebrale Veränderungen (osteochondrotische Auflagerungen, Weichteilschwellungen, Fremdkörper, Luftansammlung).
- *Schädel seitlich:* Informiert über Beziehung des weichen Gaumens zur Rachenhinterwand, Raumforderungen im Mesopharynx und Nasopharynx.

Ultraschall (Sonographie)

- Dient zur Differentialdiagnostik von Abszessen, Zysten oder Tumoren des Pharynx, Hypopharynx und Mundbodens.

Computertomographie

- Transversale und koronare Schichtung: Wichtig zur genauen Bestimmung der Ausdehnung einer Geschwulst und ihrer Beziehung zu benachbarten Strukturen.

Kernspintomographie

- Sehr gute Abgrenzung von Weichteiltumoren.

Endoskopie

- Lupenlaryngoskop: Gute und frühzeitige Beurteilung von lokalisierten Schleimhautveränderungen.

Biopsie (S. 407)

- Histologische Diagnosesicherung, oft auch Therapie (Exzisionsbiopsie).

Kehlkopf, Hypopharynx

Standardanamnese

- Schmerzen (konstant, beim Sprechen, beim Schlucken)? Ausstrahlend in die Ohren?
- Fremdkörpergefühl?
- Heiserkeit, Dysphonie, kloßige Sprache, Husten, Auswurf (schaumig, blutig, Konsistenz)?
- Inhalative Noxen (Arbeitsplatz, Freizeit, Rauchen)?

Instrumentarium

- Angewärmter Kehlkopfspiegel, Lupenlaryngoskop. Mulläppchen, Sauger. Reichertscher Haken, Xylocain-Spray 1%.

Position

- Patient sitzt dem Untersucher aufrecht gegenüber.

Palpation

- Kehlkopf: Form, Festigkeit, Motilität, Schmerzauslösung bei Druck auf Schildknorpeloberkante (N. laryngeus superior).

Indirekte Laryngoskopie

- Zahnersatz herausnehmen lassen.
- Herausgestreckte Zunge mit linker Hand und Mulläppchen halten: Daumen nach oben, Mittelfinger nach unten, Zeigefinger an Oberlippe abstützen, handwarmen Kehlkopfspiegel gegen Uvula halten und Kehlkopf im Spiegel einstellen (Abb. **11a**).
- Gleiches Vorgehen mit Lupenlaryngoskop (Abb. **11b**).
- Bei überhängender Epiglottis mit Reichertschem Haken nach Oberflächenanästhesie Zungengrund kräftig nach ventral ziehen.

Hinweis

- Laryngoskopisch beurteilt werden: Anatomie, Oberflächenbeschaffenheit und Funktion von Kehlkopfeingang (Supraglottis), Stimmlippenebene (Glottis) und Subglottis (Ringknorpelbereich). Beweglichkeit von Epiglottis und Stimmlippen durch Intonation der Silbe „hi“ prüfen. Auf Symmetrie der Stimmlippenmotilität achten.

Funktionsdiagnostik

- Prüfung der motorischen und sensiblen Funktion (S. 249).

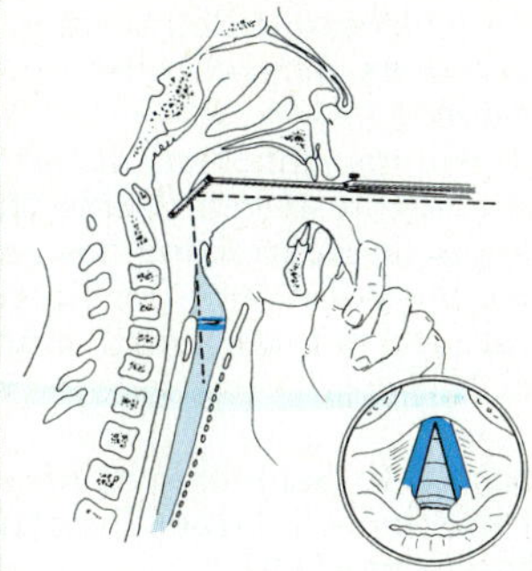

Abb. **11a** Untersuchung mit Kehlkopfspiegel

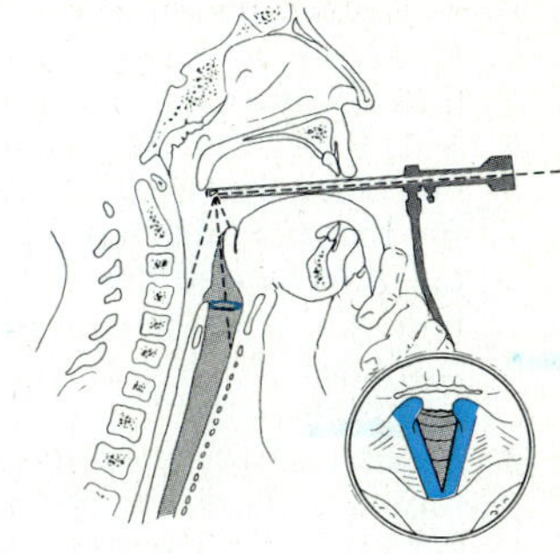

Abb. **11b** Untersuchung mit Lupenlaryngoskop

Röntgen

- *Kehlkopf a.-p.* und *seitlich:* Bei Frakturen, Fremdkörper, Stenosen, zur Beurteilung des subglottischen Raumes.
- *Tomographie* a.-p., *Xeroradiographie:* Bei Frakturen und Stenosen.

Computertomographie

- Transversale Schichtung: Wichtig zur genauen Bestimmung der Ausdehnung von Geschwülsten, Frakturen oder Stenosen.

Direkte Laryngoskopie

- *Instrumentarium:* McIntosh-Spatel, Stützlaryngoskop (z. B. nach Kleinsasser), Bronchoskop, kurzes Ösophaguskop, Winkeloptiken, Operationsmikroskop. Knopfsonde. Flexibles Endoskop.
- Position (Abb. **12a** und **b**).
- Intubierter Patient liegt mit rekliniertem Kopf auf dem Rücken, Untersucher sitzt vor dem Kopfende.
- Bei flexibler Endoskopie (in Oberflächenanästhesie) sitzt der Patient dem Untersucher aufrecht gegenüber.
- *Technik:* McIntosh-Spatel mit linker Hand über den Zungenrücken in die Valleculae glosso-epiglotticae vorschieben und nach ventral drücken. Rechte Hand für Instrumente (Sauger, Optik) frei. Beurteilung von Hypopharynxhinter- und -seitenwand, Epiglottis, Kehlkopfeingang und Stimmritze (bei Kindern auch Sinus piriformes).

- Mit Bronchoskop (oder kurzem Ösophagoskop) Betrachtung aller Bezirke von Kehlkopf und Hypopharynx möglich, insbesondere Sinus piriformes und Postkrikoidregion.
- Mit Rohr des Stützautoskopes Epiglottis anheben, Rohr über Gestänge auf dem Thorax des Patienten abstützen. Beide Hände für Instrumentarium frei. Mikroskopische Beurteilung des gesamten Larynx und der oberen Trachea mit Ausnahme der Epiglottis und der Sinus piriformes. Da Aufblick nur tangential möglich, zusätzlich Winkeloptiken benutzen. Morgagni-Ventrikel mit Sonde entfalten.
- Flexibles Endoskop über Nasenloch (cave Septumdeviation) einführen und *unter Sicht* nach kaudal vorschieben. Grobe Beurteilung des Larynx, nicht aber des Hypopharynx möglich.

Biopsie (S. 411)

Dient der histologischen Diagnosesicherung. Gleichzeitig oft auch Therapie (Exzisionsbiopsie von z. B. Polypen).

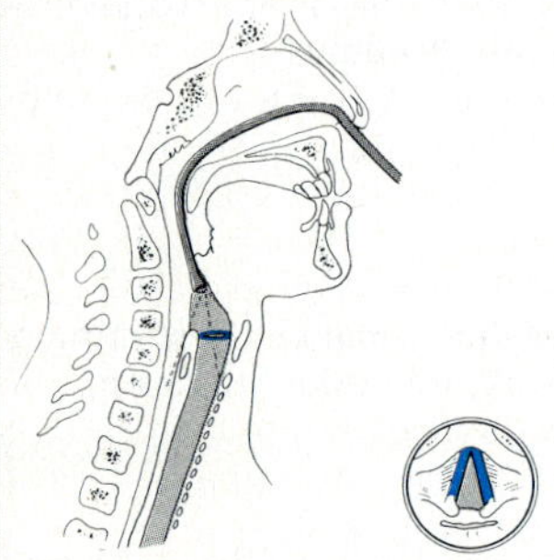

Abb. **12a** Transnasale Endoskopie mit flexibler Optik

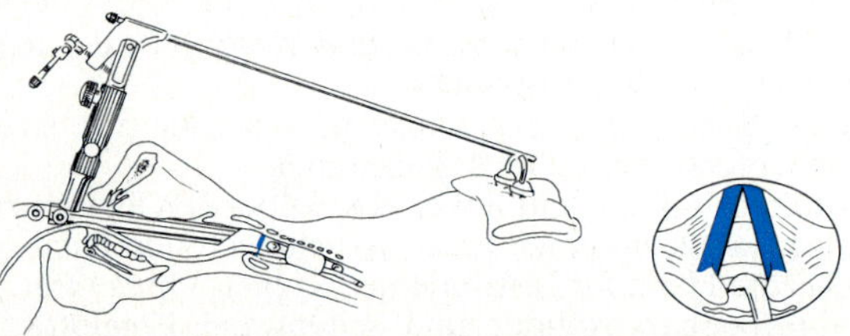

Abb. **12b** Stützlaryngoskopie nach Kleinsasser

Voruntersuchung

- Komplette Spiegeluntersuchung, Audiogramm.

Subjektive Beurteilung

- Stimmklang (z. B. belegt, rauh, gepreßt, brüchig, kloßig) Sprechstimmstärke (z. B. leise, kräftig, nach Belastung).
- Stimmeinsatz: Verhaucht (Rekurrensparese, hyperfunktionelle Dysphonie).
- Rufstimme (z. B. schwach, kippt, zu hoch, kein Crescendo).

Mittlere Sprechstimmlage

- Subjektive Beurteilung (Harmonium, Klavier) oder mit Grundfrequenzhistogramm (Sopran 262 Hz, Alt 196 Hz, Tenor 131 Hz, Baß 98 Hz).

Musikalischer Stimmumfang

- Wird subjektiv (bei untrainierten Erwachsenen 2 Oktaven) gemessen. Das Stimmfeld ist bei organischen und funktionellen Stimmstörungen eingeschränkt.

Tonhaltedauer

- Ein Ton wird in Konversationsstimmlage und -lautstärke mindestens 15 s phoniert, (Durchschnittswert 20–30 s): Beurteilung der Glottisschlußqualität.

Atmung

- *Spirometrie:* Messung der Atemvolumina.
- *Pneumographie:* Messung der Bauch- und Brustbewegungen bei Ruhe-, Tief-, Stimm- und Sprechatmung.
- *Pneumotachographie:* Messung der Ausatmungs-Luftstromgeschwindigkeit und Schwankungen des *subglottischen Druckes.*

Hochgeschwindigkeits-Kinematographie

- Darstellung der Stimmlippenschwingungen und Randkantenverschiebungen bei Phonation (ca. 3000 Bilder/s).

Laryngostroboskopie

- Mit extrem kurzen, lupenlaryngoskopisch vermittelten, durch die Stimmfrequenz gesteuerten Lichtblitzen werden einzelne Phasen der Schwingungen und der Randkantenverschiebung sichtbar. Durch Änderung der Schwingungs- und Blitzfrequenz werden Schwingungsphasen in ein scheinbar stehendes bzw. verlangsamtes Bewegungsbild gebracht.
- Zur Differenzierung von verminderter (hyperfunktionelle Dysphonie, Spastizität, straffe Lähmung), erhöhter (Hypotonie, schlaffe Lähmung), fehlender Schwingungen (tumoröse oder entzündliche Infiltration) oder fehlender Randkantenverschiebung (Lähmung).

Glottographie

- Darstellung der Öffnungs- und Schließphasen der Stimmritze. *Elektroglottographie:* Modulation eines quer durch die Stimmritze fließenden Hochfrequenzstromes. *Photoglottographie* und *Ultraschallglottographie:* Intensitätsschwankungen des senkrecht durch die Stimmritze gerichteten Lichtstrahles oder Ultraschalles (Information über Hyper- und Hypotonie bzw. Funktion der Stimmritze bei organischen und funktionellen Störungen).

Elektromyographie (EMG)

- Lupenlaryngoskopisch transoral auf die Kehlkopfschleimhaut gelegte oder in die Kehlkopfmuskeln eingestochene Flach- oder Nadelelektroden leiten die Aktionspotentiale einzelner Kehlkopfmuskeln ab (Differentialdiagnose von neurogenen oder myogenen Bewegungsstörungen, Fixation im Arygelenk u. U. auch bei hypo- oder hypertoner bzw. hypo- oder hyperfunktioneller Stimmstörungen).

Sonographie

- Zerlegung des Sprachschalles mittels Schmal- (Teiltöne des Stimmklanges, 45 Hz) und Breitbandfilter (Formanten des Sprechklanges, 300 Hz). Aufzeichnung der Frequenzspektren auf Bildschirm. Dient zur Analyse des Klang- und Geräuschanteiles der pathologischen Stimme.

Standardanamnese

- Schmerzen (konstant, beim Schlucken, ins Ohr strahlend)?
- Schmerzen bei Bewegung (Nackensteife, Meningismus)?
- Bewegungseinschränkung der Halswirbelsäule?
- Fremdkörpergefühl, Druckgefühl, störendes Pulsieren?
- Schwellung, Knotenbildung?

Position

- Aufrecht, mit leicht nach vorn gebeugtem Kopf.

Inspektion

- Haltung, Farbe, Venenzeichnung, Kontur.

Palpation

- Resistenz, Fluktuation, Pulsation, Schmerzhaftigkeit.
- Atlantookzipitaler Übergang (Atlas) bei zervikalem Schwindel.

Palpationstechnik (Abb. **13a**)

- Palpation von vorn, oder Untersucher steht hinter dem auf einem Hocker sitzenden Patienten.
- Palpiert wird mit beiden Händen im Seitenvergleich, dabei Halsweichteile „durch die Finger gleiten lassen".
- Durchtasten der gesamten Region vor, unter und hinter dem M. sternocleidomastoideus, der submandibulären, submentalen und prälaryngealen Lymphknotenstationen.
- Zahl, Größe, Konsistenz, Pulsation, Verschieblichkeit gegenüber der Umgebung (Abb. **13b**).

Funktionsdiagnostik

- Prüfung der Motilität der Halswirbelsäule in allen Ebenen.

Röntgen

- *Hals a.-p. und seitlich:* Informiert z. B. über knöcherne (Wirbelsäule) und knorpelige (Kehlkopf) Strukturen, Weichteilschwellungen (prävertebral), Kalkeinlagerungen (Tbc-Lymphknoten), Kalkschatten (Speichelstein), Luftemphysem, Fremdkörper.
- *Tomographie a.-p.:* Kehlkopf, Wirbelsäule, Fremdkörper. *HWS-Spezialaufnahmen* in 4 Ebenen.

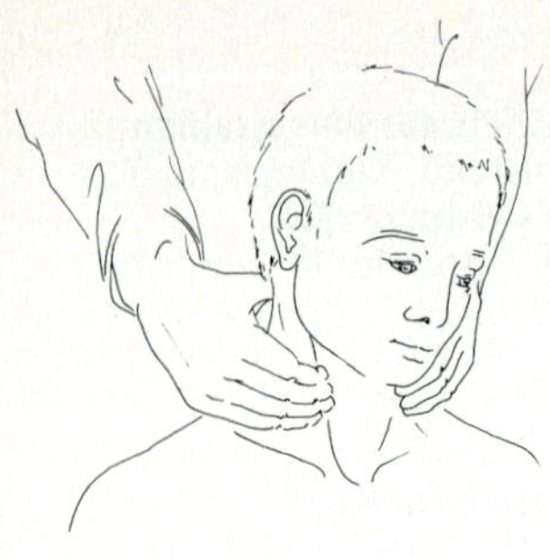

Abb. **13a** Palpationstechnik der Halslymphknoten

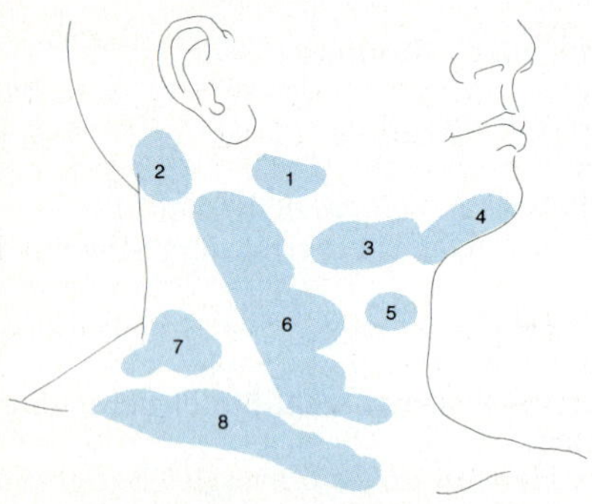

Abb. **13b** Häufiger Sitz von Metastasen

1 Glandula parotis (Parotislymphknoten)
2 Hinterhaupt (Okziput), Nasopharynx, Ohrmuschel, Gehörgang (okzipitale Lymphknoten)
3 Mundhöhle, Gesichtshaut, Nebenhöhlen (submandibuläre Lymphknoten)
4 Lippen, vorderer Mundboden (submentale Lymphknoten)
5 Kehlkopf, Schilddrüse (prälaryngeale Lymphknoten)
6 Nasopharynx, Nebenhöhlen, Parotis, Oropharynx, Tonsillen, Zunge, Hypopharynx, Larynx, Schilddrüse, zervikaler Ösophagus (vordere Jugulariskette)
7 Nasopharynx, Hypopharynx, Ohrregion (laterale oder hintere Jugulariskette)
8 Zunge, Schilddrüse, Gastrointestinaltrakt, Urogenitaltrakt, „Head and Neck" (supraklavikuläre Lymphknoten)

Computertomographie

- Horizontale Schichtung: Zur Diagnostik entzündlicher, infiltrierender oder destruierender Krankheitsprozesse. Zur Beurteilung prävertebraler Lymphknoten.

Kernspintomographie

- Bei Weichteiltumoren, insbesondere Gefäßtumoren.

Digitale Subtraktionsangiographie (DSA)

- Diagnostik pathologischer Halsgefäßveränderungen (Stenosen, Aneurysma, Glomustumor).

Doppler-Sonographie

- Messung des Blutflusses in Aa. carotis und vertebralis.

Ultraschall (Sonographie)

- Effektive, den Patienten nicht belastende Methode zur Differentialdiagnose pathologischer Palpationsbefunde (z. B. Schilddrüse, Lymphknoten, Abszeß, Zyste).

Punktion

- Zur Diagnosestellung (Zytologie, Mikrobiologie, Antibiogramm) und Entlastung fluktuierender Halsschwellungen.
- Ersetzt *nicht* die Inzision eines Abszesses.
- Auf mögliche Pulsationen achten.

Feinnadelbiopsie

- Zur Zytodiagnostik solider Halstumoren (Lymphknoten, Metastase).
- Sensitivität: 90%, Spezifität: 70%.

Biopsie

- Sicherste Methode für eine histologische Abklärung von Halstumoren.
- Lymphknoten wenn möglich immer komplett entnehmen (Exzisionsbiopsie, S. 421).
- Bei hoher klinischer Wahrscheinlichkeit einer Lymphknotenmetastase und gesichertem Primärtumor keine Lymphknotenbiopsie, sondern intraoperativ Schnellschnittdiagnostik.

Speicheldrüsen

Standardanamnese

- Schwellung (rezidivierend, einseitig, beidseitig; beim Essen auftretend, schmerzhaft)?
- Trockener Mund, Eitergeschmack, Fieber?
- Rötung der Wange?
- Grundkrankheiten: Stoffwechselerkrankungen, hormonelle Störungen, Rheumatismus, Mumps, übermäßiger Alkoholkonsum?

Instrumentarium

- Gummifingerling oder Gummihandschuhe, Speichelgangsonden.

Position

- Patient aufrecht sitzend.

Inspektion

- *Drüse:* Symmetrie, Form, einseitige oder beidseitige diffuse Schwellung, ein- oder beidseitiger, abgrenzbarer Tumor.
- *Haut:* Gerötet, fleckförmig, über einem Tumor marmoriert.
- *Drüsenausführungsgänge:* Karunkel gerötet, geschwollen.

Palpation

- Bimanuelle Palpation von enoral und außen. Abgrenzbare Geschwulst, verschieblicher Tumor, Stein, Schmerzen, Ausmassieren von klarem, trübem oder eitrigem Sekret.
- Vergleich des Speichels mit dem der gesunden Seite.
- Palpation der retromandibulären Loge.
- Suche nach vergrößerten Halslymphknoten.

Speichelgangsondierung

- Weiche Silbersonde in Speicheldrüsenausführungsgang zart hineingleiten lassen (normal ca. 1,5–2 cm).
- Widerstand bei Sondierung (Stenose, Stein, Gangabbruch).

Röntgen

- *Leeraufnahme a.-p. und seitlich* (mit geöffnetem Mund).
- *Mundbodenaufnahme und seitlich-schräge Unterkieferaufnahme* (zeigt Kalkkonkremente in der Submandibulardrüse).
- *CT* oder *MRI* bei Raumforderung (Tumor): Mitbeurteilung des retromandibulären und des retromaxillären Raumes.

Sialographie

- Röntgendarstellung des Drüsenausführungsgangsystems nach retrogradem Einspritzen von Kontrastmittel (Speichelgangssteine, Gangektasien oder -abbrüche, chronische Entzündungen, penetrierende traumatische Verletzungen, Tumorverdacht.

Radiosialographie

- Funktionsdiagnostik der Speicheldrüsen mit Technetium-99. Zeigt Aufnahme des Tracers aus dem Gefäßsystem und nachfolgende Exkretion mit dem Speichel.

Ultrasonographie

- B-Scanner: Zur Differentialdiagnose von Speicheldrüsenzysten und soliden Tumoren.
- Kombination mit Feinnadelaspiration möglich.
- Maligne Tumoren zeigen geringe Reflexion und schlechte Abgrenzung, Mischtumoren gute Grenzlinien.
- Entzündliche Läsionen zeigen eine gute Reflektion mit schlechter Begrenzung.

Computertomographie

- Zur Diagnostik entzündlicher, infiltrierender und destruierender Krankheitsprozesse.
- Topodiagnostik kleiner Tumoren oder Fremdkörper innerhalb der Parotis.

Feinnadelbiopsie

- Sensitivität und Spezifität: 80–90%, d. h., Diagnose ist in 10–20% falsch positiv oder falsch negativ.
- Bei diffuser Parotisschwellung oder lateral gelegenen Tumoren: *Offene Biopsie* (Schnittführung vor dem Tragus) zweckmäßiger.

Kernspintomographie

- Zur Ausbreitungsbestimmung von Tumoren.

Speichelbiochemie

- Vorwiegend wissenschaftliche Untersuchung ohne klinische Konsequenz.

Ösophagus

Standardanamnese

- Schmerzen (ständig, bei Nahrungsaufnahme, wie Sodbrennen)?
- Fremdkörper, Fremdkörpergefühl?
- Schluckakt (behindert, unbehindert)?
- Regurgitationen (immer, nur im Liegen, nach dem Essen)?

Palpation

- Von außen: Luftrülpsen bei Druck retrolaryngeal (Divertikel), Druckschmerzen, Luftemphysem (Perforation).

Funktionsuntersuchung

- Prüfung des Schluckaktes: Regurgitation, Schmerzen, Nahrungsstopp (fest, flüssig?).
- Röntgenkinematographie, Ösophagusmanometrie: Neurogene und myogene Funktionsdiagnostik.
- pH-Metrie: Messung des pH (evtl. über 24 Std.) bei Verdacht auf Refluxösophagitis.

Röntgen

- *Thorax a.-p. und seitlich.*
- Hals a.-p. und seitlich: Prävertebrale Knochenneubildung oder Weichteilschatten, Fremdkörper.
- *Ösophaguskontrastdarstellung:* Bariumbrei bei Stenosen, Gastrografin bei Fistelverdacht. *Kinematographie* vgl. S. 177.

Computertomographie

- Transversale Schicht: Bei Neoplasieverdacht.

Ösophagoskopie

- Diagnostisch (Abstrich, Biopsie), therapeutisch (Fremdkörper, Bougierung, Polypenabtragung, Tumor s. S. 434).

Biopsie

- Exophytisch wachsende Neoplasien (z. B. Polypen).

Endosonographie

- Ultraschallsonde wird transoral in Speiseröhre vorgeschoben. Zeigt bereits kleinste intramurale Veränderungen (Tumoren) ab 0,5 mm Durchmesser!

Standardanamnese

- Husten (anfallsartig, bei Belastung, beim Essen).
- Auswurf (Konsistenz, Farbe, Blutbeimengung).
- Atemnot, Stridor (ständig, bei Belastung, im Liegen).
- Schmerzen (ständig, nur bei tiefer Atmung).
- Inhalative Noxen (Arbeitsplatz, Freizeit, Allergie).

Instrumentarium

- Entspricht dem der indirekten Laryngoskopie (S. 36).

Palpation

- Bimanuell: Struma, Lage der Trachea.

Indirekte Tracheoskopie

- Wie indirekte Kehlkopfspiegelung, aber Patient steht, Kopf leicht vornübergebeugt, Untersucher sitzt (Killian-Stellung).

Funktionsdiagnostik

- Lungenfunktionsprüfung, Bodyplethysmographie.

Röntgen

- *Trachea a.-p.:* Verdrängung, Formveränderungen (Stenose).
- *Tomographie, Xeroradiographie:* Stenose, Tumor, Fremdkörper.

Computertomographie

- Transversale Schichtung: Bei Verdacht auf Stenosen, intra- oder extraluminäre Tumoren.

Endoskopie

- Diagnostisch (Abstrich, Biopsie) oder therapeutisch (Fremdkörper, Polypen, Papillome) mit flexiblem oder starrem Instrumentarium (S. 38).

Angeborene Formveränderungen

Allgemeines

- Abstehende Ohren:
  - Wenn Winkel zwischen dorsaler Fläche des oberen Helixrandes und Planum mastoideum $\geq 30°$ (ethnisch bedingte Variationen möglich, z. B. Asiaten).
- Einfache, angeborene Mißbildungen:
  - Fisteln, Zysten, präaurikuläre Hautanhangsgebilde.
- Gravierendere angeborene Formveränderungen:
  - Schlappohren, Knickohren, dysplastisch angelegte Ohrmuscheln (Mikrotie).
- Ohrmuschelaplasie:
  - Mikrotie und Aplasie oft mit Mißbildungen des Gehörganges, des Mittelohres, hemifazialer Mikrosomie (Hypoplasie der Maxilla, der Mandibula und des Schläfenbeins) vergesellschaftet.
  - Familiär gehäuftes Auftreten bekannt, Schwangerschaftsintoxikationen (z. B. Contergan).

Untersuchungen

- Inspektion: Konfiguration, Ohrmuschel-Mastoid-Winkel.
- Palpation: Knorpelelastizität.
- Sondierung von Fisteln oder Gehörgangseingangsstenosen.
- Stimmgabelprüfung, Audiogramm.
- Röntgen: Aufnahme nach Schüller, Felsenbein transorbital, Felsenbeintomographie.
- CT der Felsenbeine.
- Fotografische Dokumentation.

Differentialdiagnose

- Tuberkulöse Fistel eines präaurikulären Lymphknotens.
- Gichttophi (S. 52).
- Chondrodermatitis nodularis helicis chronica (S. 52).
- Organisiertes Othämatom.
- Durch Trauma mißgestaltete Ohrmuschel (Erfrierung, Verbrennung, Quetschung etc.).

Operationsindikationen

- Abstehende Ohrmuscheln (psychische Beeinträchtigung).
- Sezernierende Fisteln, zu Entzündungen neigende Zysten, kosmetisch störende Hautanhangsgebilde.
- Ohrmuscheldysplasie, -aplasie.
- Evtl. vorbereitender Eingriff zur Hörgeräteversorgung.

Operationszeitpunkt

- Korrektur stark abstehender Ohrmuscheln vor dem Schuleintritt (4.–6. Lebensjahr).
- Ohrmuschelrekonstruktion (bei Dys- oder Aplasie) möglichst über die Pubertät hinausschieben.
- Bei gleichzeitiger Mittelohrmißbildung: Gehörverbessernde Operation *eines* Ohres vor Schuleintritt, wenn beidseitige Schwerhörigkeit vorliegt (vgl. auch S. 365).
- Fisteln, Zysten und Hautanhangsgebilde frühzeitig ausschälen oder abtragen.

Operative Prinzipien

- Ohrmuschelplastik (S. 348).
- Ausschälen der Fistelgänge nach Füllung mit Methylenblau.
- Exzision isolierter Hautanhangsgebilde mit primärem Hautverschluß.
- Plastische Rekonstruktion von mißgebildeten äußeren Ohranlagen (meist mehrere Sitzungen).

Trauma

Allgemeines

- Am häufigsten Rißquetschwunden, Schnittverletzungen, stumpfe Traumen (Othämatom, Boxerohr), Teil- oder Totalabrisse der Ohrmuscheln, Erfrierungen, Verbrennungen.
- Vorkommen: In jedem Lebensalter, Erwachsene bevorzugt.
- Komplikationen: Perichondritis mit Verlust (von Teilen) der Ohrmuschel.

Untersuchungen

- Inspektion: Ausmaß der Verletzung, Gewebsverlust.
- Palpation.
- Otoskopie: Sind Gehörgang, Trommelfell und Mittelohr intakt?
- Stimmgabelprüfung, Audiogramm.
- Gleichgewichtsprüfung: Bei gleichzeitigem Schädeltrauma.
- Fotografische Dokumentation.

Differentialdiagnose

- Entzündliche oder tumoröse Ohrmuschelveränderungen (S. 52).

Konservative Therapie

- Reinigung mit 4%igem H_2O_2 oder Betadine. Steriles Abdecken.
- Tetanusprophylaxe, Antibiotikum (z. B. Bactrim forte, 2 × 1 Tbl./die).
- *Erfrierungen:*
  - Aufwärmen (Wärmelampe 38–42°C).
  - Ödematöse, bullöse Bezirke mit 0,5%igem Silbernitrat oder Betadine bestreichen.
  - Steriles Abdecken.
  - Bei schweren Erfrierungen Infusionen mit niedermolekularem Dextran, Trental forte 2–3 × 1 Drg./die.
- *Verbrennungen:*
  - Solange Knorpel noch mit Haut bedeckt ist, mit antibiotikahaltiger Fettsalbe (z. B. Aureomycin-Salbe) abdecken.
  - Bei freiliegendem Knorpel: Chirurgisches Vorgehen.

Operationsindikationen

- Alle Verletzungen mit freiliegendem Knorpel.
- Schnittverletzungen im Ohrmuschelansatzbereich.
- Othämatome.

Operative Prinzipien

- Perichondrium- und Hautnaht, wenn der Defekt primär geschlossen werden kann.
- Bei freiliegendem Knorpel Hautverschiebelappen oder gestielter Hautlappen aus der Umgebung.
- Othämatom: Entlastung und Drainage von dorsal mit Anlegen eines Knorpelfensters, Einlegen einer Gummilasche und modellierender Salben-Spitztupfer-Verband.
- Ohrmuschelteilabriß: Schichtweise Wiedervereinigung.
- Totalabriß der Ohrmuschel: Wenn zeitlich noch möglich (gekühlt bis 6 Std.) mikrovaskuläre Reanastomosierung und schichtweises Annähen. Andernfalls Ohrmuschelknorpelgerüst unter die Haut des Mastoids oder der seitlichen Halshaut implantieren und zweizeitige Rekonstruktion.
- Bei Verbrennung oder Erfrierung mit ungedecktem Knorpel Hautverschiebelappen oder Decken des Defektes mit gut vaskularisiertem, gestieltem retroaurikulärem Hautlappen (vgl. S. 348).

Entzündungen

Allgemeines

- Meist bakterielle oder allergische Ursachen, Sonnenbrand.
- Oft fortgeleitete Entzündungen vom Gehörgang.
- Wichtig: Feststellen, ob Knorpel in den Entzündungsprozeß miteinbezogen ist (Chondritis).
- Häufigste Erreger: Staphylococcus aureus, Pseudomonas aeruginosa, Kontaktekzeme (Ohrringe, Ohrentropfen, Haarspray, Seifen), Mykosen, Herpes zoster (Zoster oticus, S. 91).
- Komplikationen: Übergreifen der intradermalen bakteriellen Entzündung (Zellulitis) auf den darunterliegenden Knorpel (Chondritis).
- Symptome: Schmerzhafte lokalisierte oder diffuse Rötung und Schwellung der Ohrmuschel mit oder ohne Ulzeration.

Untersuchungen

- Inspektion: Abgegrenzte oder diffuse Entzündung, Bläschenbildung, schuppig, feucht sezernierend, mit oder ohne Begleitschwellung.
- Palpation: Druckdolenz, Knorpel verdickt?
- Otoskopie.
- Abstrich: Antibiogramm.

Differentialdiagnose

- Erysipel: Gesamte Ohrmuschel *einschließlich* Ohrläppchen schmerzhaft gerötet und geschwollen.
- (Peri-)Chondritis: Bakterielle Knorpelinfektion bei fortgeleiteter Otitis externa. Rötung und Schwellung nur der Ohrmuschel *ohne Beteiligung* des Ohrläppchens.
- Verbrennungen, Erfrierungen.
- Stumpfe Traumen.
- Entzündung bei Radiotherapie.
- Rezidivierende Polychondritis (= Relapsing polychondritis, fraglich Autoimmunerkrankung): Oft gleichzeitiger Befall des knorpeligen Septums oder von Trachealknorpeln. In 50% kombiniert mit einer Mittel- und Innenohrschwerhörigkeit.
- Chondrodermatitis nodularis helicis chronica: Schmerzhafte, graue, linsengroße Knötchen am freien Ohrmuschelrand, durch die Haut durchscheinend.
- Zoster oticus (S. 91).
- Gichttophi: Lachsfarbene, schlecht verschiebliche, schmerzhafte Knötchen am Helixrand (Ablagerung von Uratkristallen zwischen Kutis und Perichondrium), Harnsäureerhöhung in Blut.
- Nerval-reflektorische Ohrmuschelschmerzen: Okzipitalisneuralgie, Kiefergelenksarthrose, HWS-Syndrom (C4–C5).

Konservative Therapie

- Bakterielle Entzündungen: Reinigung und Desinfektion der Ohrmuschel und des Gehörgangs (mit z. B. Betadine), Aureomycin-Salbe lokal, Antibiotikum (z. B. Augmentin 375 mg, 3 × 1 Tbl./die).
- Bei Auftreten von Knorpelnekrosen Drainage und Ausküretttieren.
- Rezidivierende Polychondritis: systemisch und lokal Glucocorticoide, evtl. auch Immunsuppressiva (internistisches Konsilium).
- Chondrodermatitis nodularis helicis: Umspritzung der schmerzhaften Knötchen mit Hydrocortisonacetat (Kristallsuspension), ggf. Exzision.
- Bei Zoster oticus: Bläschen trocken abdecken, Zovirax 400 mg, 5 × 1 Tbl./die p.o. oder Zovirax-Infusionen (Dosierung nach Körpergewicht), Antiphlogistika (z. B. Voltaren 50 mg, 2 × 1 Drg./die) und Analgetika nach Bedarf (S. 91).

Operationsindikationen

- Knorpeleinschmelzung.
- Evtl. Chondrodermatitis nodularis helicis chronica.

Operative Prinzipien

- Exzision eingeschmolzener Knorpelareale und Drainage.
- Knappe Exzision der schmerzhaften Knötchen.

Prognose

- In der Regel folgenlose Ausheilung.
- Bei Zoster oticus Innenohrausfall und bleibende Fazialisparese möglich (S. 91).
- Bei rezidivierender Polychondritis lebenslange Therapie erforderlich.
- Bei Chondrodermatitis nodularis helicis häufig Rezidive.

Tumoren

Allgemeines

- *Benigne Tumoren:*
Atherome (Ohrläppchen).
Cornu cutaneum (Helixrand).
Senile Akanthose (Helixrand).
- *Maligne Tumoren:* 6% aller malignen Hauttumoren kommen im Bereich der Ohrmuschel vor.
Basalzellkarzinom (Basaliom). Mäßig bis gut differenziertes Plattenepithelkarzinom. Malignes Melanom (7% aller malignen Melanome im Kopf-Hals-Bereich).
- *Prädisponierende Faktoren:* Chronische Sonneneinstrahlung, chronische Infektion, Psoriasis, chemische Verätzungen.
- *Bevorzugte Lokalisation:*
Basalzellkarzinom: Ohrmuschelrückseite, Umschlagsfalte, vor Tragus, vor Crus helicis.
Plattenepithelkarzinom: Fossa triangularis, Helixrand, Gehörgangseingang.
Malignes Melanom:Keine bevorzugte Lokalisation.
- *Regionale Metastasen:* 12–18%.
Parotislymphknoten, jugulodigastrische Lymphknoten, Hinterrand M. sternocleidomastoideus (nuchal), entlang N. auricularis magnus.
- Vorkommen: Erwachsene in höherem Lebensalter, Männer bevorzugt.
- Symptome: Kaum Schmerzen, wäßrige oder hämorrhagische Sekretion. Blutung.

Untersuchungen

- Inspektion (mit Lupe oder Mikroskop).
- Palpation: Tumorgröße, -dicke und Verschieblichkeit gegen die Umgebung (davon Richtung des Lymphabflusses abhängig).
- Otoskopie.
- Palpieren der abfließenden Lymphwege.
- Biopsie: Bei Karzinom keilförmige Probeexzision. Bei Verdacht auf malignes Melanom breite, tiefe Totalexzision, makroskopisch mindestens 1 cm im Gesunden (Exzisionsbiopsie). Ggf. Ablatio.
- Röntgen: Aufnahmen nach Schüller und Stenvers, Felsenbeintomographie (bei Verdacht auf Destruktion).
- Ggf. CT der Felsenbeine.

Operationsindikation

- Alle Ohrmuscheltumoren.

Operative Prinzipien

- *Atherom:* Komplette Ausschälung unter Fortnahme einer Hautspindel (Ursprungsort).
- *Basalzellkarzinom (Basaliom):* Weite Exzision makroskopisch im Gesunden mit histologischer Randschnellschnittkontrolle.
- *Plattenepithelkarzinom:* Bei Tumoren mit Durchmesser von weniger als 1 cm Exzision histologisch weit im Gesunden. Bei größeren Karzinomen mit Knorpelinfiltration aurikuläre Teil- oder Totalablation mit Revision der abfließenden Lymphwege und Nachbestrahlung (vgl. S. 423).
- *Malignes Melanom:* In Abhängigkeit von Tumordicke, -lokalisation und -stadium unterschiedlich ausgedehnte Exzisionen. Meist Ablatio auriculae. Wert einer radikalen Ausräumung der abfließenden Lymphwege und/oder adjuvanten Radiotherapie fraglich.

Prognose

- Bei Basaliom nach vollständiger Entfernung (histologische Randschnittkontrolle) gute Prognose (nahezu 100% Heilung). Bei Rezidiv oder Residuum nach insuffizienter Operation, Bestrahlung (nicht empfehlenswert!) oder obsoleter Behandlung mit zytostatikahaltigen Salben verschlechtert sich die Prognose deutlich, da der Tumor häufig nicht ohne weiteres sichtbar weiterwächst und die anliegenden Strukturen (z. B. Felsenbein) infiltriert und destruiert.
- Bei Plattenepithelkarzinomen beträgt die 5-Jahres-Überlebenswahrscheinlichkeit (alle Stadien) etwa 80%.
- Bei Melanomen ist die Überlebenswahrscheinlichkeit abhängig von Tumordicke und -stadium, insgesamt um 30%.

Zerumen

Allgemeines

- Produkt von apokrinen Drüsen der Haarfollikel der Haut des äußeren Gehörgangs (knorpeliger Anteil), welches die Epidermis filmartig bedeckt und das physiologische Milieu im sauren Bereich aufrechterhält (bakteriostatische Wirkung).
- Zu häufiges Reinigen der Gehörgänge bewirkt Veränderung des physiologischen Milieus und fördert die Austrocknung der Haut mit nachfolgender Infektionsbereitschaft oder provoziert eine vermehrte Zerumenproduktion.
- Mangelnde Ohrpflege und Eindickung von Zerumen führt zur Verstopfung des Gehörganges (Cerumen obturans), u. U. mit Schalleitungsschwerhörigkeit. Hinzutreten von Wasser bewirkt Aufquellen des Zerumens und Druck auf die Gehörgangshaut oder auf das Trommelfell.
- Komplikationen: Otitis externa.
- Symptome: Ohrausfluß, dumpfes Druckgefühl, stechender Ohrschmerz, Taubheitsgefühl, plötzlich einsetzende Schalleitungsschwerhörigkeit (klinisch wie Hörsturz), besonders nach Duschen, Tauchen.

Untersuchungen

- Otoskopie, Ohrmikroskopie.
- Stimmgabelprüfung, Audiogramm.

Differentialdiagnose

- Fremdkörper.
- Otitis externa.
- Cholesteatom, nekrotischer Tumor.
- Hörsturz.

Konservative Therapie

- Ohrspülung mit lauwarmem Leitungswasser nur dann, wenn sicher keine Trommelfellperforation vorhanden.
- *Besser:* Gezieltes Herauspräparieren mit Hilfe von abgerundeten Ohrküretten oder Absaugen des Zerumens *immer unter dem Ohrmikroskop* (vgl. S. 349).
- Bei hartem Zerumen Auflösen mit 4%igem H_2O_2 und Absaugen, oder einige Tage mit Cerumenex-Tropfen behandeln und anschließend Absaugen oder Spülung des Gehörganges.

Allgemeines

- Bei Kindern alles, was in einen Gehörgang hineinpaßt.
- Bei Erwachsenen meist Reste von Watte oder Oropax.
- Komplikationen: Trommelfellperforation, Otitis externa.
- Symptome: Schmerzen, Schalleitungsschwerhörigkeit, Otorrhoe.

Untersuchungen

- Otoskopie, Ohrmikroskopie.
- Stimmgabelprüfung, Audiogramm.

Differentialdiagnose

- Cerumen obturans, Exostosen, Gehörgangstumor, Cholesteatom.

Konservative Therapie (vgl. S. 349).

- Gegenstände, die kleiner sind als der Durchmesser des Gehörganges mit einem Ohrzängelchen unter dem Ohrmikroskop fassen und extrahieren.
- Keine Spülung (Gefahr der Aufquellung)!
- Bei kugeligen Fremdkörpern mit feinem Ohrhäkchen versuchen, zwischen Fremdkörper und Gehörgangshaut hinter den Fremdkörper zu gelangen und ihn sukzessive nach außen zu bewegen. Kein Extraktionsversuch mit Zängelchen!
- Bei länger im Gehörgang liegenden Fremdkörpern mit entzündlicher Schwellung der Gehörgangshaut den Fremdkörper in Lokalanästhesie oder bei Kindern in Narkose entfernen.
- Nach Entfernung des Fremdkörpers Einlage eines mit antibiotikahaltiger Salbe oder Panotile-Tropfen präparierten Gazestreifens.

Operationsindikationen

- Fremdkörper, die eingespießt, eingequetscht oder durch entzündlich verschwollene Gehörgangshaut fixiert sind.

Operative Prinzipien

- Endauraler Gehörgangsschnitt und Extraktion des Fremdkörpers.
- Lockeres Austamponieren des äußeren Gehörgangs mit einem Gazestreifen, auf den antibiotikahaltige Salbe aufgebracht wurde.

Exostosen

Allgemeines

- Wulst- oder kappenförmige, weißlich scheinende, knöcherne Neubildungen (apositionelles Wachstum), meist unmittelbar vor dem Trommelfell, bevorzugt an der vorderen Gehörgangswand und am Gehörgangsboden. Oft mit leichter Schalleitungs- und/oder Innenohr-Hochtonschwerhörigkeit vergesellschaftet.
- Gehäuftes Auftreten bei Schwimmern und Tauchern.
- Komplikationen: Rezidivierende Otitis externa infolge erschwerten Abtransportes von Zerumen (gestörter Selbstreinigungsmechanismus des Ohres).
- Symptome: Schalleitungsschwerhörigkeit und Tinnitus, wenn Exostosen Kontakt mit Trommelfell haben oder Gehörgang verschließen.

Untersuchungen

- Otoskopie, Ohrmikroskopie.
- Stimmgabelprüfung, Audiogramm.

Differentialdiagnose

- Gehörgangstumor, Cholesteatom.

Operationsindikationen

- Exostosen, die zu einer Schalleitungsschwerhörigkeit führen oder wegen Abflußstörungen des Zerumens eine chronische Otitis externa unterhalten.

Operative Prinzipien

- Endaurales Herausmeißeln oder Ausbohren der Exostosen nach Erweiterungsschnitt des Gehörgangseinganges (S. 351).

Prognose

- Gut, gelegentlich Rezidivneigung.

Allgemeines

- Angeborene oder erworbene (postentzündlich, posttraumatisch, postoperativ) häutige oder knöchern-häutige Einengung des äußeren Gehörgangs bis hin zur subtotalen Obliteration.
- Komplikationen: Erschwerter Abfluß von Zerumen und Neigung zur Cerumen-obturans-Ausbildung, rezidivierende Gehörgangsentzündung, Schwerhörigkeit.
- Hinter häutigen oder knöchernen Stenosen kann ein Gehörgangscholesteatom entstehen.
- Symptome: Schalleitungsschwerhörigkeit, Druckgefühl, Otorrhoe.

Untersuchungen

- Otoskopie, Ohrmikroskopie.
- Stimmgabelprüfung, Audiogramm.
- Röntgen: Aufnahme nach Schüller, Tomographie des äußeren Gehörgangs oder CT zum Ausschluß knöcherner Stenosen.

Differentialdiagnose

- Otitis externa, Cholesteatom, Tumoren.

Konservative Therapie

- Subtile Gehörgangsreinigung nur kurzfristig sinnvoll.

Operationsindikationen

- Stenosen, die zu einer Schalleitungsschwerhörigkeit führen oder wegen Abflußstörungen des Zerumens eine chronische Otitis externa unterhalten.
- Stenosen, hinter denen sich ein Gehörgangscholesteatom verbergen kann.

Operative Prinzipien

- Häutige Stenosen: Endaurale Umschneidung und Deckung des Defektes mit einem freien Hauttransplantat, 3–4wöchige Tamponade, antibiotische Abdeckung.
- Knöcherne Stenosen: Wie Exostosen (S. 351).

Prognose

Rezidivneigung.

Tumoren

Allgemeines

- *Exostosen:* S. 351.
- *Zeruminom:* Exophytischer, von Haut bedeckter, oft pendelnder benigner Tumor, der von den Zeruminaldrüsen ausgeht. Symptome nur, wenn Gehörgang verlegt wird; dann Druckgefühl und Schalleitungsschwerhörigkeit.
- *Gehörgangspolypen:* In der Regel von der Schleimhaut des Mittelohres ausgehende, rötlich verfärbte, leicht nässende, pendelnde Tumoren, die oft den ganzen Gehörgang ausfüllen und bei Berührung leicht bluten. Liegt gleichzeitig eine Trommelfellperforation (chronische Mittelohrentzündung, Cholesteatom) vor, muß mit gestautem Eiter hinter dem *„Signal"-Polypen* gerechnet werden (Komplikationsgefahr!). Häufigste Symptome sind Druckgefühl, u. U. Schmerzen, Ohrausfluß, Blutung, Schwerhörigkeit (Schalleitung).
- *Karzinom:* 10% der Karzinome der Ohrregion entstehen im äußeren Gehörgang, 85% an der Ohrmuschel und 5% im Bereich des Mittelohres und des Mastoids. 60% der Patienten mit Gehörgangskarzinom leiden anamnestisch an chronisch-sezernierenden Mittelohr- oder Gehörgangsentzündungen. Die Symptomatik ist lange Zeit uncharakteristisch, im fortgeschrittenen Stadium treten Schmerzen, blutiger Ohrausfluß, Schwerhörigkeit und Schwindel sowie Hirnnervenausfälle auf.
- *Weitere Malignome:* Basalzellkarzinom (Basaliom), adenoidzystisches Karzinom, Adenokarzinom, maligne entartetes Zeruminom, malignes Melanom.
- Symptome: Schalleitungsschwerhörigkeit, Ohrdruck, Schmerzen, Ausfluß (oft blutig und/oder fötide).

Untersuchungen

- Inspektion.
- Palpation mit Watteträger.
- Otoskopie, Ohrmikroskopie (Absaugen von Sekret).
- Röntgen: Aufnahmen nach Schüller und Stenvers. Bei Destruktionsverdacht Felsenbeintomographie, CT der Schädelbasis und Knochenszintigraphie.
- Biopsie: Mit *scharfem* Doppellöffelchen. Cave: Polypen nie blind extrahieren, da Gefahr der Gehörknöchelchenluxation, wenn Verbindung zum Mittelohr.

Differentialdiagnose

- Otitis externa (bakteriell oder allergisch). Gehörgangsabszeß, chronische Otitis media perforata, Cholesteatom.
- Maligne Otitis externa.
- Fremdkörper.

Konservative Therapie

- Bei Schleimhautpolypen mehrtägige Panotile-Behandlung und Gehörgangstoilette. Wenn sich die Polypen retrahieren, dann Panotile absetzen (Ototoxizität!).
- Bestrahlung von Karzinomen mit 60–70 Gy bei Inoperabilität und/ oder Operationsverweigerung sowie postoperativ bei Karzinom.
- Evtl. alleinige oder kombinierte zytostatische Therapie (Erfolg zweifelhaft).

Operationsindikation

- Prinzipiell jede Neubildung im Gehörgang.

Operative Prinzipien

- Ausschleifen oder Abmeißeln der Gehörgangsexostosen (vgl. S. 351).
- Polypen werden mit der Schlinge scharf abgetragen, nicht extrahiert. Anschließend ggf. sanierende Mittelohroperation.
- Übrige benigne Tumoren: Endaurale Resektion.
- Basalzellkarzinom (Basaliom): Resektion des Tumors histologisch im Gesunden, Abschleifen des darunterliegenden Knochens und Defektdeckung mit freiem Hauttransplantat.
- Alle anderen Malignome: Laterale Petrosektomie unter Einbeziehung der Trommelfellebene, des Mastoids, der Kiefergelenkspfanne, Parotidektomie und radikale Neck-dissection.

Prognose

- Bei benignen Tumoren und Basaliom gut, gelegentliche Rezidivneigung.
- Bei malignen Geschwülsten ungünstig, 5-Jahres-Überlebensrate 10–20%.

Otitis externa

Allgemeines

- Bakterielle, pilzbedingte oder allergische Entzündung von Kutis und Subkutis des äußeren Gehörganges, oft nach Besuch eines öffentlichen Schwimmbades oder bei vorbestehender, chronisch eitriger Mittelohrentzündung.
- Häufigste Erreger: Staphylococcus aureus, Pseudomonas aeruginosa, Proteus vulgaris, Streptococcus species, Candida albicans, Aspergillus niger.
  Häufigste Allergene: Seifen, Haarwaschmittel, Haarspray, Ohrpaßstücke von Hörgeräten, Chloramphenicol- oder Neomycin-haltige Ohrentropfen.
- Komplikationen: Otitis externa maligna, Gehörgangsabszeß, Parotisabszeß infolge Lymphknoteneinschmelzung.
- Symptome: Beginn mit Juckreiz, dann starke Schmerzen, Verschwellen des Gehörgangs, fötide Sekretion, schalleitungsbedingter Hörverlust.

Untersuchungen

- Inspektion: Mitbeteiligung der Ohrmuschel und prä- oder retroaurikulärer Lymphknoten.
- Palpation: Zug an der Ohrmuschel nach hinten oben löst Verstärkung der Schmerzsensation aus.
- Otoskopie: Gehörgangssenkung, (fötide) Sekretion?
- Abstrichentnahme für Erregernachweis und Resistenzbestimmung.
- BSR, Differentialblutbild, Temperatur.

Differentialdiagnose

- Gehörgangsabszeß (ausgehend von Haarbälgen).
- Traumatische Verletzung der Gehörgangshaut (z. B. beim Ohrenputzen).
- Akute Mastoiditis.
- Chronisch sezernierende Otitis media perforata mit Superinfektion der Gehörgangshaut.
- Otitis externa maligna.
- Gehörgangsneoplasie.

Konservative Therapie

- Sorgfältige Reinigung des Gehörganges.
- Gazestreifeneinlage mit Boralkohol-Tropfen, Panotile-Tropfen oder Volon-A-Tinktur (CH: Kenakort).

- Nach Abschwellen Austouchieren mit Castellani-Rot-Lösung, anschließend lockere Tamponade mit Cortison-haltiger Salbe.
- Analgetikum (z. B. Dolviran 2–3 × 1–2 Tbl./die).
- Systemische Antibiotika (nach Abstrichergebnis), immer bei Diabetikern oder bei massiver Schwellung regionaler Lymphknoten.

Operationsindikation

- Gehörgangsabszeß.

Operative Prinzipien

- Spalten in Lokalanästhesie, Einlage eines in Alkohol getränkten Gazestreifens oder eines Jodoformstreifens.

Prognose

- Folgenlose Ausheilung.
- Rezidivneigung.

Hinweis

- Es empfiehlt sich eine zeitlich begrenzte Anwendung und ein bewußt häufiger Wechsel topisch wirkender Antibiotika und Antimykotika.
- Dazwischen kurzfristige Einlage eines Gazestreifens, getränkt in 70%igem Alkohol (kurzfristiges Brennen).
- Behandlung zugrundeliegender Stoffwechselerkrankungen (Diabetes mellitus).

Otitis externa maligna

Allgemeines

- Synonym: Nekrotisierende, invasive Otitis externa.
- Definition: Aggressive, lebensbedrohende Form der Otitis externa mit invasiver Knochendestruktion.
- Verlauf: Therapieresistente Otitis externa, Auftreten leicht blutender Granulationen und Ulzerationen am Boden des äußeren Gehörgangs (Übergang knorpeliger zu knöchernem Abschnitt).
- Ätiologie: Immer Pseudomonas aeruginosa.
- Vorkommen: *Diabetiker,* Patienten unter Immunsuppression.
- Komplikationen: Einbruch der Entzündung in Parotis, Fossa retromandibularis, Schädelbasis. Hirnnervenausfälle, Sepsis. Meningitis. Hirnabszeß. Letaler Ausgang.
- Symptome: Ohrdruck, Schmerzen, fötider hämorrhagischer Ausfluß, Schwerhörigkeit, Kieferklemme, Schwindel. Zunächst kaum, im weiteren Verlauf der Erkrankung deutlich reduziertes Allgemeinbefinden.

Untersuchungen

- Inspektion.
- Palpation: Mit stumpfem Ohrhäkchen unter dem Mikroskop den Gehörgang austasten (rauher Knochen spricht für beginnende oder eingetretene Osteomyelitis).
- Otoskopie, Ohrmikroskopie: Fötide Sekretion. Gehörgang mit zerfallenden, leicht blutenden Granulationen ausgefüllt.
- Labor: Leukozytose mit Linksverschiebung, BSR und Blutzuckerwerte u. U. erhöht.
- Stimmgabelprüfung, Audiogramm: Schalleitungsschwerhörigkeit, u. U. mit zusätzlicher Innenohrkomponente.
- Abstrich: Pseudomonas aeruginosa.
- Röntgen: Aufnahmen nach Schüller und Stenvers, Felsenbeintomographie, CT.
- ^{99m}Tc-Pyrophosphat-Szintigramm: Nachweis aktiver (entzündlicher) Knochenumbauzonen.
- Biopsie: Ausschluß eines Neoplasmas.

Differentialdiagnose

- Traumatische Verletzung des Gehörgangs, Fremdkörper.
- Gehörgangspolypen (chronische Otitis media, Cholesteatom).
- Malignom des äußeren Gehörganges.

Konservative Therapie

- Behandlung des zugrunde liegenden Diabetes mellitus!
- Täglich subtile Gehörgangstoilette, Auskürettieren der Granulationen.
- Anschließend mehrmals täglich gegen Pseudomonas wirksame Ohrentropfen (Gentamicinsulfat, z. B. Panotile).
- Wenn nach 8 Tagen keine Besserung, dann zusätzlich (stationär) mindestens 6wöchige, parenterale hochdosierte kombinierte Antibiotikatherapie, z. B. Aminoglykoside (Serumspiegelbestimmung!) i.m. 3×60 mg/die (z. B. Gentamicin oder Tobramycin) zusammen mit Piperacillin oder Azlocillin (z. B. Pipril, 3×4–8 g/die i.v., oder Securopen, 3×5–10 g/die i.v.) oder Aerugipen, 3×5–8 g/die i.v.
- Alternativ oder in Kombination ein Pseudomonas-Cephalosporin (Pseudocef, 3×2 g/die i.v.).
- Evtl. zusätzlich hyperbare Sauerstoffbeatmung.
- Trotz Gefahr der Ototoxizität muß wegen des gelegentlich letalen Ausganges der Erkrankung dieser Gesichtspunkt vernachlässigt werden (wöchentliche Audiogrammkontrolle, Serumspiegelbestimmung des Aminoglykosids).

Operationsindikationen

- Trotz konservativer Maßnahmen knochenszintigraphisch oder computertomographisch erkennbares Fortschreiten der Knochendestruktion.
- Ausbildung von Knochenabszessen oder Sequestrierung.

Operative Prinzipien

- Entfernung von Granulationsgewebe, Knochen- und Knorpelsequestern, Drainage von Abszessen.
- Wenn Fortschreiten der Infektion Richtung Felsenbeinbasis und/oder Richtung Glandula parotis (Santorinische Spalten), dann laterale Petrosektomie (Wegnahme des gesamten Gehörganges mit Anteilen des Mittelohres, ausgedehnte Mastoidektomie, u. U. mit Parotidektomie).

Prognose

- Bei optimaler Lokalbehandlung mit Diabeteseinstellung und frühzeitigem Beginn mit hochdosierter kombinierter Antibiotikatherapie (mindestens 6 Wochen lang) meist folgenlose Ausheilung.
- Bei schlechter Diabeteseinstellung und ungenügendem Ansprechen des Pseudomonas auf die Antibiotika tödlicher Ausgang mit Sepsis, Hirnabszeß und Meningitis möglich.

Myringitis

Allgemeines

- Ätiologisch 3 unterschiedliche Formen der Trommelfellentzündung möglich:
- *Grippeotitis:* Akute, hochschmerzhafte, isolierte epidermale Entzündung (rote, gespannte Bläschen, Flüssigkeitsansammlung zwischen Epidermis und Stratum fibrosum).
- *Externamyringitis:* Bakterielle entzündliche Mitreaktion von Epidermis und Stratum fibrosum (Verdickung des Trommelfells) bei Otitis externa. Dumpfe, ziehende Schmerzen.
- *Tympanogene Myringitis:* Über die Ohrtrompete fortgeleitete bakterielle Infektion der Mittelohrschleimhaut. Trommelfell hochrot, leicht pulsierend, vorgewölbt, plötzliche, heftige, pulsierende Ohrenschmerzen (akute Otitis media, S. 70).
- Vorkommen: In jedem Lebensalter.

Untersuchungen

- Palpation: Bei Otitis externa Schmerzverstärkung bei Zug an der Ohrmuschel.
- Otoskopie, Ohrmikroskopie.
- Vordere und hintere Rhinoskopie.
- Stimmgabelprüfung, Audiogramm: Schalleitungsschwerhörigkeit, bei Grippeotitis evtl. Innenohrbeteiligung.
- Blutwerte: Meist Leukozytose mit Linksverschiebung und mäßig erhöhte BSR. Virustiterbestimmung (Grippeviren).
- Abstrich: Bei tympanogener Myringitis (aus Nasopharynx, da in 90% gleiches Erregerspektrum).
- Röntgen: Schüller: Ausschluß einer Begleitmastoiditis.

Differentialdiagnose

- Tubenfunktionsstörung (Seromukotympanum).
- Barotrauma, Zoster oticus.

Konservative Therapie

- *Grippeotitis:* Bei großen Blasen Punktion oder Inzision unter dem Operationsmikroskop zur Druckentlastung. Lokalanästhesierende Ohrentropfen (z. B. Otalgan), dann Boralkohol-Streifeneinlage, Aspirin 3 × 2 Tbl./die.
- *Bakterielle externe Myringitis:* s. Otitis externa, S. 62.
- *Tympanogene Myringitis:* Wie akute Otitis media (S. 70).

Prognose

Folgenlose Ausheilung.

Traumatische Perforation

Allgemeines

- Häufigste Ursachen: Ungeschickte Gehörgangsreinigung, Luftdruckwellen bei Explosion, Ohrfeige, Sprung ins Wasser, Fremdkörper, Verätzungen, Schweißperle.
- Vorkommen: In jedem Lebensalter.
- Komplikationen: Gehörknöchelchenluxation, Otitis media, Innenohrtrauma (Schwindel, Tinnitus, Perilymphfistel).
- Symptome: Schmerzen, Vertäubungsgefühl, Tinnitus, Schwerhörigkeit, evtl. Blutung.

Untersuchungen

- Inspektion: Zusätzliche äußere Verletzungen?
- Ohrmikroskopie: Perforation, Sekretion, Fremdkörper?
- Prüfung des Flüster- und Umgangssprachenverständnisses, Stimmgabelprüfung, Audiogramm, evtl. Sprachaudiogramm.
- Frenzel-Brille: Spontannystagmus?
- Abstrich: Bei Verdacht auf Superinfektion.
- Röntgen: Aufnahme nach Schüller, transorbitale Felsenbeindarstellung, ggf. Tomographie (Lokalisation eines Fremdkörpers).

Differentialdiagnose

- Chronische Otitis media mesotympanalis.

Konservative Therapie

- Bei kleinen, frischen, nicht infizierten zentralen Perforationen: Trommelfellabdeckung (S. 352).

Operationsindikationen

- Große oder persistierende kleine Perforation.
- Verdacht auf Verletzung der Gehörknöchelchenkette.
- Mittelohrfremdkörper (Schweißperle).

Operative Prinzipien

- Prinzipien der Tympanoplastik (S. 355).

Prognose

- Meist folgenlose Ausheilung, wenn Innenohr intakt. Bei Verätzung oder Schweißperlenverletzung (= Verbrennung) Rezidivneigung, narbige Stenosierung möglich.

Seromukotympanum

Allgemeines

- Synonym: Seromuköse Mittelohrentzündung, Salpingitis, Glue Ear (Leimohr), Otitis media with effusion (OME) in USA.
- Definition: Ansammlung von nicht eitriger Flüssigkeit unterschiedlicher Viskosität in den Mittelohrräumen.
- Ätiologie: Dysfunktion der Ohrtrompete bei nasopharyngealer Raumforderung (Adenoide, Tumoren, Entzündungen), Gaumenspalte, Fraktur der Ohrtrompete, transnasaler Langzeitintubation, nasogastraler Sonde, Tamponade des Nasopharynx. Ferner bei Allergie (Heuschnupfen), Radiotherapie der Ohrregion oder des Nasopharynx, Myxödem.
- Pathogenese: Paukenunterdruck → Transsudat (= seröser Erguß) → Transformation des Schleimhautepithels zu sekretorisch aktivem Epithel (muköser Erguß).
- Vorkommen: Muköser Erguß vorwiegend Kinder, seröser Erguß Erwachsene.
- Komplikationen: Otitis media (dann Schmerzen), Mastoiditis, Cholesteatom, Adhäsivprozeß, Cholesteringranulom. Bei zu spät bemerkter Schwerhörigkeit Sprach- und Lernprobleme (vgl. Abb. **14a**, S. 76).
- Symptome: Dumpfes Druckgefühl, in der Regel keine Schmerzen. Schwerhörigkeit (Schalleitung), gelegentlich Schwindelgefühl, Tinnitus, Autophonie, ungestörtes Allgemeinbefinden.

Untersuchungen

- Otoskopie, pneumatische Lupe, Ohrmikroskopie: Bei wäßrigem Paukenerguß eingezogenes, duchsichtiges Trommelfell, beim Valsalva-Versuch Luftbläschen sichtbar. Bei schleimigem Paukenerguß eingezogenes, graublaues oder bräunlich verfärbtes Trommelfell. Immer verminderte Beweglichkeit unter der pneumatischen Lupe.
- Stimmgabelprüfung. Audiogramm: Schalleitung bis 40 dB.
- Tympanometrie, Stapediusreflexmessung: Flache Unterdruckkurven (S. 9, 10), Stapediusreflex nicht meßbar.
- Röntgen: Aufnahme nach Schüller (Pneumatisationshemmung, Zelltrübung).

Differentialdiagnose

- *Otitis nigra sive hämorrhagisch-seröse Mittelohrentzündung:* Durch Paramyxoviren der Parotitis-epidemica-Gruppe ausgelöste Schleimhauterkrankung mit erhöhter Gefäßdurchlässigkeit, Mikroblutungen und Hämosiderinablagerungen. Bräunliches bis tiefblaues Trommelfell, leicht vorgewölbt, gelegentlich Spontanperforation mit bräunlich-schmutziger, geruchsloser Sekretion. Keine

Schmerzen, pulssynchroner Tinnitus, Schalleitungsschwerhörigkeit bis 60 dB. Gute Tubenfunktion, gute Pneumatisation.

- Hämatotympanum nach Schädeltrauma, Otoliquorrhoe.
- Glomustumor, Wegenersche Granulomatose.
- Barotrauma.
- Tuba aperta: Pseudodruckgefühl und lästiges Hören der eigenen Stimme im Ohr *(Autophonie)* bei rascher Gewichtsabnahme, Schwangerschaft, Anwendung von Kontrazeptiva, nach Adenotomie oder Tonsillektomie.

Konservative Therapie

- Nasentropfen (z. B. Otriven, bei Kindern 0,05%) im Liegen.
- Valsalva-Versuch (bei Kleinkindern Luftballon aufblasen lassen, dabei Nase zuhalten).
- Inhalation mit z. B. Mucosolvan, Kamillendampf.
- Evtl. präventiv oder zur Behandlung der Nasopharyngitis Antibiotikum (z. B. Clamoxyl 200 mg, 3–4mal tgl.).
- Bei Pollinosis: Hyposensibilisierung oder symptomatische Behandlung (z. B. Beconase-Spray, Hismanal).
- Bei Myxödem endokrinologische Behandlung.
- Ohrentropfen *sinnlos!*

Operationsindikationen

- Persistierende Mittelohrergüsse wegen adenoider Wucherungen, Gaumenspalten, gutartiger Nasopharynxtumoren, Tubenstenose.
- Rezidivierende Otitis media mit röntgenologischen Zeichen einer Mastoidverschleierung.

Operative Prinzipien

- Adenotomie (S. 401), Parazentese (S. 350), Einlage eines Paukenröhrchens (S. 350) für mehrere Monate.
- Antrotomie, Mastoidektomie (S. 359).
- Verschluß der Gaumenspalte (Schleimhautschwenklappen).
- Resektion gutartiger Nasopharynxtumoren (S. 405).

Prognose

- Adenotomie und Parazentese führen in 85% zur Ausheilung des Mittelohrergusses. Sonst langfristiges Einsetzen eines Paukenröhrchens.

Akute Otitis media

Allgemeines

- Akute, über die Ohrtrompete aus dem Nasopharynx fortgeleitete Entzündung der Mittelohrschleimhaut (gleichzeitiger bakterieller Infekt des oberen Respirationstraktes).
- Häufigste Erreger: Streptococcus pneumoniae (30%), Haemophilus influenzae (20%), β-hämolysierende Streptokokken (10%), Staphylococcus aureus, Pseudomonas aeruginosa, Branhamella catarrhalis (10%), Mykoplasmen.
- Vorkommen: Jedes Lebensalter, Kinder bevorzugt.
- Komplikationen: Mastoiditis, akute Labyrinthitis, Fazialisparese. Thrombose des Sinus sigmoideus. Meningitis, Subdural- oder Epiduralabszeß.
- Symptome: Stark reduzierter Allgemeinzustand mit Fieber (bei Kindern rasch über 39 °C). Pulsierende, stechende Ohrenschmerzen, Hörverlust. Bei Kleinkindern oft auch nur Symptome wie „Bauchschmerzen".

Untersuchungen

- Inspektion: Abstehende, gerötete Ohrmuschel (Mastoiditis?).
- Palpation: Mastoiddruck-, Klopfschmerz (Begleitmastoiditis).
- Otoskopie: Hochrotes oder gelbliches, vorgewölbtes, pulsierendes Trommelfell. Nicht selten fistelartige Spontanperforation mit Eitertropfen.
- Rhinoskopie: Hochrote verschwollene Nasenschleimhäute.
- Postrhinoskopie: Schleim-Eiter-Straße im Nasopharynx.
- Blutwerte: Leukozytose mit Linksverschiebung, erhöhte BSR.
- Hörprüfungen: In diesem Stadium nur bei Verdacht auf Komplikation, ansonsten nicht erforderlich.
- Abstrich: Bei Spontanperforation, sonst vom Nasopharynx.
- Röntgen: Aufnahme nach Schüller (Mastoiditis).

Differentialdiagnose

- Bei normalem otoskopischem Befund: Neuralgie des N. auriculotemporalis, des R. auricularis n. vagi bei akuter Tonsillitis, bei Oro- und Hypopharynxkarzinomen (S. 227 ff).
- Zustand nach Tonsillektomie.
- Zervikale Reizsymptomatik, HWS-Syndrom (C4–C5).
- *Kiefergelenksbedingte „Ohrenschmerzen" sind die häufigste Ursache von Ohrenschmerzen „ohne Befund".*
- Retinierter Weisheitszahn (Erwachsene), Dentitio difficilis (Kinder).

Konservative Therapie

- Cephadroxil, Penicillin (z. B. Baycillin Mega, Oricillin Mega, 3–4 × 1 Mio. IE/die p.o.), Augmentin 375–625 mg, 3 × 1 Tbl./die.
- Nasentropfen (z. B. Otriven, bei Kindern 0.05%).
- Lokal Wärme, z. B. Rotlicht oder Wattepackung.
- Analgetikum (z. B. Benu-u-ron-Supp., 3 × 1/die oder Ponstan, 2–3 × 1 Tabl./die bzw. nach Alter und Gewicht).
- Ohrentropfen nur zum Zwecke einer lokalanästhesierenden Wirkung (z. B. Otalgan).

Operationsindikationen

- Persistierende, schmerzhafte Trommelfellvorwölbung.
- Mastoiditis.
- Bei drohenden Komplikationen der akuten Otitis media (s. o.).

Operative Prinzipien

- Parazentese, evtl. Adenotomie (S. 350, 401).
- Bei Mastoiditis Parazentese und Mastoidektomie (S. 359).
- Bei Labyrinthitis, Fazialisparese und otogener Meningitis Parazentese und ggf. Antrotomie oder Mastoidektomie.
- Bei Epiduralabszeß Mastoidektomie mit Freilegen der entzündlich veränderten Hirnhaut bis ins Gesunde.
- Bei Subduralabszeß Mastoidektomie mit Spaltung der Dura und Abszeßdrainage über das Mastoid.
- Bei Thrombose des Sinus sigmoideus Mastoidektomie mit Freilegen des Blutleiters, kraniale und kaudale Ligatur des Sinus und Ausräumung des Thrombus.

Prognose

- Die akute Otitis media heilt bei adäquater antibiotischer Behandlung (ausreichend hohe Dosis über 10 Tage) und Behandlung der Tubenfunktionsstörung folgenlos aus.

Chronische Otitis media

Allgemeines

- Definition: Chronische Schleimhauteiterung *bei persistierender zentraler Trommelfellperforation* mit schubweisem Verlauf (aktives eitriges, inaktives trockenes Stadium).
- Ursache: In der Regel Folge einer perforierten Otitis media acuta. Bakterielle Infektion der Mittelohrräume bei konstitutioneller Schleimhautschwäche, Tubenfunktionsstörung. Nach traumatischer Trommelfellperforation.
- Häufigste Erreger: Staphylococcus aureus, Proteus, Pseudomonas aeruginosa, Escherichia coli, Streptococcus viridans, Klebsiellen, Pilze.
- Folgen der chronischen Otitis media: Schleimhautfibrose, Adhäsivprozeß, Entwicklung von pyogenen Granulationen und Schleimhautpolypen, Ostitis der Gehörknöchelchen (besonders Amboß) und evtl. des Mastoids, reaktive Knochenneubildung, Cholesteringranulom.
- Vorkommen: In jedem Lebensalter.
- Komplikationen: Zunehmende (toxische) Innenohrschwerhörigkeit (über Jahre), Otitis externa. Bei Abflußstauung (Polyp) Mastoiditis, Labyrinthitis, Hirnabszeß, evtl. Meningitis möglich (vgl. Abb. **14a**, S. 76).
- Symptome: Schleimig-fadenziehender, gelegentlich übelriechender Ohrausfluß (intermittierend), Schalleitungsschwerhörigkeit, in der Regel keine Schmerzen. Exazerbation und Schwindel bei Eindringen von Wasser.

Untersuchungen

- Otoskopie, Ohrmikroskopie: Fötid-eitriges oder fadenziehend-schleimiges Sekret im Gehörgang. Nach Absaugen zentrale, oft subtotale Trommelfellperforation. Mittelohrschleimhaut gerötet, hyperplastisch, u. U. Schleimhautpolyp. Im inaktiven Stadium trockene, blasse Mittelohrschleimhaut. Resttrommelfell vernarbt (Kalkplatten).
- Stimmgabelprüfung, Audiogramm: Schalleitungs- oder kombinierte Schwerhörigkeit.
- Tubendurchgängigkeit: Oft erschwert.
- Abstrich: Erreger- und Resistenzbestimmung.
- Röntgen: Aufnahmen nach Schüller und Stenvers (gehemmte bis aufgehobene Pneumatisation, periantral osteolytische Prozesse möglich).

Differentialdiagnose

- Traumatische Trommelfellperforation.
- *Otitis media tuberculosa:* Mehrfache Trommelfellperforationen, trübe, geruchlose Sekretion, dumpfer Mastoidschmerz, Fazialisparese. Röntgenologisch gute Pneumatisation, aber mit Trübung der Warzenfortsatzzellen.
- Mittelohr- oder Tubenneoplasie (z. B. Wegenersche Granulomatose, Karzinom).
- Cholesteatom (S. 77).

Konservative Therapie

- Subtile Ohrreinigung, Abtragen von Polypen.
- Im aktiven, sezernierenden Stadium mit Schleimhauthyperplasie Aminoglykosid-haltige Ohrentropfen (z. B. Panotile), *nur solange* wie aktive Sekretion anhält. Danach kurzfristig mit Castellani-Lösung auspinseln.
- Behandlung der zugrundeliegenden Tubenfunktionsstörung: Otriven, Mukolytika (Mucosolvon, 3 × 1 Tbl./die, Rhinofluimucil etc.), regelmäßig Valsalva-Versuch.
- Vermeiden des Eindringens von Wasser ins Mittelohr.
- Antibiotikum nach Abstrich (z. B. Augmentin 375–625 mg, 3 × 1 Tbl./die; Bactrim forte, 2 × 1 Tbl./die).

Operationsindikationen

- Grundsätzlich jede chronische Otitis media nach konservativer Behandlung der akuten Exazerbation, sofern Ohrtrompete einigermaßen luftdurchgängig. Zuvor u. U. Ursachenbeseitigung: Septumdeviation, Adenoide.
- Tympanoplastische Versorgung vor Hörgeräteanpassung.

Operative Prinzipien

- Tympanoplastik mit Antrotomie oder Mastoidektomie (S. 359).

Prognose und Hinweis

- Bei funktionierender Ohrtrompete und tympanoplastischer Versorgung gut. Sonst häufige Rezidive.
- Entwicklung von Paukenfibrose, Sklerose, Zunahme der Schalleitungsschwerhörigkeit, zunehmende Innenohrschwerhörigkeit.
- Hörgeräteversorgung ist wegen rezidivierender Ohrsekretion problematisch, daher in jedem Falle tympanoplastische Versorgung anstreben!

Mastoiditis

Allgemeines

- Schleimhauteiterung des Mastoidzellsystems in Begleitung einer akuten oder chronischen Otitis media, bei Cholesteatom.
- Komplikationen: Thrombose der V. jugularis oder des Sinus sigmoideus, Fazialisparese, Bezold-Senkungsabszeß (Eiterdurchbruch über die Warzenfortsatzspitze in die seitliche Hals- und Nackenmuskulatur, schmerzhafter Schiefhals), epidurales Empyem, Labyrinthitis, Meningitis, Hirnabszeß (Abb. **14**, S. 76).
- *Larvierte Mastoiditis:* Chronische Schleimhauteiterung im Warzenfortsatzbereich ohne Knocheneinschmelzung, z. B. bei Kindern mit chronischem Mukotympanum, bei chronisch sezernierender Mittelohrentzündung. Kopfschmerzen, subfebrile Temperaturen, Klopfschmerz über dem Mastoid, BSR erhöht, Leistungsschwäche.
- *Akute Mastoiditis:* Infolge Knocheneinschmelzung (Abszedierung) des Mastoids innerhalb weniger Stunden auftretende teigige, hochschmerzhafte, retroaurikuläre Schwellung mit geröteter Haut und zunehmend abstehender Ohrmuschel. Schmerzen bei Zug an der Ohrmuschel. Leukozytose, subfebrile Temperaturen, evtl. Schüttelfrost, Müdigkeit, schmerzbedingte Schonhaltung des Kopfes.
- *Subperiostalabszeß:* Wie akute Mastoiditis, aber zusätzlich mit Eiterdurchbruch unter das Periost des Planum mastoideum. Retroaurikuläre, fluktuierende Schwellung, hohe Temperaturen, Leukozytose, Müdigkeit, Schüttelfrost.
- *Stauungsmastoiditis bei Cholesteatom:* Hinter einem Cholesteatom entstehende chronische, subakute oder akute Mastoiditis.
- Vorkommen: In jedem Lebensalter, häufiger bei Kindern.
- Erregerspektrum: Wie Otitis media acuta (S. 70).

Untersuchungen

- Inspektion: Retroaurikuläre Weichteile, Ohrmuschelstellung, Schonhaltung des Kopfes.
- Palpation: Klopf- oder Druckschmerz auf dem Planum mastoideum, Schmerzauslösung bei Zug an der Ohrmuschel.
- Otoskopie, Ohrmikroskopie: Hochrotes, geschlossenes, vorgewölbtes Trommelfell, evtl. mit Einsenkung der hinteren Gehörgangswand.
- *Oder* Trommelfell blaß, verdickt, schollig-trüb, evtl. hinten oben gelegene, fistelartige Perforation mit Sekretaustritt.
- *Oder* große zentrale Perforation von Polypen verlegt mit schleimig-eitriger Sekretion.
- *Oder* fötide Sekretion bei Cholesteatom.
- Stimmgabelprüfung, Audiogramm: Schalleitungs- oder kombinierte Schwerhörigkeit.
- Frenzel-Brille: Spontannystagmus?

- Prüfung der Fazialisfunktion.
- Blutwerte: Leukozytose mit Linksverschiebung, hohe BSR.
- Abstrich, evtl. aus Nasopharynx: Antibiogramm.
- Röntgen: Aufnahme nach Schüller (Trübung der Warzenfortsatzzellen, reduzierte Pneumatisation, Schwund vonZellsepten, osteolytische Areale, ausgestanzter Defekt des Planum mastoideum.
- Bei Kindern evtl. CT.
- Bei Verdacht auf Komplikation: Liquorpunktion, CT, neurologisches Konsilium.

Differentialdiagnose

- Otitis externa, Gehörgangsfurunkel (S. 62).
- Abszedierende hohe Lymphadenitis colli (S. 294) bei Kindern (otoskopisch normales Trommelfell, röntgenologisch unauffälliger Warzenfortsatz).
- Akute Parotitis (S. 316).
- Tuberkulöse Otitis media (S. 72).

Konservative Therapie

- Begleitend zur Operation hochdosierte parenterale Antibiotikatherapie (z. B. Clamoxyl + Floxapen; oder Rocephin oder Augmentin, Dosierung nach Alter).
- Antiphlogistikum (z. B. Voltaren, 3 × 25–50 mg/die).
- Evtl. Analgetikum (z. B. Treupel-Supp., 3 × 1/die, Ponstan, 2–3 × 1 Tabl.).
- Nasentropfen (z. B. Otriven, bei Kindern 0.05%).

Operationsindikationen

- Grundsätzlich jede akute oder chronische Mastoiditis.
- Jede Mastoiditis mit drohender Komplikation muß *sofort* operiert werden (vitale Indikation).

Operative Prinzipien

- Falls Trommelfell geschlossen oder nur kleine Perforation vorhanden, ausgedehnte Parazentese, evtl. mit Einsetzen eines Paukenröhrchens.
- Mastoidektomie, ggf. mit Ausräumung der Zellen bis ins Os zygomaticum (S. 359).
- Bei Cholesteatom Radikaloperation (S. 360).
- Bei Komplikation entsprechende Erweiterung des Eingriffs.

Prognose

- Bei rechtzeitiger Operation und gleichzeitiger hochdosierter antibiotischer Therapie gut.
- Endokranielle Komplikationen sind insbesondere bei Kindern nach wie vor lebensbedrohend.
- *Hinweis:* Bei Verdacht auf Mastoiditis muß der operativ tätige HNO-Facharzt unverzüglich hinzugezogen werden!

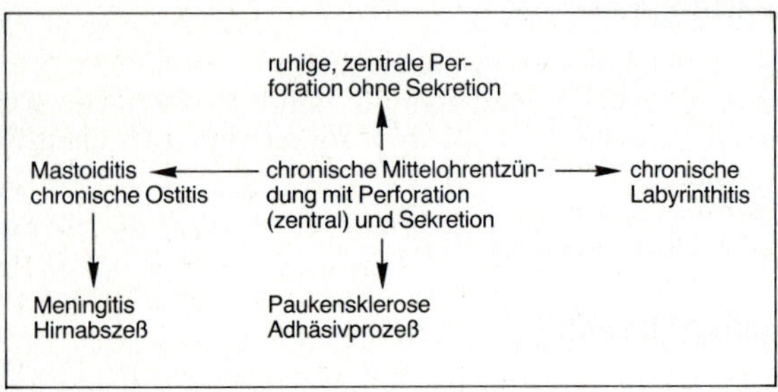

Abb. **14a** Komplikationsmöglichkeiten der Otitis media

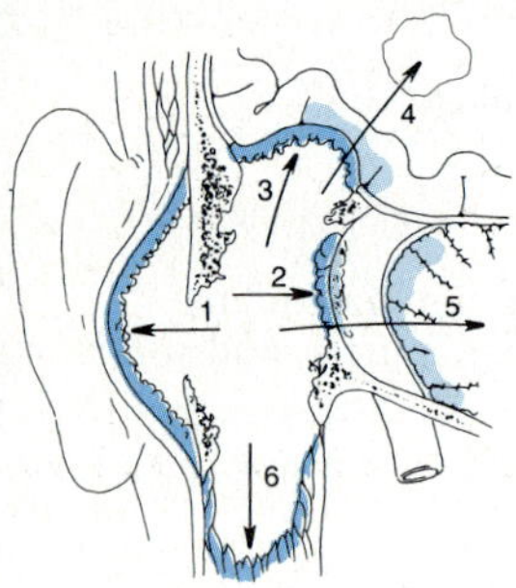

Abb. **14b** Komplikationsmöglichkeiten der Mastoiditis

1 Subperiostalabszeß (Durchbruch zum Planum des Warzenfortsatzes)
2 Thrombose oder Thrombophlebitis des Sinus sigmoideus, episinöser Abszeß
3 Epiduralabszeß
4 Schläfenlappenabszeß
5 Kleinhirnabszeß
6 Bezold-Abszeß

Allgemeines

- Definition: Chronische Mittelohrentzündung mit Knocheneiterung als Folge eines Einwachsens von verhornendem Plattenepithel des Trommelfelles oder des äußeren Gehörganges in die Mittelohrräume.
Man unterscheidet:
- *Sekundäres (erworbenes) Cholesteatom:* Geht von einer hinten oben liegenden Retraktionstasche oder einem hinten oben randständigen Trommelfelldefekt (Tensa-Cholesteatom) bzw. von einer vorn oben liegenden Epitheleinsenkung oder einem vorn oben randständigen Trommelfelldefekt (Flaccida-Cholesteatom) aus.
- *Pathogenese:* Immer liegt eine chronische Tubenfunktionsstörung und somit ein chronischer Paukenunterdruck zugrunde. Dadurch kommt es in der Pars flaccida (Fehlen des Stratum fibrosum) zu einer sackartigen Invagination Richtung Epitympanum, andernorts als Folge vorhergegangener Schleimhautentzündungen zu einer Retraktion der Pars tensa. Rezidivierende Entzündungen unterstützen die Proliferation des vorwachsenden Epithels (Cholesteatommatrix). Dessen hohe enzymatische Aktivität wird durch Bakterien (Pyocyaneus, Pseudomonas) induziert und aktiviert.
Der einwachsende Cholesteatomsack kann perforieren. Die Cholesteatommatrix überwächst flächenhaft und destruierend die Strukturen von Paukenhöhle, Antrum und Mastoid.
- *Primäres (angeborenes) Mittelohr-Cholesteatom:* Durch Keimversprengung während der embryonalen Entwicklung zurückgebliebene Plattenepithelreste im Mittelohr führen bei geschlossenem Trommelfell zu einem Mittelohr-Cholesteatom.
- *Posttraumatisches Cholesteatom:* Nach Felsenbeinlängsfraktur sich zwischen oder hinter einem Frakturspalt aus eingesunkenem Gehörgangsepithel entwickelndes Cholesteatom.
- *Iatrogenes Cholesteatom:* Nach Tympanoplastik im Bereich des Trommelfelles oder der Limbusebene durch Invagination von Plattenepithel sich ausbildende Cholesteatomperle.
- *Mittelohr-Cholesteatom nach Einsetzen eines Paukenröhrchens:* Beim Einsetzen eines Paukenröhrchens in das Mittelohr verschlepptes Plattenepithel kann zu einem Mittelohr-Cholesteatom führen (0,5–1%).
- Vorkommen: In jedem Lebensalter, vor allem bei Kindern mit Gaumenspalten. Flaccida-Cholesteatome bevorzugt bei Kindern, Tensa-Cholesteatome bei Erwachsenen häufiger.
- Komplikationen: Stauungsmastoiditis, Labyrinthfistel (horizontaler Bogengang = Drehschwindel), Labyrinthitis, Fazialisparese, epidurales Empyem, Meningitis, Hirnabszeß, Sinusthrombose.

Cholesteatom

- Symptome: Rezidivierende, fötide, eitrige Ohrsekretion, zunehmende Schalleitungsschwerhörigkeit, dumpfe, periaurikuläre Kopfschmerzen, Druckgefühl. Bei akuter Exazerbation und Abflußstörung Zeichen einer Mastoiditis. Bei Bogengangsfistel oder Labyrinthitis Schwindel.
- Bei kongenitalem oder posttraumatischem Cholesteatom bis zum Auftreten von Komplikationen lediglich Schwerhörigkeit und Druckgefühl.

Untersuchungen

- Otoskopie, Ohrmikroskopie: Subtile Reinigung von Gehörgang und Trommelfell (mit Sauger). Randständige Perforation häufig hinter Sekretborke versteckt. Nach Defekt der Shrapnell-Membran oder hinten oben randständigem Trommelfelldefekt suchen.
- Sondieren des Defektes mit stumpfem Ohrhäkchen, das wegen fehlendem Anulus fibrosus ohne Widerstand vom Gehörgang in das Mittelohr gleitet.
- Oft ist randständiger Defekt von fleischigem Polyp (Signalpolyp) verlegt, dahinter fadenziehendes, fötides Sekret (Abstrich und Antibiogramm).
- Stimmgabelprüfungen, Audiogramm: Schalleitungs- oder kombinierte Schwerhörigkeit. Gelegentlich auch Normalhörigkeit (Schallübertragung über den Cholesteatomsack).
- Tubenfunktionsprüfung: Erschwert oder aufgehoben.
- Frenzel-Brille, Prüfung des Fistelsymptoms (S. 13): Wenn positiv, dann Labyrinthfistel, meist im Bereich des horiontalen Bogenganges. Dann liegt auch meist der N. facialis frei! Deshalb auch:
- Prüfung der Fazialisfunktion.
- Röntgen: Aufnahme nach Schüller: Knochendestruktion periantral und im Mastoidbereich. Beziehung zur Sinusschale, zur mittleren Schädelgrube, Ausdehnung in Zygomatikumzellen beachten.
- Aufnahme nach Stenvers: Beziehung des Cholesteatoms zu den Bogengängen, zur Kochlea und zum Bulbus venae jugularis.
- CT bei Verdacht auf intrakranielle Ausdehnung.

Differentialdiagnose

- Chronische, polypöse Otitis media mesotympanalis; epidermisierte Pauke; traumatisches Cholesteatom.
- Tumor des Mittelohres.

Konservative Therapie

- Ausheilung durch konservative Therapie *nicht* möglich! Bei starker Sekretion und/oder Polypenbildung präoperative Vorbehandlung mit z. B. Panotile-Ohrentropfen und Antibiotikum (z. B. Bactrim forte, 2 × 1 Tbl./die).
- *Keine Streifeneinlage (Stauungsgefahr!).*

Operationsindikationen

- Jedes Cholesteatom.
- Sofortindikation: Cholesteatom mit drohenden Komplikationen.

Operative Prinzipien

- Bei ausgedehnten Cholesteatomen mit oder ohne Komplikation Radikaloperation und Tympanoplastik (S. 360).
- Radikaloperation auch bei Patienten, bei denen eine regelmäßige postoperative Nachkontrolle nicht gewährleistet ist.
- In allen übrigen Fällen tympanoplastischer Zugang mit vollständigem Entfernen des Cholesteatoms mit Matrix nach Ausfräsen des angrenzenden Knochens, Entfernen aller arrodierter oder von der Cholesteatommatrix erreichter Gehörknöchelchen. Erweiterte Antrotomie oder Mastoidektomie. Ein- oder zweizeitige Rekonstruktion des Mittelohres (Tympanoplastik, S. 355).

Prognose

- Bei frühzeitiger Operation gut. Allerdings Rezidivneigung, da Ursache der Erkrankung (gestörte Tubenfunktion) nicht immer zu beseitigen ist.
- Flaccida-Cholesteatome und genuine Cholesteatome sind rezidivfreudig. Second-look-Operation nach 6–12 Monaten evtl. notwendig.

Hinweis

- Wegen der großen Komplikationsgefahr muß immer eine möglichst baldige, sanierende Operation des Cholesteatoms angestrebt werden!
- Zusatzeingriffe (Adenotomie, Septumplastik) zur Verbesserung der Tubenfunktion oft notwendig.

Barotrauma

Allgemeines

- *Akute* ein- oder beidseitige Mangelbelüftung (Unterdruck) des Mittelohres infolge rascher, absoluter oder relativer Erhöhung des atmosphärischen Außendruckes.
- Ursachen: Flugzeuglandung, Tauchen, Druckkammer, vor allem wenn gleichzeitig rhinogener Infekt vorliegt.
- Vorkommen: In jedem Lebensalter.
- Komplikationen: Ruptur der runden Fenstermembran mit Perilymphfistel (hörsturzähnliche Symptomatik mit Schwindel).
- Symptome: Dumpfes Druckgefühl und heftige Ohrenschmerzen. Pulsierende Ohrgeräusche, Schalleitungsschwerhörigkeit, kurzfristiger Schwindel.

Untersuchungen

- Otoskopie, Ohrmikroskopie: Trommelfell retrahiert, wäßriger, bernsteinfarbiger oder hämorrhagischer Erguß.
- Prüfung der Tubenfunktion: Erschwerte Luftdurchgängigkeit.
- Stimmgabeluntersuchung, Audiogramm: Schalleitungs- oder kombinierte Schwerhörigkeit, evtl. Ertaubung.
- Tympanogramm: Paukenunterdruck bei verminderter oder aufgehobener Trommelfellcompliance.
- Frenzel-Brille: Häufig einseitiger Reiznystagmus in das betroffene Ohr. Bei Ruptur der Fenstermembran Reiz- oder Ausfallnystagmus möglich.

Differentialdiagnose

- Serotympanum, Hämatotympanum (nach Schädeltrauma oder Nasenbluten).
- Caissonkrankheit: Durch zu rasches Auftauchen aus großer Tiefe (>10 m) werden im Blut Stickstoffbläschen, die Embolien verursachen, freigesetzt (progrediente Schwerhörigkeit, Schwindel, Erbrechen, Tinnitus, Kopfschmerzen, Sehstörungen, Bewußtlosigkeit).

Konservative Therapie

- Nasentropfen (z. B. Otriven), Valsalva-Versuch oder Tubenkatheterismus.
- Antibiotikum (z. B. Bactrim forte, 2 × 1 Tbl./die).
- Parazentese (S. 350).
- Bei Innenohrbeteiligung und/oder Labyrinthreizung zusätzlich durchblutungsfördernde Maßnahmen (z. B. Rheomacrodex-Infusionen), Torecan i.v. nach Bedarf.

- Bei Caisson-bedingtem Barotrauma mit Verdacht auf Embolie oder mit neurologischen Ausfällen: *Sofortige* Rekompression (Druckkammer)!

Operationsindikationen

- Persistierender Mittelohrerguß.
- Verdacht auf Ruptur eines Schneckenfensters.

Operative Prinzipien

- Parazentese und Einsetzen eines Paukenröhrchens (S. 350).
- Tympanotomie und Abdichten der Fistel (S. 362).

Prognose

- Bei Mittelohrbarotrauma in der Regel folgenlose Ausheilung.
- Bei Schneckenfensterruptur oder bei Caissontrauma häufig persistierender Schwindel und/oder Innenohrschwerhörigkeit (evtl. Taubheit) mit Tinnitus.

Otosklerose

Allgemeines

- Entzündungsähnlicher Knochenresorptionsprozeß (Otospongiose), gefolgt von einer Sklerosierung (Otosklerose), ausgehend von den labyrinthären enchondralen-periostalen Grenzzonen. Eine virale Infektion (Paramyxoviren) dieser Grenzzonen ist nachgewiesen, ihre Bedeutung für die Ätiologie noch unklar.
- Prädilektionsstellen der Häufigkeit nach: Steigbügel-Fußplatte (ovales Fenster), rundes Fenster, enchondrale Verknöcherungszone der Kochlea (dann evtl. reine Innenohrschwerhörigkeit).
- Inzidenz: Histologisch (autoptisch) 8–12% bei Weißen, 1% bei Schwarzen oder Chinesen.
- Klinisch: 8,3–12 Fälle pro 100000 Einwohner (Europa).
- Familiäre Häufung in 55% der Fälle.
- Vorkommen: Beginn meist nach dem 20. Lebensjahr, Frauen häufiger betroffen als Männer. Progression durch Schwangerschaft oder Kontrazeptiva.
- Symptome: Progrediente ein- oder beidseitige Schalleitungsschwerhörigkeit mit Innenohrbeteiligung, Ohrgeräusche (bei mehr als der Hälfte der Patienten), gelegentlich nicht objektivierbarer, ungerichteter Schwindel.

Untersuchungen

- Otoskopie, Ohrmikroskopie: Unauffälliger Befund, in der Regel saubere, weite, zerumenfreie Gehörgänge. Evtl. Durchscheinen der ödematösen, entzündungsähnlich geröteten Paukenschleimhaut durch das Trommelfell (Schwartzesches Zeichen als Ausdruck eines floriden otospongiösen Prozesses).
- Stimmgabeluntersuchung (hier Gellé-Versuch besonders wichtig, s. S. 6f), Audiogramm: Reine Schalleitungsschwerhörigkeit (75%), kombinierte Schwerhörigkeit (20%), reine Innenohrschwerhörigkeit, d. h. Kapselotosklerose (5%).
- Tympanogramm, Stapediusreflexaudiometrie: Normale Mittelohrdruckverhältnisse mit ausgefallenem Stapediusreflex auf der erkrankten Seite oder On/off-Effekt (inverser Reflex).
- Röntgen: Aufnahme nach Schüller (gute Pneumatisation), nach Stenvers (gelegentliche perilabyrinthäre Sklerosierung).

Differentialdiagnose

- Aseptische Amboßschenkelnekrose oder Hammerkopffixation.
- Traumatische Unterbrechung der Gehörknöchelchenkette (Amboßluxation).
- Postentzündliche Kettenfixation, z. B. Tympanosklerose.
- Mittelohrmißbildung (S. 84).

- *Osteogenesis imperfecta* (van-der-Hoove-Syndrom): Fußplattenfixation, assoziiert mit blauen Skleren, evtl. auch pathologische Frakturhäufung. Oft Stapediusreflex (kontralateral) vorhanden, da die Stapesschenkel über der fixierten Fußplatte frakturiert sind.

Konservative Therapie

- Bei rasch progredienter Innenohrschwerhörigkeit oder präoperativ Therapieversuch mit Natriumfluorid (Flurexal, Ossin, 40 mg/die) für 6–12 Monate (cave Schwangerschaft). Röntgenkontrolle der Fingergrundgelenke (Verknöcherungszonen). Zusätzlich 1 g Calcium tgl.
- Bei Inoperabilität (zu schlechtes Sprachverständnis) oder Operationsverweigerung Hörgeräteversorgung.

Operationsindikation

- Grundsätzlich jede Otosklerose, wenn die Schalleitungskomponente 20 dB oder mehr beträgt. Die frühzeitige Operation kann einen Innenohrabfall aufhalten!!

Operative Prinzipien

- Stapedektomie, Stapedotomie (S. 363).

Prognose

- Eine signifikante Hörverbesserung gelingt in über 90%!
- Operationsrisiko: Postoperativer Schwindel für 1–2 Tage bei etwa 20% der Patienten. Länger anhaltender postoperativer Schwindel oder komplette Ertaubung in ≦1% der Fälle.

Hinweis

- Bei einseitiger Taubheit und otosklerosebedingter Schalleitungsschwerhörigkeit des Gegenohres (= *letztes hörendes Ohr*) ist eine operative Korrektur kontraindiziert. Man beschränkt sich grundsätzlich auf die Hörgeräteversorgung eines *letzten noch hörenden Ohres*.
- Dies gilt auch für alle anderen Formen von schalleitungsbedingter Schwerhörigkeit bei Taubheit des Gegenohres.

Mißbildungen

Allgemeines

- Angeborene Mißbildungen des Ohres betreffen die Ohrmuschel, den äußeren Gehörgang, das Mittelohr und Innenohr oder Kombinationen dieser Abschnitte des Hörorgans.
- Dysplasien des äußeren und Mittelohres sind verhältnismäßig häufig (1:10000 Geburten), Mißbildungen des Innenohres eher selten.
- Man unterscheidet:
- *Geringgradige Mißbildung:* Geringfügige Anomalien des Ohrmuschelknorpels, pneumatisiertes Mittelohr und Mastoid, Fixation der Gehörknöchelchenkette.
- *Mittelgradige Mißbildung:* Mikrotie, Stenose oder Atresie des äußeren Gehörganges, normale oder geringfügig reduzierte Pneumatisation des Mittelohres und Mastoids, Gehörknöchelchenmißbildung oder -fixation.
- *Schwere Mißbildung:* Ausgeprägte Anomalien oder Aplasie der Ohrmuschel, Atresie des äußeren Gehörganges, schlechte Belüftung des Mittelohres und des Mastoidzellsystems, Ersatz des Mittelohres durch eine Knochenschale oder Bindegewebsplatte, verklumpte oder fehlende Gehörknöchelchen. Fehlen eines oder beider Schneckenfenster.

Pathogenese

Dysplasien und Atresien des äußeren Gehörgangs und des Mittelohres:

- Familiär gehäuftes Auftreten, ein-oder beidseitig (dominant autosomaler Erbgang).
- Teil verschiedener Syndrome: Treacher-Collins-Syndrom (mandibulofaziale Dysostosis), Pierre-Robin-Syndrom (orofaziodigitales Syndrom).
- Intrauterine Schädigung (medikamentös, viral, toxisch).

Dysplasie des Innenohres:

- Meist in Verbindung mit anderen genetisch determinierten Syndromen oder als Ergebnis einer erworbenen pränatalen Erkrankung.
- Michel-Dysplasie: Totale Aplasie des knöchernen und membranösen Labyrinths.
- Mondini-Alexander-Dysplasie: Dysplasie des knöchernen und membranösen Labyrinths, d. h. reduzierte Anzahl der kochleären Windungen, großes Vestibulum, Anomalien des knöchernen vestibulären Labyrinths.
- Bing-Siebenmann-Dysplasie: Dysplasie des membranösen vestibulären Labyrinths, normale Kochlea.

Symptome und Befund

- Meist äußerlich erkennbare, ein- oder beidseitige Mißbildung der Ohrmuschel, Einengung oder Atresie des äußeren Gehörgangs, Schwerhörigkeit bis Taubheit. Bei einseitiger Mißbildung mit stenotischem oder atretischem Gehörgang ist das Ausmaß der Schwerhörigkeit auf dem betroffenen Ohr bei Säuglingen und Kleinkindern nicht zu bestimmen.

Untersuchungen

- Inspektion: Äußerer Aspekt, Suche nach anderen, den Mißbildungen des Ohres zugehörigen Syndromanteilen.
- Stimmgabelprüfung, Knochenleitungsaudiometrie, bei Kindern Spielaudiometrie.
- Akustisch evozierte Hirnstammpotentiale (BERA, S. 10).
- Röntgen: Tomographie der Felsenbeine.
- CT.
- Pädiatrische und genetische Untersuchung.

Konservative Therapie

- Bei beidseitiger Mißbildung und normalem Innenohrhörvermögen frühzeitige (1. Lebensjahr) beidseitige Hörgeräteversorgung (Knochenleitungshörgerät mit Kopfbügel oder implantierbares Knochenleitungsgerät, s. Hinweis).
- Bei einseitiger Mißbildung und normal hörendem Gegenohr keine Hörgeräteversorgung erforderlich.

Operationsindikationen

- Bei einseitiger Mittelohr- und Ohrmuschelmißbildung Beschränkung auf Rekonstruktion der Ohrmuschel vor der Einschulung (S. 348).
- Bei beidseitigen Mißbildungen von Ohrmuschel, Gehörgang und Mittelohr vor der Einschulung Beginn mit operativer Anlage *eines* äußeren Gehörganges und Aufbau des Mittelohres, sofern dieses pneumatisiert ist. Gleichzeitig Rekonstruktion der Ohrmuschel.
- Sofern aus psychologischen und funktionellen Gründen (guter Ausgleich der Hörstörung durch Knochenleitungshörer) vertretbar: Operationen erst nach Vollendung des 8.–10. Lebensjahres, da dann die Ohrmuschel ihre endgültige Größe erreicht hat und die Warzenfortsatzpneumatisation abgeschlossen ist.

Operative Prinzipien

- Rekonstruktion der Ohrmuschel mittels vorhandener, rudimentärer Haut- und Knorpelanlagen, Hautverschiebelappen, transponierter Hautlappen. Implantation von homologem Rippenknorpel als Ohrmuschelgerüst.
- Antrotomie und Ausfräsen eines äußeren Gehörgangs sowie Darstellung der pneumatisierten Mittelohrräume (S. 359).
- Modifizierte Prinzipien der Tympanoplastik (S. 355), Auskleidung des neu geschaffenen knöchernen äußeren Gehörganges mit freien Hauttransplantaten oder gestielten Hautlappen.
- Meist mehrere operative Sitzungen, z. T. über mehrere Jahre hinweg, erforderlich.

Prognose

- *Ideale* kosmetische Resultate dürfen nicht erwartet werden.
- *Funktionell* gute Ergebnisse bei Mittelohrrekonstruktionen in 50%.

Hinweis

- Das **implantierbare Knochenleitungshörgerät** besteht aus einem unter die Haut über dem Mastoid mit Schrauben verankerten Magneten, welchem transkutan eine Induktionsspule anliegt. Diese Induktionsspule wird durch ein extern getragenes HDO-Hörgerät (Hinter-dem-Ohr-Gerät, Taschengerät) gespeist, in dem sich eine Elektronik befindet, die die aufgenommenen Signale filtert und verstärkt. Das von der Induktionsspule erzeugte Magnetfeld versetzt den implantierten Magneten in Vibrationen, welche per Knochenleitung ans Innenohr übertragen werden. Die Schallempfindungsschwelle sollte nicht schlechter als 25 dB sein.
- Indikationen: Kongenitale Gehörgangsatresie, Mittelohrmißbildungen oder Innenohrdysplasien bei gleichzeitig fehlender oder für die Fixation eines konventionellen Knochenleitungshörers untauglicher Ohrmuschel, Ohren mit Radikalhöhlen.

Allgemeines

- Manipulationen im äußeren Gehörgang, z. B. mit Wattestäbchen, Zündhölzern etc.
- Schweißperlenverletzung.
- Ohrfeige, Sprung ins Wasser.
- Explosionsverletzung: Trommelfellzerreißung ein- oder beidseitig infolge Luftdruckwelle, immer mit akustischem Trauma des Innenohres verbunden (S. 99).
- Verätzungen, Verbrennungen.
- Roheitsdelikte (Schußverletzung, Kindesmißhandlung).
- Felsenbeinfrakturen (Abb. **15**, S. 88).
- Komplikationen: Ertaubung, lang anhaltender vestibulärer Schwindel, Tinnitus, Labyrinthitis, Meningitis.
- Symptome: Ohrenschmerzen, Schwerhörigkeit, Schwindel.

Untersuchungen

- Inspektion: Beschreibung äußerlich sichtbarer Zeichen einer Gewalteinwirkung (Schuß, Stich etc.), versicherungsrechtlich wichtig!
- Otoskopie.
- Stimmgabelprüfung, Audiogramm, Stapediusreflexmessung.
- Untersuchung unter der Frenzel-Brille, grobe Gleichgewichtsprüfung.
- Röntgen: Schädel a.-p., seitlich, Aufnahmen nach Schüller und Stenvers, Felsenbeine transorbital, Tomographie der Felsenbeine.
- CT (Lokalisation eines Projektils oder exakter Verlauf von Frakturen).

Differentialdiagnose

- Ergibt sich aus dem Unfallhergang und Befund.

Konservative Therapie

- Tetanusprophylaxe.
- Antibiotische Abdeckung (z. B. Bactrim 2–3 × 1 Amp. i.v./die).
- Reinigen und steriles Abdecken äußerlich erreichbarer Verletzungen.
- Medikamentöse Therapie wie akustisches Trauma (S. 99).
- Bei Verätzungen und Verbrennungen bis zur Abheilung und evtl. Operation konservative Therapie.

Direkte Verletzungen

Operationsindikationen

- Trommelfellruptur.
- Gehörknöchelchenluxation (Schalleitungsschwerhörigkeit).
- Steigbügelimpression ins Innenohr (kombinierte Schwerhörigkeit und Schwindel).
- Schweißperle im Mittelohr.
- Schußverletzung.
- Felsenbeinfraktur mit Defekt des Trommelfelles, der Gehörknöchelchenkette oder Faszialisparese.
- Otoliquorrhoe.
- Konservativ ausbehandelte Verätzung oder Verbrennung.

Operative Prinzipien

- Prinzipien der Tympanoplastik (S. 355).
- Bei Schußverletzungen des Felsenbeins evtl. gemeinsames Vorgehen mit dem Neurochirurgen.

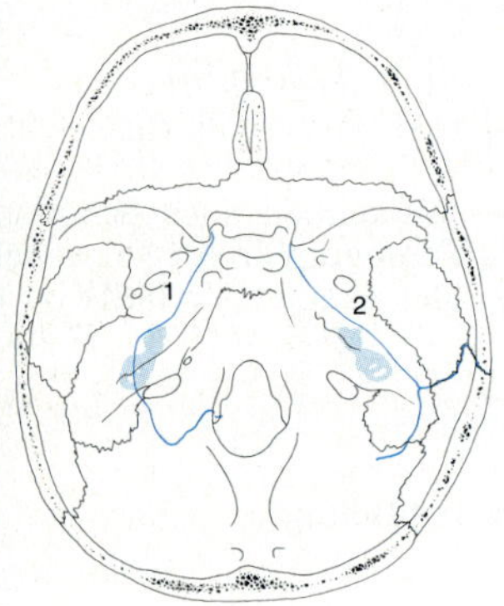

Abb. **15** Verlauf von Felsenbeinfrakturen

1 Pyramidenquerfraktur (durch inneren Gehörgang und/oder Fazialiskanal)

2 Pyramidenlängsfraktur (durch Mittelohr, Mastoid, Tegmen tympani, Trommelfell, Gehörgang, Tube und/oder tympanalen oder mastoidalen Anteil des Fazialiskanals)

Allgemeines

- Felsenbeingeschwülste sind selten. In der Reihenfolge ihrer Häufigkeit werden beobachtet:
- *Glomustumoren:* Nicht chromaffine Paragangliome (Chemodektome, Glomus-jugulare- oder Glomus-tympanicum-Tumoren), ausgehend von den Glomuskörpern im Bulbus v. jugularis oder im Promontorialbereich (vgl. auch S. 286).
- *Plattenepithelkarzinome:* Primäre Mitelohrkarzinome sind selten, sie entstehen gelegentlich nach langjähriger chronisch sezernierender Otitis media oder auf dem Boden einer Otitis externa chronica.
- *Metastasen,* insbesondere von Mamma- und Prostatakarzinomen.
- Sehr selten: Adenoidzystisches Karzinom, Karzinoide, Rhabdomyosarkom, eosinophiles Granulom, Plasmozytom.

Befunde und Symptome

- *Glomustumor:* Rötlich durchschimmerendes, pulsierendes Trommelfell, keine Schmerzen, pulssynchroner Tinnitus, Tubenfunktionsstörung, Mittelohrerguß, vestibulärer Schwindel, evtl. Fazialisparese, Schalleitungsschwerhörigkeit (Schallempfindungsschwerhörigkeit bei Einbruch ins Innenohr). Bei Trommelfellperforation blutig-seröser Ausfluß. Gute Pneumatisation.
- *Karzinom:* Persistierende, anfänglich schmerzlose, fötide Otorrhoe, Schalleitungsschwerhörigkeit, fleischiges, polypöses Gewebe durch Trommelfellperforation erkennbar.
- Adenoidzystisches Karzinom, Karzinoid, Metastasen: Wie Karzinom.
- Komplikationen: Destruktion des Felsenbeins mit Ertaubung, Einbruch ins Endokranium mit Hirnnervenlähmungen, Meningitis, letaler Ausgang.

Untersuchungen

- Otoskopie, Ohrmikroskopie.
- Stimmgabelprüfung, Audiogramm, Tympanogramm.
- Frenzel-Brille, Vestibularisdiagnostik.
- Funktionsprüfung der Hirnnerven V–VII und IX–XII.
- Röntgen: Aufnahmen nach Schüller und Stenvers, Felsenbeintomographie, CT.
- Karotisangiographie.
- Biopsie und histologische Untersuchung.

Konservative Therapie

- Bei radiosensiblen Tumoren (z. B. Glomustumor), nicht total resektablen Tumoren oder allgemeiner Inoperabilität Radiotherapie mit 60–70 Gy. Gefahr der Osteoradionekrose bei Radiotherapie im Felsenbeinbereich relativ groß.

Operationsindikationen

- Jeder Tumor des Felsenbeines.
- Abhängig von: Ausdehnung, histologischer Differenzierung, Alter und Gesamtzustand des Patienten, Erfahrung des Operateurs.

Operative Prinzipien

- Bei Glomustumoren Entfernung entsprechend der Ausdehnung nach vorgängiger Angiographie und Embolisation.
- Bei auf das Mittelohr begrenzten Malignomen subtotale (Gehörgang, Mittelohr, Labyrinth) Petrosektomie (= Resektion des Felsenbeins), Verödung der Ohrtrompete und Anlegen einer großen, übersichtlichen Kontrollhöhle.
- Bei Vordringen der Tumoren in, unter oder durch das Labyrinth infratemporale subtotale Petrosektomie mit Transposition des N. facialis nach Fisch.

Prognose

- Bei abgegrenzten Glomustumoren gut.
- Bei diffus das Felsenbein destruierenden Glomustumoren muß nach kombinierter radiologisch-chirurgischer oder alleiniger chirurgischer Therapie mit Funktionsausfällen des N. stato-acusticus, des N. facialis, N. glossopharyngeus und N. vagus (Rekurrens) gerechnet werden.
- Bei ausgedehnten Malignomen des Mittelohres wegen der diffusen Ausbreitung entlang von Gefäß-Nerven-Bindegewebe-Spalten (Santorinische Spalten, N. facialis etc.) zweifelhaft bis schlecht (5-Jahres-Überlebensrate $\leq 5\%$).

Allgemeines

- Synonym: Ramsay-Hunt-Syndrom.
- Pathogenese: Durch Herpes-zoster-Virus verursachte Entzündung des VII. und VIII. Hirnnervs.
- Vorkommen: In jedem Lebensalter, bevorzugt ältere Patienten in reduziertem Allgemeinzustand.
- Komplikationen: Zostermeningitis, Ertaubung, persistierender Drehschwindel.
- Symptome: Prodromalstadium von 1–2 Tagen mit Krankheitsgefühl und Fieber. Dann heftige, neuralgiforme Schmerzen in der Tiefe des Ohres, rasch zunehmende Schwerhörigkeit, Schwindel, Geschmacksstörungen, Trigeminusausfälle und Fazialisparese (kann u. U. einige Tage später auftreten).
- Häufig zusätzliche Symptome von seiten der Nn. glossopharyngeus und vagus (Schluckstörung, Schmerzen, Dysphonie).

Untersuchungen

- Inspektion: Gesicht, Wangenschleimhaut, Ohrmuschel, Gehörgang (typische Zosterbläschen oder Reste davon).
- Palpation: Halslymphknoten (regionale Lymphknotenschwellung).
- Otoskopie, Ohrmikroskopie: Starke Gefäßinjektion oder Rötung des Trommelfells, evtl. seröser Paukenerguß.
- Stimmgabelprüfung, Audiogramm: Innenohrschwerhörigkeit unterschiedlichen Ausmaßes bis Taubheit, bei Paukenerguß zusätzliche Schalleitungskomponente.
- Frenzel-Brille: Spontannystagmus im Sinne eines Reiz-, häufiger eines Ausfallnystagmus.
- Kalorische Vestibularisprüfung: Unterfunktion oder Ausfall des peripheren Vestibularorgans.
- Fazialisfunktion: Elektrodiagnostik (S. 21), Schirmer-Test, Stapediusreflexe, Geschmacksprüfung.
- Blutwerte: Antikörpertiter auf Varizella-Herpes-zoster-Virus.
- Evtl. Liquordiagnostik: Lymphozytose, Eiweißerhöhung.

Differentialdiagnose

- Otitis externa, Perichondritis der Ohrmuschel.
- Grippeotitis.
- Idiopathische Fazialisparese.
- Otogene Komplikation einer akuten Mittelohrentzündung oder eines Cholesteatoms.
- Kochleovestibulärer Funktionsausfall unterschiedlicher Genese (z. B. Labyrinthitis, S. 93).

Konservative Therapie

- Zovirax per infusionem (4 × tgl. 5 mg/kg KG während 1 Std. für 5–7 Tage) oder oral (5 × tgl. 400 mg über 7 Tage).
- Prednisolon, 60 mg/2 Tage, danach 20 mg/7–10 Tage, anschließend jeden 2. Tag um 5 mg reduzieren.
- Infusionen mit niedermolekularem Dextran oder physiologischer Kochsalzlösung mit vasoaktiven Substanzen (z. B. Dusodril, Tebonin, Tanakène).
- Analgetika (z. B. Codein, 3–4mal 30–60 mg/die p.o.).
- Bei starkem Schwindel Dogmatil 200 mg, 2 × 1 Tbl./die.
- Bei schwerem Krankheitsverlauf u. U. zusätzliche Therapie mit Interferon.

Operationsindikation

- Fazialisparese ohne Regenerationszeichen.

Operative Prinzipien

- Hypoglossus-Fazialis-Anastomose (S. 432), evtl. Aufhängeplastik nach Lexer-Rosenthal u. ä. (S. 433).

Prognose

- Zweifelhaft.
- Häufig bleibende Fazialislähmung oder Defektheilung mit Synkinesien.
- Ertaubung und vestibulärer Funktionsausfall sind irreversibel, leichtere Hör- und Gleichgewichtsstörungen können sich zurückbilden.
- Oft über Monate anhaltende neuralgiforme Schmerzen.

Allgemeines

- Viral, bakteriell oder durch Spirochäten ausgelöste seröse oder eitrige Entzündungsreaktion in den Flüssigkeitsräumen der Hörschnecke und des Gleichgewichtsorgans.
- Infektionsweg otogen oder meningogen.

Virale Labyrinthitis

- *Otogen:* Vorkommen meist während der Sommermonate im Rahmen eines viralen Infektes des oberen Respirationstraktes. Symptome und Befund: Seröser Paukenerguß. Schwindel und Gleichgewichtsstörungen. Gering- bis mittelgradige kombinierte Schwerhörigkeit und Tinnitus. Allgemeinzustand nur mäßig beeinträchtigt, keine Schmerzen.
- *Meningogen:* Vorwiegend im Kleinkindesalter im Verlauf einer Mumps-, Masern- oder Parainfluenzameningitis auftretende Labyrinthitis (fortgeleitet über den inneren Gehörgang oder den Aquaeductus cochleae).
- Symptome und Befund: Allgemeine Symptome der Meningitis (reduzierter Allgemeinzustand bis Somnolenz, Kopfschmerzen, Nackensteife, Fieber). Ein- oder beidseitige Ertaubung; wenn einseitig, dann oft unbemerkt ablaufend. Selten Schwindel. Liquorlymphozytose.

Bakterielle Labyrinthitis

- *Otogen:* Bei akuter Otitis media, vor allem im Kindesalter, durch Überleitung der Entzündung durch die Schneckenfenster oder entlang der Knochengefäßspalten. Bei Cholesteatomeinbruch in das Labyrinth sowie als sekundäre Infektion nach Trauma (z. B. Felsenbeinfraktur).
- Häufigste Erreger: Pneumokokken, Haemophilus influenzae.
- Symptome und Befund: Massiver Drehschwindel, Erbrechen, Ertaubung, meningitische Zeichen. Schweres Krankheitsgefühl, hohes Fieber, erhöhte BSR, Liquor-Eiweiß- und Zellzahlerhöhung.
- *Meningogen:* Während oder als Folge einer Meningokokken-, Pneumokokken-, Haemophilus influenzae- oder tuberkulösen Meningitis.
- Symptome und Befund: Allgemeine Meningitissymptomatik. Ein- oder beidseitiger, oft fluktuierender Hörverlust oder Ertaubung. Mediokochleäre Resthörigkeit möglich. Schwindel und Erbrechen selten.

Komplikationen

- Bei otogener bakterieller Labyrinthitis intrakranielle Fortleitung möglich, z. B. Meningitis, Enzephalitis, epidurales Empyem, (Kleinhirnabszeß).
- Pyramidenspitzeneiterung.

Untersuchungen

- Otoskopie, Ohrmikroskopie: Paukenerguß, Otitis media, Cholesteatom, Frakturzeichen.
- Stimmgabeluntersuchung, Audiogramm: Kombinierte oder reine Innenohrschwerhörigkeit unterschiedlichen Ausmaßes bis Taubheit.
- Elektrokochleographie oder BERA bei Säuglingen und Kleinkindern (S. 10).
- Frenzel-Brille: Nystagmus ins betroffene Ohr oder Ausfallsnystagmus.
- Liquordiagnostik: Zellzahl-, Eiweiß- und Zuckererhöhung, Erregerzüchtung. Luesserologie.
- Abstrich (aus Ohr oder Nasopharynx): Erregertypisierung mit Resistenzprüfung.
- Blutwerte: Leukozytose mit Linksverschiebung, erhöhte BSR, Virusserologie (Herpes, Masern, Röteln, Mumps).
- Röntgen: Aufnahmen nach Schüller (Trübung oder Osteolyse des Warzenfortsatzzellsystems) und Stenvers (Knocheneinschmelzung paralabyrinthär oder in Richtung Pyramidenspitze).

Differentialdiagnose

- Zoster oticus (S. 91), Neurolues.
- Barotrauma (S. 80).
- Otoliquorrhoe (posttraumatisch oder bei angeborener bzw. spontaner Perilymphfistel).
- Labyrinthärer Reizzustand nach Stapedektomie (S. 363).
- Mittelohrverletzung (Stapesimpression), ototoxische Ohrentropfen bei zentraler Trommelfellperforation.

Konservative Therapie

Virale Labyrinthitis:

- Parazentese, Paukenröhrchen.
- Antibiotikum (z. B. Bactrim forte, 2 × 1 Tbl./die; Gramaxin, 3 × 2 g/die i.v.).
- Infusionen mit niedermolekularem Dextran, evtl. unter Zusatz vasoaktiver Substanzen (z. B. Dusodril, Trental u. a.).

- Prednisolon (beginnend mit 80 mg/die, täglich um 10 mg reduzieren).
- Antivertignosa (z. B. Vomex A, 2–4 × 1 Supp./die, Dogmatil 200 mg, 2 × 1 Tbl./die, Torecan Supp. 2–3 × 1/die.

Bakterielle Labyrinthitis:

- Parazentese, Paukenröhrchen.
- Höchstdosierte Antibiotikatherapie mit liquorgängigen Substanzen (z. B. Bactrim, 3 × 1 Amp. i.v.; Augmentin, 3–4mal 2,2 g/die, Rocephin, 1 × 2 g/die, Penicillin G in ausreichend hoher Dosierung, nach Alter und Gewicht).
- Antiphlogistika (z. B. Voltaren 50 mg, 2 × 1 Drg./die).
- Antivertiginosa (z. B. Vomex A, 2–4 × 1 Supp./die, Torecan, i.m. oder 1–2 Amp. langsam(!) i.v./die).
- Neurologisches oder pädiatrisches Konsilium.
- Bei Neurolues dermatologisches bzw. neurologisches Konsilium.

Operationsindikationen

- *Sofortindikation:* Jede otogene bakterielle Labyrinthitis mit Komplikation, z. B. bei Mastoiditis, Cholesteatom.
- Jede sekundär infizierte traumabedingte Labyrinthitis, wenn Meningitis, Liquorrhoe und/oder Fazialisparese vorliegen.

Operative Prinzipien

- Paukenröhrchen und erweiterte Antrotomie oder Mastoidektomie.
- Radikaloperation bei durchgebrochenem Cholesteatom.
- Labyrinthektomie bei Osteonekrose (Ausfräsen des vestibulären und kochleären Labyrinthes über den Zugang einer Radikaloperation und Verödung mit Muskel-Faszien-Lappen).

Prognose

- Bei rechtzeitiger Therapie quoad vitam gut. Bleibende kochleovestibuläre Funktionsausfälle häufig.

Contusio labyrinthi

Allgemeines

- Definition: Durch stumpfes Schädeltrauma hervorgerufene Mikroverletzungen (Blutung, Ruptur) im Bereich von Kochlea und/oder Vestibularorgan mit oder ohne Otobasisfraktur, Commotio oder Contusio cerebri.
- Komplikationen: Amboßluxation. Progressive Innenohrschwerhörigkeit, Schwindel.
- Symptome: Pankochleäre oder hochtonbetonte Innenohrschwerhörigkeit. Wenn Trauma parietal, überwiegend einseitige (evtl. contre coup), wenn Gewalteinwirkung okzipital, meist beidseitige Symptomatik.
- Langanhaltender Dreh- oder Schwankschwindel.

Untersuchungen

- Otoskopie: Unauffällig, bei Fraktur Hämatotympanum.
- Stimmgabelprüfung, Audiogramm, Tympanogramm, Stapediusreflexmessung: Recruitment-positive, später auch negative Schallempfindungsschwerhörigkeit. Wenn Schalleitungskomponente und fehlender Stapediusreflex, dann Verdacht auf Amboßluxation.
- Frenzel-Brille: Reiznystagmus, Ausfallnystagmus?
- Kalorische Erregbarkeitsprüfung: Unter- oder Unerregbarkeit auf der geschädigten Seite.
- Röntgen: Aufnahmen nach Schüller und Stenvers. CT: Ausschluß von Frakturen.

Konservative Therapie

- Ödemprophylaxe: 150 mg Ultracorten-H i.v., Prednisolon (3 Tage lang 80 mg, dann tgl. um 10 mg reduzieren). Vgl. Hörsturztherapie.

Operationsindikation

- Schalleitungsstörung (z. B. Amboßluxation).

Operative Prinzipien

- Tympanotomie, Amboßtransposition (S. 362).

Prognose

- Ungewiß: Erholung des Gehörs unter frühzeitiger Therapie möglich, aber auch progressive Ertaubung.

Allgemeines

- Hinweis: *Diagnose „Hörsturz" ist eine Ausschlußdiagnose.*
- Ohne erkennbare Ursache plötzlich auftretende, meist einseitige Schallempfindungsschwerhörigkeit oder Ertaubung.
- Man unterscheidet isolierte Hörausfälle im Tief-, Mittel- und Hochfrequenzbereich sowie pankochleäre (über allen Frequenzen) partielle oder komplette Hörverluste.

Ätiologie gesichert:

- Perilymphüberdruck und Ruptur eines Schneckenfensters.
- Toxisch-medikamentös: Schleifendiuretika (z. B. Lasix), Aminoglykoside, Ethacrynsäure (Hydromedin), Cisplatin.
- Toxisch-infektiös: z. B. 10% der an AIDS Erkrankten, Lues.
- Nach Operationen am offenen Herzen (Blutdruckabfall).

Ätiologie unsicher:

Diskutiert werden: Mikroembolien, Infektionen mit Herpes-, Masern-, Grippe-, Mumps-, Zytomegalie-, Myxo-, Paramyxo-, oder Adenoviren, Borrelieninfektion.

- Prädisponierende Faktoren: Cholesterin-, Blutlipiderhöhung, erhöhte Thrombozytenaggregation, psycho-emotionale Belastung (Streß), fokal toxische oder allergische Einflüsse, basiläre Impression, Gefügestörung der HWS, Hypertonie, kardiovaskuläre Erkrankungen.
- Inzidenz: 1:5000 Einwohner pro Jahr, jahreszeitliche Erkrankungsgipfel (spricht für virale Ätiologie).
- Häufigstes Auftreten zwischen dem 30. und 70. Lebensjahr.
- Symptome: Plötzliche Innenohrschwerhörigkeit unterschiedlichen Ausmaßes bis Ertaubung. In 90% Tinnitus sowie pelziges Gefühl um die Ohrmuschel (Prodromalsymptom), Druckgefühl (50%), Schwindel (30%), Diplakusis (15%).

Untersuchungen

- Otoskopie: Normalbefunde.
- Stimmgabel, Audiogramm, Sprachaudiogramm, Recruitment, Stapediusreflexmessung, BERA, Elektrokochleographie.
- Frenzel-Brille, Vestibularisprüfung.
- Blutwerte: Differentialblutbild, BSR.
- Virusserologie inkl. HIV, Lues- und Borrelienserologie.
- Röntgen: Schüller, Felsenbein transorbital, ggf. CT.

Differentialdiagnose

- Cerumen obturans (Aufquellen nach Wasserzutritt).
- Akuter Tubenverschluß, Barotrauma.
- Knall-, Explosionstrauma, Perilymphfistel, Morbus Ménière, Akustikusneurinom und andere Tumoren des ZNS.

- Multiple Sklerose, intrakranielle Blutung, stumpfes Schädeltrauma, Neurolues.
- Toxisch (Schleifendiuretika, Aminoglykoside).
  Ototoxische Ohrentropfen, wenn Trommelfellperforation. Bei Kindern: Frische Mumps-, Masern- oder Rötelninfektion, Meningitis, Enzephalitis.
- *Cogan-Syndrom:* Nicht-syphilitische interstitielle Keratitis mit hörsturzartiger synchroner oder asynchroner Ertaubung und beidseitigem Vestibularisausfall (Kollagenose).

Konservative Therapie

- Bettruhe, Streßabbau, Kreislaufstabilisierung.
- Infusionen mit niedermolekularem Dextran oder physiologischer Kochsalzlösung mit Zusatz von vasoaktiven Substanzen (z. B. Trental, Dusodril, Tebonin, Tanakène, Complamin).
- Prednisolon in absteigender Dosierung (beginnend mit 80 mg/die für 3 Tage, dann absteigend um 5 mg tgl.), vor allem bei pankochleären Formen des Hörsturzes.
- Bei Verdacht auf Herpes: Zovirax 5 × 1 Tabl./die 7 Tage.
- Penicillin G (3 × 1 Mio. IE, 8 Tage) bei Borrelieninfektion.
- Weitere adjuvante Therapiemöglichkeiten: Stellatumblockaden mit Novocain (S. 420), Sauerstoff-Überdruckbeatmung, physikalische Behandlung der Halswirbelsäule.
- *Cogan-Syndrom:* Ophthalmologisches Konsilium. Unter internistischer Führung hochdosierte Cortisontherapie bzw. immunsuppressive Therapie (evtl. Endoxan).

Operationsindikationen

- Verdacht auf Ruptur der runden Fenstermembran (Hörsturz nach schwerer körperlicher Belastung, nach Barotrauma).

Operative Prinzipien

- Tympanotomie, Abdecken des runden Fensters mit Bindegewebe (S. 362).

Prognose

- Die beste Prognose haben isolierte Hörausfälle im Tief- oder Hochfrequenzbereich, die schlechteste Prognose hat der pankochleäre, komplette Hörverlust.
- Die Prognose verschlechtert sich, je später mit der Therapie begonnen wird! In ca. 60% komplette Wiedererholung des Gehörs. Bleibende Defekte im Hochtonbereich oder Ertaubung sowie andauernder Tinnitus in 40%.

Allgemeines

- Definition: Ein durch akustische Energie ausgelöstes reversibles oder irreversibles Trauma des Innenohres. Beim *reversiblen akustischen Trauma* kommt es infolge der plötzlichen, unverhältnismäßig stark auf die Basilarmembran einwirkenden Energiewelle zu einer Erschütterung der Sinneszellen mit zytoplasmatischen Auftreibungen und Mikrorupturen. Das *irreversible akustische Trauma* bewirkt durch die extrem starke, plötzliche oder über lange Zeit chronisch einwirkende Schallenergie bleibende Schäden an den nicht regenerationsfähigen Haarzellen, bis hin zum Verlust sämtlicher Haarzellen in bestimmten Windungsanteilen der Kochlea. Der Haarzellschaden tritt am stärksten in dem tonotopen Bereich der Kochlea auf, welcher dem Frequenzspektrum der schädigenden akustischen Energie entspricht.
- *Akutes akustisches Trauma:* Ausgelöst durch Knall, Schuß, Explosion, Ohrfeige, Lautsprecher.
- Symptome: Ein-, selten beidseitige, meist im Hochtonbereich (c^5-Senke) ausgeprägte Schallempfindungsschwerhörigkeit oder Taubheit, in der Regel mit Tinnitus.
- Prädisposition: Soldaten, Steinbrucharbeiter, Schweißer.
- *Chronisches akustisches Trauma:* Lärmschwerhörigkeit, nach mehrjähriger, meist beruflicher Lärmexposition von über 85 dB Schalldruck während 8 Std. täglich. In der Regel werden zunächst die hohen Frequenzen oberhalb von 2500 Hz betroffen, erst später der Hauptsprachbereich.
- Symptome: Zunächst Tinnitus, der nur in ruhiger Umgebung stört und sich nach einem Wochenende oder nach einem Urlaub abschwächt oder verschwindet. Im Verlauf der Jahre dann bleibender Tinnitus und zunehmende, symmetrische Schwerhörigkeit.
- Prädisposition: z. B. Metallarbeiter, Flughafenarbeiter, Funker, Kesselschmiede, Disc-Jockeys, Steinbrucharbeiter, Militär.

Untersuchungen

- Genaue Anamnese: Wichtig aus forsensischen und gutachterlichen Gründen.
- Otoskopie, Ohrmikroskopie: Bei chronischer Lärmexposition oft matte, leicht verdickte Trommelfelle. Bei Explosionstrauma Trommelfellruptur.
- Stimmgabelprüfung, Audiogramm, Sprachaudiogramm:
  Akutes Knalltrauma: Meist einseitige oder einseitig stärker ausgeprägte c^5-Senke unterschiedlicher Breite oder pankochleärer Schallempfindungsverlust bis Taubheit.
  Chronische Lärmschwerhörigkeit: Seitengleiche Innenohrdepression oberhalb von 500–1000 Hz, oft noch mit angedeuteter c^5-Senke (Wiederanstieg der Schallempfindungskurve etwa bei 6000 Hz).

- Recruitmentbestimmung: In der Regel positiv, gelegentlich auch negativ (dann zusätzliche degenerative Ursachen wahrscheinlich).
- Informationen einholen über Beschaffenheit des Arbeitsplatzes, Lärmpegelmessung und Frequenzanalysen am Arbeitsplatz (Berufsgenossenschaft, CH = SUVA).

Differentialdiagnose

- Altersschwerhörigkeit.
- Hereditäre Innenohrerkrankungen.
- Toxische Innenohrerkrankung (Behandlung mit ototoxischen Medikamenten, z. B. Aminoglykosiden, Schleifendiuretika, Cisplatin).
- Schädel-Hirn-Trauma, Schleudertrauma.

Hinweis

- Bei audiometrischer Asymmetrie trotz eindeutiger chronischer Lärmanamnese immer nach weiteren möglichen Ursachen suchen (z. B. Akustikusneurinom).

Konservative Therapie

- Akutes Knalltrauma: Therapie wie Hörsturz, S. 97).
- Chronische Lärmschwerhörigkeit: keine medikamentöse Therapie möglich, zur Vermeidung einer Progression muß wirksamer Schallschutz getragen werden. Unter Umständen Hörgeräteanpassung (S. 110).
- Bei Tinnitus Versuch mit Tanakène-Tropfen, 3 × 20 Tr./die oder Complamin retard , 2 × 1 Tbl./die.

Prognose

- Akutes Knalltrauma: Wenn innerhalb von 12 Std. nach dem akuten Ereignis mit der durchblutungsfördernden Therapie begonnen wird, ist mit einer weitgehenden Wiedererholung des Gehörs in 85% zu rechnen. Ein bleibender, mehr oder weniger störender Tinnitus persistiert in 15–20%.
- Chronische Lärmschwerhörigkeit: Bei konstanter Anwendung eines wirksamen Schallschutzes oder bei Wechsel in einen nicht lärmintensiven Beruf kann eine weitere Progredienz der Schwerhörigkeit vermieden werden.

Allgemeines

- Ätiologisch unklare, schubweise auftretende, überwiegend (70%) einseitige Erkrankung des kochleovestibulären Organs mit den charakteristischen Symptomen: *anfallweiser, heftiger Drehschwindel* (bis 2 Std. anhaltend), *fluktuierendes Gehör, Tinnitus* (meist tieffrequent) und *Druckgefühl im betroffenen Ohr*. Die Anfälle treten täglich oder wöchentlich mehrmals, besonders unter Streßsituationen, auf.
- In ca. 30% beidseitige, meist asynchrone Erkrankung.
- Spontane Remission, aber auch Rezidive nach Monaten und Jahren sind möglich.
- Verlauf: Progrediente Schwerhörigkeit, andauernder Schwindel, permanenter Tinnitus.
- Pathogenese: Endolymphatischer Hydrops (Volumenzunahme der Endolymphräume) infolge Resorptionsstörung der Endolymphe im Saccus endolymphaticus. Histologisch Fibrosierung bis Obliteration des Saccus endolymphaticus nachweisbar.
- Inzidenz (Einwohner/Jahr): 1:8000.
- Vorkommen: Erkrankungsgipfel zwischen dem 30. und 50. Lebensjahr, Männer und Frauen gleich häufig betroffen.
- *Hinweis:* Die Diagnose eines Morbus Ménière ist auch bei vorderhand charakteristischem klinischem Bild immer eine Ausschlußdiagnose (s. Differentialdiagnose).

Untersuchungen

- Otoskopie, Ohrmikroskopie: Normalbefund.
- Stimmgabelprüfung, Audiogramm, Sprachaudiogramm: Tieftonschwerhörigkeit oder mediokochleäre Hörschwellensenke.
- Recruitmentbestimmung, Stapediusreflexmessung: Immer positives Recruitment.
- Elektrokochleographie: Endolymphatischer Hydrops wahrscheinlich, wenn das Verhältnis Summationspotential/Aktionspotential $\geqq 35\%$.
- *Glyceroltest nach Klockhoff:* 1,5 g Glycerin/kg KG morgens nüchtern, dann alle 30–60 min. Tonschwellenaudiometrie. Eine Besserung des Gehörs bei 3 Frequenzen um mehr als 15 dB ist für einen Endolymphhydrops bei Morbus Ménière beweisend (positiv bei ca. 30% der Patienten).
- Frenzel-Brille: Prüfung des Hennebertschen Zeichens (wie Fistelsymptomprüfung, S. 13); Kompression und Dekompression lösen Nystagmus in 30% aus.
- Im akuten Anfall Ausfallnystagmus (Lähmungs- oder Intoxikationsnystagmus), kurz darauf Reiznystagmus in das erkrankte Ohr (Erholungsnystagmus), letzterer bei Erstuntersuchung meist bereits vorhanden.

- Vestibularisdiagnostik (S. 13), nur differentialdiagnostisch wichtig. Einen chrakteristischen pathologischen Vestibularisbefund beim Morbus Ménière gibt es nicht!
- Labor: Virus- und Luesserologie.
- Röntgen: Aufnahmen nach Schüller und Stenvers (bei Ménièrescher Erkrankung unauffällig).

Differentialdiagnose

- *Lermoyez-Syndrom* (seltene Sonderform des Morbus Ménière): Kurzfristige Verbesserung des Hörvermögens *während* des Anfalls.
- Neuropathia nervi vestibularis, Cupulolithiasis.
- Akustikusneurinom, Kleinhirnbrückenwinkeltumor.
- Rezidivierende Subarachnoidalblutungen (Aneurysma).
- Multiple Sklerose.
- Hörsturz.
- Neurolues.
- *Wallenberg-Syndrom* bei vertebrobasiliärer Insuffizienz: Im Gegensatz zum Morbus Ménière langanhaltende Drehschwindelanfälle mit Schwerhörigkeit, Sehstörungen und kurz dauernden Bewußtseinstrübungen.
- Intoxikation.

Konservative Therapie

- Im akuten Anfall Bettruhe, Streßabbau, milde Sedierung (z. B. Lexotanil oder Sequil 5 mg, 3 × 1 Tbl./die).
- Infusionen mit niedermolekularem Dextran oder physiologischer Kochsalzlösung mit durchblutungsfördernden Substanzen (z. B. Trental, Dusodril, Tebonin, Tanakène) für 10 Tage oder Infusionen mit niedermolekularem Dextran und Betahistidin oral (z. B. Betaserc, 24 mg/die) und/oder
- Prednisolon (80 mg für 3 Tage, dann täglich um 10 mg reduzieren).
- Bei anhaltendem Schwindel Betahistidin (Vasomotal, Betaserc), 16–24 mg/die langfristig, Vastarel 20 mg, 1–2 Tbl./die oder Vertigoheel, 6 × 1 Tbl./die.
- Medikamentöse Zerstörung der Sinnesendstellen des Vestibularorgans (transtympanale chemische Labyrinthektomie mit Gentamycin, S. 366).
- Einsetzen eines Paukenröhrchens (Montandon).
- Bei Tinnitus Versuch mit Tanakène-Tropfen, 3 × 20 Tr./die.

Operationsindikationen

- Mangelndes Ansprechen auf konservative Therapiemaßnahmen.
- Invalidisierende Schwindelanfälle.

Operative Prinzipien

- Sakkotomie (S. 366).
- Kochleosakkulotomie (S. 367).
- Transtemporale Neurektomie des N. vestibularis (S. 366).
- Labyrinthektomie (S. 367).

Prognose

- Der unberechenbare Verlauf dieser ätiologisch unklaren Erkrankung macht prognostische Aussagen bezüglich des Verlaufes oder der angewandten Heilmethode problematisch.
- Die größte Aussicht, therapieresistente Schwindelanfälle zu beseitigen, bietet die Gentamycintherapie oder die Neurektomie.
- Störendes Druckgefühl wird am ehesten verbessert durch: Gentamycin transtympanal, durch eine Kochleosakkulotomie oder Sakkotomie.
- Tinnitus oder fortschreitender Hörverlust können im Anfangsstadium durch eine Cortisontherapie aufgehalten oder gemindert werden, im fortgeschrittenen Stadium sind sie therapeutisch unzugänglich.

Hinweis

- Die Ménièresche Krankheit schränkt nicht nur die Lebensqualität des Betroffenen u. U. hochgradig ein, sondern sie ist auch ein sozialmedizinisches Problem, da sie nicht selten zur Invalidisierung führt.
- Ménière-Patienten mit rezidivierenden Schwindelanfällen, auch wenn diese unter der angewandten Therapie deutlich vermindert werden, sind *fahruntauglich* und dürfen keiner beruflichen Tätigkeit nachgehen, bei der ein gesunder Gleichgewichtssinn erforderlich ist (Bauarbeiter, Chauffeur, Pilot etc.).
- Tauchverbot.

Allgemeines

- *Tinnitus ist ein Symptom, keine Diagnose!*
- Definition: Wahrnehmung eines Tones oder Geräusches ohne erkennbare akustische Stimulation.
- Man unterscheidet subjektive (vom Kranken wahrgenommene) und objektive (vom Untersucher mitzuhörende) Ohrgeräusche.
- Vorkommen: In jedem Lebensalter, bevorzugt Erwachsene.

Ursachen (Differentialdiagnose)

Subjektiver Tinnitus:

- Mittelohr: z. B. Zerumen, Fremdkörper, Exostosen, Trommelfellperforation, Tubenfunktionsstörungen, Paukenerguß, Adhäsivprozesse, Tympanosklerose, Otosklerose.
- Innenohr: z. B. akustisches Trauma, Hörsturz, Otosklerose, Ruptur der runden Fenstermembran, Labyrinthitis, Morbus Ménière, Presbyakusis, Akustikusneurinom, Schädel-Hirn-Trauma, innenohrtoxische Medikamente.
- Zentrale oder unklare Lokalisation: z. B. Diabetes mellitus, Hypothyreose, Hyper-, Hypotonie, Anämie, HWS-Syndrom, Lues, Alkoholabusus, Kontrazeptiva, multiple Sklerose, Costen-Syndrom, akustische Halluzinationen (Schizophrenie!).

Objektivierbarer Tinnitus:

- Tonisch-klonische Kontraktionen der velopalatinalen Muskulatur und/oder der Mittelohrmuskeln (Mm. tensor tympani und stapedius), Glomustumor (pulsierendes Rauschen), Stenose der Aa. carotis oder occipitalis (pulssynchrones Rauschen). Angeborener, konstanter, hochfrequenter Tinnitus unklarer Genese.
- Komplikationen: Schlafstörungen, Depression, Suizidgefahr.

Untersuchungen

- Anamnese: Beschreibung des Tinnitus (tageszeitliche oder tätigkeitsabhängige Unterschiede).
- Otoskopie, Ohrmikroskopie oft unauffällig.
- Stimmgabelprüfung, Audiogramm: Nachweis einer Innenohrschwerhörigkeit, z. B. vom Lärmschwerhörigkeitstyp.
- Tympanometrie: Normal oder Paukenunterdruck, Fortleitung von rhythmischen Kontraktionen der Mittelohrmuskeln.
- Stapediusreflexaudiometrie: Normal, rhythmische Kontraktionen des M. stapedius, einseitiger Ausfall des Reflexes.
- Akustisch evozierte Hirnstammpotentiale: Ausschluß einer retrokochleären Läsion, z. B. Akustikusneurinom.
- Definition des Tinnitus: Vergleich des Tinnitus mit auf dem Gegenohr angebotenen Audiometertönen zur Bestimmung von Tinnitusfrequenz und -lautstärke. Dann Beschallung (Verdecken) des Tin-

nitusohres mit weißem Rauschen: Verdeckbarkeit bis 10 dB Schalldruck = peripherer Tinnitus; mit mehr als 10 dB = zentraler Tinnitus.

- Komplette Vestibularisdiagnostik.
- Labor: Virus-, Luesserologie, Schilddrüsenfunktionstest.
- Röntgen: Aufnahme nach Stenvers, transorbitale Felsenbeindarstellung.
- Ggf. CT: Tumor (Akustikusneurinom)?
- Funktionstest der Halswirbelsäule.

Konservative Therapie

- Bei Gehörgangs- oder mittelohrbedingtem Tinnitus kausale Behandlung.
- Wenn Ursache unbekannt (wahrscheinlich kochleär oder retrokochleär) Therapieversuch mit vasoaktiven Medikamenten und milden Sedativa (z. B. Trental forte, Tebonin, Tanakène, Sibelium, Betahistidin, Librium, Lexotanil).
- Aufklärendes und beruhigendes Patientengespräch.
- Physikalische Therapie der HWS (auch ex juvantibus!).
- Wenn Tinnitus beim Einschlafen stark stört, Verdecken des Tinnitus mit einem Walkman-Gerät.
- Evtl. Anpassung eines sog. Tinnitus-Masker (Hörgerät, das subjektiven Tinnitus durch Rauschen überdeckt).
- Elektrostimulation des Innenohres.
- Paramedizinische Therapie: Akupunktur, autogenes Training, Homöopathie.

Operationsindikationen

- Paukenerguß, Trommelfellperforation, Exostosen, Spasmen der Mittelohrmuskeln, Adhäsivprozeß, Glomustumor.
- Schwerster einseitiger, mit hinreichender Wahrscheinlichkeit kochleärer, in ein taubes Ohr projizierter Tinnitus.

Operative Prinzipien

- Paukenröhrchen, Tympanoplastik, Abtragen der Exostosen.
- Tympanotomie und Durchtrennung der Stapediussehne oder des M. tensor tympani.
- Transtemporale Durchtrennung des N. cochlearis.

Prognose

- Bei mittelohrbedingtem Tinnitus befriedigend, bei kochleärer oder retrokochleärer Ursache mäßig bis schlecht.

Altersschwerhörigkeit

Allgemeines

- „Altersschwerhörigkeit" (Presbyakusis) ist ein deskriptiver Terminus für die bei fast jedem Menschen im 5. Lebensjahrzehnt beginnende, allmählich progrediente und weitgehend symmetrische Verschlechterung des Hörvermögens.
- Ätiologie: Physiologische Involution (genetische Disposition) und exogen bedingte Degeneration (Umwelteinflüsse, Ernährung, Genußgifte, Krankheiten, Lärm und Chemikalien) der peripheren und/oder zentralen Hörbahn.
- Pathogenese: Degeneration von Haarzellen, kochleären Neuronen, der Stria vascularis und/oder des N. cochlearis, bzw. Nucleus cochlearis.
- Komplikationen: Psychosoziale Isolation mit depressiven Verstimmungszuständen und Mißtrauen gegenüber der Umgebung.
- Symptome: Zunehmende Schwerhörigkeit mit erheblich eingeschränktem Wortverständnis vor allem bei Nebengeräuschen (Diskriminationsverlust), Unbehaglichkeit in geräuschvoller Umgebung (Recruitment), gelegentlich Tinnitus.
- *Hinweis:* Die Diagnose „Altersschwerhörigkeit" sollte erst nach Ausschluß anderer Ursachen (z. B. hereditär, toxisch, Lärm, traumatisch, infektiös) gestellt werden.

Untersuchungen

- Otoskopie, Ohrmikroskopie: Normalbefund.
- Stimmgabelprüfung, Audiogramm, Sprachaudiogramm: Symmetrische Innenohrschwerhörigkeit, entweder auf den hohen Frequenzbereich beschränkt, pankochleär oder ab 1 kHz flach abfallend. Im Sprachaudiogramm schlechte Diskrimination.
- Recruitmentbestimmung: Meist positiv, bei starker pankochleärer Innenohrschwerhörigkeit auch negativ.

Konservative Therapie

- Möglichst frühzeitige binaurale Hörgeräteversorgung (S. 110) mit Hörtraining und – bei hochgradiger Schwerhörigkeit – Training mit Lippenablesen.
- Resozialisierung, u. U. mit begleitender Psychotherapie. Bei rascher Progredienz der Presbyakusis oder Tinnitus evtl. Versuch mit vasoaktiven Substanzen (z. B. Trental, Tebonin, Tanakène, Vastarel 20, Sibelium, Dusodril) oder Vitamin A (z. B. Rovigon).

Allgemeines

- Die zusammenfassend als „angeborene" Schwerhörigkeit/Taubheit bezeichneten Funktionsstörungen des Innenohres können *pränatal, perinatal* oder *postnatal* (innerhalb der ersten 6 Lebensmonate) entstanden sein.
- Inzidenz angeborener Schwerhörigkeit (>50 dB): 0,9/1000 Geburten (Europäische Gemeinschaft). Davon 92% innenohrbedingt. Inzidenz für die Schweiz 3/1000 Geburten!
- *Pränatale Ursachen:* Medikamentöse Embryopathien (z. B. Contergan, Phenothiazine, Chloroquin), genetisch bedingte Erbleiden (z. B. Retinitis pigmentosa, Mondini-Dysplasie, Waardenburg-Syndrom, Albinismus), *Rötelnembryopathie* und andere intrauterine Virusinfektionen (z. B. Toxoplasmose, Herpes, Zytomegalie), Lues congenita, Aminoglykosidtherapie, Alkoholismus oder Rauschgiftsucht der Mutter während der Schwangerschaft, Enzymdefekte (Stoffwechselerkrankungen).
- *Perinatale Ursachen:* Hypoxie, Asphyxie, Blutgruppeninkompatibilität (Kernikterus), intrapartale Herpesinfektion oder Geburtstrauma mit endokranieller Blutung.
- *Postpartale Ursachen:* Infektion mit neurotropen Viren (z. B. Masern, Mumps, Röteln), bakterielle Meningitiden, Enzephalitis, Schädel-Hirn-Trauma, Aminoglykosidbehandlung.
- Komplikationen: Auditive Deprivation. Nicht- oder zu spätes Erkennen der Schwerhörigkeit.
- Symptome: Hauptsymptom ist der verzögerte oder ausbleibende Spracherwerb. Die Hörminderung führt allmählich zu einer mentalen Retardierung, da sich das Denken in abstrakten Begriffen vollzieht, zu deren Vermittlung es des Verstehens (Hören) von Sprache bedarf. Ggf. weitere, mit der Ursache der Schwerhörigkeit in Zusammenhang stehende Symptome.

Untersuchungen

- Genaue Beobachtung des Kindes: Ausbleibende Reaktion auf akustische Reize, fehlendes Richtungsgehör. Übertriebene Mimik und Gestik im Wechsel mit „autistischen" Phasen.
- Otoskopie, Ohrmikroskopie.
- Röntgen: Aufnahmen nach Schüller und Stenvers.
- CT: Normal angelegtes Innen- und Mittelohr?
- *Frühzeitige* (während der ersten Lebensmonate) pädaudiologische Untersuchung mit Einsatz der objektiven audiologischen Methoden (Elektrokochleographie, Hirnstammaudiometrie, otoakustische Emissionen)!
- Spielaudiometrie, Tympanogramm, Stapediusreflexmessung.
- Ab etwa dem 3. Lebensjahr Audiogramm möglich.

- Zusätzliche neuropädiatrische Untersuchung.
- Genetische Untersuchung (Chromosomentest).

Differentialdiagnose

- Sensorische und motorische Hörstummheit (Stummheit trotz funktionstüchtigem Mittel- und Innenohr bei Erkrankungen des ZNS).
- Myxödem (Hypothyreose).

Konservative Therapie

- Möglichst frühzeitige binaurale Anpassung von Hörgeräten bereits ab dem 7. Lebensmonat (Taschengeräte am effektivsten, sonst Hinter-dem-Ohr-Geräte, *aber immer beidseitig*).
- Falls äußere Ohrmißbildungen, implantierbares Knochenleitungshörgerät (S. 86) oder Fixation mit Kopfbügel.
- Zusätzlich sprachliche Früherziehung ab dem 2. Lebensjahr (Pädaudiologischer Dienst, Sonderkindergärten und Sonderschulen für Gehörlose).
- Regelmäßige Kontrollen durch Pädaudiologen (Neuanpassung von Hörgeräten), Neuropädiater und evtl. Kinderpsychologen.

Operationsindikationen

- Keine.
- Bei geeigneter, oft sehr schwierig abzuklärender Voraussetzung Cochlear-Implant-Operation (S. 370).

Prognose

- Bei frühestmöglicher Hörgeräteversorgung (S. 110), intensiver audiopädagogischer Begleitung und elterlicher Unterstützung sowie bei Fehlen weiterer zentralnervöser Defekte gut. Eine volle spätere gesellschaftliche Integration muß angestrebt werden.

Hinweis

- Jedes Risikokind muß frühestmöglich mit den modernen Methoden der objektiven Audiometrie (Elektrokochleographie, Messung der Hirnstammpotentiale, Messung der otoakustischen Emissionen) untersucht werden. *Die Verantwortung für eine richtige Wegleitung liegt beim Pädiater und Hausarzt!*

Allgemeines

- Inzidenz: 0,3/1000 Einwohner in Mitteleuropa.
- Man unterscheidet:
- *Prälinguale Taubheit:* Totaler Verlust des Hörvermögens vor dem Zeitpunkt der Sprachanbahnung.
- *Perilinguale, postlinguale Taubheit:* Ertaubung während des Erlernens oder nach dem Erlernen der Sprache.
- Ursachen: Geburtstraumen; Erythroblastosis fetalis; Meningitis; Enzephalitis (viral: Mumps, Masern, Influenza, Zytomegalie, Herpes; bakteriell: Meningokokken, Pneumokokken, Tuberkulose); Schädeltrauma; medikamentös (Aminoglykoside, Schleifendiuretika); hereditäre progressive Ertaubung, unbekannt (s. S. 107).
- Symptome: Fehlende Reaktion auf akustische Reize, fehlender Spracherwerb.

Untersuchungen

- Otoskopie. Tympanometrie, Stapediusreflexmessung.
- Röntgen: Aufnahmen nach Schüller und Stenvers. CT.
- Objektive Audiometrie: Hirnstammaudiometrie, Elektrokochleographie, Promontorialtest (S. 11).
- Neuropsychologische Abklärung.

Konservative Therapie

- Frühestmögliche Hörgeräteversorgung (Knochenleitungsgeräte, taktile Information), Mundablesekurs, Sonderschulung.

Differentialdiagnose

- Psychogene Taubheit (objektive Audiometrie zeigt physiologische Resultate).
- Zentrale Hörstörung (Elektrokochleographie und Stapediusreflexmessung ergeben physiologischeAntwort).

Operationsindikationen

- Postlinguale, beidseitige, nicht länger als 10 Jahre bestehende komplette Taubheit. Erfolglose Hörgeräteanpassung. Gutes Lippenablesen, Erkennen unterschiedlicher Tonhöhenunterschiede und Rhythmen beim Promontorialtest.

Operative Prinzipien

- Cochlear-Implant-Operation (S. 370).

Hörprothetische Maßnahmen

Indikation

- Hörprothetische Maßnahmen sind erforderlich, wenn die verbale Kommunikation infolge Schwerhörigkeit erheblich eingeschränkt ist oder sich nicht genügend entwickeln kann und gleichzeitig operative und medikamentöse Maßnahmen nicht (bei Innenohrschwerhörigkeiten), noch nicht (bei Hörschädigung infolge Mißbildungen) oder nicht mehr (z. B. schlechter Allgemeinzustand, unzureichende Diskrimination) in Frage kommen bzw. zu einem ungenügenden Erfolg führen (z. B. kombinierte Schwerhörigkeit).

Tonaudiometrisches Indikationskriterium:

- Hörverlust des besseren Ohres zwischen 500 und 3000 Hz in mindestens einer Frequenz von 30 dB.
- Ausnahmen: Steilabfälle ab 2000 Hz.
- Wenn sich im Tonaudiogramm am besseren Ohr zwischen 1000–4000 Hz ein Hörausfall zeigt, der ab 2 KHz mindestens 35–40 dB beträgt.

Sprachaudiometrisches Indikationskriterium:

- Wenn die Einsilberverständlichkeit am besseren Ohr bei 60 dB Sprachschallpegel weniger als 50% beträgt (Bundesrepublik Deutschland: Bei 65 dB < 80%)
- und/oder wenn das beidohrige Satzverständnis bei 60 dB Sprachschallpegel < 80% ist
- und/oder wenn das Umgangssprachverstehen (für Sätze) < 2 m beträgt,
- und/oder wenn der Hörverlust für Zahlen > 35 dB ausmacht (bedingt brauchbar).
- Zusätzliche Berücksichtigung sozialer und berufsspezifischer Faktoren ist wichtig.

Prinzip

- Wahl der Hörhilfe bzw. Bauart nach akustischen, nicht nach kosmetischen Kriterien!
- In der Regel Luftleitungshörgeräte.
- *Luftleitungshörgeräte:* Taschengeräte, Hinter-dem-Ohr-Geräte (HDO), Im-Ohr-Geräte (IO) sowie deren Spezialausführung als Im-Kanal-Geräte.
- Heute nur noch selten Anwendung von Taschenhörgeräten (z. B. bei Mehrfachbehinderten, evtl. vorübergehende Erstversorgung bei Kleinstkindern mit geringem Restgehör und schlecht abdichtbarem Ohrpaßstück) oder von Hörbrillen (evtl. bei zusätzlicher Sehbehinderung oder als Knochenleitungsgerät sowie als Hörbrille mit CROS-System).

- Die CROS-Versorgung erlaubt die Aufnahme des Sprachschalls am tauben bzw. hochgradig schwerhörigen Ohr und die Zuleitung über ein Brillengestell oder Kabel in das besser hörende Ohr (Richtungshören bedingt möglich).
- *Knochenleitungshörgeräte,* Knochenleitungshörbrille oder Taschengerät mit Knochenleitungshörer, wenn Zuleitung des verstärkten Schalles in den Gehörgang nicht möglich ist (Mißbildung), wenn Hinter-dem-Ohr-Gerät oder übliche Hörbrille nicht an Ohrmuschel anzubringen ist oder wenn der Gehörgang das Ohrpaßstück nicht erträgt (vgl. auch implantierbares Knochenleitungshörgerät, S. 86).
- Bei beidseitiger erheblicher Schwerhörigkeit in der Regel beidohrige (stereophone) Versorgung. Bei einseitiger Taubheit oder chronischer Entzündung eines Ohres stets apparative Versorgung der schwerhörigen Gegenseite.
- Bei großer schwellenaudiometrischer Differenz beider schwerhöriger Ohren nur Versorgung des besser hörenden Ohres.

Zeitpunkt der Versorgung

- Bei Säuglingen in der zweiten Hälfte des 1. Lebensjahres oder früher, um einer sensorischen Deprivation vorzubeugen.
- Versorgung erfolgt bis zu einem Lebensalter von 2½ Jahren aufgrund objektiver Meßdaten.
- Hörgeräteanpassung aber nur, wenn audiopädagogische Betreuung (Hörtraining, Sprachanbahnung, Elternberatung) und audiologische Kontrollen von seiten der Klinik bzw. des HNO-Arztes garantiert sind.
- Bei Kindern immer beidohrige Versorgung.
- Für den Besuch des Kindergartens und der Spezial- oder Regelschule ist der zusätzliche Einsatz einer FM-Anlage (drahtlose Übertragung zur Ausblendung des Klassenlärms) zu empfehlen.
- Auch bei Erwachsenen nicht zu lange mit Hörgeräteversorgung warten, wenn audiologische Kriterien erfüllt sind.
- Akustische Isolation führt zu einer Abnahme der intellektuellen Leistungsfähigkeit und zur psychosozialen Desintegration!

Schlußexpertise

- HNO-Facharzt überprüft, ob abgegebene Hörprothesen zweckdienlich und effektiv sind und vom Patienten akzeptiert werden. Er hat auch festzustellen, ob der Patient (Erwachsener) überhaupt in der Lage ist, das Hörgerät zu bedienen.

Akuter, einseitiger Vestibularisausfall

Allgemeines

- Synonym: Neuronitis sive Neuropathia n. vestibularis.
- Definition: Akute, meist temporäre, einseitige, Vestibularisläsion mit heftigstem Drehschwindel, Übelkeit und Erbrechen ohne kochleäre Symptomatik.
- Pathogenese: Fragliche Durchblutungsstörung (Einschränkung der Mikrozirkulation bei Infekt, Stoffwechselleiden, Autoimmunerkrankung) oder Infektion mit neurotropen Viren, Toxoplasma gondii, Borrelia burgdorferi.
- Vorkommen: In jedem Lebensalter, Frauen häufiger als Männer.
- Symptome: Beginn mit akutem Drehschwindelanfall, Übelkeit und Erbrechen, Lichtscheuheit, bewegungsabhängige Zunahme des Drehschwindels. Rasches Abklingen des Schwindels innerhalb von Stunden oder Tagen (Decrescendo). Selten Übergang in Dauerschwindel mit Ataxie, dann andere Ursachen möglich.

Untersuchungen

- Otoskopie, Ohrmikroskopie: Normalbefund.
- Hörprüfungen: Normalbefund.
- Frenzel-Brille: Horizontaler Ausfallsnystagmus, häufig mit rotatorischer Komponente.
- Kalorische Vestibularisprüfung: Einseitige Untererregbarkeit oder Unerregbarkeit.
- Labor: Titerbestimmung auf Viren, Toxoplasmose, Rickettsien, Borrelia burgdorferi, Ausschluß eines Diabetes. Luesserologie.
- Röntgen: Aufnahmen nach Schüller und Stenvers, evtl. CT: unauffällig.

Differentialdiagnose

- Benigner paroxysmaler Lagerungsschwindel (Cupulolithiasis, S. 114).
- „Migraine équivalent“: Prodromale Kopfschmerzen, gefolgt von Schwankschwindel mit Übelkeit und Erbrechen. Migräneanfälle in Anamnese bekannt.
- Apoplexie der Labyrintharterie: Akut einsetzender, bleibender, kompletter vestibulärer Ausfall.
- Akustikusneurinom, Hirntumor.
- Otogen: Labyrinthitis, Membranruptur des runden Fensters, Morbus Ménière.
- Zentral: Multiple Sklerose, Neurolues, vertebrobasiläre Insuffizienz, Subarachnoidalblutung.
- Zervikal: HWS-Syndrom, Schleudertrauma, Myalgie.
- Traumatisch: Felsenbeinfraktur, Contusio labyrinthi, Explosionstrauma.

- Toxisch: Alkohol, Chloroquin, Aminoglykoside, Schleifendiuretika.
- Hämatogen: Leukämie.

Konservative Therapie

- Meist Spontanremission, behandelt werden die akuten Symptome mit Antivertiginosa (Torecan 1 Amp. i.m. oder langsam i.v. bzw. Supp., 1–3 × 1/die; Vomex A, 3 × 1 Supp./die), Sedativa (z. B. Psyquil, 2–3 × 5 mg/die i.v. oder i.m.), Antihistaminika (z. B. Tavegil) oder Anticholinergika (Scopolamin).
- Bei bakteriellem Begleitinfekt Antibiotikum.
- Bei Verdacht auf Borreliose: Penicillin G, 3–4 Mio. IE/die.
- Bei anhaltendem Erbrechen Zufuhr von Elektrolyten i.v.
- Unterstützend wirken Lagerungsübungen, Gleichgewichtstraining.

Prognose

- Bei Jugendlichen meist rasche Restitutio ad integrum.
- Bei alten Menschen oft langwieriger Verlauf (monatelanger zentraler Kompensationsvorgang), u. U. mit bleibendem Belastungsschwindel.
- Rezidive möglich.

Hinweis

- Bis zur gänzlichen Restitution gilt: Fahruntauglichkeit, Tauch-, Flugverbot, keine Arbeiten auf Gerüsten und Leitern!

Benigner paroxysmaler Schwindel

Allgemeines

- Synonym: Cupulolithiasis, positionaler Schwindel.
- Ätiologie: Pathologische Calciumkristall-Ablagerungen auf dem Sinnesepithel der Cupula des hinteren Bogenganges als Folge einer spontanen Degeneration der Otolithenmembran oder eines Labyrinthtraumas (Contusio labyrinthi, Otitis media, Ohrchirurgie, Verschluß der A. vestibularis anterior).
- Symptome: Schlagartiger, reproduzierbarer Drehschwindelanfall von etwa 30 s Dauer, ausgelöst durch bestimmte Kopfbewegungen bzw. Lagewechsel, begleitet von Übelkeit, Erbrechen, Ataxie.

Untersuchungen

- Ohrmikroskopie: Normalbefund.
- Audiometrie: Normal.
- Komplette Vestibularisprüfung: Oft normal.
- Provokationstest für den positionalen Nystagmus mit Frenzel-Brille (Abb. **16**).

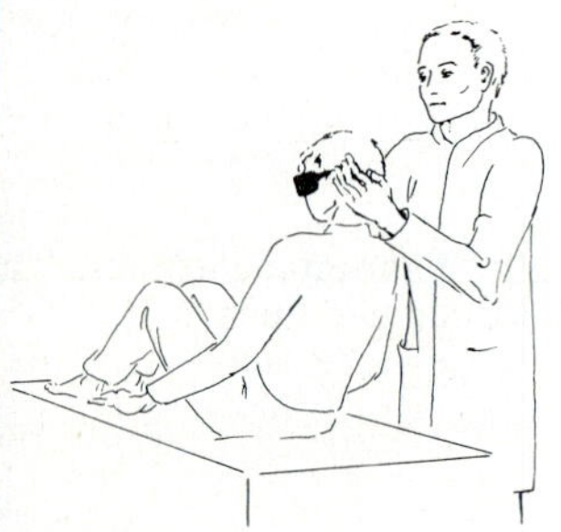

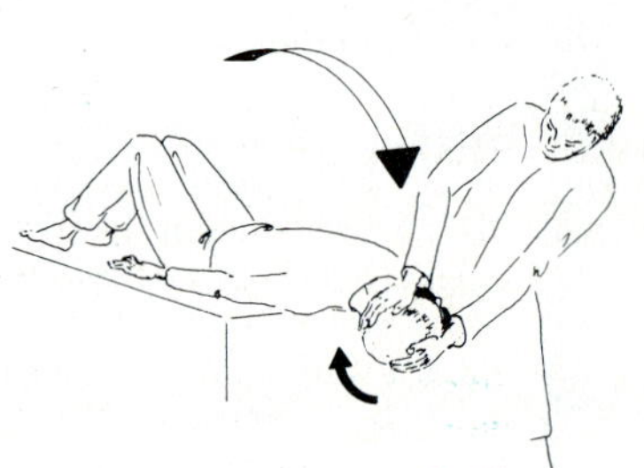

Abb. **16**

- Vorgehen: Der Patient sitzt auf der Untersuchungsliege, legt sich *schnell* flach ab, der Kopf hängt über das Ende der Liege.
- Untersucher dreht Kopf so, daß ein Ohr nach unten zeigt. Nach einigen Sekunden tritt ein Drehschwindel von 15–30 s Dauer auf, begleitet von einem rotatorischen Nystagmus.
- Ist linkes Ohr betroffen, dann Nystagmus im Uhrzeigersinn, ist rechtes Ohr betroffen, dann entgegengesetzt.
- Setzt sich Patient wieder auf, dann erneuter, rotatorischer Horizontalnystagmus, aber vermindert in entgegengesetzter Richtung.
- Bei wiederholten Untersuchungsgängen werden die objektiven wie auch subjektiven Symptome schwächer (Reizermüdung).

Differentialdiagnose

- Ein positionaler Nystagmus kann auch bei Störungen im ZNS auftreten. Diesem fehlen aber Latenz, Ermüdbarkeit und subjektive schwere Sensationen. Dieser Nystagmus hält solange an, wie die Position eingehalten wird. Dieser *zentrale, positionale Nystagmus* kann vertikal oder, wenn rotatorisch, dann richtungswechselnd sein.
- Morbus Ménière, Neuropathia n. vestibularis.
- HWS-Syndrome: Zervikaler Nystagmus (S. 19).
- Akustikusneurinom (S. 116).
- Multiple Sklerose.
- Subclavian-steal-Syndrom.

Konservative Therapie

- Patient weiß selbst, welche provokativen Bewegungen (Positionen) er durchführen muß, um einen Anfall auszulösen.
- Diese Positionen sollen mehrfach täglich provoziert werden.
- Evtl. physikalische Therapie (Lagerungstraining).

Operationsindikation

- Invalidisierende, attackenartige gehäufte Drehschwindelanfälle.

Operative Prinzipien

- Durchtrennung des N. singularis:
  Tympanotomie (S. 362), Darstellen des runden Fensters, Anlegen eines Bohrloches am unteren Rande, Exposition und Durchtrennung des N. ampullaris posterior.
  Identifizierung sowie Sektion des dahinterliegenden N. singularis.

Prognose

- Durch Habituation meist Besserung der Beschwerden.
- Nach Sektion des N. singularis sofortiges Sistieren der Anfälle (Gacek).

Hinweis

- Fahruntüchtigkeit, Tauchverbot. Berufsunfähigkeit, wenn für die Ausübung der Tätigkeit ein intakter Gleichgewichtssinn erforderlich ist.

Akustikusneurinom

Allgemeines

- Synonym: Kleinhirnbrückenwinkeltumor, Schwannom des N. acusticus sive vestibularis.
- Benigne, langsam wachsende Geschwulst der Schwannschen Zellen der Nervenscheide des N. vestibularis, selten des N. cochlearis oder N. facialis.
- Lokalisation: Bevorzugt im inneren Gehörgang und im Kleinhirnbrückenwinkel; demnach intrameataler, intra- und extrameataler oder primär extrameataler (Hirnstamm) Sitz.
- Meist einseitig, gelegentlich auch beidseitig (Morbus Recklinghausen), synchron oder metachron.
- Inzidenz (Einwohner/Jahr): 1 : 100000. 7% aller intrakraniellen Geschwülste sind Akustikusneurinome.
- Komplikationen: Mit zunehmendem Tumorwachstum oder bei primärer extrameataler Lokalisation der Geschwulst kommt es zu Ausfällen des Fazialis (Tic, Parese), des Trigeminus (Schmerzen, Hyp- oder Anästhesie), zu zerebellären Symptomen (Doppelbilder, Gangstörungen) und schließlich zu Hirndrucksymptomen (Kopfschmerzen, Erbrechen, Sehstörungen).
- Symptome: Einseitiger *Tinnitus* (in 3% Erstsymptom). Einseitige *progrediente Schallempfindungsschwerhörigkeit* (gelegentlich Hörsturz als Erstsymptom). *Diskreter Drehschwindel,* inkonstanter Schwankschwindel oder Gangabweichung (50% aller Patienten zeigen nur geringfügige vestibuläre Symptomatik trotz schwerster vestibulärer Unterfunktion bei der thermischen Prüfung, sog. *Kanalparese*).

Untersuchungen

- Palpation: Mit Watteträger Sensibilität der hinteren oberen Gehörgangswand im Seitenvergleich überprüfen (bei Akustikusneurinom Sensibilitätsverminderung = *Hitselberger-Zeichen*).
- Otoskopie, Ohrmikroskopie: Normalbefund.
- Stimmgabelprüfung, Audiogramm: Ein-, evtl. beidseitige Schallempfindungsschwerhörigkeit.
- Recruitmenttest: Negativ.
- Sprachaudiogramm: Mißverhältnis zwischen schlechter Diskrimination und noch gutem Tongehör.
- Stapediusreflex: Ausfall in ca. 50% der Fälle.
- Bekesy-Audiogramm, Schwellenschwundtest, Ermüdungstest.
- Frenzel-Brille: Spontannystagmus zum gesunden Gegenohr, evtl. erst durch Provokation nach Kopfschütteln.
- Vestibularisprüfung (ENG): Unter- bis Unerregbarkeit.
- BERA: Vergrößerte Latenz zwischen Welle I und V im Vergleich zur gesunden Seite (Treffsicherheit 90%).
- Röntgen: Transorbitale Darstellung der inneren Gehörgänge.

- Bei intrameatalem und intra-/extrameatalem Wachstum Aufweitung im Vergleich zur gesunden Gegenseite.
- CT: Trichterförmige Erweiterung eines inneren Gehörganges.
- Optimierung der Interpretation durch retrograde Luftfüllung des Kleinhirnbrückenwinkels.
- MRI: Sicherster Nachweis auch kleinster Tumoren.
- Angiographie (fakultativ): Zum Ausschluß eines vaskulären Tumors oder abnormaler Gefäßschlingen.
- Liquordiagnostik: Eiweißerhöhung ohne Pleozytose.

Differentialdiagnose

- Morbus Ménière, Hörsturz, Cupulolithiasis, Neuropathia n. vestibularis, Zervikalsyndrom.
- Primäres Cholesteatom des Kleinhirnbrückenwinkels, Fazialisneurinom, andere primäre oder metastatische Hirntumoren.
- Subarachnoidalblutung, multiple Sklerose.

Konservative Therapie

- Bei alten Patienten ohne gravierende Beschwerden abwarten, engmaschige Verlaufskontrolle (MRI). Falls nur geringe Progredienz und keine weiteren Ausfälle: symptomatische Behandlung (z. B. Dogmatil 200 mg, 2 × 1 Tbl./die, Torecan-Supp.).

Operationsindikationen

- Grundsätzlich jedes diagnostizierte Akustikusneurinom, um die Gefahr irreversibler krankheitsbedingter oder operativ verursachter Folgeschäden möglichst gering zu halten.

Operative Prinzipien

- Bei kleinen intrameatalen Tumoren mit gutem Hörvermögen transtemporaler Zugangsweg (S. 366).
- Bei größeren intrameatalen oder intra-/extrameatalen Geschwülsten ohne verwertbares Gehör transmastoidal-translabyrinthäre Entfernung.
- Bei großen intra- und extrameatal gelegenen Tumoren, insbesondere bei noch gutem Hörvermögen retrosigmoidale, subokzipitale Tumorresektion (zusammen mit Neurochirurgen).

Prognose

- Rezidivneigung bei großen Tumoren, operationsbedingte Funktionsausfälle der Nn. V, VII und VIII häufig.

Idiopathische Fazialisparese

Allgemeines

- Synonym: Bellsche Parese.
- Definition: Meist einseitige, plötzlich auftretende periphere komplette oder partielle Lähmung des N. facialis.
- Ätiologie: Ungeklärt, evtl. ausgelöst durch virale und/oder bakterielle Antigene. Das entzündungsbedingte Ödem der Nervenscheide stranguliert den Nerv im knöchernen Verlauf.
- Antikörpertiter gegen Herpes (HSV-1), Zeckenbißenzephalitisvirus, Grippeviren, aber auch gegen Tick-borne-Borrelia-Spirochäten nachgewiesen.
- Bevorzugtes Auftreten bei Diabetikern (beidseitig), in der Schwangerschaft, bei Autoimmunerkrankungen, AIDS (10%).
- Jahreszeitliche Erkrankungsgipfel: Mai, Oktober, November.
- Komplikationen: Keratitis, Hornhautulzera infolge Lagophthalmus.
- Symptome: Verminderte oder aufgehobene Willkürmotorik der Gesichtsmuskulatur. Störungen der Salivation, des Geschmacks, der Tränensekretion, gelegentlich Hyperakusis. Pelziges Gefühl der betroffenen Gesichtshälfte.

Untersuchungen

- Inspektion: „Schiefe" Gesichtsseite mit hängendem Mundwinkel. Stirnrunzeln, Lidschluß und Lippenspitzen nicht möglich (genaue Dokumentation!).
- Palpation: Parotis (Tumor?), Ohrmuschel (Zoster oticus?).
- Otoskopie, Ohrmikroskopie: In der Regel unauffällig.
- Stimmgabelprüfung, Audiogramm: Meist unauffällig.

Topodiagnostik der Lähmung:

- Schirmer-Test (S. 21): Verminderte Tränensekretion bei Lähmung in Höhe oder proximal des Ganglion geniculi (N. petrosus major).
- Stapediusreflexmessung (S. 10): Erhöhte Schwelle oder Ausfall bei Schädigung bis ins tympanale Nervensegment.
- Geschmacksprüfung (S. 34): Bei Verlust der Geschmacksempfindung in vorderen ⅔ des Zungenrandes (Chorda tympani) Läsion kranial des zweiten Fazialisknies.
- Bei normalem Ergebnis der Untersuchungen liegt Schädigung weiter peripher (z. B. Parotismalignom).
- Elektrodiagnostik (S. 21ff): Wichtig zur Quantifizierung des Ausfalls, für Prognose und Indikation eines evtl. operativen Eingriffs (bis 10–12 Tage nach Eintritt der Lähmung ist die Elektromyographie nicht verwertbar!).
- Funktionsprüfung aller übrigen Hirnnerven.
- Blutwerte: Differentialblutbild, BSR.
- Serumtiter auf Herpes (HSV-1), Zeckenbißenzephalitisvirus, Grippeviren, Tick-borne-Borrelia-Spirochäten, HIV.

- Röntgen: Aufnahmen nach Schüller und Stenvers.
- CT: Raumforderung, Fraktur?

Differentialdiagnose

- Komplikation bei Otitis media acuta, Cholesteatom, Tbc.
- Traumatische Fazialisparese (otobasale Fraktur, Stich-, Schußverletzung), iatrogen (Mittelohr-, Parotisoperation).
- Parotismalignom. Akustikusneurinom. Hirntumor, Fazialisneurinom.
- Zentrale Fazialisparese, z. B. apoplektischer Insult (Innervation des Stirnastes erhalten).
- Zoster oticus.
- Melkersson-Rosenthal-Syndrom (rezidivierende Fazialisparese mit Cheilitis und Faltenzunge sowie Gesichtsödem).
- Angeborene hemifaziale Dysplasien.
- Multiple Sklerose, pontine Gliome, Leukämie. Guillain-Barré-Syndrom, Bulbärparalyse, Morbus Parkinson: Hier beidseitige Parese möglich.

Konservative Therapie

- Infusionen (niedermolekulares Dextran, physiologische Kochsalzlösung) mit vasoaktiven Substanzen (z. B. Dusodril, Tebonin, Trental, Tanakène) sowie Prednisolon (80 mg/3 Tage, dann 10 mg/die reduzieren).
- Zovirax, 5 × 1 Tbl. (400 mg)/die für 7 Tage bei Herpesätiologie.
- Borrelieninfektion: Penicillin per os, 3 × 1 Mio. IE/die.
- Faradisierung mehrmals täglich (über Wochen) mit batteriebetriebenem kleinem Nervenstimulator.
- Grimassierübungen, Streichmassage.

Operationsindikationen

- Bleibende Fazialisparese. Operative Möglichkeiten s. S. 432.
- Wenn elektroneuronographische Degeneration >90% (bei Bellscher Parese, Fisch).

Prognose

- Spontane Ausheilung in 100%, wenn Nervendegeneration ≤60%.
- Vollkommene Restitution nach Therapie, wenn Nervendegeneration <90%.
- Wenn Nervendegeneration >90%, Defektheilung möglich.

Riechstörungen

Allgemeines

- Man unterscheidet periphere, d. h. respiratorische und neuronale von zentralen Riechstörungen.
- Formen der Riechstörung: Hyposmie (herabgesetzte Riechempfindung), Anosmie (aufgehobene Riechempfindung), Parosmie (Fehl- oder Falschriechen) und Kakosmie. Wahrnehmung eines unangenehmen Körpergeruches, z. B. eitrige Sinusitis; subjektiv: unangenehme Geruchstäuschung).
- *Ursachen (Differentialdiagnose):* In mehr als der Hälfte der Fälle mechanische Verlegung des Riechspaltes oder Funktionsstörung des ersten Neurons, z. B. infolge Entzündung, Allergie, orthostatischer Dysregulation, Nasenpolypen, atrophische Rhinitis oder Ozaena, granulomatöse Erkrankungen und Tumoren.
- In etwa 20% banale virale Erkrankungen, meist Postinfluenzahyposmie oder -anosmie.
- In 3% iatrogen (Operation).
- Ferner: In 3% Folge eines Schädel-Hirn-Traumas, entweder Abriß der Fila olfactoria oder – selten – zentrale Schädigung.
- In 4% genetisch bedingt als autosomal dominanter, isolierter Defekt oder familiär assoziiert mit frühzeitigem Haarausfall und Migräne oder Hypogonadismus mit Anosmie.
- In 14% unbekannt oder Symptom verschiedenster Allgemeinerkrankungen wie Schizophrenie (Geruchshalluzination), Depression, neurologische Erkrankungen (multiple Sklerose, Morbus Parkinson), endokrine Erkrankungen (Cushing-Syndrom, Hypothyreoidismus, Diabetes mellitus, Hypogonadismus), alimentär (Leberzirrhose, Vitamin-B_2- und -B_{12}-Mangel), medikamentös, Strahlentherapie der Rhinobasis und nach Laryngektomie.
- Komplikationen: Gefährdung am Arbeitsplatz und Berufsunfähigkeit wegen Ausfalls der Warnfunktion des Geruchsinns, Fehlen der Wahrnehmungs- und Erkennungsmöglichkeit von Duftstoffen sowie Beeinträchtigung des Geschmackssinnes (z. B. Angehörige der Feuerwehr, Chemiearbeiter, Parfumeure, Köche).

Untersuchungen

- Rhinoscopia anterior et posterior vor und nach Abschwellen der Nasenschleimhäute mit z. B. Privin-Spray.
- Geruchs- und Geschmacksprüfung (S. 24, 34).
- Röntgen: Nasennebenhöhlen, Schädel a.-p. und seitlich.
- CT: Bei Verdacht auf endokranielle Ursache.
- Ggf. neurologische Untersuchung.
- Evtl. serologische Untersuchungen (Virustiterbestimmung).

Therapie

- Bei mechanischer Behinderung der Luftzufuhr zur Regio olfactoria chirurgische und/oder medikamentöse Kausaltherapie, z. B. Polypektomie (S. 384), Sanierung der Nasennebenhöhlen (S. 390), Rhinocort-Spray, abschwellende Nasentropfen, Hyposensibilisierung bei Pollinosis (S. 135).
- Bei Anosmie nach frischen viralen (grippalen) Infekten Infusionen mit niedermolekularem Dextran oder physiologischer Kochsalzlösung mit Zusatz von vasoaktiven Substanzen (z. B. Dusodril, Trental, Tanakène), Prednisolon (80 mg/3 Tage, dann täglich um 10 mg reduzieren), Vitamin B_6 (z. B. Vitamin-B_6-ratiopharm, 3–4 Tbl./die) sowie Movellan-Tbl. (N-Oxid-Strychnin-HCl 0,1–0,25 mg/kg KG) über 10 Tage.
- In therapieresistenten Fällen Versuch einer Langzeittherapie mit Asa foetida D6.

Prognose

- Bei respiratorischer Anosmie und Riechstörung, deren Ursache behandelt werden kann, gut.
- Bei Grippeanosmie Restitutio ad integrum in 60–70% der Fälle.
- Nach Schädel-Hirn-Trauma, bei iatrogener Ursache etc. keine Besserung zu erwarten.

Nasenfurunkel

Allgemeines

- Schmerzhafte Staphylokokkeninfektion der Haarbälge (Folikulitis) im Vestibulum nasi (Vestibulitis). Oft durch Manipulationen bedingte, intrakutane Ausbreitung der Entzündung zur Nasenspitze, den Nasenflügeln (Zellulitis, Pyodermie), zur Oberlippe.
- Komplikationen: Phlegmonöse Ausbreitung entlang des Nasenrükkens in den medialen Augenwinkel (Druckschmerz!), Gefahr einer Sinus-cavernosus-Thrombose (Verbindung V. facialis – V. angularis – V. ophthalmica – Sinus cavernosus).
- Symptome: Zunehmende Spannungsschmerzen, Rötung und Schwellung der Nasenspitze oder der Oberlippe, allgemeines Krankheitsgefühl, Fieber, Kopfschmerzen.

Untersuchungen

- Vordere Rhinoskopie.
- Vorsichtige Palpation insbesondere auch im Bereich des medialen Augenwinkels.
- Abstrichentnahme, wenn Eiter erkennbar.
- Blutwerte: Differentialblutbild, BSR.

Differentialdiagnose

- Erysipel: Flächenhafte, oft schmetterlingsartige, scharf begrenzte, entzündliche Rötung beiderseits der Nase, hohes Fieber, ausgelöst durch hämolysierende Streptokokken. Therapie mit Penicillin G, Augmentin, Rocephin, lokal Alkoholumschläge.
- Herpes zoster: Segmentartige, einseitige, schmerzhafte Bläschenbildung, neuralgiforme Gesichtsschmerzen.
- Rosazea: Schmerzhafte, fleckige Rötung mit Schuppung, Teleangiektasien und Ausbildung von tuberkuloiden Granulomen.

Konservative Therapie

- Kürzen der Haare des Vestibulums.
- Dickes Ausstreichen der entzündlichen Ursprungsregion mit Aureomycin-Salbe.
- Äußerlich im Bereich der Nasenspitze und der Nasenflügel Umschläge mit 70%igem Alkohol.
- Antibiotika hochdosiert oral oder parenteral (z. B. Staphylex, 3 × 1 g/die – bei Kindern nach Gewicht – oder Dichlor-Stapenor, 4 × 0,5 g/die i.v. – bei Kindern nach Gewicht).
- Ruhigstellung der Gesichtsmotorik (Sprechverbot).

Operationsindikationen

- Druckschmerzen und Rötung im medialen Augenwinkel.
- Gefahr einer Sinus-cavernosus-Thrombose.

Operative Prinzipien

- Unterbindung und Durchtrennung der V. angularis (S. 378).

Prognose

- Bei rechtzeitiger hochdosierter Antibiotikabehandlung und ggf. Angularisdurchtrennung gut. Folgenlose Ausheilung.

Hinweis

- Nie Ausdrücken des Furunkels, da Gefahr einer retrograden Thrombophlebitis mit nachfolgender Sinus-cavernosus-Thrombose.

Tumoren der äußeren Nase

Allgemeines

- Tumoren der äußeren Nase sind (Ausnahme: Rhinophym = Knollennase als Folge einer Hypertrophie der Talgdrüsen) identisch mit benignen und malignen Hauttumoren des Kopf-Hals-Gebietes: Hautwarzen, Verruca senilis, aktinische Keratosen, Basalzellkarzinom (Basaliom), spinozelluläres Karzinom (Plattenepithelkarzinom), malignes Melanom.
- Symptome: Außer den sichtbaren Veränderungen oft keine, gelegentlich Blutung bei Berühren oder Juckreiz.

Untersuchungen

- Anamnese: Blutung, juckend, schmerzhaft, in letzter Zeit entstanden oder schon immer vorhanden, aber in letzter Zeit verändert.
- Inspektion mit Lupe oder unter dem Mikroskop.
- Palpation: Verschieblichkeit.
- Biopsie bei Verdacht auf Basalzellkarzinom oder Plattenepithelkarzinom, histologische Untersuchung.
- Bei Verdacht auf malignes Melanom Exzision weit im Gesunden (Exzisionsbiopsie) und histologische Untersuchung. Defekt mittlerweile steril abdecken und sekundär verschließen.
- Genaue (Foto-)Dokumentation des Primärbefundes erleichtert Entscheidung über Ausdehnung der nachfolgenden kurativen Exzision.
- CT: Zum Ausschluß einer Meningoenzephalozele (zystischer Nasenrückentumor beim Kind).

Differentialdiagnose

- Wird durch Histologie abgeklärt.
- Neurotropes Ulkus (meist am Ansatz eines Nasenflügels).
- Lupus vulgaris.
- Spaltbildung der Nase mit Meningoenzephalozele beim Kind: 1:4000 Geburten.

Konservative Therapie

- Bei Inoperabilität und Operationsverweigerung Bestrahlung des Primärtumors und – bei Plattenepithelkarzinom und Melanom – des regionalen Lymphabflußgebietes.
- Postoperative Bestrahlung bei Plattenepithelkarzinom.
- Bei Melanom im Anschluß an Primärtherapie evtl. Immun-Enhancement mit z. B. BCG.

Operationsindikationen

- Grundsätzlich jeder Tumor der äußeren Nase („konservative" Verfahren nicht oder nur kurzfristig wirksam).

Operative Prinzipien

- Bei benignen Tumoren: Exzisionsbiopsie.
- Bei Rhinophym: Tangentiales Abschälen der Talgdrüsenhypertrophie.
- Spaltnase mit Meningoenzephalozele: Kombiniertes rhinologisch-neurochirurgisches Vorgehen.
- Bei Basaliom: Exzision im Gesunden, Schnellschnittdiagnostik der Randbezirke und plastische Defektdeckung mit freiem Hauttransplantat von retroaurikulär, gestielten Insellappen, Hautverschiebelappen oder Stirnlappen, je nach Ausdehnung und Lokalisation.
- Bei Plattenepithelkarzinom: Exzision weit im Gesunden und Defektdeckung. Wenn submentale, submandibuläre oder kollare Lymphknotenmetasen (sehr selten), dann Neck-dissection und Nachbestrahlung.
- Melanom: Primäre Resektion weit im Gesunden, Schnellschnitthistologie und plastische Defektdeckung. Bei Lymphknotenbefall Neck-dissection.

Prognose

- Bei benignen Tumoren gut.
- Bei Basaliom immer Rezidive, wenn primär nicht in sano unter Randschnittkontrolle operiert wurde.
- Bei Plattenepithelkarzinom globale 5-Jahres-Überlebenswahrscheinlichkeit 80%.
- Bei Melanom 5-Jahres-Überlebensrate $\leqq$60%.

Hinweis

- Basaliome sind *maligne* Geschwülste und dementsprechend radikal zu behandeln. Keine Radiotherapie, insbesondere nicht im Augenwinkelbereich!
- Maligne Tumoren der äußeren Nase wachsen subkutan oft tief destruierend, so daß häufig umfangreiche operative Eingriffe mit Resektion von Knochen, Augenlidern oder Teilen der Periorbita erforderlich sind. Dies gilt besonders für Rezidive nach insuffizienter Primärtherapie.

Deformation der äußeren Nase

Allgemeines

- Ursachen: Kombinierte oder isolierte äußere Nasendeformationen (Schief-, Höcker-, Platt-, Lang-, Sattelnase) können angeboren oder erworben sein (z. B. Lues congenita, schwere Septumdeviationen, Folge von Septumabszessen, posttraumatisch).
- Komplikationen: Rezidivierende Sinusitiden (S. 146), Probleme beim Brillentragen, psychische Beeinträchtigung.
- Symptome: Psychische (kosmetisch-ästhetische) Beeinträchtigung, behinderte Nasenatmung, Hyposmie.

Untersuchungen

- Genaue Anamnese.
- Inspektion.
- Palpation: Veränderungen im knöchernen/knorpeligen Anteil, Begradigung bei Druck von außen, knöcherne Stufen oder Asymmetrien des knöchernen Nasengerüstes.
- Vordere Rhinoskopie: Luxation oder Deviation des Septums, pathologische Breite der Columella.
- Rhinomanometrie (S. 24): Objektivierung der Nasenatmungsbehinderung.
- Olfaktometrie (S. 24).
- Röntgen: NNH okzipitomental/okzipitonasal, Nase a.-p. und seitlich.
- Fotografische Dokumentation (von vorn, seitlich, unten).

Operationsindikationen

Medizinisch:

- Kombinierte Deformationen der inneren und äußeren Nase mit behinderter Nasenatmung.
- Angeborene schwere Veränderungen des knorpelig-knöchernen Nasengerüstes (z. B. bei Lippen-Kiefer-Gaumen-Spalten).
- Posttraumatische Veränderungen der äußeren Nase.
- Objektiv auffällige, gesellschaftlich oder psychologisch nachvollziehbar störende Formveränderungen der äußeren Nase.

Nicht medizinisch:

- Detaillierte, schriftlich fixierte, subjektive Wunschvorstellungen des Patienten nach ästhetischer Detailveränderung der äußeren Nase.
- Operationszeitpunkt: Möglichst nicht vor Abschluß des allgemeinen Wachstums (16.–18. Lebensjahr).

Operative Prinzipien

- Septorhinoplastik bestehend aus Septumplastik (S. 381), medianer und lateraler Osteotomie, Höckerabtragung oder Unterfütterung des Nasenrückens. Feinkorrekturen am Nasensteg und an den Nasenflügelknorpeln.
- Isolierte, korrigierende Eingriffe im Bereich des knorpeligen und/oder knöchernen Nasengerüstes (Höckerabtragung, Nasenflügelkorrektur, Nasenspitzenplastik etc.).
- Bei Materialdefizit Verwendung von Rippenknorpel, Beckenkammknochen oder Ohrmuschelknorpel.

Prognose

- Bei korrekter Operationstechnik in 80% objektiv und subjektiv zufriedenstellendes Ergebnis.
- Erneute Formveränderungen infolge Nasenwachstum oder Resorption von Implantaten auch nach Jahren noch möglich.

Nasenbeinfrakturen

Allgemeines

- Nach stumpfen oder scharfen Gesichtstraumen (Sportunfälle, Autounfälle), geschlossene oder offene Fraktur des Os nasale oder Impressionsfraktur der Nasenpyramide mit Septumfraktur.
- Komplikationen: Bei rascher Entstehung eines ein- oder beidseitigen Periorbitahämatoms oder bei Luftemphysem paranasal Verdacht auf zusätzliche Mittelgesichtsfraktur (Oberkiefer, Siebbein) oder Schädelbasisfraktur (Brillenhämatom, Liquorrhoe). Septumhämatom, Septumabszeß.
- Symptome: Deviation und Schwellung der äußeren Nase. Einsenkung des Nasenrückens mit oder ohne Verletzung der bedeckenden Haut. Blutung aus der Nase. Krepitation des Nasengerüstes. Schmerzen.

Untersuchungen

- Inspektion: Riß- oder Platzwunde über dem Nasenrücken (offene Nasenbeinfraktur?), Schwellung, Hämatom, Formveränderung.
- Palpation: Stufenbildung, schmerzhafte Krepitation.
- Rhinoskopie: Blut in den Nasenhaupthöhlen, verschwollene Nasenschleimhäute, Septumhämatom oder Deviation.
- Röntgen: Nasengerüst seitlich und von unten, NNH okzipitomental/okzipitonasal (zum Ausschluß einer Mitbeteiligung der NNH).
- Befund mit neuerem Foto vergleichen (forensische Gründe).

Differentialdiagnose

- Akutes Trauma bei vorbestehender konnataler Schief- oder Sattelnase.

Konservative Therapie

- Tetanusprophylaxe bei offener Fraktur.
- Nicht dislozierte Nasenbeinfraktur: Antiphlogistische Therapie (Varidase, 6 × 1 Tbl./die; Voltaren 50 mg, 2 × 1 Tbl./die; abschwellende Nasentropfen, Schneuzverbot).
- Dislozierte, geschlossene Nasenbeinfraktur: Bei starken Verschwellungszuständen zunächst für 1–3 Tage Antibiotikum, Antiphlogistikum, Analgetikum, abschwellende Nasentropfen, Schneuzverbot.

Operationsindikationen

- Dislozierte, geschlossene Nasenbeinfraktur.
- Offene Nasenbeinfraktur: Indikation zur chirurgischen Sofortversorgung.
- Verletzung der inneren Nasenweichteile, z. B. Abriß des Kopfes der unteren Muschel.
- Drohende funktionelle Beeinträchtigung.
- Starkes Nasenbluten (S. 130).

Operative Prinzipien

- Geschlossene oder offene Reposition und Fixation, Nasentamponade, äußere Schienung (S. 379).
- Bei Septumhämatom Spaltung und Drainage (S. 143).
- Bei zusätzlichen Mittelgesichts- oder Rhinobasisfrakturen entsprechende Versorgung (S. 397).

Prognose

- Bei adäquater Therapie folgenlose Ausheilung in 80%, in den übrigen Fällen spätere Septorhinoplastik erforderlich.
- Bei unbehandelter Nasenbeinfraktur erhebliche Deformität und Funktionsbeeinträchtigung (besonders bei Trauma im Kindesalter) zu erwarten.

Nasenbluten (Epistaxis)

Allgemeines

- Ursachen:
  Lokal (30%):
- Rhinitis sicca, Gripperhinitis, Vestibulitis, Sinusitis, traumatisch (digital, Nasenbeinfrakturen, Rhinobasisfrakturen, traumatisches Aneurysma der A. carotis interna), Neoplasien der Nasennebenhöhlen, des Nasopharynx oder der Nasenhaupthöhlen (blutende Polypen, Karzinome, Hämangioperizytom, malignes Melanom, benigne und maligne Nasopharynxtumoren [S. 173]).
  Allgemeinerkrankungen (70%):
- Arteriosklerose, Hypertonie, Antikoagulanzientherapie oder immunsuppressive Therapie, aplastische Anämie, Leukämie, Thrombozytopenie, Lebererkrankungen, hereditäre Koagulopathien, Morbus Osler-Rendu-Weber.
- Komplikationen: Anämie, Kreislaufschock, Infektionsneigung, Aspirationspneumonie, Septumperforation (iatrogen infolge häufiger Blutstillungsmaßnahmen), Hämatotympanum.

Untersuchungen

- Anamnese: Einseitig, beidseitig, rezidivierend, schwallartig, mit oder ohne blutigem Auswurf.
- Rhinoskopie: Absaugen der Nasenhaupthöhlen, Einlegen von in Pantocain (0,5% c. Adrenalin) getränkten Nasenspitztupfern für 10 min, nach Entfernung Lokalisation der Blutungsquelle über vordere und hintere Rhinoskopie.
- Fiberendoskopie oder starre Geradeaus- und Winkeloptik.
- Röntgen: NNH okzipitomental/okzipitonasal, ggf. CT, Arteriographie.
- Biopsie bei Tumorverdacht.

Sofortmaßnahmen

- Beruhigung (evtl. Sedativa), leicht vornübergebeugter Oberkörper (nicht liegend) Mund geöffnet, Eiskrawatte, Blut ausspucken lassen. Einlage von Pantocain-Privin-getränkten Gazestreifen, Kompression der Nasenflügel.
- Blutdruckkontrolle, Anlegen eines intravenösen Zugangsweges (langsam tropfende Mischinfusion).
- Wenn starke Blutung aus dem Nasopharynx, dann nach Oberflächenanästhesie rasches Einlegen einer Bellocq-Tamponade (S. 373).
- Bei länger bestehender oder rezidivierender Blutung Bestimmung von Hämoglobinwert, Hämatokritwert, Blutungszeit, Thrombozytenzahl, Quick-Wert, Thrombinzeit.

- Bei Absinken des Hämoglobins auf 80 g/l Gabe von Erythrozytenkonzentrat (strenge Indikationsstellung).

Konservative Therapie

- Blutungsquelle im vorderen Septumbereich: Anästhesie mit Privin-Pantocain-getränkten Nasenspitztupfern, Verödung eines spritzenden Schleimhautgefäßes mit bipolarer Koagulationspinzette, Kaliumpermanganatpulver oder mit Chromsäureperle.
- Blutungsquelle im mittleren oder hinteren Septumbereich, von lateraler Nasenwand oder Nasendach: Zunächst Einlage von Pantocain-Privin-getränkten Spitztupfern, dann geschichtete Fettsalbentamponade für 2–3 Tage (S. 372).
- Blutungsquelle aus Choanal- oder Epipharnyxbereich: Einlegen einer Bellocq-Tamponade (S. 373).
- Bei bekannter Grundkrankheit (Hypertonie, aplastische Anämie, Leukämie, Thrombozytopenie, Lebererkrankungen, hereditäre Koagulopathien) kausale internistische Therapie synchron einleiten (Blutdrucksenkung, Erythrozytenkonzentrate, Thrombozyten- oder Faktorenkonzentrate, Konakion, hämostyptischer Cocktail).
- Antibiotische Abschirmung solange Nasentamponade liegt.
- Bei tiefem Hb nach Gabe des Erythrozytenkonzentrates für 2–3 Wochen Eisensubstitution (z. B. Ferrum Hausmann).
- Detamponade meist nach 2–3 Tagen, Nachbehandlung mit weicher Nasensalbe, Bepanthen-Salbe, Prorhinel.

Operationsindikationen

- Nasenbluten, das auch durch wiederholte Nasentamponade, Bellocq-Tamponade oder Behandlung internistischer Grundleiden nicht zu stillen ist.
- Chronische Anämie wegen rezidivierenden Nasenblutens.

Operative Prinzipien

- Wenn Blutungsquelle aus Versorgungsgebiet der A. ethmoidalis anterior oder posterior, dann Unterbindung der A. ethmoidalis von außen (S. 376).
- Wenn Blutung aus dem Versorgungsgebiet der A. nasalis posterior septi, dann transmaxilläre Unterbindung der A. maxillaris (S. 375).
- Bei rezidiverender Schleimhautblutung wegen Morbus Osler-Rendu-Weber Resektion des erkrankten Schleimhautareals und Deckung mit freiem Mundschleimhauttransplantat (S. 377).
- Bei blutenden Tumoren (z. B. „Polypen") Exzisionsbiopsie.

Akute Rhinitis

Allgemeines

- Synonym: Schnupfen, Koryza.
- Gewöhnlich Manifestation eines zunächst afebrilen, katarrhalischen, respiratorischen Infektes mit Einbeziehung aller Anteile der Luftwege, ausgelöst durch Rhino-, Influenza-, Parainfluenza-, Respiratory-Syncytial-, Korona-, Adeno-, ECHO- und Coxsackie-Viren.
- Komplikationen: Nasenbluten, Sinusitis maxillaris, Superinfektion mit Streptokokken, Pneumokokken oder Staphylokokken, Übergang in eitrige Sekretion, dann Fieber.
- Symptome: Nicht eitrige, wäßrige bis visköse Nasensekretion, Niesreiz, verschwollene Nasenschleimhäute (behinderte Nasenatmung), Geruchs- und Geschmackseinschränkung, Reizhusten. Ähnliche Symptome in der Umgebung des Patienten.

Untersuchungen

- HNO-Status, insbesondere Rhinoscopia anterior und posterior.
- Abstrichentnahme (bei Superinfektion).
- Röntgen: NNH okzipitomental/okzipitonasal (zum Ausschluß einer Nebenhöhlenaffektion).

Differentialdiagnose

- Allergische Rhinopathie (S. 135).
- Vasomotorische Rhinopathie (S. 133).
- Fremdkörper.
- Kieferhöhlenzyste.
- Rhinoliquorrhoe (Zucker positiv).

Konservative Therapie

- Schwitzkur: 2 Tbl. Aspirin mit Vitamin C, anschl. 20–30 min heißes Bad, oder 2 Tbl. Aspirin und schnelles Trinken von 1–2 Tassen heißem Lindenblütentee, 24stündige Bettruhe. Zwischenzeitliches Abfrottieren.
- Zusätzlich: Calcium-Vitamin-C-Brausetabletten (1 g/die), abschwellende Nasentropfen, Inhalation mit Kamillendampf. Bei anhaltendem Niesreiz Antihistaminika (Fenistil, Systral, Tavegyl, Hismanal) oder Rhinopront, 2 × 1 Kps./die. Meist Abheilung innerhalb weniger Tage, auch ohne Therapie.

Allgemeines

- Ursache: Gefäßdysregulation der Nasenschleimhäute, verursacht durch exogene (trockene, verstaubte Luft, Hitze, Chemikalien, Alkohol) oder endogene (orthostatisch, hormonell) Reizsituationen.
- Symptome: Rezidivierende, wäßrige Rhinorrhoe mit Niesanfällen und verschwollenen Nasenschleimhäuten. Plötzliches Einsetzen bei trockener Umgebungsluft, beim Wechsel von kalter in warme Umgebung, beim Trinken heißer Flüssigkeiten oder Alkohol, bei seelischen Belastungen, bei endokrinen Sondersituationen (erste Hälfte der Schwangerschaft, Einnahme von Kontrazeptiva). Schnüffelzwang.
- Die Diagnose ergibt sich aus der eindeutigen Anamnese und dem fehlenden Nachweis von Allergenen oder Antikörpern.

Untersuchungen

- Rhinoscopia anterior und posterior: Hochrote bis bläulich livide verfärbte, verschwollene Nasenschleimhäute.
- Dünnflüssiges, klares Sekret. Aufgetriebene, maulbeerartige hintere Enden der unteren Muscheln.
- Endoskopische Untersuchung: Polypen, Neoplasie?
- Rhinomanometrie.
- Röntgen: NNH okzipitomental/okzipitonasal (zum Ausschluß einer sinugenen Ursache).

Differentialdiagnose

- Allergische Rhinopathie (S. 135).
- Spontane Entleerungen einer Kieferhöhlenzyste.
- Rhinoliquorrhoe: Einseitige, wasserklare, schubweise Rhinorrhoe, oft posttraumatisch (Glucosebestimmung) oder bei Meningoenzephalozele.
- Fremdkörper.
- Polyposis nasi.

Konservative Therapie

- Luftbefeuchter, Elimination eruierbarer Reizfaktoren (trockene Luft, Alkohol).
- Bei starken Schwellungszuständen kurzfristig abschwellende Nasensprays (Otrivin, Nasivin). Keine längere Anwendung topischer Vasokonstriktoren, da sonst Gefäßmuskulatur ihre Sensitivität gegenüber günstig beeinflussenden anderen Stimuli (Luftfeuchtigkeit, warme Umgebungslust) verliert.

- Auch bei fehlendem Nachweis von Allergenen Antihistaminikaversuch (z. B. Fenistil, Hismanal).
- Kreislaufstabilisierende Maßnahmen, z. B. Kneippsche Wechselbäder.

Operationsindikationen

- Muschelhyperplasie, persistierende, starke Verschwellung der Septumschleimhaut, aufgetriebene hintere Muschelenden.
- Vorbestehende Engstellen der inneren Nase, z. B. Septumdeviation, Septumleisten mit Kopfschmerzen oder Sluder-Symptomatik.

Operative Prinzipien

- Muschelkaustik (S. 141).
- Lateroposition und Quetschung der unteren Muscheln mit langem Spekulum.
- Teilresektion oder submuköse Resektion der unteren Muscheln.
- Submuköse Mobilisation der Septumschleimhaut zur Verminderung der Durchblutung.
- Resektion hinterer Muschelenden mit der Polypenschlinge.
- Ggf. Septumplastik.

Hinweis

- Die operativen Maßnahmen dienen der relativen Erweiterung der inneren Nase, so daß trotz auftretender Schwellungszustände eine ausreichende Nasenluftpassage gewährleistet ist. Da die Rhinopathia vasomotoria sich auch noch nach Jahren spontan bessern kann, besteht die Gefahr, daß die Nase dann zu weit ist und trocken wird (Rhinopathia sicca). Deshalb keine über das unbedingt notwendige Maß hinausgehenden endonasalen Operationen bei vasomotorischer Rhinopathie! Dies gilt sinngemäß auch für die allergische Rhinitis.

Prognose

- Unberechenbar.

Allgemeines

- Definition: Im Frühjahr und Herbst als Heuschnupfen (Pollinosis) auftretende oder ganzjährig (perennial) vorhandene wäßrige Rhinitis mit Nasenatmungsbehinderung, Niesreiz, Konjunktivitis. 5–7% der Bevölkerung in der Bundesrepublik Deutschland sind davon betroffen.
- Ursachen: IgE-vermittelte Hyperimmunreaktion gegen z. B. Pollen, Hausstaub, Hausstaubmilben, Tierhaare (Katze, Pferd), Nahrungsmittel (Eiweiß, Konservierungsstoffe), Schimmelpilze und Bakterien, Bienengift.
- Genetische Prädisposition: Familiär gehäuftes Auftreten.
- Vorkommen: In jedem Lebensalter.
- Komplikationen: Bakterielle Superinfektion (Stauungssinusitis), Nasenpolypen. Allergisches Bronchialasthma (Etagenwechsel der Allergie).
- Symptome: Akute, jahreszeitlich betonte, wäßrige Rhinitis. Verstopfte Nase, Juckreiz, Pharyngitis, Konjunktivitis, Hyposmie. Asthmoide Zusatzbeschwerden häufig.

Untersuchungen

- Genaue Anamnese: Tiere in Umgebung, saisonal, Berufsstaub. Inspektion: Konjunktivitis?
- Rhinoskopie: Rötlich-blasse bis livide verfärbte, verschwollene Nasenschleimhäute, besonders untere Muscheln. Evtl. Polypen im mittleren Nasengang oder vorderem Siebbein.
- Postrhinoskopie: Aufgequollene hintere Muschelenden.
- Nasensekretausstrich: Eosinophile Zellen.
- Röntgen: NNH okzipitomental/okzipitonasal: Polypös verdickte Nebenhöhlenschleimhäute, Kieferhöhlenpolypen oder Zysten.
- Allergietest: Pricktest, Scratchtest (Stäube), evtl. Intrakutantest (Schimmelpilze). Nasale Provokation (Schockorgan) mit Objektivierung durch Rhinomanometrie.
- Blutwerte: RAST (bei Kindern), evtl. Gesamt-IgE.
- Biopsie: Gesamt- und evtl. spezifisches IgE.
- Internistisches/pädiatrisches Konsilium: Lungenbefund.

Differentialdiagnose

- Vasomotorische Rhinopathie, Muschelhyperplasie.
- Nasenfremdkörper.
- Mukoviszidose.
- Siebbeinneoplasie.

Allergische Rhinopathie

Konservative Therapie

- Grundsätzlich Allergenausschaltung: Wenn Allergenkarenz nicht möglich, dann langfristige Hypo- oder Desensibilisierung. Bei bakteriellen Allergien Herdbeseitigung (Nebenhöhlen, Tonsillen, Zähne, Appendix).
- Im Anfall: Antihistaminika (z. B. Hismanal) kombiniert mit Sympathikomimetika (z. B. Arbid, Rhinopront).
- Abschwellende steroidhaltige Rhinologika (z. B. Nasicortin, Otriven-Millicorten, Dexa-Rhinospray) oder Antihistaminika mit Corticosteroiden als Nasenspray (z. B. Beconase, Rhinocort).
- Prophylaxe, z. B. Inhibostamin (Histidin-Decarboxylasehemmer), Intal nasal (Mastzelldegranulationshemmer).
- In Ausnahmefällen Depot-Gabe von Glucocorticosteroiden (Volon 80, Kenacort 80 i.m.). Intravenös Cortison bei Bienengiftallergie!

Operationsindikationen

- Auf konservative Maßnahmen unzureichend ansprechende perenniale Allergien.
- Massive Hyperplasie der unteren Muscheln oder hinteren Enden. Nasenpolypen. Kieferhöhlenpolypen.

Operative Prinzipien

- Muschelstichelung (S. 141), Konchotomie, Resektion hinterer Enden.
- Polypektomie (S. 384), endoskopisch bei Kieferhöhlenpolypen.
- Septumplastik mit Schleimhautmobilisation (Verminderung der Durchblutung).

Prognose

- Bei perennialen Allergien ungünstig, u. U. ständige konservative Therapie erforderlich.
- Bei Heuschnupfen (Pollinosis) und Bienengiftallergie in 75% gute Ergebnisse durch Hyposensibilisierung.
- Allergenwechsel (Überempfindlichkeit gegen neue Antigene) mit asthmoider Bronchitis häufig.
- Oft spontane Besserung mit zunehmendem Lebensalter.

Hinweis

- Die wichtigste „diagnostische" und für die Therapie wegweisende Maßnahme ist eine ausführliche *Anamnese,* z. B. anhand eines standardisierten Fragebogens.

Allgemeines

- *Ursachen:* Chronische, unspezifische oder spezifische Schleimhauterkrankung der Nasenhaupt- und evtl. auch der Nebenhöhlen, bedingt durch Bakterien oder Pilze, chronische chemische oder physikalische Noxen (Metallstaub).
- Stauungsrhinitis bei großen Adenoiden, Muschelhyperplasie, Septumdeviation, Polypen oder Tumoren der Nase oder des Nasopharynx.
- Endokrine Störungen oder veränderte Reaktionslagen (Schwangerschaft, Antikonzeptiva).
- Massive Luftverschmutzung, längerfristig erhöhte Ozonkonzentration.
- Komplikationen: Atrophische Rhinitis (S. 139), Anosmie, chronische Bronchitis, Fötor, Stauungssinusitis.
- Symptome: Schniefen, Rhinophonia clausa, Kopfschmerzen. Zähflüssiger klarer, weißlicher oder eitriger, oft fötider chronischer Nasenausfluß mit behinderter Nasenatmung.

Untersuchungen

- Anamnese.
- Rhinoscopia anterior und posterior.
- Endoskopische Untersuchung von Nase und Nasopharynx.
- Nasenabstrich, Gewinnung von Nasensekret, Anfertigen eines Ausstrichpräparates (Untersuchung auf Pilze, Bakterien).
- Biopsie bei erkennbaren Granulationen oder Tumoren.
- Rhinomanometrie.
- Olfaktometrie.
- Röntgen: NNH okzipitomental/okzipitonasal.

Differentialdiagnose

- Nasenfremdkörper, Choanalatresie.
- Allergische Rhinopathie.
- Chronische Sinusitis.
- Tumor der Nase oder der Nebenhöhlen.
- Spezifische Erkrankungen: Syphilis, Tuberkulose, Rhinosklerom (endemisch in subtropischen Regionen), Rhinosporidiose (blutende Polypen, Sri Lanka, Indien, Afrika), Leishmaniose, Blastomykose, Histoplasmose, Lepra (Infektionen, die charakteristischerweise mit Granulombildungen, Zerstörung von Weichteilgeweben, Knorpel und Knochen, mit nasaler Obstruktion, eitriger Rhinorrhoe und häufigem Nasenbluten einhergehen).
- Wegenersche Granulomatose, Nasopharynxtumoren.

Chronische Rhinitis

Konservative Therapie

- *Zeitlich begrenzt* milde, abschwellende Nasentropfen (Rp. s. unten). Inhalation mit Mukolytika.
- Nasenspülungen mit Emser-Salz-Lösung, Prorhinel.
- Gezielte antibiotische Behandlung nach Abstrichergebnis.
- Ausschalten chemischer oder physikalischer Noxen.
- Sofern im Ausstrich oder in Biopsie Hinweis auf spezifische Infektionen gezielte Chemotherapie: z. B. Klebsiella rhinoscleromatis (Ampicillin 4 × 0,5 g/die über 6 Wochen); Mycobacterium leprae: Langzeitgabe von Sulfonamiden (Dapsone). Applikation von weicher Nasensalbe (S. 140).

Operationsindikationen

- Muschelhyperplasie, Septumdeviation, Adenoidhyperplasie, Polypen, Tumoren, Choanalatresie.

Operative Prinzipien

- Muschelkaustik (S. 141), Septumplastik (S. 381), Adenotomie (S. 401), Polypektomie (S. 384), Entfernung des Tumors transnasal oder über laterale Rhinotomie (S. 386).

Prognose

- Bei Beseitigung der oft schwierig auszumachenden Ursachen gut.

Rezeptur für milde Nasentropfen

Rp.:

Naphazolinnitrat	0,01
Borwasser 3%	6,3
Desogen Lösung 10%	0,0025
Tylose MH 300 (= Methylcellulose)	0,15
Dest. Wasser ad	10,0

M.f. gtt.
D.c. pipett.
S. Nasentropfen

Atrophische Rhinitis

Allgemeines

- Synonym: *Ozaena,* Koryza foetida, Stinknase.
- Chronische Rhinitis sicca mit gehäuftem familiärem oder ethnischem Vorkommen (Osteuropa, Indien), ausgelöst und unterhalten durch atrophische und sklerotische Schleimhautveränderungen, abnorme Weite der Nasenhaupthöhlen.
- Vorkommen: Häufiger bei Frauen.
- Ursachen: Folge einer lang anhaltenden chemisch (Nikotin), physikalisch (Hitze) oder bakteriell induzierten Rhinitis oder Sinusitis. Bei spezifischer Rhinitis: Gramnegative Stäbchen (Klebsiella rhinoscleromatis), Pilzsporen (Rhinosporidium Seeberi, Histoplasma capsulatum, Candida albicans, Aspergillus, Phialophora, Mucorales) oder Trypanosomatiden (Leishmaniosis), Mycobacterium leprae, Tuberkulose.
- Spätfolge nach Privin-Abusus, starker Luftverschmutzung oder anhaltend hohen Ozonwerten.
- Nach mehrfachen endonasalen operativen Eingriffen.
- Bei großer Septumperforation.
- Nach ausgedehnten operativen Eingriffen im Bereich der Nase oder der Nebenhöhlen (Tumoroperationen).
- Nach Radiotherapie im Nasen- und Nebenhöhlenbereich.
- Komplikationen: Septumperforation, chronische Bronchitis, Bronchiektasen, gesellschaftliche oder familiäre Isolation wegen Fötor, Sattelnase.
- Symptome: Ausgetrocknete Nase, störende Krustenbildung, zähe Krusten im Nasopharynx, Fötor, Hyp- oder Anosmie, Pharyngitis, Laryngitis.

Untersuchungen

- Komplette Anamnese und HNO-Status, insbesondere mit:
- Rhinoscopia anterior et posterior.
- Abstrich.
- Biopsie.
- Röntgen: NNH okzipitomental/okzipitonasal.
- Bei Verschattung der Kieferhöhlen scharfe Spülung, Gewinnung von Sekret und Untersuchung auf Pilze, Mykobakterien, gramnegative Stäbchen (Diplobazillen).

Differentialdiagnose

- Vgl. Ursachen.

Atrophische Rhinitis

Konservative Therapie

- Lokalbehandlung mit weicher Nasensalbe oder Emulsion (Rp. s. unten) nach Abtragen von Krusten.
- Luftbefeuchtung, Inhalationen mit Emser-Salz-Lösung. Nasenspülungen (2mal tgl. mit Salzwasser, 1 Messerspitze Kochsalz auf eine Tasse lauwarmes Wasser oder mit 10%iger Glucoselösung).
- Mukolytika (z. B. Tacholiquin), Jod-Turipol-Nasentropfen (Kéméol).
- Sympatholytischer Therapieversuch mit Hydergin oder Reserpin (Reserpin 0,25 mg, 4 Tage 2 × 1 Tbl., dann 4 × 1 Tbl./die für 2–3 Monate. Nebenwirkungen beachten!).
- Bei spezifischer Ursache gezielte Chemotherapie nach Abstrichergebnis oder Biopsieresultat.
- Ausschalten von chronischen chemischen oder physikalischen Noxen (Klimawechsel, Badekur).

Operationsindikationen

- Persistierende, starke Krustenbildung bei pathologischer Weite der Nasengänge, Fötor (Stinknase) mit chronischer Pharyngitis, Laryngitis und/oder Bronchitis.

Operative Prinzipien

- Verengung der Nasenhaupthöhlen (Ozaenaoperation, S. 385).
- Anlage einer Mundvorhof-Nasen-Fistel (Speichelspülung).

Prognose

- Oft unbefriedigend.

Rezeptur für weiche Nasensalbe/Emulsion

Rp.:	
Acid. boric.	3,0
Adeps lanae anhydr.	
Paraff. liqu. aa ad	50,0
M.f. ungt.	
D.S. Nasensalbe	

oder

Rp.:	
Acid. bor. pulv.	1,0
Menthol	0,1
Euc. c. aqua	
Nasivin aa	10,0
Refobacin 80	1 Amp.
Paraff. subl. ad	50,0
M.f. Emulsion	
D.c. pipett.	
D.S. Nasenemulsion	

Nasenmuschelhyperplasie

Allgemeines

- Definition: Rezidivierende oder persistierende Hyperplasie bevorzugt der unteren Muscheln mit aufgetriebenen hinteren Muschelenden.
- Ursachen: Vasomotorisch, allergisch, kompensatorisch (Septumdeviation), hormonell (Schwangerschaft, „Pille"), psychogen, Alkoholabusus, Luftverschmutzung, Chemikalien, orthostatisch (lageabhängig), medikamentös (Privinismus, Antihypertonika).
- Komplikationen: Stauungssinusitis, Pharyngolaryngitis.
- Symptome: Behinderte Nasenatmung, Druckgefühl paranasal. Schleimsekretion aus der Nase und in den Nasopharynx, Niesreiz, Kopfschmerzen, kurzfristige Besserung durch Nasentropfen (Gefahr des „Privinismus").

Untersuchung

- Anamnese: Allergie, Schwangerschaft, Antikonzeptiva, Hypertonie.
- Rhinoscopia anterior und posterior.
- Rhinomanometrie vor und nach Abschwellen mit Privin-Spray.
- Röntgen: NNH okzipitomental/okzipitonasal. Allergietestung.

Differentialdiagnose

- Nasenpolypen, Tumoren, Septumdeviation, chronische Sinusitis.

Konservative Therapie

- Ausschalten von Reizfaktoren. Versuch mit: Dihydergot-Präparat, lokal Steroide (z. B. Beconase-Spray), Antihistaminika. Abschwellende Nasentropfen (nur kurzfristig).

Operationsindikation

- Behinderte Nasenatmung wegen Muschelhyperplasie.

Operative Prinzipien

- In Lokalanästhesie Einstechen einer Kaustiknadel in Längsrichtung der Muschel. Setzen einer zentralen Verbrennungsnarbe (Schrumpfung der Muschel unter Erhalt der funktionell wichtigen Schleimhaut). Zusätzlich Laterofrakturierung mit langem Nasenspekulum.
- Abtragen der aufgequollenen hinteren Muschelenden mit der Polypenschlinge. Wenn indiziert, zusätzlich Septumplastik.

Septumdeviation

Allgemeines

- Definition: Verformung der Nasenscheidewand im knorpeligen und/oder knöchernen Bereich, oft mit spornartigen Vorsprüngen, Bodenleisten, vorderer Subluxation.
- Ursache: Angeboren oder erworben, z. B. durch Trauma, Entzündung (Septumabszeß, Polyposis nasi bei Kindern).
- Komplikationen: Chronische Pharyngitis, chronische Laryngitis (Mundatmung), Nasennebenhöhlenentzündungen (Stauung).
- Symptome: Behinderte Nasenatmung, Spannungskopfschmerz, Schnarchen, Hyposmie, Rhinophonia clausa.

Untersuchungen

- Rhinoscopia anterior et posterior.
- Rhinomanometrie (S. 24).
- Röntgen: NNH okzipitomental/okzipitonasal.

Differentialdiagnose

- Muschelhyperplasie, Choanalatresie, Fremdkörper, Polypen, Tumoren der Nase.
- Nasopharynxtumoren, Nebenhöhlentumoren.

Operationsindikationen

Grundsätzlich jede Septumdeviation mit

- ständig oder intermittierend behinderter Nasenatmung,
- stauungsbedingten Nebenhöhlenerkrankungen,
- nächtlicher Mundatmung und Schnarchen,
- migräneähnlichen Halbseitenkopfschmerzen sowie
- deviationsbedingter Formveränderung der äußeren Nase.
- Erschwerte Blutstillung bei Epistaxis, erschwerter endonasaler Zugang zum Siebbein.

Operative Prinzipien

- Septumplastik (S. 381).

Hinweis

- Bei strenger Indikation und Einhaltung der Prinzipien der konservierenden Septumchirurgie (Beachtung der Wachstumszonen) können Eingriffe an der Nasenscheidewand auch bei Kindern und Jugendlichen durchgeführt werden.

Septumhämatom, Septumabszeß

Allgemeines

- Ursachen: Folge eines stumpfen Nasentraumas mit oder ohne Fraktur im knorpeligen oder knöchernen Septumbereich oder Komplikation nach chirurgischen Eingriffen am Septum.
- Komplikationen: Einschmelzung des Septumknorpels mit Sattelnasenbildung oder Septumperforation, Sinus-cavernosus-Thrombose, Meningitis, Hirnabszeß.
- Symptome: Hämatom schmerzlos oder Spannungsgefühl. Abszeß: Dumpfer bis pulsierender Schmerz und subfebrile bis septische Temperaturen. Behinderte Nasenatmung.

Untersuchungen

- Rhinoscopia anterior: Ein- oder beidseitige, prallelastischeSchleimhautvorwölbung. Palpation mit Watteträger (schmerzhaft bei Abszeß).
- Punktion und Abstrichentnahme.
- Röntgen: Nase a.-p. und seitlich bei Frakturverdacht.
- CT: Bei Verdacht auf neurogenen Tumor.
- Biopsie bei Verdacht auf Septumneoplasie.

Differentialdiagnose

- Neoplasie des Septums, Meningoenzephalozele, Fremdkörper.

Operationsindikationen

- Jedes Septumhämatom sowie jeder Septumsabszeß zur Vermeidung einer Knorpelnekrose.

Operative Prinzipien

- Inzision des Hämatoms oder Abszesses in Oberflächenanästhesie vom Nasendach bis zum Nasenboden.
- Absaugen von Blut oder Eiter, Auskürettieren des Nekrosematerials.
- Spülen der Höhle mit Garamycin-Lösung oder Betadine.
- Wenn steriles Hämatom, dann Tamponade der Nasenhaupthöhlen beidseitig mit antibiotikahaltigen Salbenstreifen.
- Wenn Septumabszeß, dann Einlegen einer Gummilasche für 1–2 Tage (Drainage) und antibiotikahaltige Salbentamponade.
- In jedem Falle antibiotische Abschirmung.

Prognose

- In der Regel folgenlose Ausheilung.

Septumperforation

Allgemeines

- Ursachen: Septumhämatom, Septumabszeß, chirurgische Eingriffe am Septum, traumatisierende Blutstillungsmaßnahmen (Nasentamponaden, Verätzung mit Chromsäure oder Silbernitrat, Elektrokoagulation). Atrophische Rhinitis. Manipulationen des Betroffenen selbst. Spontan bei Lues, Tuberkulose, Midline-Granulom, Wegenerscher Granulomatose, Metallvergiftungen, Lupus vulgaris. Oft auch keine erkennbare Ursache.
- Symptome: Krustenbildung, rezidivierendes Nasenbluten, pfeifende Nasenatmungsgeräusche, Kopfschmerzen.

Untersuchungen

- Anamnese (z. B. Operationen, gehäuftes Nasenbluten).
- Rhinoscopia anterior et posterior.
- Biopsie vom Perforationsrand und histologische Untersuchung.
- Abstrich.
- Röntgen: NNH okzipitomental/okzipitonasal.
- Luesserologie.

Konservative Therapie

- Behandlung oder Elimination erkannter zugrundeliegender Ursachen, z. B. Behandlung der atrophischen Rhinitis.
- Temporäres oder langfristiges Einsetzen eines Teflon-Platzhalters.

Operationsindikationen

- Störendes, pfeifendes Atmungsgeräusch. Kopfschmerzen, insbesondere bei raschem Temperaturwechsel. Rezidivierendes Nasenbluten, Intoleranz gegenüber Platzhalter.
- Diagnosesicherung: Biopsie.

Operative Prinzipien

- Verschluß der Septumperforation (S. 383).

Prognose

- Wenn Verschlußoperation gelingt, dann gut.

Allgemeines

- Definition: Gestielte, ödematöse oder fibrotische Schleimhautprotrusionen im mittleren Nasengang, vom vorderen Siebbein oder vom Kieferhöhlenostium ausgehend mit erhöhter Gefäßdurchlässigkeit und Stromaeosinophilie.
- Vorkommen: In jedem Lebensalter.
- Ursache: Allergie, chronische Sinusitis, Analgetikaintoleranz, Mukoviszidose.
- Komplikationen: Asthma, Syndrome descendent, rezidivierende Sinusitis maxillaris, ethmoidalis, frontalis.
- Symptome: Behinderte Nasenatmung (lageabhängig, Ventilmechanismus), Stauungssinusitis, Kopfschmerzen, Hyp-, Anosmie, eitrige Sekretion, Rhinophonia clausa, Paukenerguß.

Untersuchungen

- Rhinoscopia anterior et posterior nach Abschwellen.
- Zur Identifizierung Palpation mit einem Watteträger. Evtl. mit Hilfe des Operationsmikroskopes oder Endoskopes.
- Röntgen: NNH okzipitomental/okzipitonasal.
- Allergietestung, Frage nach Aspirin-Anwendung.
- Biopsie bei Malignomverdacht.
- Schweißtest (Na- und Cl-Gehalt, Mukoviszidose?).

Differentialdiagnose

- Muschelhyperplasie, ödematöse hintere Muschelenden.
- Tumoren des Nasopharynx, der Nasenhaupt- und Nebenhöhlen.

Konservative Therapie

- Hyposensibilisierung bei bekanntem Allergen.
- Symptomatisch z. B.: Beconase-, Rhinocort-Spray, Antihistaminika (Hismanal), evtl. Depot-Corticosteroide (Volon 80).

Operationsindikationen

- Jeder Polyp (mit histologischer Untersuchung!).
- Behinderte Nasenatmung, Stauungssinusitis.

Operative Prinzipien

- Endonasale Polypektomie mit der Polypenschlinge, ggf. mit endonasaler Siebbeinausräumung (S. 392) und Kieferhöhlenfensterung.

Sinusitis maxillaris

Allgemeines

- Definition und Ursachen: Akute oder chronische, bakteriell (hämolysierende oder vergrünende Streptokokken, koagulasenegative Staphylokokken, Pneumokokken, Haemophilus influenzae, Branhamella catarrhalis, Anaerobier), pilz- (Aspergillus) oder allergisch bedingte, in der Regel von den Nasenhaupthöhlen oder vom Nasopharynx *fortgeleitete* oder *stauungsbedingte Entzündung* der Kieferhöhlenschleimhäute bei eingeengtem oder verschlossenem natürlichem Ostium.
Begünstigende Faktoren:
- *Kinder:* Große, entzündete Adenoide, Muschelhyperplasie oder chronisch eitrige Rhinitis, nach Schwimmbadbesuch, bei Mukoviszidose.
- *Erwachsene:* Septumdeviation, Nasenpolypen, Muschelhyperplasie. Allergie. Pilzinfektion (Aspergillus). Nach Tauchen. Dentogen, Alveolarkammfistel nach Zahnextraktion.
- Komplikationen: Fortleitung der Entzündung ins Ethmoid oder zur Orbita (Ethmoiditis, Orbitaphlegmone). Rhinogene Meningitis. Laryngitis, chronische Bronchitis (evtl. Bronchiektasen) im Sinne eines Syndrome descendent.
- Symptome: Veränderte Stimmresonanz, dumpfer bis pochender Oberkieferschmerz mit oder ohne Zahnschmerzen, vermehrt bei schnellem Vorbeugen oder Hüpfen auf einem Bein. Unterlidschwellung, subfebrile Temperaturen, Müdigkeit, Kopfschmerzen, eitrige Sekretion aus Nase oder Nasopharynx.

Untersuchungen

- Palpation: Druckschmerzen über Wange, fazialer Kieferhöhlenwand (Fossa canina). Beklopfen der prämolaren Zähne bewirkt Schmerzauslösung oder Verstärkung.
- Nachlassen des Schmerzes nach Abschwellen der Nase mit Privin-Spray.
- Schmerzprovokation beim schnellen Vornüberbeugen des Kopfes und beim Hüpfen auf einem Bein.
- Rhinoscopia anterior et posterior: Evtl. Eiterstraße im mittleren Nasengang, geschwollene mittlere Muscheln.
- Diaphanoskopie: Verminderte Lichttransparenz.
- Abstrich von Eiterstraßen: Testen auf gramnegative und grampositive Bakterien, Pilze.
- Blutwerte: Differentialblutbild, BSR.
- Röntgen: NNH okzipitomental/okziptonasal: Evtl. Eiterspiegel, Schleimhautschwellung, Zyste, subtotale oder totale Verschattung.
- CT: Bei Tumorverdacht.
- Ultraschalldiagnostik.

- Allergietestung, wenn anamnestisch begründet.
- Kieferhöhlenendoskopie.

Differentialdiagnose

- Dentogene Ursache: Wurzelgranulom, Abszeß, Alveolarkammfistel nach Zahnextraktion. Infizierte follikuläre oder radikuläre Kieferhöhlenzyste.
- Beschwerden nach Voroperation.
- Kieferhöhlenmukozele: Anamnestisch Trauma oder Operation.
- Pilzinfektion: Aspergillus, Mucormucosis (Diabetes in der Anamnese oder Patient mit Immunsuppression). Röntgenologisch Totalverschattung mit „metallähnlichen" Einschlüssen.
- Tbc der Kieferhöhlenschleimhaut.
- Neoplasie des Oberkiefers oder der Kieferhöhle.
- Trigeminusneuralgie.
- Kiefergelenksarthrose, HWS-Syndrom.

Konservative Therapie

- Abschwellende Nasentropfen, hohe Salbeneinlagen (*Rp.* s. unten) und Rotlichtbestrahlung, Inhalation mit Mukolytika (z. B. Fluimucil-Antibiotic und Syntaris).
- Antibiotika (z. B. Bactrim forte, 2 × 1 Tbl./die, Augmentin 375–625 mg, 3 × 1 Tbl./die, ggf. über 2–3 Wochen).
- Antiphlogistika (z. B. Voltaren 25, 3 × 1 Tbl./die, in chronischen Fällen über 3–4 Wochen).
- Antihistaminika (z. B. Hismanal und/oder Beconase-Spray oder Beconasol) bei allergischer Ursache.
- Aspergillus-Sinusitis: Amphotericin B, liposomales Amphotericin B.
- Wenn röntgenologisch persistierende Spiegelbildung: Kieferhöhlenspülung, kurativ und zur Sekretgewinnung (evtl. Zytologie), evtl. in Kombination mit Endoskopie (S. 29).

Operationsindikationen

- Erfolglose konservative Therapie.
- Pilzinfektion.
- Sinusitis maxillaris mit Asthma bronchiale oder Syndrome descendent.
- Kieferhöhlenpolypen.
- Orbitale Komplikationen.
- Mukozele oder Verdacht auf Neoplasie.
- Persistierende Alveolarkammfistel nach Zahnextraktion.
- Dentogene Sinusitis (Zahnsanierung!).

Operative Prinzipien

- Bei kleinen Zysten oder isolierten Schleimhautveränderungen: Transnasales endoskopisches Vorgehen (S. 389).
- Bei entzündungs- bzw. empyembedingter Totalverschattung der Kieferhöhle mit oder ohne Siebbeinbeteiligung: Transnasales endoskopisches Vorgehen oder osteoplastischer Zugang zur Kieferhöhle transfazial von außen (S. 390).
- Bei ostitischen Knochenveränderungen, nach Voroperation, bei Mukozele oder Neoplasieverdacht: (Modifizierte Caldwell-Luc-Operation (S. 390).
- Bei aufgetriebener mittlerer Muschel (Concha bullosa): Zusätzlich Muschelresektion oder Muschelspreizung.
- Bei Septumdeviation: Septumplastik.

Prognose

- Rezidive häufig, wenn entzündlich oder anatomisch bedingte Stauungsursachen oder Drainagehindernisse nicht bleibend beseitigt werden.
- Rezidive ebenfalls häufig bei konstitutioneller Schleimhautschwäche.

Rezeptur für Nasensalbe

Rp.:

Acid. boric.	1,0
Paraff. liqu.	9,0
Dermocetyl. anhydr.	20,0
Ol. menthae	gtt. Nr. I

M.f. ungt.
D.S. Nasensalbe

Allgemeines

- Bakteriell oder allergisch ausgelöste, parenchymatöse oder eitrige Entzündung des Siebbeinlabyrinths.
- Isolierte Erkrankung, besonders bei Kleinkindern mit fehlender Pneumatisation des Sinus maxillaris, meist jedoch in Kombination mit einer Kieferhöhlenentzündung oder – bei Beteiligung der übrigen Nebenhöhlen – im Rahmen einer Pansinusitis.
- Ursachen: Ähnlich wie bei Sinusitis maxillaris, z. B. Septumdeviation, Polyposis nasi.
- Gleiches Erregerspektrum wie bei Sinusitis maxillaris (S. 146).
- Vorkommen: Akute Ethmoiditis überwiegend bei Kindern und Jugendlichen, chronische Siebbeinentzündung vorwiegend bei Erwachsenen.
- Komplikationen: Überleitung und Durchbruch der Entzündung in Richtung Orbita und/oder vordere Schädelgrube.
- Symptome: Deutliches Krankheitsgefühl, reduzierter Allgemeinzustand, subfebrile Temperaturen bis Fieber. Behinderte Nasenatmung mit Schnupfen, Hyposmie. Stirnkopfschmerzen, peri- oder retroorbitale Schmerzen, Schmerzen in der Gegend der Nasenwurzel. Schmerzverstärkung bei raschem Vorbeugen oder Hüpfen auf einem Bein.
- Symptome bei Komplikation: Paranasale Rötung und Schwellung, u. U. mit Fluktuation bei bevorstehendem oder erfolgtem Durchbruch (Subperiostalabszeß). Oberlidödem oder Orbitalphlegmone mit Chemosis bei entzündlicher Mitbeteiligung der Periorbita. Protrusion und Seitwärtsverlagerung des Bulbus mit schmerzhafter Augenbewegung bei Durchbruch der Eiterung in die Orbita. Intermittierendes Fieber mit Schüttelfrost und Benommenheit bei Sepsis, Nackensteife mit Eintrübung des Sensoriums bei Meningitis, epiduralem Empyem oder Sinus-cavernosus-Thrombose.

Untersuchungen

- Inspektion: Paranasale Schwellung, Oberlidödem, Protrusion und Lateralverlagerung des Bulbus. Allgemeinzustand des Patienten. Prüfung auf Doppelbilder.
- Palpation: Medialer Lidwinkel.
- Rhinoscopia anterior et posterior: Oft nur wenig verschwollene Schleimhäute und Muscheln, meist Eiterstraße im mittleren und oberen Nasengang. Häufig Septumdeviation oder Polyposis nasi.
- Abstrich: Wenn freier Eiter vorhanden.
- Blutwerte: Leukozytose mit Linksverschiebung, hohe BSR.
- Röntgen: NNH okzipitomental/okzipitonasal und Schädel axial.
- CT: Bei chronischer oder rezidivierender Sinusitis ethmoidalis (beste Möglichkeit zur Darstellung der supraorbitalen Siebbeinzellen).

Sinusitis ethmoidalis

Differentialdiagnose

- Sinusitis frontalis.
- Keilbeinhöhlenentzündung.
- **Cluster(Histamin)kopfschmerz:** Paroxysmaler, abrupter, starker, einseitiger, ein Auge einbeziehender Schmerz im Bereich der Schläfe, des Nackens oder einer Gesichtshälfte. Anzeichen einer Gefäßerweiterung auf der schmerzenden Gesichtsseite, Unterlidödem, wäßriger Ausfluß aus der Nase, Tränen der Augen, plötzliches Verschwinden des Schmerzes.
- **Charlin-Syndrom:** Neuritis des N. nasociliaris, z. B. bei Siebbeinentzündung mit einseitiger Rhinitis, Schmerzen im gleichseitigen Stirn-, Nasen- und Augenbereich.
- *Sluder-Neuralgie:* Gesichtsneuralgie bei Entzündung des Ganglion pterygopalatinum mit Niesreiz, Schmerzen am inneren Lidwinkel, Augapfel, Nasenwurzel, Oberkiefer, Gaumen. Hypästhesie im Mund-Rachen-Bereich.
- Orbitatumor.
- Enzephalomeningozele, Mukozele.
- Neoplasma.

Konservative Therapie

- Abschwellende Therapie: Hohe Privin-Einlagen und Rotlichtbestrahlung (10 min), Privin-Spray, Mukolytika (z. B. Fluimucil 200, Rhino-Fluimucil-Spray).
- Inhalationen mit z. B. Mucosolvon, Kamillendampf, Fluimucil-Antibiotic.
- Antibiotikum (z. B. Bactrim forte, 2 × 1 Tbl., Augmentin 625 mg, 2–3 × 1Tbl./die).
- Antiphlogistika (z. B. Voltaren 25, 3 × 1 Tbl./die). In chronischen Fällen Antibiotikum plus Antiphlogistikum über 3–4 Wochen.
- Ggf. Kieferhöhlenspülung.

Operationsindikationen

- Sofortindikation: Jeder Verdacht auf Überleitung der Entzündung ins Endokranium oder in die Orbita, Durchbruch nach außen.
- Keine Besserung auf konservative Therapie.
- Chronisch rezidivierende Ethmoiditis (CT-Befund!).
- Stauungsethmoiditis bei Polyposis nasi.

Operative Prinzipien

- Bei Kindern im Vorschulalter und bei jeder drohenden oder eingetretenen Komplikation: Eröffnung und Ausräumung des Siebbeinzellsystems von *außen* mit breiter Drainage zum mittleren Nasengang (S. 393).
- Akute und chronische Ethmoiditis bei Erwachsenen: Transnasales endoskopisches Vorgehen (S. 392).
- Bei Mitbeteiligung des Sinus maxillaris zusätzlich endonasale oder enorale Kieferhöhlenoperation (S. 390).
- Bei Pansinusitis im akuten Stadium Stirnhöhlen-Siebbein-Keilbeinhöhlen-Operation von außen (S. 395) und endonasale Kieferhöhlenfensterung (S. 389), im chronischen Stadium transnasal-endoskopisches Vorgehen.
- Bei Rezidivethmoiditis nach transnasal-endoskopischem Ausräumen: Stets Eröffnung und Ausräumen des Siebbeins von außen!

Prognose

- Nach alleiniger konservativer Therapie Rezidive häufig.
- Bei gleichzeitiger Ursachenbeseitigung (Septumdeviation, Concha bullosa, Polypsis nasi etc.) meist dauerhafte Ausheilung.

Mukozelen

Allgemeines

- Definition: Vom umgebenden Gewebe eingeschlossene Schleimhautzysten ohne Drainagemöglichkeit.
- Ursache: Postentzündlich, posttraumatisch, postoperativ. *Kieferhöhlenmukozele:* Meist schmerzlose Wangenschwellung, Verdrängung des Augapfels (Bulbushochstand), Vorwölbung der lateralen Nasenwand (Nasenatmungsbehinderung), rezidivierende Rötung der Wangenhaut.
- Komplikationen: Rezidivierende Entzündungen mit schmerzhafter Schwellung und Rötung der Stirn, des Auges oder der Wange, Doppelbilder. Endokranieller Durchbruch, Meningitis.
- Symptome *Stirnhöhlenmukozele:* Langsam zunehmende, schmerzlose, prallelastische Vorwölbung der Stirnhöhlenvorderwand oder des medialen Augenwinkels, Verdrängung des Augapfels nach vorn unten oder nach lateral (Protrusio bulbi).

Untersuchungen

- Inspektion.
- Palpation: Prallelastische, evtl. schmerzhafte Vorwölbung der Stirnhöhlenvorderwand oder des medialen Augenwinkels bei Stirnhöhlenmukozele. Prallelastische Vorwölbung der fazialen Kieferhöhlenwand von enoral oder von außen tastbar bei Kieferhöhlenmukozele.
- Anamnese: Unfall, Operation.
- Rhinoskopie: Vorwölbung der lateralen Nasenwand bei Kieferhöhlenmukozele.
- Röntgen: NNH okzipitomental/okzipitonasal, Tomographie: Abgerundete, ausgedünnte oder lytische Knochengrenzstrukturen der Nebenhöhlen.
- CT: Bei Verdacht auf endokranielle Ausdehnung (Stirnhöhlenmukozele).

Differentialdiagnose

- Desmoosteoblastom (dünne, intakte Knochenschale mit Basis am Alveolarkamm), odontogene Tumoren (Ameloblastom), Nebenhöhlenmalignome (S. 167).

Operationsindikation

- Jeder Verdacht auf Mukozele im Nebenhöhlenbereich.

Operative Prinzipien

- Wie Stirnhöhlen- bzw. Kieferhöhlenoperation (S. 390, 395).

Allgemeines

- Definition: Isoliert oder im Zusammenhang mit einer Pansinusitis auftretende akute oder chronische Entzündung einer oder beider Stirnhöhlen.
- Häufigste Erreger: Streptococcus pneumoniae, Haemophilus influenzae.
- Ursachen: rhinogener Infekt, Schwimmbadbesuch (Badesinusitis), chronische Belüftungsstörung der Stirnhöhle.
- Prädisponierende Faktoren: Hohe Septumdeviation, Polyposis nasi, Stirnhöhlenosteom.
- Vorkommen: Im Kindesalter selten (wegen noch mangelhaft ausgebildeter Pneumatisation), sonst in jedem Lebensalter.
- Komplikationen (Abb. **17**): Osteolytische Durchwanderung von Stirnhöhlenvorderwand, Stirnhöhlenboden (Orbitadach) oder Stirnhöhlenhinterwand. Orbitaphlegmone, epidurales Empyem, Meningitis, Stirnbeinosteomyelitis, Sinus-cavernosus-Thrombose.
- Symptome: Bei akuter Sinusitis frontalis innerhalb weniger Stunden auftretende starke, stechende, pulsierende Schmerzen über der betroffenen Stirn und um das Auge mit Zunahme beim Vornüberbeugen des Kopfes. Schleimig-eitriger Schnupfen bei oft wenig behinderter Nasenatmung, Hyposmie.
- Bei chronischer Sinusitis frontalis eher uncharakteristische Symptomatik mit dumpfem Spannungs- oder chronischem Halbseitenkopfschmerz, wenig behinderter Nasenatmung mit Hyp- oder Kakosmie sowie (einseitiger) schleimiger Nasensekretion.

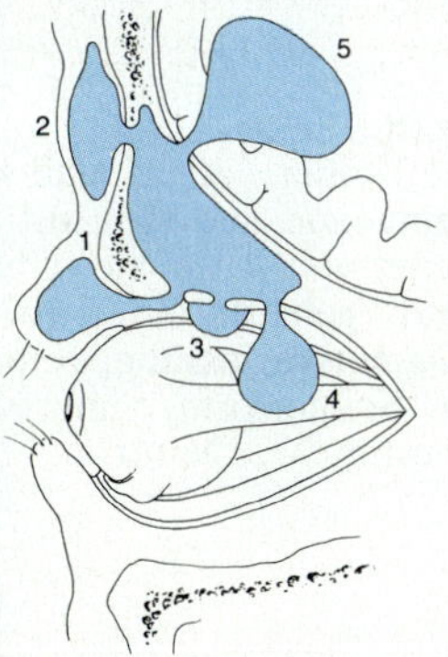

Abb. **17** Komplikationen der Sinusitis frontalis

1 Durchbruch in Richtung Oberlid (Oberlidphlegmone)
2 Subperiostaler Durchbruch nach vorn (Stirnabszeß)
3 Subperiostaler Durchbruch nach kaudal (Orbitaphlegmone)
4 Abszeß in der Orbita nach kaudalem Durchbruch mit Ausbreitung zur Orbitaspitze
5 Durchwanderung nach dorsal (Hirnabszeß)

Untersuchungen

- Inspektion: Lichtscheu, einseitige Konjunktivitis, Ödem der Stirnweichteile oder des Oberlides, entzündlicher Exophthalmus (Doppelbildsehen?).
- Palpation: Austrittspunkt des N. supraorbitalis und mediales Orbitadach. Beklopfen der Stirnhöhlenvorderwand. Patient den Oberkörper rasch nach vorn beugen oder auf einem Bein hüpfen lassen (Schmerzprovokation).
- Rhinoscopia anterior et posterior: Schleim- oder Eiterstraße im mittleren Nasengang. Schleimhaut- und Muschelschwellung häufig nicht sehr ausgeprägt.
- Abstrich: Wenn freier Eiter vorhanden.
- Ultraschalluntersuchung: Bei Stirnhöhle nicht immer aussagekräftig.
- Röntgen: NNH okzipitomental/okzipitonasal, überkippt axiale Aufnahme.
- CT: Bei akuter und chronischer Sinusitis frontalis zum Ausschluß eines Wanddurchbruches und/oder Mitbeteiligung der retroorbitalen Siebbeinzellen zur Beurteilung des Stirnhöhleninfundibulums.
- Differentialblutbild, BSR.
- Liquordiagnostik bei meningitischen Zeichen.
- Ggf. ophthalmologische Untersuchung.

Differentialdiagnose

- Ethmoiditis.
- Stirnhöhlenmukozele.
- Osteom im Stirnhöhleninfundibulum (langsam zunehmende dumpfe Kopfschmerzen).
- Trigeminusneuralgie.
- Charlin-Syndrom, Clusterkopfschmerz (S. 150).
- *Migräne:* Gewöhnlich generalisierte, aber auch halbseitige pochende, in oder um ein Auge beginnende und sich auf beide Seiten ausbreitende Schmerzen, begleitet von Anorexie, Übelkeit und Erbrechen. Periodisch auftretend, gehäuft familiäre Anamnese. Prodromal: Änderungen der Gemütsverfassung, Anorexie, Flimmerskotom, selten Hemiparesen. Sonderform einhergehend mit ungerichtetem Schwindel fraglich vestibulärer Natur.

Konservative Therapie

- Abschwellende Nasentropfen (z. B. Privin, am hängenden Kopf zu applizieren) und hohe Privin-Streifeneinlagen mit Rotlichtbestrahlung.
- Absaugen des Sekrets aus dem mittleren Nasengang.
- Antibiotika in Kombination mit Antiphlogistika (z. B. Augmentin + Voltaren).
- Inhalationen mit Mukolytika oder Kamillendampfbad.

Operationsindikationen

- Sofortindikation: Jeder Verdacht auf eine Durchwanderung der Stirnhöhlenvorderwand (Subperiostalabszeß), des Stirnhöhlenbodens (Periorbitaphlegmone, Exophthalmus) oder der Stirnhöhlenhinterwand (Meningitis, Hirnabszeß).
- Therapieresistente Sinusitis frontalis mit röntgenologisch persistierender Totalverschattung oder Eiterspiegel.
- Stirnhöhlenosteom.

Operative Prinzipien

- Beseitigung der ursächlichen Belüftungs- oder Abflußhindernisse (Septumplastik, Polypektomie, Resektion der mittleren Muscheln).
- Becksche Bohrung bei persistierendem Eiterspiegel.
- Osteoplastische oder osteoklastische Stirnhöhlenoperation mit Siebbeinausräumung und Erweiterung des Stirnhöhleninfundibulums mit garantierter Dauerdrainage.
- Stirnhöhlenradikaloperation bei großflächig freiliegender Dura oder Überleitungsmeningitis.

Prognose

- Bei Elimination der Ursache gut.
- Rezidive bei ausschließlich konservativer Therapie häufig.
- Spätkomplikation nach Operation: Stirnhöhlenmukozele.

Keilbeinhöhlenentzündung

Allgemeines

- Synonyma: Sphenoiditis, Sinusitis sphenoidalis.
- Die Sinusitis sphenoidalis als eigenständige Erkrankung ist nicht selten, wird jedoch selten diagnostiziert. Meistens tritt sie in Kombination mit anderen, entzündlichen Nebenhöhlenerkrankungen (Etmoiditis, Sinusitis maxillaris) oder engen oberen Nasengängen auf. Oft nur einseitiger Befall.
- Ursache: Bakteriell oder allergisch ausgelöste Entzündung der Schleimhaut einer oder beider Keilbeinhöhlen bei engem, postentzündlich oder durch eine Siebbeinerkrankung (Polyposis) verlegtem natürlichen Ostium zum oberen Nasengang. Gleiches Erregerspektrum wie Sinusitis maxillaris (S. 146).
- Komplikationen: Endokranielle Fortleitung nach kranial (Meningitis, Hirnabszeß). Osteomyelitis der Schädelbasis.
- Bei Kombination der Erkrankung mit Ethmoiditis Komplikationen (s. S. 149).
- Symptome: Kaum Infektionszeichen, aber dumpfe, druckartige Schmerzen im Bereich beider Schläfen, im Scheitelbereich, in der Schädelmitte oder ins Hinterhaupt projiziert. Provokation der Schmerzen durch Pressen oder schnelles Vornüberbeugen, Hüpfen auf einem Bein. Gelegentlich zusätzlich retrookuläre Schmerzen bei Anstrengungen. Chronische Schleimsekretion aus dem Nasopharynx. Typischer Patientenhinweis: „Mir läuft ständig zäher Schleim in den Rachen, ohne daß ich Schnupfen habe". Gelegentlich subfebrile Temperaturen.

Untersuchungen

- Palpation: Klopfen mit dem Handballen auf die Schädelmitte löst Schmerzen in der Tiefe des Kopfes aus.
- Rhinoscopia anterior et posterior: Eiterstraßen im oberen Nasengang oder am Rachendach. Hohe Septumdeviation? Siebbeinpathologie?
- Röntgen: NNH okzipitomental/okzipitofrontal.
- Im Zweifelsfall immer CT.
- Knochenszintigramm bei Verdacht auf Osteomyelitis.
- Abstrich vom oberen Nasengang oder Nasopharynx.
- Differentialblutbild, BSR.

Differentialdiagnose

- Keilbeinhöhlenmukozele.
- Chronische Entzündung im hinteren Siebbeinbereich, Pansinusitis.
- Charlin-Syndrom (S. 150).
- Augenschmerzen bei Fehlsichtigkeit, Glaukom.
- Hypophysentumor.
- Keilbeinflügelmeningeom.

Konservative Therapie

- Hohe Privin-Einlagen und Rotlichtbehandlung.
- Abschwellende Nasentropfen (am hängenden Kopf applizieren).
- Antiphlogistika (z. B. Voltaren 50 mg, 2–3 × 1 Drg./die).
- Antibiotikum (z. B. Bactrim forte, 2 × 1 Tbl./die).

Operationsindikationen

- Persistierende Beschwerden, die nach Ausschluß anderer Ursachen auf eine isolierte Keilbeinhöhlenentzündung zurückzuführen sind.
- Knochenszintigraphisch erkennbare Aktivität im Keilbeinbereich.

Operative Prinzipien

- Transnasale, endoskopische Erweiterung des Keilbeinhöhlenostiums und Extraktion verdickter Schleimhaut (S. 392).
- Transethmoidale Ausräumung der Keilbeinhöhle (S. 393).
- Transseptale Ausräumung (Zugang wie zur transnasalen Hypophysektomie).

Prognose

- Bei korrekter Indikationsstellung und gleichzeitiger Ursachenbeseitigung (Septumdeviation, Siebbein-oder Nasenpolypen) gut.

Orbitabodenfraktur (Blow-out-Fraktur)

Allgemeines

- Pathogenese: Stumpfes Trauma (Roheitsdelikte, Sportunfälle, Verkehrsunfälle) gegen den Bulbus oculi (Überdruck in der Orbitahöhle) bewirkt Fraktur des Orbitabodens mit Absinken von Orbitainhalt in das Kieferhöhlenlumen (Abb. **18**).
- Häufig kombiniert mit medialer Jochbogen- oder Orbitarandfraktur (oft durch den Canalis n. infraorbitalis).
- Komplikationen: Verletzung des M. rectus inferior. Bleibende Sensibilitätsstörung (N. V_3).
- Klassische Symptomentrias: *Enophthalmus, Doppelbildsehen, Sensibilitätsstörungen* (N. infraorbitalis), begleitet von Lidhämatom und Chemosis. Oft zunächst Fehlen jeglicher Symptomatik!
- Spätsymptome: Doppelbilder erst spät auftretend, wenn orbitale Fetthernie infarziert und den Bulbus partiell narbig fixiert.

Untersuchungen

- Inspektion: Enophthalmus. Wenn Mundöffnung erschwert und schmerzhaft, dann Hinweis auf Jochbeinfraktur.
- Palpation des Bulbus beim Blick nach unten im Vergleich mit dem gesunden Auge, Abtasten des Infraorbitalrandes von medial nach lateral (Stufenbildung?), Abtasten der Siebbeinregion (Knistern, Luftemphysem), des Jochbeins.
- Rhinoskopie (Blutspuren).
- Sensibilitätsprüfung: N. infraorbitalis (Seitenvergleich).
- Röntgen: NNH okzipitomental/okzipitonasal, überkippt axial, Tomographie (Darstellung Weichteilhernie), im Zweifelsfalle CT.
- Genaue Dokumentation des Unfallherganges (forensische Gründe).
- Evtl. Kieferhöhlenendoskopie (Schleimhauthämatom oder orbitale Hernie?).

Konservative Therapie

- Wenn keine Symptome und radiologisch Fraktur ohne Hernie: Abwarten, antiphlogistische Therapie (Voltaren 25 mg, 3 × 1 Drg./die), abschwellende Nasentropfen (Privin, Otriven), Schneuzverbot, evtl. Antibiotikum.

Operationsindikationen

- Jede orbitale Hernie in die Kieferhöhle mit oder ohne Einschränkung der Bulbusbeweglichkeit. Doppelbildsehen, Sensibilitätsstörungen, Kieferklemme.

Operative Prinzipien

- Transmaxilläre Weichteil- und Knochenreposition mit Stabilisierung mittels Ballonkatheter oder: Frakturrevision von außen (S. 398) und Anlegen eines Kieferhöhlenfensters zum unteren Nasengang (Claoué).
- Jochbogenreposition mit oder ohne Osteosynthese.
- Dekompression des N. infraorbitalis.

Prognose

- Bei rechtzeitiger Operationsindikationsstellung gut. Gelegentlich langfristig Doppelbilder (dann Sehschultraining).
- Bei zusätzlicher medialer Jochbogenfraktur mit Quetschung des N. infraorbitalis oft permanente Neuralgie trotz Dekompression des Nervs.

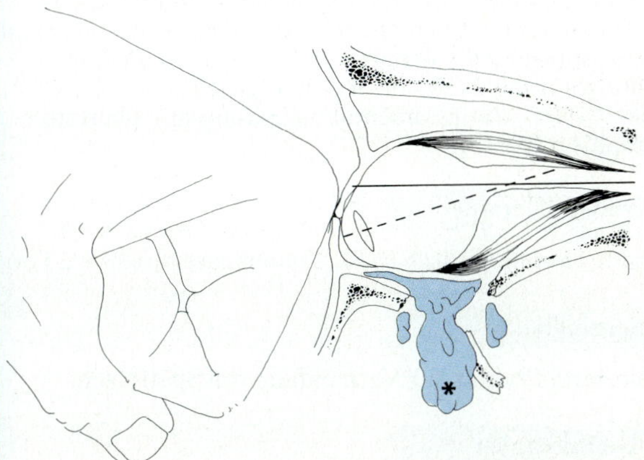

Abb. **18** Verlagerung der Bulbusachse infolge Einbruch des Orbitabodens („Explosionstrauma" der Orbitahöhle). * = orbitale Fetthernie hängt in die Kieferhöhle

Jochbogen-Jochbein-Frakturen

Allgemeines

- Jochbogenbrüche sind laterale Mittelgesichtsfrakturen nach direkter Gewalteinwirkung (Verkehrsunfälle, Schlägereien, Sportunfälle). Man unterscheidet isolierte Jochbogen-Impressionsfrakturen von kombinierten Jochbeinfrakturen (Frakturstellen: Processus maxillaris, temporalis und frontosphenoidalis).
- Symptome: *Impressionsfrakturen:* Trichterförmige Einziehung im Bereich der Haut über dem Jochbogen.
- *Kombinierte Frakturen:* Schmerzen beim Kauen, Behinderung beim Mundöffnen, Pseudoenophthalmus, Doppelbilder, Sensibilitätsstörungen (N. V_2).

Untersuchungen

- Inspektion: Trichterförmige Einziehung über dem Jochbogen, abgeflachte Wangenkontur, Pseudoenophthalmus.
- Palpation: Orales Einführen des Zeigefingers zum Tuber maxillare und bimanuelles Betasten des Jochbogens (Stufenbildung, Motilität). Abtasten des lateralen Orbitarandes und Infraorbitalrandes.
- Komplette Spiegeluntersuchung.
- Sensibilitätsprüfung: N. V_2 im Seitenvergleich.
- Röntgen: NNH okzipitomental/okzipitonasal, überkippt axial, Tomographie a.-p., CT.

Konservative Therapie

- Präoperativ antiphlogistisch (z. B. Traumanase forte 3 × 2 Tbl./die).

Operationsindikation

- Jede dislozierte Fraktur zur Vermeidung von Spätfolgen.

Operative Prinzipien

- Isolierte Impressionsfraktur: Reposition von enoral mit Redressementinstrument oder Hautschnitt über Fraktur, Reposition mit einem gebogenen Haken und Miniplattenosteosynthese oder Verdrahtung.
- Kombinierte Fraktur: Reposition und Plattenosteosynthese an mindestens 2 der 3 Frakturstellen über gezielte Hautschnitte von außen.

Prognose

- In der Regel gut.

Mittelgesichtsfrakturen

Allgemeines

- Mittelgesichtsfrakturen sind oft kombiniert mit Schädel-Hirn-Traumata (Abb. **19**).
- Typ Lefort I = Horizontale Absprengung der Gaumenplatte und des Processus alveolaris. Frakturlinie zieht in die Apertura piriformis und durch den Boden der Kieferhöhle nach dorsal in das untere Drittel der Flügelfortsätze des Keilbeins. Gelegentlich zusätzlich Sagittalfraktur des Oberkiefers (S) (vgl. Abb. 19).
- Typ Lefort II = Nasenpyramidenfraktur. Frakturlinie verläuft durch das Os nasale, das Os lacrimale und den Processus frontalis maxillae, durch die Fissura orbitalis inferior und den Processus zygomaticus maxillae (Trennung des Jochbeins vom Oberkiefer), nach dorsal durch den Processus pterygoideus.
- Typ Lefort III: Fraktur verläuft durch Os nasale, Orbita, Ethmoid, Processus frontalis zygomaticus, Sutura temporozygomatica nach dorsal durch den Processus pterygoideus (vollständige Absprengung des gesamten Mittelgesichts). Oft kombiniert mit frontobasalen Frakturen (Liquorrhoe).

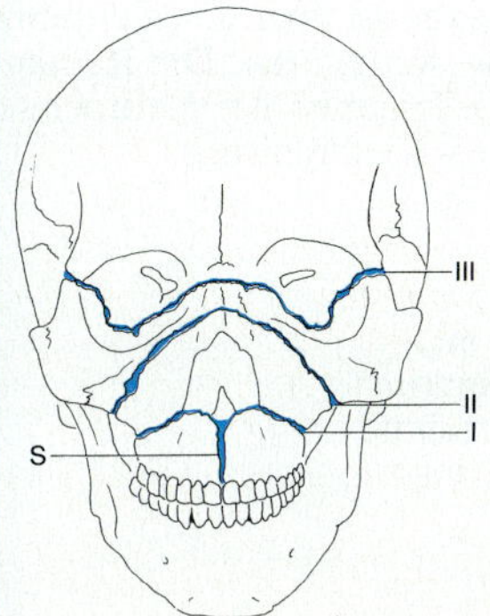

Abb. **19** Fraktureinteilung nach Lefort (I–III)

- Komplikationen: Ergeben sich aus Mitbeteiligung der Schädelbasis und/oder des Gehirns. Aneurysma der A. carotis interna.
- Symptome: Meist Polytraumatisierte mit äußeren Verletzungen im Gesichts- und Schädelbereich. Teilweise heftige Blutung aus Nase, Nasopharynx und Mund bzw. Rachen. Rhinoliquorrhoe. Kieferklemme. Brillenhämatom, Doppelbilder, Geruchsverlust (Anosmie).

Mittelgesichtsfrakturen

Untersuchungen

- Inspektion: Schleimhautriß im Bereich des Alveolarkammes des Oberkiefers, Kieferklemme, Asymmetrien des Gesichtes, Brillenhämatom, Epistaxis, Rhinoliquorrhoe, Sensorium.
- Palpation (am besten bimanuell): Frakturstufen, Krepitation, federnde oder mobile Alveolarkamm- oder Oberkieferanteile.
- Komplette Spiegeluntersuchung.
- Funktionsprüfungen: Mund öffnen und schließen (dislozierter Biß?), Visuskontrolle, grobe Hörprüfung (Stimmgabel), Frenzel-Brille, Trigeminus- und Fazialisfunktion (oft schwer zu prüfen, aber wichtig aus forensischen Gründen!).
- CT in zwei Ebenen, Schädel a.-p. und seitlich, NNH okzipitomental/okzipitonasal, Tomographie des Gesichtsschädels in a.-p. Projektion.
- Bei Rhinorrhoe zum Ausschluß einer Liquorrhoe Glucosetest.

Sofortmaßnahmen

- Sicherstellung vitaler Funktionen: Atmung, Hirndruck, Blutstillung, Kreislaufstabilisierung.
- Bei Polytrauma entscheidet der Anästhesist über den Zeitpunkt für weitere interdisziplinäre chirurgische Aktivitäten. Die Reihenfolge bei schweren Schädel-Hirn-Gesichts-Traumen ist: Neurochirurg – HNO-Arzt und/oder Ophthalmologe – Kieferchirurg.

Konservative Therapie

- Hirnödemprophylaxe (z. B. Decadron).
- Antibiotische Abschirmung (z. B. Bactrim i.v.).
- Mund- und Nasenhygiene, Schneuzverbot.
- Tetanusprophylaxe.

Operationsindikationen

- Zunehmender Visusverlust (Fraktur Foramen opticum = Sofortindikation).
- Alle dislozierten oder mobilen offenen oder geschlossenen Mittelgesichtsfrakturen.
- Frakturen der Rhinobasis mit Liquorrhoe (Sofortindikation).
- Frakturen durch Orbita und/oder Nasennebenhöhlen.
- Durch Tamponade nicht stillbare Blutungen.

Operative Prinzipien

- Je nach Dringlichkeit: Unterbindung der für die Blutung verantwortlichen Gefäße (A. maxillaris interna, S. 375, A. carotis externa).
- Rhinobasisrevision mit Duraplastik bei Liquorrhoe.
- Bei Orbitaspitzenfraktur mit Gefahr der Erblindung Dekompression des N. opticus (transethmoidal von außen).
- *Frakturbehandlung:* Prinzipien der Plattenosteosynthese oder Verdrahtung, in Zusammenarbeit mit dem Kieferchirurgen.
- Bei erhaltenem Jochbogen Stabilisierung des Oberkiefers über zygomatikomaxilläre Aufhängung.
- Wenn Mittelgesichtsfraktur nach Lefort III mit mobilem Jochbogen und Jochbein, dann frontomaxilläre Fixation.
- Bei Rhinobasisfrakturen (Liquorrhoe) transethmoidale Exploration.
- Bei Dislokationen des Alveolarkamms (Lefort I) Reposition und osteosynthetische Fixation.

Prognose

- Abhängig von der Ausdehnung begleitender Verletzungen.

Frontobasale Verletzungen (Rhinobasis)

Allgemeines

- Frakturen der Rhinobasis betreffen immer Teile des Nasennebenhöhlensystems (Stirnhöhlenhinterwand, Lamina cribrosa, Siebbeindach und Keilbeinhöhle) und/oder das Orbitadach. Häufig zusammen mit Mittelgesichtsfrakturen.
- *Einteilung der Frakturen nach Escher* (Abb. **20**):
  Typ I: Ausgedehnte frontobasale Fraktur mit Zertrümmerung des Stirnbeins.
  Typ II: Lokalisierte frontobasale Fraktur.
  Typ III: Abscherung und Impression des Gesichtsschädels von bzw. in Richtung der Rhinobasis.
  Typ IV: Lateroorbitale, frontobasale Fraktur mit Beteiligung des Orbitadaches.

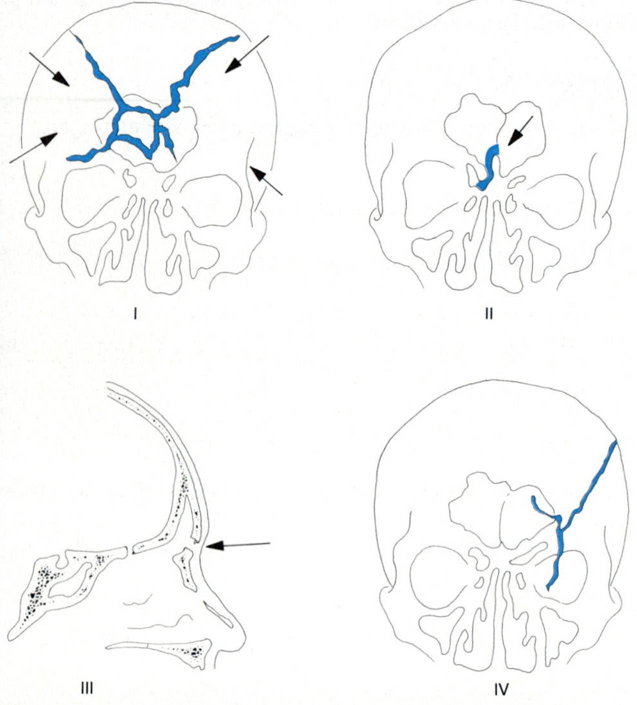

Abb. **20** Einteilung der frontobasalen Frakturen nach Escher

Frontobasale Verletzungen (Rhinobasis)

- Ursachen: Verkehrs- und Arbeitsunfälle, Sportverletzungen, Schuß- und Pfählungsverletzungen.
- Komplikationen: Protrusio bulbi mit Visusverlust infolge Kompression des Sehnervs und Überdehnung der A. ophthalmica durch Hämatom der Orbitaspitze. Karotisblutung bei Keilbeinhöhlenfraktur. Rhinoliquorrhoe. Pneumatozephalus und Pneumatozele, Anosmie. Meningitis. Hirnabszeß.
- Symptome: Brillen- oder Monokelhämatom, Blutung aus Nase und Nasen-Rachen-Raum, Blutung an der Innenseite des Oberlides hinter dem Tarsus. Emphysem der Lider (Siebbeinfraktur). Liquorabfluß aus der Nase (sicheres Zeichen einer Rhinobasisfraktur). Riechstörungen (Abriß oder Zerrung der Fila olfactoria).

Untersuchungen

- Inspektion: Monokel- oder Brillenhämatom, Form der Nase?
- Palpation: Bimanuell, von enoral und außen, der Siebbeinregion (Luftemphysem?).
- Komplette Spiegeluntersuchung: Blutung, Rhinoliquorrhoe?
- Röntgen: Überkippt axiale Aufnahme nach Welin (Stirnhöhlenhinterwand). Schädel seitlich, Rhese-Aufnahme (Siebbeindach). Okzipitofrontale, -nasale und -mentale Aufnahmerichtung: Frakturverlauf.
- CT: Intrakranielle Luftansammlung ist sicheres Zeichen eines Duraeinrisses (subdurale, subarachnoidale oder intraventrikuläre Pneumatozele beachten!).
- Liquornachweis: Charakteristischer Fleck auf Kopfkissen: Zentral leicht rötlich, gegen Peripherie hin gelblich bis wasserklar.
- Bestimmung des Zuckergehaltes im Nasensekret (Gluko-Sticks): Zuckergehalt des Liquors ist halb so groß wie im Blut, doppelt so groß wie im Nasensekret. Immunelektrophoretische β_2-Transferrin-Bestimmung.
- Vorsichtige Sondierung (mit Knopfsonde) bei Schuß- oder Pfählungsverletzungen (cave Sondierung bis ins Gehirn!). Hörweitenbestimmung.
- Grobe Prüfung des Gehörs (Stimmgabel), der Vestibularisfunktion (Frenzel-Brille), später auch Geruchsprüfung.
- Immer ophthalmologisches und neurologisches Konsilium.

Sofortmaßnahmen

- Kreislaufstabilisierung. Kontrolle der vitalen Funktionen (Hirndruck!).
- Planung des weiteren Vorgehens zusammen mit Anästhesisten, Neurochirurgen, Ophthalmologen.

Frontobasale Verletzungen (Rhinobasis)

Konservative Therapie

- Nasen- und Mundhygiene, Schneuzverbot, Nasentropfen.
- Liquorgängiges Antibiotikum (z. B. Rocephin, Bactrim i.v.).
- Tetanusprophylaxe.

Operationsindikationen

- *Jede Rhinobasisfraktur mit oder ohne* Durazerreißung (Stirnhöhlenhinterwand, Siebbeindach), Liquorfluß oder Pneumatozele.
- Offene Hirnverletzung, Meningitis.
- Trümmerfrakturen im Bereich der Nebenhöhlen und der Orbita (Gefahr der Erblindung durch Ödem oder Blutung).
- Impressionsfrakturen im Stirnhöhlenbereich.
- Pfählungsverletzungen oder Fremdkörper (Projektile).

Operative Prinzipien

- Osteoplastische Stirnhöhlentrepanation (Exploration der Stirnhöhle bei isolierten Hinterwandbrüchen).
- Extrakraniell-extradurale oder intrakraniell-extradurale Revision der Rhinobasis mit Aufsuchen der Fraktur und des Duradefektes, Versorgung mit lyophilisierter Dura oder Fascia lata und Drainage der entsprechenden Nebenhöhle zur Nase.
- Intrakraniell-intradurale Darstellung und Versorgung der Fraktur durch Neurochirurgen.

Prognose

- Im wesentlichen abhängig von den Begleitverletzungen.

Allgemeines

- 3% aller HNO-Malignome entstehen im Nasenhaupt- oder Nebenhöhlenbereich, wo sie über längere Zeit *ohne auffällige* Symptomatik wachsen. Männlich : weiblich = 2 : 1.
- Histologie: 72% Karzinome (Plattenepithelkarzinom 33,5%, undifferenziertes Karzinom 19%, adenoidzystisches Karzinom 11,5%, Adenokarzinom 8%), maligne Lymphome 6%, maligne Melanome 4,5%, Esthesioneuroblastome 4,5%, Plasmazytome 2%. Daneben vor allem Metastasen, Weichteilsarkome und maligne odontogene Tumoren.
- Vorkommen: Karzinome bevorzugt im 5. und 6. Lebensjahrzehnt, Sarkome bevorzugt bei jüngeren Patienten.
- Lokalisation: Bevorzugt in Kieferhöhlen- und Siebbeinregion, selten in Keilbein- oder Stirnhöhle. Adenokarzinome (innere Nase, Nasennebenhöhlen) gehäuft bei Holzarbeitern (Berufskrankheit).
- Symptome: Behinderte Nasenatmung, eitrige, fötide Rhinorrhoe, rezidivierendes Nasenbluten. Sichtbare Auftreibung des Oberkiefes oder der paranasalen Region, Rötung der bedeckenden Haut. Verdrängung des Augapfels bei Erwachsenen in die Orbita (Doppelbilder). Schmerzsensationen nur, wenn Entzündung wegen Abflußstauung und/oder Infiltration der Umgebung.

Untersuchungen

- Inspektion: Auftreibung, Rötung, Bulbushoch- oder -tiefstand, Exophthalmus, Prüfung auf Doppelbilder. Fötor?
- Palpation der sichtbaren Auftreibungen, im Vestibulum oris (Kieferhöhlenvorderwand), bimanuell.
- Rhinoscopia anterior et posterior: Blutspuren, Eiter, Neoplasie?
- Röntgen: NNH okzipitomental/okzipitonasal; CT, Knochenszintigraphie.
- CT und Ultraschall des Abdomens: Fernmetastasen.
- Biopsie: Transnasal oder transmaxillär bei geringstem Verdacht!

Differentialdiagnose

- Mukozele, invertiertes Papillom (Siebbein, laterale Nasenwand), Hämangioperizytom (Siebbein, Stirnhöhle), Meningeom (Keilbeinhöhle), Enzephalozele (Siebbein).

Konservative Therapie

- Maligne Lymphome: Zytostatische und/oder Strahlentherapie.
- Karzinome: Bei Inoperabilität oder Operationsverweigerung Radiotherapie mit 50–70 Gy.
- Prä- oder postoperative Bestrahlung mit 60 Gy.

Operationsindikationen

- Jedes operable epitheliale oder mesenchymale Nebenhöhlenneoplasma, wenn die Resektion der befallenen Anteile des Gesichtsschädels (Schädelbasis) eine für den Betroffenen akzeptable Rekonstruktion (bzw. prothetische Versorgung) erlaubt, und wenn ohne oder mit postoperativer Strahlenbehandlung bzw. Chemotherapie eine sinnvolle Lebensverlängerung oder Verbesserung der Leidenshygiene erreicht wird. Limitierende Faktoren sind: Fernmetastasen, Einwachsen des Tumors durch die Dura der vorderen Schädelgrube oder diffuse Ausbreitung im retromaxillären Raum.

Operative Prinzipien

- Oberkieferteil- bzw. Totalresektion (Abb. **21**) mit oder ohne Exenteratio orbitae. Neck-dissection bei Halslymphknotenmetastasen.
- Prothetische oder epithetische Defektversorgung.

Prognose

- Mittlere 5-Jahres-Überlebensrate 30% für Plattenepithelkarzinom. Weichteil- oder Knochensarkome haben sehr schlechte Prognosen.

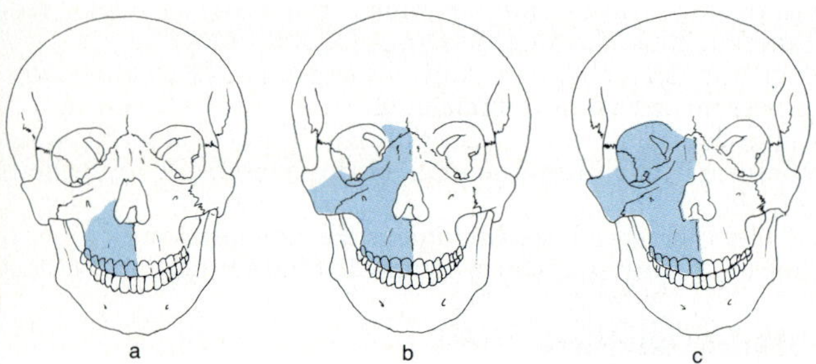

Abb. **21** Teilresektion (**a**), Totalresektion (**b**) und Totalresektion mit Ausräumung der Orbitahöhle (**c**)

Allgemeines

- Ursache: Oft unbekannt. Gesichtsschädelfrakturen, Nebenhöhlenoperationen oder Entzündungen, dentogen. Druck einer erweiterten A. cerebelli anterior auf den Nervenstamm, Herpesbefall der Ganglienzellen.
- Vorkommen: Jedes Lebensalter, Frauen > als Männer.
- Komplikationen: Depression, Suizidgefahr.
- Symptome: Blitzartige, kurz dauernde, rezidivierende, stechende Schmerzen in einer Gesichtshälfte. Bevorzugt N. V_2 und N. V_3.

Untersuchungen

- Kompletter HNO- und Zahnstatus.
- Palpation: Trigeminus-Austrittspunkte, Sensibilität. Suche nach Triggerzonen (z. B. Zahn, Oberkante des horizontalen Unterkieferastes, Kiefergelenksregion).
- Röntgen: NNH okzipitomental/okzipitonasal, CT der Hirnstamm- und Ponsregion.

Differentialdiagnose

- Nasen- und Nebenhöhlentumoren.
- Kiefergelenksarthrose. HWS-Syndrom. Charlin-Syndrom (S. 150).

Konservative Therapie

- Initial Carbamazepin (Tegretal), 2–3mal tgl. 10 mg, dann allmähliche Steigerung bis zu 400–1600 mg/die (Unverträglichkeitserscheinungen beachten!).
- Evtl. Kombination mit Baclofen (Lioresal, 3 × 10 mg/die).
- Zovirax bei Herpesätiologie.

Operationsindikation

- Erfolglose medikamentöse Behandlung (10–20%).

Operative Prinzipien

- Blockade des Nervenastes durch Injektion von Alkohol.
- Gangliolyse mit Thermokoagulation oder Glycerininjektion.
- Separierung einer A. cerebelli inferior anterior vom Trigeminusstamm (neurochirurgischer Eingriff).

Prognose

- Unberechenbar, spontanes Abklingen der Attacken möglich.

Näseln (Rhinophonia)

Allgemeines

- Definition: Pathologisch veränderte nasale Resonanz des laryngealen Stimmgrundklanges (Rhinophonia).

Geschlossenes Näseln (Hyporhinophonia, Rhinophonia clausa)

- Pathologischer Mangel an nasaler Resonanz.
- *Organische Ursachen:* Verminderung des Lumens und der Durchgängigkeit des Nasenrachens und der Nasenhaupthöhlen (z. B. Choanalatresie, Septumdeviation, Adenoidhyperplasie, Nasopharynxtumoren).
- *Funktionelle Ursachen:* Gewohnheitsmäßig oder als Abwehrmechanismus gegen lästige Autophonie (S. 69) bei normaler Anatomie und Beweglichkeit der an nasaler Resonanz beteiligten Organe.
- *Symptome:* Die Nasallaute M, N, NG klingen wie B, D und G, die Selbstlaute und stimmhaften Mitlaute bekommen bei organischer Ursache einen unnatürlichen „toten“ Klang (wie beim Schnupfen).
- *Therapie:* Bei Schleimhautschwellung medikamentös, sonst chirurgische Beseitigung der organischen Ursachen.
- Bei funktioneller Ursache phoniatrische und logopädische Übungsbehandlung, Behandlung der klaffenden Ohrtrompete.

Offenes Näseln (Hyperrhinophonie, Rhinophonia aperta)

- Pathologischer Überfluß an nasaler Resonanz.
- *Organische Ursachen:* Dauernde Verbindung Rachen-Mund- und Nasen-Nasenrachen-Nasennebenhöhlen-Raum während der Phonation und Aussprache auch von nicht nasalen Lauten (Perforation des harten oder weichen Gaumens, antroorale Fisteln, Gaumen-Rachen-Insuffizienz bei Lippen-, Kiefer-, Gaumenspalten, Spalte des sekundären Gaumens, submuköse Gaumenspalte, verkürztes oder hyperplastisches Gaumensegel, weiter Rachen sowie bei zentralen oder peripheren Lähmungen des Gaumensegels und des Rachens).
- *Funktionelle Ursachen:* Gewohnheitsmäßig, fehlende phonatorische und artikulatorische Kontraktion des Gaumensegels trotz normaler Anatomie und Beweglichkeit der an nasaler Resonanz beteiligten Organe.
- *Symptome:* Unästhetischer, störender nasaler Beiklang der Selbstlaute und stimmhaften Mitlaute (Hyperrhinophonie im engeren Sinne), Abschwächung der artikulatorischen Mundgeräusche, zusätzliche oder ausschließliche nasale Artikulationsgeräusche der Mitlaute (Rhinolalie). Bei chronischer Gaumen-Rachen-Insuffizienz sekundäre Fehlanpassungen: Palatophonie (gepreßter „blökender“ Stimmklang) und Palatolalie (Verlegung der Artikulation der Reibe- und Explosivlaute in den Rachen und in den Kehlkopf –

Glottisschläge). Flüssigkeit kann beim Trinken aus der Nase austreten.

- *Therapie:* Bei verkürztem, hypoplastischem Gaumensegel oder weitem Rachen auch logopädische Übungsbehandlung, sonst chirurgisch (Gaumensutur, Vorverlagerung der Rachenhinterwand, Velopharyngoplastik) mit logopädischer Nachbehandlung. Bei ausschließlich funktioneller Ursache logopädische Übungsbehandlung.

Gemischtes Näseln (Rhinophonia mixta)

- Gleichzeitiges Vorliegen von (organischen oder funktionellen) Ursachen und Symptomen von geschlossenem und offenem Näseln. Bei latenter Gaumen-Rachen-Insuffizienz (submuköse Gaumenspalte, vernarbtes, verkürztes, hypoplastisches Gaumensegel oder weiter Rachen, kompensiert durch Adenoid- und Tonsillenhyperplasie) ist vor beabsichtigter Tonsillektomie und/oder Adenotomie eine phoniatrische Untersuchung mit Röntgenuntersuchung des Gaumen-Rachen-Verschlusses angezeigt. Eingehende Abwägung der Vor- und Nachteile der Operation und der Notwendigkeit logopädischer oder chirurgischer (Vorverlegung der Rachenhinterwand) Nachbehandlung sowie Besprechung der Problematik mit den Eltern führt oft zu alternativen Behandlungsformen (z. B. Paukenröhrchen).

Wechselndes Näseln (Rhinophonia alternans)

- Zeichen einer extrapyramidalen Dysarthrie (S. 268).
- *Ursachen:* Konnatale oder erworbene Läsion der Basalganglien.
- *Symptome:* Ständig wechselndes, offenes und geschlossenes Näseln.
- *Therapie:* Behandlung der extrapyramidalen Erkrankung (wenn möglich), logopädische Übungsbehandlung.

Rachenmandelentzündung (Adenoiditis)

Allgemeines

- Akute oder chronische Entzündungen der Rachenmandeln.
- Häufigste Erreger: Streptococcus pneumoniae, Haemophilus influenzae, Streptokokkus A, Viren.
- Komplikationen: Rezidivierende eitrige Rhinopharyngitis, Stauungssinusitis, sinubronchiales Syndrom, Seromukotympanum, rezidiverende Otitis media, Malokklusion.
- Symptome: Behinderte Nasenatmung (Mundatmung), gestörter Schlaf, Sleep-Apnoe, Schnarchen, eitrige Sekretion aus der Nase, Entwicklungsverzögerung, Appetitlosigkeit, Rhinophonia clausa, Tubenfunktionsstörung mit Schalleitungsschwerhörigkeit.

Untersuchungen

- Inspektion: Facies adenoidea (dümmlich offenstehender Mund, verkrustete Naseneingänge, blasses Hautkolorit, zurückliegende Augen).
- Palpation: Evtl. digitale Untersuchung des Nasopharynx.
- Mundhöhleninspektion: Zahnfehlstellungen, hoher Gaumen, Tonsillenhyperplasie.
- Rhinoscopia anterior et posterior: Schleim, Eiter, große hyperplastische Adenoide.
- Otoskopie: Eingezogene Trommelfelle, evtl. Paukenerguß.
- Tympanometrie: Flachkurven, Paukenunterdruck (S. 9). Labor: Blutungs- und Gerinnungsstatus (falls Operation).
- Röntgen: Schädel seitlich (ersetzt digitale Untersuchung).

Konservative Therapie

- Antibiotikum: z. B. Clamoxyl-Sirup, Erythrocin-Sirup.
- Abschwellende Nasentropfen (Otrivin oder Privin 0,05%).
- Inhalationen mit Fluimucil-Antibiotic.
- Bei Kontraindikation zur Operation Versuch mit Lymphozil, 6 × 1 Tbl./die oder Esberitox, 5 × 1 Tbl./die über 1 Jahr.

Operationsindikationen

- Große Rachenmandeln mit Symptomen oder Komplikationen.

Operative Prinzipien und Prognose

- Adenotomie in Narkose, evtl. mit Paukendrainage. Dadurch in 85% Besserung der Symptome und Komplikationen (vgl. S. 401)!

Allgemeines

- *Gutartige Tumoren:* Choanalpolypen, Tornwaldtsche Zyste, Kraniopharyngeom, juveniles Angiofibrom (= Nasenrachenraumfibrom, nur bei Knaben).
- *Bösartige Tumoren: Nasopharynxkarzinom.*
- Inzidenz (Einwohner/Jahr/Mitteleuropa) 1:150000, bevorzugt im mittleren Lebensalter, aber auch bei Kindern.
- Frühsymptome: Rezidivierendes Nasenbluten, Paukenerguß, behinderte Nasenatmung, Lymphknotenmetastasen hinter oberem Drittel des M. sternocleidomastoideus (oft erstes Zeichen des Nasopharynxkarzinoms!).
- *Undifferenzierte Karzinome,* besonders lymphoepithelialer (anaplastischer) Typ, zeigen höhere Strahlensensibilität (bessere Prognose) als gut differenzierte Karzinome.
- *Weitere maligne Tumoren:* Non-Hodgkin-Lymphom, Adenokarzinom, adenoidzystisches Karzinom, Metastasen anderer Primärtumoren.
- Komplikationen: Infiltration der Schädelbasis, Protrusio bulbi mit Doppelbildern, Kopfschmerzen, schweres Nasenbluten, Abduzensparese.
- *Symptome bei allen Tumoren im Nasopharynx:* Behinderte Nasenatmung, ein- oder beidseitige Tubenfunktionsstörung, Paukenerguß, stauungsbedingte Sinusitiden, Rhinophonia clausa, evtl. rezidivierendes Nasenbluten.

Untersuchungen

- Inspektion: Mundatmung, Protrusio bulbi, Halslymphome.
- Palpation der abfließenden Lymphwege: Beachte Lymphknotengruppe unter und hinter dem oberen Drittel des M. sternocleidomastoideus.
- Prüfung der Hirnnervenfunktionen.
- Komplette HNO-Spiegeluntersuchung, inkl. transnasale und transorale Endoskopie des Nasopharynx (Oberflächenanästhesie).
- Stimmgabelprüfung, Audiogramm, Tympanogramm.
- Röntgen: Schädel seitlich, NNH okzipitomental/okzipitonasal.
- CT: Tumorausdehnung, -infiltration in die Umgebung.
- Biopsie: In Oberflächenanästhesie, bei Blutungsgefahr (juveniles Angiofibrom) in Intubationsnarkose.
- Serologie: Bei Verdacht auf Nasopharynxkarzinom Bestimmung der Serumantikörper auf Epstein-Barr-Viren *(VCA-IgG, VCA-IgA, EA, Kernantigene* = EBNA*).* Titer diagnostisch und Titerverlauf prognostisch wichtig.
- Karotisangiographie bei Verdacht auf juveniles Angiofibrom, evtl. in Kombination mit präoperativer Embolisation.

Konservative Therapie

- Bei nicht resektablem juvenilem Angiofibrom: Verlaufskontrolle (CT), bei Progredienz Radiotherapie (60 Gy).
  Evtl. langfristige Östrogentherapie (Wirksamkeit individuell sehr unterschiedlich; Nebenwirkungen beachten).
- Nasopharynxmalignome sind in der Regel nicht oder nur im Sinne der Tumorverkleinerung operabel. Sie werden bestrahlt, ggf. in Kombination mit einer Chemotherapie. Ihre regionalen Metastasen werden operiert und nachbestrahlt.

Operationsindikationen

- Choanalpolypen, Zysten, Kraniopharyngeom.
- Juveniles Angiofibrom.
- Adenokarzinom, adenoidzystisches Karzinom (auch im Sinne einer Tumorverkleinerung).
- Manifeste Metastasen bei Nasopharynxkarzinom.
- Seromukotympanum.

Operative Prinzipien

- Choanalpolypen: Transnasale Extraktion, S. 384, (Polypenschlinge).
- Nasopharynxzysten: Marsupialisation oder Ausschälen.
- Solide, auf den Nasopharynx begrenzte Tumoren (Ausnahme Nasopharynxkarzinom): Transpalatinaler Zugang am hängenden Kopf.
- Tumoren, die den Nasopharynx überschreiten: Paranasal-permaxillärer (transfazialer) Zugang mit lateraler Rhinotomie (S. 386) oder lateraler Zugangsweg (transpterygoidal, transzygomatikal, infratemporal).
- Neck-dissection (S. 423) bei Halslymphknotenmetastasen eines Nasopharynxkarzinoms.
- Parazentese und Einsetzen eines Paukenröhrchens.

Prognose

- Bei gutartigen Geschwülsten grundsätzlich gut.
- Rezidive beim juvenilen Angiofibrom häufig.
- Beim Nasopharynxkarzinom vom anaplastischen (lymphoepithelialen) Typ beträgt die 5-Jahres-Überlebensrate ca. 40%, beim undifferenzierten Nasopharynxkarzinom und allen übrigen Nasopharynxmalignomen <20%.

Allgemeines

- *Ursachen:* Schleimhaut- und Papillenatrophie, Gastritis, Alkoholismus, Sjögren-Syndrom, Polyneuropathie (Diabetes mellitus).
- Entzündungen der Mund- und Zungenschleimhaut.
- Intoxikation: Arsen, Tetrachlorkohlenstoff. Medikamentös.
- Zustand nach Operationen am Ohr, Pharynx oder Zunge mit Läsion der Chorda tympani oder des N. glossopharyngeus.
- ZNS-Schäden: CO-Vergiftung, Schädel-Hirn-Trauma, Psychose.
- Nach Radiotherapie im Oropharynxbereich.
- Unverträglichkeit von Zahnersatzmaterialien.
- Komplikationen: Berufsunfähigkeit (Weinverkoster, Konditor).
- Vorkommen: In jedem Lebensalter.
- Symptome: Bei isolierter Geschmacksstörung sensorische Fehlleistung, sonst abhängig vom Grundleiden.

Untersuchungen

- Palpation: Zungenoberfläche, Papillen, Speicheldrüsen.
- Komplette HNO-Spiegeluntersuchung.
- Geschmacksprüfung (S. 34).
- CT: Ausschluß eines endokraniellen Krankheitsprozesses.

Differentialdiagnose

- *Hypogeusie:* z. B. im Alter bei Anosmie, Glossitis.
- *Ageusie:* z. B. toxisch, Virusinfekt, angeboren.
- *Hypergeusie:* z. B. Irritation des N. glossopharyngeus.
- *Parageusie:* z. B. Schädel-Hirn-Trauma, Virusinfekt.
- *Kakogeusie:* Zentrale Wahrnehmungsstörung.
- *Geschmackshalluzination:* Psychose.

Konservative Therapie

- Behandlung des erkannten Grundleidens.
- Versuch mit Glucocorticoiden und Vitamin-B_6-Präparaten in individueller Dosierung oder mit Cyclamen D4.

Prognose

- Ungünstig. Bei partieller Ageusie (z. B. operative Durchtrennung *einer* Chorda tympani) tritt Gewöhnung ein.

Globus pharyngeus (Dysphagie)

Allgemeines

- Definition: *Dysphagie:* Zustand, bei dem Nahrung nicht normal geschluckt werden kann, während des Schluckvorganges steckenbleibt oder das Gefühl eines Hindernisses hinterläßt. Wenn zusätzlich Schmerzen = *Odynophagie.*
- *Globus hystericus* (nervosus): Ständiges oder in Streßsituationen auftretendes Gefühl eines Fremdkörpers im Halse, unbeeinflußt vom Schluckvorgang und ohne Nachweis funktioneller oder morphologischer Ursachen.
- Vorkommen: In jedem Lebensalter (durchschnittlich um 50. Lebensjahr), in 74% bei Frauen. 33% der Patienten mit Dysphagie lokalisieren die Beschwerden im Pharynxbereich.
- Ursachen: Akute oder chronische *Entzündungen* im Oro-, Meso- und Hypopharynx. *Hyperplasie* der Zungengrundtonsille.
- *Speicheldrüsenerkrankungen,* Sicca-Syndrom (Xerostomie).
- *Fremdkörper* oder fremdkörperbedingte Verletzungen im Bereich des Oro-, Meso-, Hypopharynx oder Ösophagus.
- *Tumoren* des Naso-, Oro-, Meso-, Hypopharynx, Larynx oder Ösophagus. *Tumoren* des Halses (z. B. Struma, Gefäßtumor).
- *Styloideussyndrom* (überlanger Processus styloideus).
- *Bakterielle* oder *mykotische* Entzündungen des Ösophagus.
- *Strikturen* oder *Stenosen* des Ösophagus (z. B. Sklerodermie, nach Verätzungen der Verbrennungen).
- *Hypopharynx- oder Ösophagusdivertikel.*
- Funktionsstörungen der Hypopharynx- und/oder der Ösophagusmotorik (Spasmus des M. cricopharyngeus, Bulbärparalyse, Parkinsonismus, Myasthenia gravis, multiple Sklerose, Guillain-Barré-Syndrom, Brachyösophagus, Achalasie).
- *Refluxösophagitis,* Hiatushernie.
- *Hyperostosis* vertebralis senilis ankylans (Forestier-Syndrom), Spondylosis deformans der HWS.
- *Reflektorische* arthromuskuläre Störungen der HWS.
- Atypische *Angina pectoris, Karotidodynie.*
- Aortenaneurysma.
- Komplikationen: Übersehenes Karzinom!
- Symptome: Speichelfluß, ferner vgl. Definition (s. oben).

Untersuchungen

- Palpation: Bimanuell des Mundbodens, des Zungengrundes, der Tonsillenlogen, der Strukturen des äußeren Halses.
- Inspektion: Schiefhaltung des Kopfes, Speichelfluß, äußerlich sichtbare Tumoren des Halses, Parotisschwellung.
- Komplette Spiegeluntersuchung mit Prüfung der Sensibilität und Motorik der Gaumensegel-, Pharynx-, Zungenmuskulatur (N. glossopharyngeus, N. vagus, N. hypoglossus).

- Röntgen: HWS a.-p., seitlich, Kontrastmittelpassage Hypopharynx-Ösophagus (am besten *Kinematographie!*).
- Endoskopie: Lupenlaryngoskopie, direkte Laryngoskopie, Ösophagogastroskopie (flexible Optiken), starre Ösophagoskopie (einzig brauchbare Methode zur Beurteilung der Postkrikoidregion!).
- *Spezielle Untersuchungsmethoden:* Druckmessung im Ösophagus (Durchzugsmanometrie) in Kombination mit pH-Metrie (evtl. 24 Std.), Endosonographie (endoskopische Ultraschalluntersuchung der Ösophaguswände, zeigt Tumoren <1 mm $\varnothing$).
- Schilddrüsenszintigraphie: Ausschluß einer tiefliegenden Struma, kalter oder heißer Knoten.
- Funktionsprüfungen der HWS und Halsmuskulatur.
- Interdisziplinäres Konsilium: HNO-Arzt, Gastroenterologe, Radiologe, Chirurg, Neurologe, Orthopäde, evtl. Psychiater.

Differentialdiagnose

- Globus nervosus sive hystericus (trotz Durchführung der Untersuchungspalette kein pathologischer Befund, *immer Ausschlußdiagnose!),* Anorexia nervosa.
- Botulismus: Schwerste Odynophagie ohne Lokalbefund 12–24 Std. nach Vergiftung durch Botulinustoxine (Lebensmittelvergiftung): Einhergehend mit Sehstörungen, Ptosis, Sprechstörungen, Diarrhoe.

Konservative Therapie

- Kausale Behandlung von entzündlichen, stoffwechselbedingten, neurologischen, Enzymmangelerkrankungen.
- H_2-Blocker mindestens über 6 Monate bei Refluxösophagitis.
- Physikalische Therapie der HWS oder Manualtherapie.
- Lexotanil oder Psychotherapie bei Globus hystericus.

Operationsindikationen

- Benigne und maligne Tumoren des Oro-, Meso-, Hypopharynx-, Larynx- oder Ösophagusbereiches.
- Überlanger Processus styloideus, Divertikel.
- Hiatushernie, evtl. Refluxösophagitis.
- Tumoren des Halses oder des Mediastinums.

Operative Prinzipien

- Entsprechend der Ursache: z. B. Strumektomie, Fundoplikation, Divertikelresektion etc.

Cheilitis

Allgemeines

- Entzündliche (z. B. Insektenstich, Herpes), traumatische (Quetsch- oder Platzwunde, Verbrühung), tumoröse oder allergische Schwellung der Ober- und/oder Unterlippe. Begleitsymptom von Erkrankungen der Mundschleimhaut, bei Nasenfurunkel.
- Vorkommen: In jedem Lebensalter.
- Komplikationen: Abhängig von der Ursache der Schwellung.
- Symptome: Spannungsgefühl, Schmerzen, Artikulationsschwierigkeiten, behinderte Nahrungsaufnahme.

Untersuchungen

- Inspektion: Ödematöse, ulzeröse oder tumoröse Schwellung, Rötung. Evtl. Ulzeration, Bläschenbildung.
- Palpation: Derb, gespannt, fluktuierend, schmerzhaft. Beteiligung submentaler oder submandibulärer Lymphknoten?
- Biopsie: Bei Tumorverdacht.

Differentialdiagnose

- Lymphangiom, angioneurotisches Ödem (Quincke-Ödem), Melkersson-Rosenthal-Syndrom, Lues, Urtikaria, Lupus, Sonnenbrand.

Konservative Therapie

- Entsprechend der Ursache (z. B. Bepanthen-Salbe, Antiphlogistika, Antibiotika, Zovirax, Prednisolon).

Operationsindikationen

- Verletzung, Abszeß. Benigne und maligne Tumoren.

Operative Prinzipien

- Verletzung: Nach Anfrischen der Wundränder primäre Naht in Lokalanästhesie (Lippenrot-Haut-Grenze beachten).
- Abszeß: Spalten in Lokalanästhesie.
- Tumor: Keilexzision mit plastischer Rekonstruktion, ggf. mit Ausräumung der Lymphabflußregion.

Prognose

- Abhängig von der Ursache der Lippenschwellung.

Herpes labialis

Allgemeines

- Virusinfektion mit Bläschenbildung am Übergang Lippenrot-Haut.
- Erreger: Herpes-simplex-Viren.
- Vorkommen: In jedem Lebensalter. Frauen häufiger betroffen als Männer, oft nach intensiver Sonneneinstrahlung, bei allgemeiner Abwehrschwäche.
- Komplikationen: Bakterielle Superinfektion. Sehr selten Herpesmeningitis.
- Symptome: Zunächst umschriebenes Spannungsgefühl, das in einen brennenden Schmerz übergeht. Mäßig eingeschränktes Allgemeinbefinden (wie blander grippaler Infekt).

Untersuchungen

- Palpation: Bei starker Ausprägung und/oder bakterieller Superinfektion Schwellung der regionalen Lymphknoten.
- Spiegeluntersuchung: An Haut-Schleimhaut-Grenze kleine opake Bläschen. Gleichzeitig kleine, flache Ulzerationen und hellbraune Schorfe, deren Entfernung sehr schmerzhaft ist.
- Begleitendes Weichteilödem. Mund-Rachen-Schleimhaut unauffällig.
- Blutwerte: In der Regel unauffällig.

Differentialdiagnose

- Stomatogingivitis herpetica (S. 189).

Konservative Therapie

- Umschläge mit Alkohol, 70%ig (nur anfangs schmerzhaft).
- Bestreichen mit Zovirax-Creme oder Herviros mehrmals täglich.
- Zovirax, 5 × 1 Tbl./die.
- Bei Superinfektion zusätzlich Antibiotikum.
- Schorfe nicht entfernen!

Prognose

- Folgenlose Ausheilung.
- Starke Rezidivneigung, besonders zu Zeiten verminderter körperlicher Abwehrkraft.

Lippenkarzinom, -basaliom

Allgemeines

- Alterskorrigierte Häufigkeit: 1,5–2,0/100000/Jahr.
- Verhältnis Männer : Frauen = 25:1.
- Altersverteilung: Häufigkeitsgipfel 55–65 Jahre.
- Verteilung der Malignome: 80–90% Unterlippe, 5–10% Oberlippe, 5% beide Lippen.
- Histologie: An *Unterlippe* 90% gut differenzierte Plattenepithelkarzinome, 10% Basaliome.
- An *Oberlippe* 40% Karzinome, 60% Basaliome.
- Regionale Metastasen bei Erstuntersuchung: 5% bei Unterlippenkarzinom, 15% bei Oberlippenkarzinom.
- Fernmetastasen: Sehr selten.
- Prädisponierende Faktoren: Ultraviolette Strahlung (Sonnenbäder, Arbeit im Freien), Nikotin (Pfeifenraucher), Alkoholabusus, mangelhafte Mundhygiene.
- Symptome: Anfangs keine; später Schmerzen, Blutung.

Untersuchungen

- Palpation: Primärtumor (Infiltration), regionale Lymphknoten (submental, submandibulär, angulär).
- Inspektion: Nodulär-hyperkeratotischer oder ulzerierender Tumor mit Infiltration der Weichteile.
- Röntgen: Thorax (Ausschluß von Fernmetastasen).
- Biopsie.

Differentialdiagnose

- Lues, Herpes labialis, Trauma.

Konservative Therapie

- Strahlentherapie: Wenn keine Operationseinwilligung, als Palliativmaßnahme. Postoperativ bei Lymphknotenmetastasen.

Operationsindikationen

- Jedes Lippenkarzinom oder -basaliom.

Operative Prinzipien

- Lippenteilresektion mit plastisch-rekonstruktiver Defektversorgung (Abb. **22**). Ggf. Lymphknotenrevision oder Neckdissection.

Prognose

- Basaliome: Bei vollständiger Exzision Heilung.
- Karzinome T1, T2 ohne Metastasen: Bei chirurgischer Entfernung histologisch in sano 95% 5-Jahres-Überlebensrate.
- Karzinome mit regionalen Metastasen: Bei Entfernung des Tumors histologisch in sano und Lymphknotenausräumung 45% 5-Jahres-Überlebensrate.

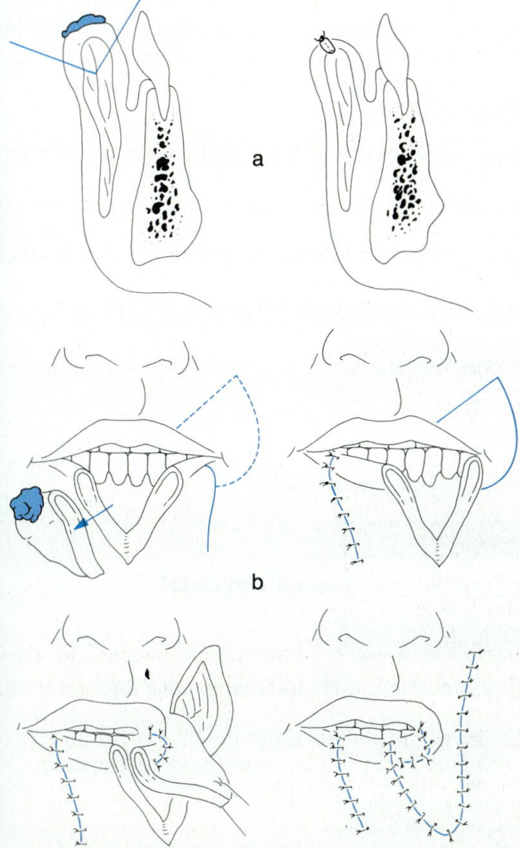

Abb. **22** Resektion und Rekonstruktion bei Lippenkarzinom

a Streng lokalisiertes, nicht infiltrierend wachsendes oberflächliches Karzinom: Keilexzision, histologische Randschnittkontrolle, schichtweiser Wundverschluß.

b Infiltrierend wachsendes Karzinom: Großzügige Keilexzision und Einschwenken eines vom Mundwinkel entnommenen durchgehenden Schwenklappens (nach Estlander)

Fremdkörper

Allgemeines

- Zum Beispiel Fischgräten, Knochen- oder Holzsplitter, Zahnersatzmaterialien.
- Bevorzugte Lokalisation: Tonsillen, Gaumenbögen, Vallecula glosso-epiglottica, seitliche Pharynxwand.
- Vorkommen: Bevorzugt Kinder.
- Komplikationen: Perforation mit Gefahr der Halsphlegmone oder Mediastinitis.
- Symptome: Schluckschmerzen unterschiedlicher Intensität bis hin zur Schluckunfähigkeit. Speichelfluß.

Untersuchungen

- Palpation: Eingespießte Fremdkörper sind oft besser zu fühlen als zu sehen.
- Spiegeluntersuchung (ggf. Mikroskop oder Lupenlaryngoskop benützen): Sehr sorgfältig untersuchen! Oft kein Fremdkörper vorhanden, sondern lediglich Schleimhautläsion. Tonsillenkrypten beachten.
- Röntgen: Bei Verdacht auf strahlendichten Fremdkörper.

Differentialdiagnose

- Habituelle Aphthen.
- Akute Tonsillitis.
- Neoplasma.
- Globus nervosus, Dysphagie (S. 176).

Operationsindikation

- **Sofort:** Jeder Fremdkörper: **Aspirationsgefahr!**

Operative Technik

- Instrumentelle Extraktion unter indirekter oder direkter endoskopischer Sicht.
- Operative Revision von außen (laterale Pharyngotomie, kollare Mediastinotomie) bei Perforationsverdacht oder Phlegmone.

Prognose

- Bei adäquater Behandlung gut.

Hinweis

- Nicht versuchen, Fremdkörper durch Sauerkraut o. ä. in den Magen-Darm-Trakt zu befördern (Perforationsgefahr)!

Pfählungsverletzung

Allgemeines

- Typische Lokalisation: Weicher Gaumen, vorderer Gaumenbogen, Mesopharynxhinterwand, Zunge, oberer Tonsillenpol.
- Ursachen: Sturz auf das Gesicht bei im Mund gehaltenen Gegenständen (Blasrohr, Bleistift, Flöte), bei Kindesmißhandlungen, Folge unsachgemäßer Intubation.
- Vorkommen: Überwiegend Kinder. Mädchen und jüngere Frauen mit Bulimia nervosa (Freßlust) durch Eigenverletzung bei instrumentell provoziertem Erbrechen (meist Hypopharynxhinterwand).
- Komplikationen: Blutung, Kieferklemme, Parapharyngealphlegmone-Abszeß, Mediastinitis. Bei intervertebralem Vordringen Liquorfistel möglich. Tetanus.
- Symptome: Schluckschmerzen, Speichelfluß.

Untersuchungen

- Spiegeluntersuchung: Klaffende Verletzung, evtl. Teilabriß weicher Gaumen, Uvula oder oberer Tonsillenpol.
- Differentialblutbild, BSR.
- Röntgen: Bei tiefer Perforation der Rachenhinterwand oder des Hypopharynx Kontrastmittelpassage, CT.

Differentialdiagnose

- Anamnestisch klare Diagnose.

Konservative Therapie

- Bei kleinen Verletzungen Mundpflege mit Kamille oder mildem Antiseptikum (z. B. Betaisodona).
- Tetanusprophylaxe (z. B. Te-Anatoxal 0,5 i.m. oder Tetagam 250 IE und Tetanol 0,5 ml jeweils i.m. an kontralateralen Körperstellen).
- Antibiotikum parenteral (z. B. Augmentin, Bactrim forte) bei tiefen parapharyngealen oder paravertebralen Verletzungen.

Operationsindikationen

- Jede größere Perforation mit klaffenden Rändern.

Operative Prinzipien

- Einschichtiger durchgreifender Wundverschluß.
- Bei Verletzung der Tonsille evtl. Tonsillektomie.
- Ggf. Einlegen einer nasogastralen Sonde.

Verbrühung

Allgemeines

- Hitzedenaturierung der oberen Schleimhautschichten infolge versehentlicher Aufnahme zu heißer Nahrung. *Kindesmißhandlung* möglich (Säuglinge, Kleinkinder!).
- Vorkommen: Überwiegend Kinder betroffen, gelegentlich auch ältere Menschen (Zahnprothesenträger). Angeborene oder erworbene (Schädel-Hirn-Trauma) Sensibilitätsstörungen im Oropharynxbereich.
- Komplikationen: Kehlkopfeingangsödem mit Atemnot.
- Symptome: Heftige, brennende Schmerzen. Starke Schluckbeschwerden, sofern Nahrung nicht ausgespuckt wurde. Hypersalivation mit Speichelfluß. Bei Kleinkindern evtl. Schock und Atemnot.

Untersuchungen

- Spiegeluntersuchung: Schleimhaut hochrot und ödematös aufgequollen. Bei intensiver Verbrühung flächenhafte Fibrinschorfe, Blasenbildung und Epitheldefekte.
- *Hinweis:* Immer Kehlkopf und Hypopharynx inspizieren, bei pathologischem Befund in diesem Bereich zusätzlich Ösophagoskopie.
- Ggf. auch pädiatrische oder internistische Konsiliaruntersuchung.

Differentialdiagnose

- Säure- oder Laugenverätzung (S. 329).

Konservative Therapie

- Viel kalte Flüssigkeit (Wasser) trinken und Eiswürfel lutschen lassen.
- Spülen mit Bepanthen-Lösung.
- Mundpflege mit anästhesierenden Lösungen (z. B. Laryngomedin-Spray).
- Bei schwerer Verbrühung: Analgetika (z. B. Treupel-Supp., 2–4 × 1/die) und Breitbandantibiotikum.
- Evtl. parenterale Ernährung.
- Intubation bei Larynxödem mit Atemnot.

Prognose

- In der Regel folgenlose Ausheilung.

Soor

Allgemeines

- Pilzinfektion der Schleimhäute, besonders bei reduzierter Abwehrlage (Diabetes mellitus, unter Steroidtherapie, Antibiotikabehandlung, Zytostatikatherapie, Strahlentherapie, nach großen Operationen, Langzeitintubation, Immunschwäche [AIDS], Leukämie).
- Häufigste Erreger: Candida albicans, Aspergillus.
- Vorkommen: Kinder und diabetische ältere Menschen bevorzugt, Zahnprothesenträger, AIDS.
- Komplikationen: Hämatogene oder kontinuierliche Generalisierung (Soorpneumonie, Soorenzephalitis, Soorsepsis).
- Symptome: Schleimhautbrennen, Trockenheitsgefühl. Hypogeusie.

Untersuchungen

- Spiegeluntersuchung: Weiße, gut verschiebbare Beläge mit rotem Randsaum, evtl. Fötor.
- Abstrich: Pilzkultur.
- Serologie: Herpestiter, HIV-Test.
- Blutwerte: Blutzuckerbestimmung, BSR.

Differentialdiagnose

- Siehe Zungenbrennen (S. 190), Leukoplakie, bakterielle Schleimhautinfektion.

Konservative Therapie

- Ampho-Moronal Lutschtabl., 4 × 1 tgl. oder Ampho-Moronal Suspension.
- In schweren Fällen parenterale Antimykotika (z. B. Amphotericin B „Squibb“, nach Körpergewicht und Alter per infusionem).
- Mundpflege, Pinselung mit Borglycerin 10%.
- Roborierende Maßnahmen, Diabeteseinstellung.

Prognose

- Hartnäckiges Krankheitsbild mit Rezidivneigung.

Habituelle Aphthen

Allgemeines

- Chronisch rezidivierend auftretende, schmerzhafte, mit gelblich-weißem Exsudat belegte Schleimhauterosionen.
- Keine Virusinfektion, sondern endogene Ursache („trophoneurotische Störung"). Signifikante Erniedrigung des Speichel-pH und der Speichelproteine werden beobachtet.
- Gehäuftes familiäres Auftreten bekannt.
- Lokalisation an der Schleimhaut der Mundhöhlenwandungen, der Zunge, des weichen Gaumens und der Gingiva.
- Vorkommen: Meist im Kindes- und Jugendalter beginnend, Rezidivneigung im Alter zunehmend.
- Komplikationen: Keine.
- Symptome: Starke Schmerzen. Behinderte Nahrungsaufnahme. Keine Herabsetzung des Allgemeinbefindens, kein Fieber.
- Evtl. Superinfektion, dann Symptomatologie der Stomatogingivitis (S. 187, 189). Schwellung der regionalen Lymphknoten.

Untersuchungen

- Palpation: Regionale Lymphknoten.
- Spiegeluntersuchung: Vereinzelte, weiß-gelblich belegte, bis 10 mm große Erosionen bzw. flache Ulzerationen mit rotem Saum. Keine Bläschen.
- Blutwerte normal.

Differentialdiagnose

- Stomatogingivitis herpetica (S. 189).

Konservative Therapie

- Betupfen der Aphthen mit Pyoktanin-Lösung 2%ig oder mit 10%iger $AgNO_3$-Lösung. Dontisolon-Haftsalbe. Weiche Kost.
- In schweren Fällen Versuch mit Colchicum Dispert, 3–4mal 0,5 mg/die p.o. (cave Nebenwirkungen).

Prognose

- Gut. Lebenslange Rezidivneigung.

Stomatogingivitis ulcerosa

Allgemeines

- Entzündung von Zahnfleisch und angrenzender Mundschleimhaut mit Ulzerationen.
- Erreger: β-hämolytische Streptokokken, bakterielle Mischflora, Pilze, Viren (Herpes).
- Vorkommen: In jedem Lebensalter, besonders bei schlechter Mund- und Zahnpflege oder allgemeiner Abwehrschwäche (Tumor, Zytostase), oft im Gefolge einer Tonsillitis.
- Komplikationen: Evtl. Virusmeningitis (selten).
- Symptome: Starkes Krankheitsgefühl, Fieber, fauliger Mundgeruch, Speichelfluß. Heftige Schmerzen, behinderte Nahrungsaufnahme. Schmerzhaft geschwollene Halslymphknoten.

Untersuchungen

- Palpation: Regionale Lymphknoten.
- Spiegeluntersuchung: Schwellung und Rötung von Zahnfleischsaum und Mundhöhlenschleimhaut. Mehr oder weniger tiefe Ulzerationen mit schmierigen Belägen und Fibrinschorfen (keine Bläschen!). Behandlungsbedürftiges Gebiß.
- Blutwerte: Mäßige Leukozytose und BSR-Beschleunigung.
- Evtl. erhöhter Titer gegen Herpesviren (IgG, IgM), ggf. HIV-Titer.
- Abstrich: Hämolytische Streptokokken der Gruppe F, Spirillen und Fusobakterien. Evtl. Pilze (Candida).
- Biopsie: Bei Tumorverdacht.

Differentialdiagnose

- Superinfizierte Stomatogingivitis herpetica, Soor, Lues, Agranulozytose, Schleimhautkarzinom, Leukämie, Pemphigus, AIDS.

Konservative Therapie

- Mundpflege mit Kamille und Salbei-Tee.
- Pinselung mit Pyoktanin-Lösung 2%ig. Anästhesierende Lösungen (z. B. Laryngomedin-Spray). Dontisolon (Zahnfleischsaum).
- Evtl. parenterale Flüssigkeitssubstitution.
- Zusätzlich antibiotische oder antimykotische Therapie entsprechend Abstrichbefund.
- Nach Abklingen der akuten Symptome Sanierung von Gebiß und Zahnfleisch (Parodontose).

Prognose

- Folgenlose Ausheilung. Rezidiv bei fortbestehender ungenügender Mundhygiene.

Herpes zoster

Allgemeines

- Virusinfektion mit stets unilateraler Bläschenbildung im Innervationsgebiet des 2. und 3. Trigeminusastes, seltener des N. glossopharyngeus. Im Gegensatz zum Herpes sind die Effloreszenzen alle im gleichen Stadium, d. h. zunächst nur Gruppen von mit einem erythematösen Hof umgebenen Bläschen, dann nur Erosionen.
- Erreger: Herpes-zoster-Viren.
- Vorkommen: Mit zunehmendem Lebensalter, gehäuft bei reduziertem Allgemeinzustand, unter Steroidtherapie, während Zytostatikatherapie, Patienten mit systemischen Malignomen, AIDS.
- Komplikationen: Generalisierung möglich (paraneoplastisches Syndrom). Zostermeningitis, -enzephalitis, Zahnverlust, Osteomyelitis.
- Symptome: Zu Beginn grippale Symptome mit Abgeschlagenheit und Fieber, evtl. Konjunktivitis. Brennender Schleimhautschmerz. Dann heftige, neuralgiforme Schmerzen, die auch nach dem Verschwinden der Effloreszenzen sehr lange bestehen bleiben können. Schluckstörung, Speichelfluß, behinderte Nahrungsaufnahme.

Untersuchungen

- Spiegeluntersuchung: Segmental unilateral angeordnete, teilweise konfluierende, helle Bläschen bzw. rundliche Schleimhauterosionen mit schmierigen Belägen. Übrige Schleimhaut unauffällig.
- Blutwerte: Virustiter erhöht (IgM, IgG), BSR beschleunigt.
- Bei Verdacht HIV-Titer.

Differentialdiagnose

- Herpes labialis (S. 179). Habituelle Aphthen (S. 186), AIDS.

Konservative Therapie

- Mundpflege mit Kamille oder Salbei-Tee. Anästhesierende Lösungen (z. B. Laryngomedin-Spray).
- Zovirax, 5–10 mg/kg KG per infusionem 8stündlich.
- Analgetika (z. B. Ben-u-ron-Supp., 3–5 × 1/die, Ponstan).

Prognose

- Nach Erstinfektion Immunität. Segmentale Schmerzen oft monatelang anhaltend.

Stomatogingivitis herpetica

Allgemeines

- Virusinfektion mit Bläschenbildung auf der Mundschleimhaut (Zahnfleisch) und im Bereich der Haut-Schleimhaut-Grenze von Lippe und Nase.
- Erreger: Herpes-simplex-Virus.
- Vorkommen: In jedem Lebensalter. Erstmanifestation vornehmlich bei Kindern und Jugendlichen.
- Komplikationen: Bakterielle Superinfektion. Sehr selten Herpesmeningitis.
- Symptome: Ausgeprägtes Krankheitsgefühl. Fieber. Heftige, brennende Schmerzen und Schluckbeschwerden. Sialorrhoe. Fauliger Mundgeruch. Schmerzhaft geschwollene Halslymphknoten.

Untersuchungen

- Palpation: Regionale Lymphknoten.
- Spiegeluntersuchung: Bis 5 mm große, helle Bläschen (bei Erstuntersuchung oft nur vereinzelt vorhanden), zahlreiche rund bis ovale, glatt begrenzte Schleimhauterosionen und flache Ulzera mit deutlich rotem Saum. Ulkusgrund oft gelblich-schmierig belegt. Nicht betroffene Schleimhautareale wie bei Pharyngitis gerötet.
- Blutwerte: Virustiterbestimmung (IgG, IgM). Evtl. HIV-Titer.

Differentialdiagnose

- Angina herpetica (S. 204). Pemphigus, Morbus Behçet, Windpocken, Herpes labialis (S. 179), leukämische Ulzera, AIDS.

Konservative Therapie

- Zovirax, 5 × 1 Tbl. (400 mg)/die für 5–6 Tage (4stündlich).
- Mundpflege mit Kamille oder Salbei-Tee sowie anästhesierende Lösungen (z. B. Laryngomedin-Spray).
- Pinseln mit Pyoktanin-Lösung 2%ig oder Herviros-Lösung mehrmals täglich.
- Milde, weiche Kost. Bei schwerem Krankheitsbild evtl. parenterale Flüssigkeitszufuhr.
- Bei bakterieller Superinfektion Breitbandantibiotikum.
- Analgetikum.

Prognose

- Ausheilung innerhalb von 8–10 Tagen. Rezidivneigung.

Zungenbrennen

Allgemeines

- Ursachen: Zahlreiche lokale, externe und interne Ursachen möglich, deswegen aufwendige Ausschlußdiagnostik erforderlich (s. Systematik auf S. 191).
- Nicht selten Begleitsymptom einer subklinischen (Alters-)Depression.
- Vorkommen: In jedem Lebensalter, besonders häufig sind Frauen in der zweiten Lebenshälfte (Menopause) betroffen.
- Komplikationen: Abhängig von der Ursache.
- Symptome: Brennendes Gefühl im Bereich der Zungenspitze und des freien Zungenrandes, das sich bei Nahrungsaufnahme (Hitze, Säure, Gewürze) verstärken kann.

Untersuchungen

- Spiegeluntersuchung: Rötung an Zungenspitze und -rändern mit Abflachung oder Schwund der Papillen. Oft Impressiones digitatae sowie Hypo- oder Parageusie. Zahnstatus und Zahnfüllungszustand beachten. Prothesendruckstellen (s. Systematik auf S. 191)?
- Abstrich: Ausschluß einer Mykose.
- Weitere Untersuchungen abhängig von der vermuteten Ursache (z. B. Gastritis, Refluxösophagitis, hämatologisches oder endokrinologisches Grundleiden, Alkoholabusus etc.).

Differentialdiagnose

- Glossitis simplex (S. 192), Glossitis allergica (S. 193), gastrointestinale Störungen, Plummer-Vinson-Syndrom, Alkoholabusus, Soor (S. 185), Sjögren-Syndrom (S. 312), perniziöse Anämie, Diabetes mellitus, Pellagra, Mukoviszidose, Schwermetallvergiftung.

Konservative Therapie

- Abhängig von der oft nicht erkennbaren Ursache.
- Allgemein: Meiden von scharfen und heißen Speisen, Mundspülungen mit Bepanthen, Vitamin-A- und -B_6-Substitution. In besonders hartnäckigen Fällen evtl. befristete Therapie mit Carbamazepin (Tegretal).
- Internistisches Konsilium (s. Differentialdiagnose).

Prognose

- Unbefriedigend.

Vereinfachte Systematik des Zungenbrennens in Abhängigkeit vom morphologischen Zungenbefund (nach Veltman)

- *Keine pathologischen Zungenveränderungen:*
  Gastrointestinale Störungen, elektrogalvanische Ströme (unterschiedliche Metalle im Mund-Zahn-Bereich), Morbus Hodgkin.
- *Normal feuchte, gerötete Zunge:*
  Möller-Hunter-Glossitis (perniziöse Anämie, Pellagra (B_2-Avitaminose).
- *Normal feuchte, gerötete und geschwollene Zunge:*
  Allergie gegen Prothesenmaterial und/oder Nahrungsmittel.
- *Gerötete und trockene Zunge:*
  Diabetes mellitus, Sjögren-Syndrom, Plummer-Vinson-Syndrom.
- *Derbe, vergrößerte, an der Oberfläche aufgeworfene Zunge:*
  Neoplasma, Amyloidablagerungen, syphilitisches Spätstadium.
- *Graue, glatte Zunge:*
  Lichen ruber planus atrophicans, zirkumskripte Sklerodermie.
- *Gerötete Zunge mit grau-weißlichem, abwischbarem Belag:*
  Soormykose.
- *Gerötete oder normale Zunge mit Brennen und zusätzlich einschießenden Schmerzen:*
  Neuralgie des N. lingualis, des N. hypoglossus oder des N. glossopharyngeus (immer Neoplasie in der hinteren Schädelgrube und im extrakraniellen Nervenverlauf ausschließen!). Störungen im atlantookzipitalen Übergang oder Costen-Syndrom ebenfalls möglich.
- *Ausschlußdiagnose bei normalem Zungenbefund:*
  Psychogene Glossodynie (oft bei Karzinophobie oder larvierter Depression).

Glossitis simplex

Allgemeines

- Entzündung der Zunge infolge Traumatisierung (Zähne, Zahnprothese, Verbrühung, Verätzung, Zahnbürste), Unverträglichkeit (Medikamente, Gewürze, Nahrungsmittel, Zahnpflegemittel) sowie Nikotinabusus.
- Außerdem: Bakterielle und besonders Pilzinfektionen sowie unter „Zungenbrennen“ (S. 190) angeführte Ursachen.
- Vorkommen: In jedem Lebensalter.
- Komplikationen: Keine; evtl. Grundkrankheit.
- Symptome: Schmerzen und Brennen an der Zungenspitze und den -rändern. Allgemeinbefinden nicht beeinträchtigt. Gelegentlich Hypo- oder Parageusie.

Untersuchungen

- Spiegeluntersuchung: Zunge im vorderen Drittel gerötet, Papillen besonders an der Spitze und am Rand abgeflacht oder fehlend. Häufig Impressiones digitatae.
- Abstrich: Bakteriennachweis, Pilzkultur.

Differentialdiagnose

- Siehe Zungenbrennen (S. 191).

Konservative Therapie

- Ursachenbeseitigung.
- Symptomatisch: Gewürzarme Kost, entzündungshemmende Salben, (z. B. Dontisolon), Mundpflege mit Kamille oder Salbei.

Prognose

- Gut, wenngleich oft längeres Persistieren der Beschwerden.

Allgemeines

- Allergische Zungenschwellung nach Trauma (Insektenstich, Fremdkörper), auf Medikamente (Penicillin, Aspirin) und Nahrungsmittel (Obst, Eiweißprodukte, Nüsse), Zahnprothese.
- Vorkommen: In jedem Lebensalter.
- Komplikationen: Bei ausgeprägter Schwellung Atemnot.
- Symptome: Juckreiz, Spannungsschmerz, Behinderungen beim Sprechen und Schlucken.

Untersuchungen

- Spiegeluntersuchung: Deutliche Rötung und glasige Schwellung der ganzen Zunge, bei Quincke-Ödem absteigend bis auf Kehlkopfniveau.
- Blutwerte: Evtl. Erhöhung des Gesamt-IgE im Serum. Bei Nahrungsmittellallergie RAST häufig positiv (spezifischer Allergennachweis).
- Allergietest.

Differentialdiagnose

- Quincke-Ödem: Lokal-allergische Sofortreaktion auf exogene oder endogene Reize bzw. hereditäres angioneurotisches Ödem (C1-Esterase-Inhibitor-Mangel Typ I oder II).
- Verbrühung, Verätzung, Myxödem, Melkersson-Rosenthal-Syndrom (Faltenzunge), beginnender Zungengrundtumor, Kälteurtikaria, malignes Lymphom.

Konservative Therapie

- Bei drohenden Komplikationen: Glucocorticoide (z. B. Solu-Decortin H 100–500 mg i.v.) und Antihistaminikum (z. B. Fenistil 1–2 Amp./die). Glucocorticoidgabe u. U. wiederholen oder ausschleichend dosieren.
- Bei blandem Krankheitsverlauf: Antihistaminika.
- Bei Erstickungsgefahr: Intubation.
- Bei angioneurotischem Ödem: Danazol, frisches Gefrierplasma und C1-Esterase-Inaktivator-Konzentrat.

Prognose

- Bei Allergennachweis und -karenz günstig, anderenfalls Rezidivgefahr immer gegeben!

Akute Pharyngitis

Allgemeines

- Virusinfektion der Rachenschleimhaut, meist mit Beteiligung der Tonsillen sowie der Nasen- oder Kehlkopfschleimhäute. Nachfolgende bakterielle Superinfektion häufig.
- Die akute Pharyngitis kann auch Vorbote anderer Infektionskrankheiten (Scharlach, Masern) sein.
- Häufigste Erreger: Viren der Influenza- und Parainfluenzagruppe, Myxoviren, Adeno-, Coxsackie-Viren: Streptokokken, Pneumokokken, Haemophilus influenzae.
- Vorkommen: In jedem Lebensalter.
- Komplikationen: Keine.
- Symptome: Fieber bei unterschiedlich reduziertem Allgemeinbefinden. Wundgefühl, Trockenheitsgefühl und Kratzen im Hals. Schluckbeschwerden. Schleimsekretion aus der Nase. Häufig schmerzhafte Halslymphknotenschwellung.

Untersuchungen

- Palpation: Regionale Lymphknoten.
- Spiegeluntersuchung: Schleimhaut granulierend und aufgequollen, verdickt, oft trocken oder zähe Schleimauflagerungen. Prominente Sekundärfollikel.

Differentialdiagnose

- Alkohol- und Nikotinabusus, berufliche inhalatorische Noxen, Verbrühung (S. 184), Verätzung. Masern, Scharlach, Röteln. Akute Rhinitis (S. 132).

Konservative Therapie

- Nur bei Fieber und starker Beeinträchtigung des Allgemeinbefindens Antibiotikum (z. B. Megacillin oral 2 × 1,5 Mega/die für 8 Tage) und Bettruhe.
- Ansonsten feucht-kalte Halswickel (Prießnitz-Umschläge).
- Mundspülung mit Kamille oder Salbei-Tee, Kamillosan-Spray.
- Anästhesierende oder adstringierende Lutschtabletten (z. B. Lysopaine 3stündl. 1 Tbl., Targophagin 3–5 Tbl./die).
- Vermeiden von Reizen (Nikotin, heiße oder scharfe Getränke).

Prognose

- Folgenlose Ausheilung.

Allgemeines

- Polyätiologischer chronischer Entzündungs- und Reizzustand der Schleimhaut des Nasopharynx und des gesamten Rachens, evtl. auch mit Laryngitis.
- Ursachen: Luftverschmutzung oder hohe Ozonkonzentration und damit einhergehende gehäufte akute Entzündungen der Rachenschleimhaut. Konstitutionelle Funktionsschwäche oder Austrocknung der Schleimhaut infolge ständiger Mundatmung.
- Außerdem: Chronische Tonsillitis, chronische Nebenhöhlenentzündungen, exogene Noxen wie Tabakrauch, chronisch erhöhte Ozonwerte, Hitze, Stäube, Chemikalien und hochprozentiger Alkohol, hormonelle Defizite (Östrogen, Schilddrüse), Durchblutungsstörungen (Herz, Niere, Lunge), Diabetes mellitus, Vitaminmangel (Vitamin A), Allergie.
- Klinisch und morphologisch unterscheidet man eine hyperplastische und eine atrophische Form.
- Vorkommen: Überwiegend jenseits des 4. Lebensjahrzehnts.
- Komplikationen: Nur wenn chronische Tonsillitis die Ursache der Pharyngitis ist (S. 207).
- Symptome: Oft starke subjektive Beschwerden, gelegentlich mit Dysphagie, Räusperzwang, Würg- und Hustenreiz (hyperplastische Pharyngitis) oder Trockenheits- und Spannungsgefühl (atrophische Pharyngitis). Sehr oft Globus nervosus (S. 177).
- Diskrete Halslymphknotenschwellung (Kieferwinkel) möglich.

Untersuchungen

- Palpation: Regionale Lymphknoten.
- Spiegeluntersuchung: Entweder aufgequollene, deutlich gerötete und mit meist zähem Schleim bedeckte Schleimhäute, in die umschriebene polsterartige Erhebungen (= geschwollene Lymphfollikel) eingestreut sind (Pharyngitis hyperplastica). Oder blasse, atrophische, glatte Schleimhäute, die teilweise mit flächigen, zäh haftenden Borken (= eingedicktes Sekret) überzogen sind (Pharyngitis atrophica).
- Blutwerte: Unauffällig, evtl. diskrete Erhöhung der BSR.
- Abstrich: Uncharakteristische Mischflora gramnegativer und grampositiver Keime.

Differentialdiagnose

- Tuberkulose, Soor, Lues (S. 218), Xerostomie bei Morbus Sjögren (S. 312), Plummer-Vinson-Syndrom, Ozaena, Rhinosklerom (Biopsie!).

Konservative Therapie

- Prinzipiell: Ausschalten etwaiger Noxen und Behandlung von Grunderkrankungen.
- Abschwellen und Befeuchten der Schleimhäute.
- Klimatisierung von Arbeitsplatz und häuslichem Bereich.
- Ortsveränderung (Klimawechsel, wenn möglich), Wechsel des Arbeitsplatzes.
- Medikamente, z. B. Kamille- und Salbei-Extrakte zum Pinseln und Spülen, Traumanase forte (3 × 1–2 Drg./die), Emser Salz echt usw., Bepanthen-Lsg., Turipol oder corticoidhaltige Nasentropfen (Otriven-Millicorten).
- Antibiotika bei akuter Exazerbation (z. B. Megacillin oral).
- Evtl. Versuch mit Antihistaminika (exjuvantibus).

Operationsindikationen

- Nasenatmungsbehinderung.
- Chronische Nasennebenhöhlenentzündungen.
- Evtl. chronische Tonsillitis.
- Biopsie zur Diagnosestellung.

Operative Prinzipien

- Sofern Ursache behinderte Nasenatmung: Septumplastik, evtl. mit Muschelkaustik (S. 141).
- Wenn Ursache chronische Sinusitis maxillaris, ethmoidalis oder sphenoidalis: Operative Nebenhöhlensanierung (S. 389 ff).
- Bei chronischer Tonsillitis: Tonsillektomie (S. 409).

Prognose

- Chronisches Leiden, dessen Symptome sich zwar lindern, meist jedoch nicht heilen lassen.

Seitenstrangangina

Allgemeines

- Bakterielle, in der Regel beidseitige, rezidivierende Entzündung der Plicae salpingopharyngeae. Bevorzugtes Auftreten bei tonsillektomierten Patienten. Häufig auch bei behinderter Nasenatmung (Septumdeviation).
- Vorkommen und Erregerspektrum entsprechend Angina tonsillaris (S. 200).
- Komplikationen: Abszeßbildung (sehr selten) an Rachenhinterwand (S. 212).
- Symptome: Allgemeinbefinden nicht wesentlich beeinträchtigt, subfebrile Temperaturen, Schluckschmerzen (Brennen), gelegentlich Lymphadenitis.

Untersuchungen

- Palpation: Regionale Lymphknoten.
- Spiegeluntersuchung: Geschwollene, evtl. mit gelblich-weißen Stippchen belegte, hochrote Seitenstränge bei Zustand nach Tonsillektomie. Septumdeviation?
- Blutwerte: Mäßige Leukozytose und Erhöhung der BSR.
- Biopsie: Bei Neoplasieverdacht (*einseitiger* Befund).

Differentialdiagnose

- Monozytenangina (S. 201), lymphatische Neoplasien (Leukämie).

Konservative Therapie

- Wie akute Tonsillitis (S. 200).
- Bei Rezidivneigung Pinseln der Seitenstränge im entzündungsfreien Intervall mit Pyoktanin (Gentianaviolett) 2%ig oder Ätzung mit Silbernitrat 5%ig.
- Lysopaine(Frubienzym)-Lutschtabletten, 3stündlich.
- Ölige Nasentropfen (z. B. Turipol, Kemeol).

Operationsindikationen

- Keine.

Prognose

- Gut. Rezidivneigung.

Glossopharyngeusneuralgie

Allgemeines

- Ursachen: Langer Processus styloideus, Tumorinfiltration, Herpes zoster, HWS-Syndrom, diabetische Neuropathie.
- Vorkommen: Gehäuft bei älteren Menschen.
- Komplikationen: Schluckstörungen, Analgetikaabusus, *übersehenes Malignom* (z. B. Tonsillenkarzinom, tiefes Parotismalignom)!
- Symptome: Ein- oder beidseitige, in Zunge, laterale Pharynxwand oder Halsweichteile einschießende heftige Schmerzen, Otalgie. Provozierbar durch kalte, scharfe oder heiße Speisen, durch Gähnen, schnelle Kopfbewegungen.

Untersuchungen

- Palpation: Bei Druck auf oberen Tonsillenpol, Zungengrund, laterale Pharynxwand Auslösen der Schmerzattacke. Immer bimanuelle Palpation des tiefen Parotislappens (z. B. Malignom), des oberen Tonsillenpols (Processus styloideus).
- Spiegeluntersuchung. CT: Schädelbasis (bei Tumorverdacht).
- Diagnostische Oberflächenanästhesie der lateralen Pharynxwand.
- Endoskopie: Ausschluß eines Meso-, Hypopharynxmalignoms.

Differentialdiagnose

- Neuralgie des N. laryngeus cranialis (typischer Druckpunkt Mitte des Schildknorpeloberrandes).
- Vgl. auch Globus pharyngeus (S. 176).
- Botulismus (vgl. S. 177). Tetanus bulbaris (Schluckbeschwerden mit Schlingkrämpfen).

Konservative Therapie

- Physikalische Therapie der HWS (auch ex juvantibus).
- Schleimhautanästhesie mit z. B. Novesine 1% oder Infiltration des Triggerpunktes mit z. B. Xylocain c. Adrenalin 1%.
- Tegretal 200 (2–4 × 1 Tbl./die), Doloneurobion (3 × 1 Drg./die).

Operationsindikationen

- Langer Processus styloideus (Styloideussyndrom).
- Stärkste, therapieresistente Schmerzattacken.

Operative Prinzipien

- Transorale Resektion des Processus styloideus.
- Intrakranielle Nervendurchtrennung des N. glossopharyngeus (Neurochirurg).

Allgemeines

- Beidseitige, persistierende Vergrößerung der Gaumenmandeln (konstitutionell, Folge anhaltender immunologischer Auseinandersetzungen mit Antigenen), ggf. Rachenmandelhyperplasie.
- Vorkommen: Fast ausschließlich Kinder betroffen.
- Komplikationen: Behinderung der Atmung und der Nahrungsaufnahme. Rezidivierende Infekte der Bronchien.
- Symptome: Appetitlosigkeit, Dysphagie, kloßige Sprache (Rhinophonia clausa), Antriebslosigkeit, Entwicklungsverzögerung, Belastungsdyspnoe. Schnarchen (verschwindet in Bauchlage), Schlafstörungen (Angstträume). Diskrete, aber chronische Halslymphknotenvergrößerung.

Untersuchungen

- Palpation: Regionale Lymphknoten.
- Spiegeluntersuchung: Sehr große Tonsillen mit glatter Oberfläche, die sich in der Mittellinie berühren können.
- Gut luxierbar, auf Spateldruck entleert sich in der Regel kein pathologisches Exprimat.
- Blutwerte: Unauffällig, evtl. IgE erhöht.
- Biopsie: Bei *einseitiger* Tonsillenhyperplasie (Tumor, Leukämie, malignes Lymphom).

Differentialdiagnose

- Chronische Tonsillitis, lymphatische Systemerkrankung, Malignomverdacht.

Konservative Therapie

- Nicht sinnvoll. Evtl. Esberitox oder Lymphozil (6 × 1 Tbl./die), wenn Tonsillektomie nicht möglich (Hämophilie).

Operationsindikationen

- Behinderte Nahrungsaufnahme, Atmungs- und Sprechbehinderung.

Operative Prinzipien

- Tonsillektomie (ggf. mit Adenotomie).

Prognose

- Nach Adenotonsillektomie „Aufblühen" der Kinder.

Akute Tonsillitis (Angina tonsillaris)

Allgemeines

- Bakterielle Entzündungen der Gaumenmandeln, als Angina catarrhalis (Schwellung, Rötung), A. follicularis (gelblich-weiße Stippchen), A. lacunaris (grau-weiße Beläge).
- Erreger: β-hämolysierende Streptokokken der Gruppe A, Pneumokokken, Staphylokokken, Haemophilus influenzae, β-Lactamase-bildende Begleitflora, Mykoplasmen.
- Vorkommen: In jedem Lebensalter. Bei Immunschwäche.
- Komplikationen: Nephritis, Arthritis, Endokarditis (septische Streuung), Peritonsillarabszeß, Atemnot.
- Symptome: Schweres Krankheitsgefühl mit Fieber. Schluckschmerzen, in die Ohren ausstrahlend. Mundöffnung schmerzhaft. Hypersalivation. Kopfschmerzen. Kloßige Sprache.
- Geschwollene schmerzhafte Halslymphknoten.

Untersuchungen

- Palpation: Regionale Lymphknoten.
- Spiegeluntersuchung: Beidseitig geschwollene, hochrote Gaumenmandeln mit Stippchen oder Belägen, Rötung der Gaumenbögen, belegte Zunge, Foetor ex ore, Kieferklemme.
- Labor: BSR erhöht, Leukozytose mit Linksverschiebung.
- Abstrich (aus den Tonsillenkrypten!) und ggf. Antibiogramm.
- Biopsie bei uncharakteristischem *einseitigem* Befund.

Differentialdiagnose

- Mononukleose, Scharlach, Diphtherie, Agranulozytose, herpetische Angina, Leukämie, AIDS.

Konservative Therapie

- Bettruhe, feuchte Umschläge nach Prießnitz, Analgetika.
- Mundpflege mit Kamille oder Antiseptika, breiige Nahrung.
- Penicillin für 8 Tage (z. B. Megacillin 1,2 oral 3 × 1 Tbl./die), Kinder mit <40 kg KG Cephadroxil (Duracef 50–100 mg/kg KG, 2–3mal/die).
- Bei Komplikationen: Therapie nach Antibiogramm.

Operationsindikationen

- Bei Rezidiv oder wenn Komplikationen (s. oben).

Operative Prinzipien

- Tonsillektomie à chaud unter Antibiotikaschutz.

Allgemeines

- Synonyma: Mononukleose, Pfeiffersches Drüsenfieber, Kissing-Disease, Studentenfieber.
- Häufige, durch Epstein-Barr-Viren ausgelöste, akute fieberhafte *Systemerkrankung* des lymphatischen Gewebes mit reaktiver Hyperplasie des RES.
- Inkubationszeit 8–21 Tage. Beginn häufig mit beidseitiger (selten einseitiger) Angina.
- Vorkommen: Bei Jugendlichen und jungen Erwachsenen.
- Komplikationen: Atemnot wegen massivster Tonsillenschwellung. Meningoenzephalitis. Hämorrhagien (Gastrointestinaltrakt!). Myokarditis. Milzschwellung, evtl. Ruptur!
- Symptome: Ausgeprägtes Krankheitsgefühl mit Hals-, Kopf- und Gliederschmerzen, mäßig bis hohes Fieber. Lichtscheuheit. Schmerzhafte, oft generalisierte Lymphknotenschwellung, bevorzugt Hals und nuchal. Hepatosphlenomegalie, evtl. Exanthem.
- *Hinweis:* Kein Ampicillin (z. B. Totocillin). Dadurch Provokation eines Exanthems (*keine* Allergie, sondern Interaktion Ampicillin/Lymphozyten).

Untersuchungen

- Palpation: Halslymphknoten, axilläre und inguinale Lymphknoten (glanduläre Form, Leber, Milz).
- Spiegeluntersuchung: Glasig-dunkelrot-bläulich geschwollene Tonsillen mit oder ohne Fibrinbeläge (weiß bis dunkelgrau-schwärzlich), evtl. kleine Ulzerationen. Mikropetechien am weichen Gaumen. Nasopharyngitis mit Belägen am Rachendach (Eintrittspforte der Viren).
- Blutwerte: Hohe BSR, Leukozytose mit massenhaft lymphomonozytoiden Zellen (atypische T-Lymphozyten).
- Mononukleose-Schnelltest (Bestimmung heterophiler Antikörper).
- Paul-Bunell-Reaktion: Positiv ab 4.–10. Tag, Titer 128.
- Serologie: EBV-Antikörper IgG, IgM erhöht.
- Abstrich: Bei Diphtherieverdacht!
- Ultraschall: Leber, Milz.
- Internistische Untersuchung!

Differentialdiagnose

- Diphtherie (S. 205).
- Tonsillitis im Rahmen anderer Virusinfektionen (Masern, Röteln, Zytomegalie, Toxoplasmose).
- Scharlach.

Monozytenangina

Konservative Therapie

- Bettruhe, Mundpflege mit Kamille, Betadine oder Antiseptika.
- Analgetika und Fiebersenkung mit z. B. Treupel-Supp., Voltaren rapid 3 × 25 mg/die.
- Antibiotika nur sinnvoll zur Vermeidung von Sekundärinfektionen (z. B. Doxycyclin, 2 × 100 mg i.v./die).
- *Kein Ampicillin* wegen Exanthemprovokation (s. oben).
- Lokal: Bepinseln der Tonsillen und des Nasopharynx mit Gentianaviolett (2%ig).
- Bei Komplikationen (s. oben) internistische Therapie.

Operationsindikationen

- Bei persistierender Symptomatik mit Atemnot und Behinderung der Nahrungsaufnahme.
- *Hinweis:* Da es sich bei der Mononukleose um eine generalisierte Erkrankung des lymphatischen Systems handelt, besteht keine grundsätzliche Indikation zur Tonsillektomie. Allerdings führt erfahrungsgemäß die Tonsillektomie zu einer eindrucksvollen zeitlichen Verkürzung des Krankheitsverlaufes.

Operative Prinzipien

- Tonsillektomie (S. 409).

Prognose

- Im allgemeinen folgenlose Ausheilung innerhalb von 2–4 Wochen.
- Keine körperlichen Anstrengungen (kein Sport!) bis Splenomegalie vollständig abgeklungen (Gefahr der Milzruptur).

Angina Plaut-Vincent (ulceromembranacea)

Allgemeines

- Einseitige, ulzeröse Tonsillitis, u. U. mit Beteiligung des Gaumenbogens und der Rachenhinterwand.
- Ursachen: Fusospirilläre Symbiose (Fusobacterium fusiforme und Borrelia vincentii).
- Vorkommen: Vor allem Erwachsene betroffen.
- Komplikationen: Keine.
- Symptome: Seitenbetonter Schluckschmerz, einseitige Halslymphknotenschwellung. Foetor ex ore. Meist kein Fieber!

Untersuchungen

- Palpation: Regionale Lymphknoten.
- Spiegeluntersuchung: Einseitig vergrößerte Tonsille mit gelbgrauen Belägen (Ulzera), die auf die Umgebung übergreifen können.
- Blutwerte: Diskret erhöhte BSR, evtl. geringe Leukozytose.
- Abstrich: Typische Kombination von Spirillen und Fusobakterien.
- Leberwerte, ggf. HIV-Test.

Differentialdiagnose

- Tonsillenkarzinom (S. 229), Lues (S. 218), Monozytenangina (S. 201). AIDS.

Konservative Therapie

- Ätzen mit Silbernitratlösung 10% oder Chromsäure 5%.
- Antibiotikum (z. B. Megacillin oral, 3 × 1 Mega über 8 Tage).

Operationsindikationen

- Keine; ggf. Biopsie zum Ausschluß eines Malignoms.

Prognose

- Günstig; gelegentlich protrahierter Krankheitsverlauf.

Angina herpetica

Allgemeines

- Rezidivierende Virusinfektion der Gaumenmandeln und der Rachenschleimhaut.
- Erreger: Herpes- oder Coxsackie-A-Viren.
- Vorkommen: Insbesondere bei Jugendlichen.
- Komplikationen: Keine.
- Symptome: Hohes Fieber mit schwerem Krankheitsgefühl, brennende Halsschmerzen, die sich beim Schlucken verstärken. Kopfschmerzen. Diskrete, leichte, schmerzhafte Schwellung der Halslymphknoten.

Untersuchungen

- Palpation: Regionale Lymphknoten.
- Spiegeluntersuchung: Schwach gerötete, nur wenig geschwollene Tonsillen mit konfluierenden Bläschen (im Initialstadium) oder kleinen, flachen Ulzera.
- *Häufiger:* Weitgehend unauffällige Tonsillen und weißlich-gelbliche Bläschen bzw. Erosionen auf Gaumenbogen- oder Wangenschleimhaut.
- Blutwerte: Meist unauffällig.
- Serologie: Coxsackie-A-Hämagglutinations-Inhibitionstest, ggf. HIV-Test.

Differentialdiagnose

- Herpes zoster der Mundhöhle (S. 188), Coxsackie-B-Angina, AIDS.

Konservative Therapie

- Symptomatisch mit Analgetika und Antipyretika (z. B. Ponstan, 3 × 1 Tbl./die oder Treupel-Supp., 3 × 1/die).
- Mundspülung mit Kamille oder Salbei-Tee.
- Ggf. anästhesierende Lutschtabletten (z. B. Targophagin, 3–5 Tbl./die).
- Zovirax, 5 × 1 Tbl. (400 mg)/die über 6 Tage.

Operationsindikationen

- Keine.

Prognose

- Folgenlose Ausheilung innerhalb einer Woche.

Allgemeines

- Akute, ansteckende (Tröpfcheninfektion), durch Corynebacterium diphtheriae ausgelöste, heute seltene Erkrankung der Tonsillen und der respiratorischen Schleimhäute mit Ausbildung von fibrinösen Pseudomembranen (benigne lokale Verlaufsform) oder Allgemeininfektion (maligne, primär toxische Verlaufsform). Inkubationszeit 1–4 Tage.
- *Meldepflicht* bei positivem Erregernachweis!
- Vorkommen: In jedem Lebensalter.
- Komplikationen: Wenn Antitoxin nicht sofort bei dringendem Verdacht gegeben wird: Atemnot, Erstickungsgefahr (Krupp), Kreislaufversagen, toxische Myokarditis, interstitielle Nephritis. Gefahr des Dauerausscheidens von Diphtheriebazillen.
- Symptome: Schwere Beeinträchtigung des Allgemeinbefindens. Kopfschmerzen, Mattigkeit, Übelkeit oder Erbrechen. Hohe Pulsfrequenz bei nur mäßigem Fieber, Schluckschmerzen. Schmerzhaft vergrößerte, derbe Lymphknoten, häufig mit diffuser Schwellung der Halsweichteile (Kieferwinkel). Typischer Foetor ex ore (Acetongeruch). Blutig-seröse Nasensekretion (Nasopharynxmitbeteiligung). Bei primär-toxischer Verlaufsform zusätzliche Symptome des allmählichen Herz-Kreislauf-Versagens und/oder Polyneuritis (Atemlähmung) sowie Albuminurie.
- *Hinweis:* Die typische Verlaufsform ist heute sehr selten, weil die Patienten wegen Fehldiagnose „banale Angina“ meist anbehandelt sind.

Untersuchungen

- Palpation: Regionale Lymphknoten.
- Spiegeluntersuchung: Ödematös geschwollene Tonsillen und nasopharyngeale Schleimhäute mit schmutzig-grauen Belägen (bei Entfernung treten Blutungen auf), übergreifend auf Gaumenbögen und weichen Gaumen. Fibrinöse Pseudomembranen im Hypopharynx, Kehlkopf und subglottisch.
- Immer pädiatrisches oder internistisches Konsilium (EKG, Urinstatus).
- Blutwerte: Differentialblutbild, BSR. Evtl. Blutkultur.
- *Abstrich:* Wichtigste diagnostische Maßnahme!
  1. Tonsillen-Rachen-Abstrich als Nativpräparat auf sterilen Objektträger für Gram-Färbung.
  2. Abstrich für Bakterienkultur und Resistenztestung auf Löffler- oder Tellurit-Medium (Verdachtsdiagnose dem Labor mitteilen!).

Diphtherie

Differentialdiagnose

- Angina tonsillaris, Monozytenangina, Leukämie, Agranulozytose, Pseudokrupp.

Konservative Therapie

- *So früh wie möglich,* ggf. vor Kenntnis des bakteriologischen Ergebnisses Diphtherieantiserum nach negativem Ausfall des Hauttestes (z. B. Diphtherie-Antitoxin Behring, 500–2000 IE/kg KG i.m. und i.v.).
- Antibiotikum, z. B. Gramaxin, 2 g i.v., 3–4mal tgl., Erythromycin 250–500 mg alle 6 Std. oral für 7 Tage oder Ampicillin 75 mg/kg KG/die in 4 Dosen für Kinder, für Erwachsene 250–500 mg alle 6 Std. per os.
- Bettruhe, Mundpflege, leichte Kost, feucht-kalte Halswickel. Flüssigkeitssubstitution.
- Bei absteigender Diphtherie (Krupp) Inhalation mit z. B. Tacholiquin, zusätzlich „feuchte Kammer“.
- Bei Komplikationen oder primär-toxischem Verlauf entsprechende internistische Therapie.

Operationsindikation

- Nur bei Gefahr der Erstickung (Kehlkopfdiphtherie).

Operative Prinzipien

- Tracheotomie (S. 441), Koniotomie (S. 440).

Prognose

- Wenn rechtzeitig erkannt, dann gut. Sonst zweifelhaft, letaler Ausgang möglich.

Hinweis

- Isolierung der Kontaktpersonen, auch der behandelnden Ärzte und des Pflegepersonals. Impfprophylaxe! Lange Rekonvaleszenz. Anstrengungen über viele Wochen vermeiden, insbesondere wenn Myokarditisverdacht gegeben.

Allgemeines

- Chronische, bakterielle Entzündung der Gaumenmandeln infolge rezidivierender, oft symptomarmer Anginen. Die Tonsillen können sowohl atrophisch wie auch hypertrophisch sein!
- Häufigste Erreger: β-hämolysierende Streptokokken der Gruppe A und aerob-anaerobe Mischflora.
- Komplikationen: Fokalintoxikation infolge „Fernwirkung" des tonsillären Bakterienherdes im Sinne einer Streuung von Bakterien und deren Toxine oder einer Antigenstimulation mit Ausbildung von z. B. Immunkomplexen (sog. Autoimmunerkrankung).
- Peritonsillarabszeß bei Exazerbation.
- Wichtigste, u. U. fokusbedingte Erkrankungen sind: Rheumatisches Fieber, Glomerulonephritis, Endo- und Myokarditis, Pustulosis palmaris et plantaris (Staphylokokken!), chronische Urtikaria, entzündliche Erkrankungen des Nerven- und Gefäßsystems und derAugen (Neuritis n. optici, Iridozyklitis, Vasculitis nodularis).
- Symptome: Lokal wenig ausgeprägt, oft lediglich uncharakteristische Schluckbeschwerden und Kratzen im Hals. Trockenheitsgefühl, Mundgeruch, verminderte Leistungsfähigkeit und Konzentration. Häufige oder anhaltende Infekte. Subfebrile Temperatur. Lymphadenitis (Kieferwinkel), Gelenkschmerzen.

Untersuchungen

- Palpation: Regionale Lymphknoten vergrößert.
- Spiegeluntersuchung: Derbe, mit den Gaumenbögen verwachsene, schlecht luxierbare Tonsillen. Auf Spateldruck (Palpationsschmerz) entleert sich fötides, dünnflüssiges oder eitriges Exprimat. Rötung der vorderen Gaumenbögen.
- Blutwerte: Überwiegend unauffällig, gelegentlich diskrete Leukozytose oder Linksverschiebung im Differentialblutbild sowie grenzwertige Erhöhung der BSR. Antistreptolysintiter oft erhöht.
- Abstrich aus Tonsillenkrypten: β-hämolytische Streptokokken der Gruppe A.

Differentialdiagnose

- Das Krankheitsbild der chronischen Tonsillitis ist bei Berücksichtigung von Anamnese (rezidivierende Anginen) und Befund typisch.
- Eine die Nasenatmung behindernde Septumdeviation (Zwang zur nächtlichen Mundatmung) kann vor allem am Morgen eine ähnliche Symptomatik hervorrufen, die allerdings im weiteren Verlauf des Tages abklingt (entspricht trockener Pharyngitis).

Chronische Tonsillitis

Konservative Therapie

- Aus pathophysiologischen Gründen nicht erfolgversprechend.

Operationsindikationen

- Wenn subjektive Beschwerden bei typischem Lokalbefund vorhanden sind oder der Verdacht auf eine Fokalintoxikation besteht (sog. Herdsanierung).
- Drei oder mehr rezidivierende Anginen pro Jahr.

Kontraindikationen

- Ausgeprägte chronische Pharyngitis (S. 195).
- Schwere, internistische Grunderkrankungen, soweit sie nicht als Fokalintoxikation angesehen werden müssen.
- Hämophilie.

Operative Prinzipien

- Tonsillektomie (S. 409).

Prognose

- Bei korrekter Indikation wird durch die Operation hinsichtlich der lokalen Symptome und des Allgemeinbefindens fast immer bleibende Beschwerdefreiheit erzielt.
- Fokusbedingte Krankheiten (z. B. Glomerulonephritis, rheumatoide Arthritis), werden nur z. T. gebessert. Gelegentlich unmittelbar nach Tonsillektomie Fortfall fokal verursachter rheumatischer Beschwerden (Huneke-Phänomen).
- Bei einem Teil der Patienten kann sich nach Entfernung der chronisch entzündeten Mandeln die vorbestehende Pharyngitis verstärken, vor allem bei gleichzeitiger Nasenatmungsbehinderung (Septumdeviation).

Allgemeines

- In der Regel einseitige, eitrig-phlegmonöse Einschmelzung des peritonsillären Gewebes bei rezidivierender Tonsillitis, bei primärer Fortleitung der Entzündung durch die bindegewebige retrotonsilläre Kapsel oder bei akuter Exazerbation einer chronischen Tonsillitis infolge narbenbedingter Abflußbehinderung des Eiters.
- Vorkommen: Mittleres Lebensalter, Kinder selten.
- Komplikationen: Spontandurchbruch durch den weichen Gaumen (Fistel!), Blutung, Parapharyngealphlegmone, Senkungsabszeß. Thrombophlebitis und Thrombose der V. jugularis interna mit Sepsis. Atemnot durch Ödem der Pharynxwand und des Kehlkopfeinganges (Abb. **23**).
- Lokale und Allgemeinsymptome: Reduzierter Allgemeinzustand, Appetitlosigkeit, hohe Temperaturen. Heftige Schluckschmerzen mit Kieferklemme, Speichelfluß. Zunehmend kloßige Sprache. Foetor ex ore. Homolaterale, massive, schmerzhafte Halslymphknotenschwellung.

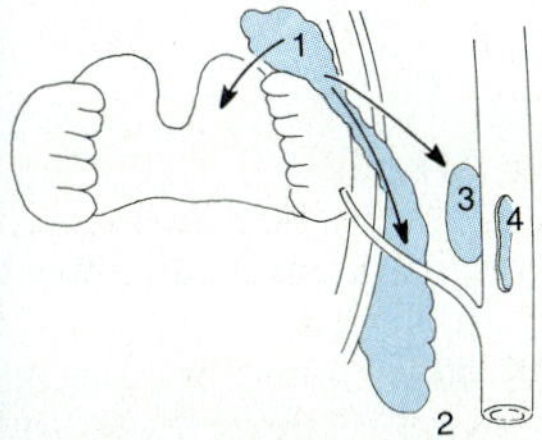

Abb. **23** Komplikationen des Peritonsillarabszesses
1 Durchbruch durch den weichen Gaumen
2 Einbruch in den Parapharyngealraum
3 Lymphknotenabszeß
4 Thrombophlebitis der V. jugularis interna

Untersuchungen

- Palpation: Regionale Lymphknoten.
- Spiegeluntersuchung: Wegen Kieferklemme oft sehr schwierig. Rötung. Schwellung, bei Palpation derbe bis fluktuierende, schmerzhafte Vorwölbung des Gaumenbogens, Fötor. Verdrängung der ödematösen Uvula zur gesunden Seite. Hypersalivation.
- Blutwerte: Hohe BSR, Leukozytose mit Linksverschiebung.
- Abstrich: β-hämolysierende Streptokokken, Mischflora.

Differentialdiagnose

- *Intratonsillärer* Abszeß (geschwollene, stark druckschmerzhafte Gaumenmandel mit homolateraler Lymphadenitis colli; keine Vorwölbung des Gaumenbogens).
- Dentogener Abszeß, Dentitio difficilis (keine Gaumenbogenvorwölbung), Mundbodenphlegmone.
- Tonsillenmalignom, Leukämie. Angina agranulocytotica.
- Tiefer Parotistumor.
- Luetischer Primäraffekt, AIDS.

Konservative Therapie

- *Nur zu Beginn* der Erkrankung (z. B. Phlegmone) sinnvoll:
- Prießnitzsche Umschläge oder Eiskrawatte.
- Mundpflege mit Kamille, Betadine, Hextril o. ä.
- Passierte oder flüssige Kost, Flüssigkeitssubstitution.
- Antibiotika: z. B. Penicillin G (mind. 4 × 5 Mio. IE/die i.v.) oder Rocephin, 1 × 2 g/die oder entsprechend Abstrichergebnis.
- Antiphlogistika (z. B. Voltaren rapid 3 × 1 Tbl./die).

Operationsindikationen

- Jeder Abszeßverdacht oder manifeste Abszeß.

Operative Prinzipien

- Spaltung des Peritonsillarabszesses (S. 408).
- Abszeßtonsillektomie (S. 409).
- Unterbindung der V. jugularis interna bei Thromboseverdacht mit Sepsis.

Prognose

- Nach Spaltung und antibiotischer Behandlung narbige Abheilung.
- Rezidive häufig. Daher Tonsillektomie à chaud oder nach Abheilung der akuten Symptomatik (à froid) empfehlenswert.

Allgemeines

- Lebensbedrohende Komplikation einer Angina tonsillaris.
- Ursachen: *Lymphogen* (bei foudroyanter nekrotisierender Angina), *hämatogen* (fortschreitende Thrombose der Halsvenen) oder *Spätsepsis* (Folge metastatischer Mikroabszesse). Häufigste Erreger: β-hämolysierende Streptokokken, Pseudomonas und Mischflora.
- Komplikationen: Bakterielle metastatische Abszesse in Lungen, Nieren, Gelenken, Hirn, Milz. Sinus-cavernosus-Thrombose.
- Symptome: Wie akute Tonsillitis oder unklare Schluckbeschwerden, Mattigkeit, unklares Fieber. Dann septische Temperaturen mit Schüttelfrost, stark herabgesetztem Allgemeinbefinden, Ikterus, Schmerzen im gesamten Halsbereich, oft einseitig, bei Kopfbewegungen. Kieferklemme. Schmerzhafte, verbackene Halslymphknoten.

Untersuchungen

- Palpation: Regionale Lymphknoten, V. jugularis interna.
- Spiegeluntersuchung: Akute, evtl. nekrotisierende Angina.
- Blutwerte: Hohe BSR, Leukozytose mit Linksverschiebung.
- Abstrich: Tonsillen (Antibiogramm), Direktpräparat.
- Blutkultur: Während Schüttelfrost abnehmen.
- Internistische und neurologische Untersuchung.
- Labor: Urin auf Eiweiß, Leberwerte.
- Röntgen: Thorax.
- Septischer Temperaturverlauf (Fieberzacken).

Differentialdiagnose

- Bezold-Mastoiditis. Halsphlegmone, Sepsis anderer Ursache.

Konservative Therapie

- Stationäre Behandlung! Internistisches Konsilium.
- Hochdosiert Penicillin G (mindestens 2 × 10 Mio. IE i.v./die) oder Antibiotikakombination (z. B. Rocephin, 2 × 1 g i.v./die plus Garamycin, 3 × 40–80 mg i.m./die).

Operationsindikationen

- Jede tonsillogene Sepsis (absolute Indikation!).

Operative Prinzipien und Prognose

- Tonsillektomie, evtl. mit Jugularvenenligatur (S. 409).
- Ausheilung bei rechtzeitiger fachgerechter Maximaltherapie.

Retropharyngealabszeß

Allgemeines

- Abszeß zwischen Rachenschleimhaut und Fascia praevertebralis.
- Ursache: Retropharyngeale Lymphknoteneinschmelzung bei ausgedehnter Tonsillitis, nach Pfählungsverletzung (heißer Abszeß) oder tuberkulöse Karies der Halswirbelkörper mit käsiger Nekrose und Senkungsabszeß (kalter Abszeß).
- Erreger: Bei *heißem Abszeß* β-hämolysierende Streptokokken, Anaerobier (Bacteroides), Pneumokokken, Staphylokokken. Bei *kaltem Abszeß* Mycobacterium tuberculosis.
- Vorkommen: Seltene Erkrankung. *Heißer Abszeß* im Säuglings- und Kleinkindesalter. *Kalter Abszeß* bei Jugendlichen und Erwachsenen (Mittelmeerländer).
- Komplikationen: Bei *heißem Abszeß* Verlegung der Luft- und Atemwege. Spontanperforation, Eiteraspiration, Blutung, Larynxspasmus, Jugularvenenthrombose. Mediastinitis.
- Bei *kaltem Abszeß* Destruktion der Halswirbelsäule, Mediastinitis.
- Symptome: Bei *heißem Abszeß* Schluckstörungen, Nahrungsverweigerung, Schonhaltung des Kopfes. Atemnot mit Hustenanfällen, hohes, oft septisches Fieber, starke Beeinträchtigung des Allgemeinbefindens. Schmerzhafte Lymphadenitis colli. Bei *kaltem Abszeß* zusätzlich Bewegungs- und Stauchungsschmerz der HWS, Mattigkeit, evtl. Nachtschweiß, subfebrile Temperaturen.

Untersuchungen

- Palpation: Lokalbefund, regionale Lymphknoten.
- Spiegeluntersuchung: Weiche, teigige, meist fluktuierende Vorwölbung an der Rachenhinterwand (zervikale Wirbelkörper transoral nicht mehr tastbar!). Bei kaltem Abszeß Schonhaltung des Kopfes nach seitlich rückwärts und Stauchungsschmerz bei Druck auf den Kopf.
- Blutwerte: Bei heißem Abszeß Leukozytose mit Linksverschiebung, hohe BSR. Bei kaltem Abszeß uncharakteristisch, evtl. leicht erhöhte BSR.
- Abstrich und Anlegen von Kulturen (Tbc!). Ggf. Nativpräparat (säurefeste Stäbchen?).
- Röntgen: Hals a.-p. und seitlich. Bei heißem Abszeß Verbreiterung des prävertebralen Raumes, bei kaltem Abszeß zusätzlich Wirbeldestruktion möglich.
- Röntgen Thorax, HWS.
- CT, Knochenszintigraphie.

Differentialdiagnose

- Peritonsillarabszeß, Parapharyngealabszeß.
- Perforation der Rachenhinterwand (Pfählungsverletzung).
- Retropharyngeale Tumoren, Einschmelzung retropharyngealer Lymphome bei Tbc, Leukämie.
- Spondylosis deformans der HWS.
- Bezold-Abszeß bei Mastoiditis.

Konservative Therapie

- Bei heißem Abszeß Breitbandantibiotika nach Antibiogramm (zu Beginn z. B. Augmentin i.v., 4–6mal 2,2 g/die plus Flagyl, 2–3mal 100 ml i.v./die).
- Bei kaltem Abszeß Tuberkulostatika (unter internistischer und/oder orthopädischer Kontrolle).

Operationsindikationen

- Retropharyngeale Abszesse müssen immer eröffnet werden.

Operative Prinzipien

- Heißer Abszeß: Breite Freilegung und Ableitung des prävertebralen Abszesses über kollaren Zugang (kollare Mediastinotomie, S. 425). Transorale Spaltung nur bei lokalisierten, zirkumskripten Abszessen. Aspirationsgefahr!
- Kalter Abszeß: Transoral nur punktieren, Entlastung von außen mit Ausräumung der benachbarten Lymphknoten (zusammen mit Orthopäden oder Neurochirurgen bei Halwirbeldestruktion).

Prognose

- Bei frühzeitiger Therapie Ausheilung.
- Unter Umständen stabilisierende Eingriffe an HWS notwendig (kalter Abszeß).

Mundbodenphlegmone, -abszeß

Allgemeines

- Gefährliche, bakterielle Entzündung der Mundboden- und Zungenmuskulatur mit rascher Einschmelzung (Abszeß).
- Ursachen: Traumatisierung der Schleimhaut oder bei Mundbodenspeicheldrüsen- bzw. Lymphknotenabszedierung.
- Erreger: Mischflora, Anaerobier. Selten sporenbildende anaerobe und toxinbildende Bakterien (Clostridien).
- Vorkommen: In jedem Lebensalter, Diabetiker und Übergewichtige bevorzugt.
- Komplikationen: Larynxeingangsödem, Atemnot mit Erstickungsgefahr. Senkungsabszeß mit Mediastinitis. Sepsis.
- Symptome: Stark reduziertes Allgemeinbefinden, Dysphagie, heftige Schmerzen, Hypersalivation. Behinderung der Artikulation, Kieferklemme, hohes Fieber. Regionale Lymphknoten verbacken, sehr schmerzhaft geschwollen.

Untersuchungen

- Palpation: Regionale Lymphknoten, Mundboden bimanuell.
- Spiegeluntersuchung: Kieferklemme, Speichelfluß. Brettharte oder derb gespannte Vorwölbung des Mundbodens und/oder des Zungengrunds, bei Palpation extrem schmerzhaft. Einschmelzung oft schwierig nachzuweisen. Schleimhaut gerötet und ödematös verdickt.
- Blutwerte: Leukozytose mit Linskverschiebung, hohe BSR.
- Abstrich: Nach Inzision für Antibiogramm.
- Ultraschall: Zum Nachweis der Abszedierung. Ausschluß Speichelstein.
- Biopsie: Bei Malignomverdacht.

Differentialdiagnose

- Angina Ludovici (Zungengrundtonsillitis).
- Mundbodenaktinomykose (Biopsie!), Gasödem, Tularämie.
- Dentogene Osteomyelitis des Unterkiefers.
- Infiziertes Zungenhämatom.
- Malignom des Mundbodens, der Zunge.

Konservative Therapie

- *Sofort* parenterale hochdosierte Applikation eines Breitbandantibiotikums (z. B. Gramaxin, 4 × 2 g/die, Augmentin 4–6 × 2,2 g/die oder Rocephin, 1 × 2 g/die, evtl. kombiniert mit Garamycin, 2–3 × 80 mg i.m./die).

- Parenterale Ernährung, Mundhygiene (Betadine-Spülungen).
- Kalte Umschläge von außen (70% Alkohol).
- Antiphlogistikum: Voltaren 50 mg, 2 × 1 Drg./die.
- Analgetikum: Ponstan.

Operationsindikationen

- Abszeßverdacht.
- Drohende Komplikation.

Operative Prinzipien

- Punktion des Abszesses und Inzision entlang der Kanüle.
- Bei Fortschreiten der Phlegmone nach kaudal breite Eröffnung der Halsweichteile und Drainage.
- Bei Erstickungsgefahr Intubation (schwierig) oder Tracheotomie (S. 441).

Prognose

- Folgenlose Ausheilung. Bei Komplikationen Lebensgefahr!

Erworbenes Immunschwächesyndrom (AIDS)/Kaposi-Sarkom

Allgemeines

- AIDS: *A*quired *I*mmune *D*eficiency *S*yndrome.
- 35% aller AIDS-Patienten entwickeln ein *Kaposi-Sarkom,* davon die Hälfte mit oraler Manifestation (harter Gaumen, Zunge, vorderer Mundboden).
- Ursache: Infektion mit dem T-lymphotropen Human-Immunodeficiency-Virus (HIV) über (homo-)sexuelle Kontakte, Bluttransfusionen, kontagiöse, bluthaltige Drogenspritzen.
- Prä- und perinatale Übertragung möglich.
- Latenz zwischen Infektion und Ausbruch der Krankheit oft mehrere Jahre.
- Vorkommen: Homo- und Bisexuelle, Drogenabhängige, Prostituierte, nach Blut- oder Fremdgewebstransplantationen, angeboren bei Infektion der Mutter.
- Komplikationen: Durch banale Infekte tödlich verlaufende Erkrankung bei Unvermögen Antikörper zu bilden.
- Kaposi-Sarkom (Mundhöhle, Ösophagus), Kaposi-Hautinfiltrate an den Extremitäten, Plattenepithelkarzinome der Mundhöhle, Enzephalitis.
- Symptome: Unspezifische Krankheitszeichen (Gewichtsverlust, Fieber, Nachtschweiß, Leistungsabfall, Fazialisparese, Hörsturz) mit syn- oder asynchronen *opportunistischen Infektionen* wie Candidiasis (Mundhöhle, Ösophagus), Pneumocystis-carinii-Pneumonien, Zytomegalie, Herpes-simplex-Virus-Infektionen (Mundhöhle).

Untersuchungen

- Bereits bei Verdacht auf AIDS immer alle Untersuchungsgänge mit Gummihandschuhen, Mundschutz und Schutzbrille durchführen.
- Palpation: Lymphknoten am Hals, axillär, inguinal.
- Inspektion der Haut des Stammes und der Extremitäten (bräunlich-rötliche Kaposi-Flecken).
- Komplette HNO-Spiegeluntersuchung: Candidiasis oder Leukoplakie im Bereich der Zungenränder oder des vorderen Mundbodens. Halbkugelige, leicht bläulich verfärbte Vorwölbungen im Bereich des Gaumens, der Tonsillen oder der Gingiva, relativ derb (Verdacht auf Kaposi-Sarkom).
- Blutwerte: Differentialblutbild, BSR.
- Abstrich Bakterien, Candida albicans.
- Blutserologie: HIV-Titer (zweimal), Lues, Hepatitis-B-, Herpes-simplex-Virus.
- Röntgen: Thorax (Pneumocystis-carinii-Pneumonie).
- Biopsie: Gezielte Fragestellung an Pathologen nach Kaposi-Sarkom (ohne Hinweis schwer zu diagnostizieren!).

Erworbenes Immunschwächesyndrom (AIDS)/Kaposi-Sarkom

Differentialdiagnose

- Lues.
- Herpes-simplex-Virus-Infektion, Monozytenangina.
- Diabetes mellitus.
- Leukämie, malignes Lymphom.
- Bei isoliertem Gaumentumor: Speicheldrüsenmischtumor, Retentionszyste, syphilitisches Gumma.

Konservative Therapie

- Unter internistischer Führung beschränkt sich die Therapie von AIDS z. Z. noch auf Infektabwehr, roborierende Maßnahmen, Applikation von Immunglobulinen.
- Kausale Therapiemaßnahmen sind zum Zeitpunkt der Drucklegung nicht bekannt.
- Beim Kaposi-Sarkom hat Alfa-2a-Interferon (z. B. Roferon A) eine nachgewiesene Wirkung in der Dosierung: Initial 36 Mio. IE tgl. während 4–10 Wochen. Erhaltungsdosis: 3mal wöchentlich 36 Mio. IE Behandlungsdauer: 30–90 Tage.

Operationsindikationen

- Keine.

Prognose

- Nach Ausbruch der Erkrankung in den meisten Fällen infaust.

Hinweis

- Hinsichtlich *routinemäßiger* Untersuchung auf HIV-Infektion landesspezifische unterschiedliche Rechtsprechung beachten! In der Regel ist diese Untersuchung *nur* mit Zustimmung des Patienten gestattet.

Luetische Infektionen

Allgemeines

- Von den luetischen Affektionen im HNO-Gebiet haben Bedeutung:
- Effloreszenzen und neurootologische Funktionsstörungen bei *kongenitaler, primärer, sekundärer und tertiärer Syphilis.*

Kongenitale Syphilis:

- Zirkumorale Falten (syphilitische Rhagaden, Parrot-Furchen, Atrophie elastischer Fasern). Sie strahlen von den Mund- und Augenwinkeln, der Nase und dem Kinn aus. Sattelnase, Schwerhörigkeit oder Taubheit.
- Diagnosesicherung durch Luesserologie.

Primäre Syphilis:

- Durch Geschlechtsverkehr (Inkubationszeit 3–5 Wochen) ausgelöste Primäraffektionen der Mundschleimhaut (5%).
- Geschlechtsverteilung Männer : Frauen = 9 : 1.
- Häufigste Lokalisation: Unterer Lippenrotbereich, Zunge, harter oder weicher Gaumen, Gingiva.
- Symptome: Die Primäraffektion ist meist schmerzlos, dunkelrot, leicht erhaben, ulzeriert und induriert.
- Dunkelfelduntersuchung von Abstrichen, serologische Reaktionen (4–5 Wochen nach der Primärinfektion positiv!).
- Nach einigen Wochen heilt der Primäraffekt spontan ab.

Sekundäre Syphilis (Plaques muqueuses):

- Die charakteristischen Schleimhautveränderungen sind leicht erhöht, grau-weiß und von einem roten Hof umgeben. Nach Entfernen der oberflächlichen nekrotischen Schicht kommt es zu Blutungen.
- Häufigste Lokalisation: Zunge, Gingiva, weicher Gaumen.
- Aufgrund ihres Gehaltes an Spirochäten sind Plaques muqueuses hochgradig kontagiös!
- Symptome: Fieber, Kopfschmerzen, Anorexie, Übelkeit. Makuläre, papulläre, makulopapulläre, pustuläre oder lichenoide Hautveränderungen, geschwollene, stark entzündete Tonsillen und Heiserkeit, schmerzlose Lymphadenopathie.
- Evtl. Schwerhörigkeit und Schwindel (Hörsturzsymptomatik).

Tertiäre Syphilis:

- Charakteristisch sind Perforationen der Uvula, des weichen oder harten Gaumens, hervorgerufen durch Gummen (erhabene, feste, gummiartige Infiltrationen, leicht ulzerierend, blutend, nekrotisierend).
- Zungenveränderungen: Häufig bei tertiärer Syphilis als ulzerative, sklerotische, gummabedingte Glossitis oder atrophische Glossitis (oft assoziiert mit Leukoplakie).

- Gummen im Bereich der Zunge können solitär oder multipel, auch konfluierend auftreten. Sie ähneln sehr malignen Tumoren, vor allem bei gummabedingter Lingua lobata oder Makroglossie. An die häufige Assoziation einer syphilitischen Glossitis (Glossitis interstitialis) mit einem Plattenepithelkarzinom der Zunge ist zu denken.
- Neurootologische Symptomatik wie Morbus Ménière!

Untersuchungen

- Ungenierte anamnestische Befragung!
- Palpation (mit Handschuh!): Lokalbefund (Randwall), regionale, axilläre und inguinale Lymphknoten (schmerzlos, derb, gut verschieblich).
- Inspektion: Lippenrot, Mundvorhof, Gingiva, harter und weicher Gaumen, Zunge, Zungengrund, Uvula, Tonsillen.
- Serodiagnostik (wird erst 4–5 Wochen nach Primärinfektion positiv): z. B. TPIA, TPA, FTA, TPI. Zusätzlich immer HIV-Test.
- Liquordiagnostik.
- Abstrich: Im Stadium I und II Erregernachweis aus Reizserum (hochkontagiös!) möglich (Dunkelfeld).
- Biopsie: Notwendig im Stadium III, bei fraglicher Diagnose auch Stadium I und II (Tumorausschluß).
- Audiogramm, Vestibularisuntersuchung.

Differentialdiagnose

- Candidiasis, Stomatogingivitis herpetica, Erythema exsudativum multiforme, Lichen planus erosivus, Leukoplakie, Kaposi-Sarkom (AIDS), Morbus Behçet, Tuberkulose.
- Karzinom.

Konservative Therapie

- Bei Verdacht oder gesicherter Diagnose immer den Dermatologen oder Venerologen für die Therapie (meist hochdosierte Penicillinbehandlung) hinzuziehen!

Operationsindikationen

- Keine.

Prognose

- Bei rechtzeitiger, adäquater Behandlung im Stadium I und II gut, im Stadium III Defektheilung.

Morbus Behçet

Allgemeines

- Rezidivierend auftretende, aphthöse Mund- und Rachenschleimhauterkrankung mit Ausbildung teilweise tiefer Ulzerationen. Entzündliche Mitbeteiligung der Augen, evtl. auch der Gelenke und des ZNS.
- Ursache: Unbekannt, evtl. Virusinfektion oder autoimmunpathologischer Prozeß.
- Vorkommen: Männer zwischen dem 20. und 30. Lebensjahr, vor allem Japan und Mittelmeerländer.
- Komplikationen: Neben oralen auch genitale Ulzera, Iritis, Vaskulitis, Synovitis, gastrointestinale Entzündungen, kutane Manifestationen, Meningoenzephalitis möglich.
- Symptome: Starke Schmerzen, behinderte Nahrungsaufnahme, zunehmend reduzierter Allgemeinzustand, subfebrile Temperaturen. Oft schmerzhafte Halslymphknotenschwellung.

Untersuchungen

- Palpation: Regionale Lymphknoten.
- Spiegeluntersuchung: Gerötete Schleimhäute mit gut demarkierten und konfluierenden Aphthen sowie schmierig belegten Ulzera.
- Blutwerte: BSR erhöht.
- Abstrich: Uncharakteristische Mischflora.
- Serotests auf Lues, AIDS (HIV-Test).
- Biopsie: Tumorausschluß.
- Ophthalmologische Untersuchung!
- Internistische, evtl. auch gynäkologische und/oder urologische Untersuchung erforderlich.

Differentialdiagnose

- Lues, Stomatogingivitis ulcerosa (S. 187), flächenhafte Karzinomentwicklung, Leukämie, AIDS.

Konservative Therapie

- Glucocorticoide und Immunsuppressiva (z. B. Imurek, Sandimmun) nach internistischer Dosierungsanweisung.

Prognose

- Langfristig infaust.

Allgemeines

- Rezidivierende, schmerzlose, glasig-zystische, die Zunge anhebende Auftreibung des Ausführungsganges der Glandula sublingualis im Bereich des vorderen Mundbodens hinter der Karunkula der Glandula submandibularis.
- Ursache: Entzündlich stenotischer oder traumatischer Verschluß des Ausführungsganges der Glandula sublingualis.
- Vorkommen: In jedem Lebensalter.
- Komplikationen: Abszeßbildung infolge Superinfektion (selten).
- Symptome: Evtl. behinderte Artikulation und Nahrungsaufnahme, eingeschränkte Zungenbeweglichkeit.

Untersuchungen

- Spiegeluntersuchung: Glasig-zystische Vorwölbung des vorderen Mundbodens, palpatorisch weich. Die Sondierung des Ausführungsganges der Glandula submandibularis gelingt problemlos.

Konservative Therapie

- Keine.

Operationsindikation

- Rezidivierende Füllung der Zyste mit Beschwerden beim Essen oder Sprechen.

Operative Prinzipien

- Transorale Exstirpation unter Schonung des Ausführungsganges der Glandula submandibularis (Ausschälen der Zyste) in Lokalanästhesie und Oberflächenanästhesie.

Prognose

- Gut. Gelegentliche Rezidive.

Zungengrundstruma

Allgemeines

- Dystophisches Schilddrüsengewebe im Zungengrund (Foramen caecum). Gelegentlich einziges vorhandenes Schilddrüsengewebe!
- Vorkommen: In jedem Lebensalter.
- Komplikationen: Atemnot.
- Symptome: Dysphagie, kloßige Sprache.

Untersuchungen

- Palpation: Bimanuelles Austasten des Zungengrundes.
- Spiegeluntersuchung: Zungengrundvorwölbung.
- Blutwerte: T_3/T_4/TSH-Bestimmung.
- Schilddrüsenszintigramm: Nachweis von speicherndem Schilddrüsengewebe.
- Biopsie: Wenn Szintigramm negativ (Differentialdiagnose: Malignom).

Differentialdiagnose

- Hyperplasie der Zungengrundtonsille.
- Zungenkarzinom (adenoidzystisches Karzinom), Metastase, malignes Lymphom, eosinophiles Granulom, Dermoidzyste.
- Globus hystericus sive nervosus.

Konservative Therapie

- Hormonelle Substitution bzw. Suppression, wenn neben Zungengrundstruma normale Schilddrüse vorhanden.

Operationsindikationen

- Dysphagie, kloßige Sprache, Atemnot.

Operative Prinzipien

- Transorale Resektion nach Zungenspaltung oder über laterale oder mediane Pharyngotomie von außen.

Prognose

- Gut. Gefahr des Myxödems, wenn normale Schilddrüse fehlt.

Allgemeines

- Retentionszysten an Lippen- und Wangenschleimhaut.
- Papillome und Fibrome an Gaumenbögen, Tonsillen, Uvula, Wangen- und Zungenschleimhaut.
- Hämangiome und Lymphangiome in Wange und Zunge.
- Adenome im Bereich der kleinen Speicheldrüsen.
- Reizfibrome in Höhe der Zahnschlußebene (Bißverletzung, Zahndefekt).
- Benigne ossäre, von den Alveolarkämmen, Zähnen oder dem harten Gaumen ausgehende Tumoren oder Knochenzysten.
- Vorkommen: In jedem Lebensalter. Hämangiome und Lymphangiome meist angeboren.
- Komplikationen: Atemnot, Blutungen und Behinderung der Nahrungsaufnahme bei Hämangiomen und Lymphangiomen möglich.
- Symptome: Bei ungünstiger Lokalisation Schmerzen infolge Bißverletzung, Schluckstörungen, Atemnot.

Untersuchungen

- Palpation: Lokalbefund, regionale Lymphknoten.
- Spiegeluntersuchung: Charakteristischer Befund.
- Biopsie: Evtl. im Sinne der Exzisionsbiopsie.
- Röntgen: Tomogramme oder CT bei ossären Tumoren oder Zysten des Alveolarkammes oder Hartgaumens.

Differentialdiagnose

- Malignom, Lues, Zungengrundstruma, tiefer Parotistumor.

Operationsindikationen

- Abhängig von Lokalisation, Beschwerden, Histologie.
- Bei Lymphangiomen möglichst immer, bei Hämangiomen soweit möglich abwartende Haltung einnehmen (Spontanremission oder Wachstumsverlangsamung häufig).

Operative Prinzipien

- Exzision, ggf. mit lokoregionaler Schleimhautplastik. Bei Hämangiomen und Lymphangiomen oft große Eingriffe notwendig, deswegen präoperative Embolisation oder Kupferdrahtspickung.
- Knochentumoren und -zysten: Kieferchirurgisches Konsilium.

Prognose

- Gut. Hämangiome, Lymphangiome problematisch.

Leukoplakie, Dysplasie, Hyperkeratose

Allgemeines

- „Weißer Fleck" unterschiedlicher Größe, welcher der Lippen- oder Mundhöhlenschleimhaut im Sinne eines *nicht* abwischbaren Belages aufsitzt, demnach intraepithelial fixiert ist. Immer als fakultative Präkanzerose anzusehen! Ursache: Überwiegend exogene Einflüsse (chronische Schleimhautirritation, z. B. Rauchen, Alkohol, berufliche Exposition von Chemikalien, mangelnde Mundhygiene).
- Vorkommen: Mittleres und höheres Lebensalter.

Untersuchungen

- Palpation: Unauffällig (Leucoplakia simplex) bis deutlich fester als die benachbarte Schleimhaut (Leucoplakia verrucosa und erosiva).
- Spiegeluntersuchung: Helle bis grau-weiße, umschriebene, auch multipel vorhandene Verfärbung der Schleimhaut, nicht abwischbar, entweder scharf begrenzt mit glatter, verdickter Oberfläche (Leucoplakia simplex) *oder* weniger scharf umschrieben mit unebener, eher rötlich-grauer, „narbiger" Oberfläche (Leucoplakia verrucosa) *oder* unregelmäßig in die Umgebung auslaufend mit feinhöckriger, teilweise erosiver Oberfläche (Leucoplakia erosiva).
- Biopsie: Im Sinne der Exzisionsbiopsie zur histologischen Diagnosesicherung (Stufenschnitte).

Differentialdiagnose

- Morbus Bowen, Lues, Lichen ruber planus, Mykose, Karzinom, AIDS.

Operationsindikationen

- Jede Leukoplakie.

Operative Prinzipien

- Komplette Exzision, ggf. mit lokoregionaler Schleimhautplastik in Lokalanästhesie.

Prognose

- Abhängig von der Histologie (maligne Entartung bei Leucoplakia simplex sehr selten, bei Leucoplakia erosiva häufig) und davon, ob es gelingt, die Noxen auszuschalten.

Morbus Bowen (Erythroplakie)

Allgemeines

- Prämaligne, der Leukoplakie entsprechende, jedoch rote, glatte bis leicht granulierende, scharf abgesetzte Schleimhautflecken von bis 3 cm Durchmesser.
- Vorkommen: Überwiegend bei Männern in der zweiten Lebenshälfte.
- Lokalisation: Wangenschleimhaut, weicher Gaumen, Alveolarkamm, Zunge.
- Prädisponierende Faktoren: Rauchen, Alkohol.
- Komplikationen: Soorsuperinfektion. Übergang in Karzinom (18%).
- Symptome: Evtl. Schmerzen, Blutung.

Untersuchungen

- Palpation: Regionale Lymphknoten nicht vergrößert.
- Spiegeluntersuchung: Rote, nur am Rande weißlich-hyperkeratotische, teils granulierend-papillomatöse Schleimhautareale unterschiedlicher Größe (meist singulär vorhanden) in Wangen- und Mundbodenschleimhaut oder Zunge.
- Abstrich: Ausschluß einer Mykose.
- Biopsie: Immer erforderlich im Sinne einer Exzisionsbiopsie mit histologischer Diagnostik (Stufenschnitte!).

Differentialdiagnose

- Leukoplakie, Karzinom, Lues.

Operationsindikationen

- Jede Erythroplakie.

Operative Prinzipien

- Exzision mit primärer Defektdeckung (Schleimhautverschiebelappen).

Prognose

- Bei vollständiger operativer Entfernung gut.
- Rezidive oder erneutes Auftreten einer Erythroplakie an benachbarter Stelle möglich.

Zungen-, Mundbodenkarzinom

Allgemeines

- Weltweit stehen die Karzinome der Mundhöhle zusammen mit denen des Pharynx bei Männern an 4. und bei Frauen an 8. Stelle der Krebshäufigkeit.
- In der Bundesrepublik Deutschland liegt die Inzidenzrate (Fallzahl/100000 Einwohner/Jahr) für Mundhöhlen-/Pharynxkarzinome bei Männern zwischen 9,3 (Hamburg) und 16,4 (Saarland) und bei Frauen zwischen 3,3 (Hamburg) und 4,3 (Saarland). Zum Vergleich die Inzidenzraten in der DDR: 8.3 (Männer) und 3,3 (Frauen).
- Verhältnis Männer : Frauen: ca. 3 : 1.
- Altersverteilung: Häufigkeitsgipfel 50.–60. Lebensjahr.
- Histologie: 95% gut- bis mäßig differenzierte Plattenepithelkarzinome.
- Lokalisation: 70% hinteres Zungendrittel (*seitlicher* Rand und Sulcus glossoalveolaris), 1% Zungenspitze, 1% Zungenrücken, 20–25% Zungenunterseite und vorderer Mundboden.
- Regionale Metastasen bei Erstuntersuchung: In Abhängigkeit von der Lokalisation bis zu 60% (10% bilateral).
- Fernmetastasen: Bei Erstuntersuchung selten, später etwa 7% (Lunge, Leber, Skelett).
- Zweitkarzinome synchron oder metachron (Mundhöhle, Speiseröhre): Bis 15%!
- Prädisponierende Faktoren: Schlechte Mundhygiene, Rauchen, Alkohol. Familiär gehäuftes Auftreten möglich.
- Symptome: Spontan- und Schluckschmerz (in das Ohr ausstrahlend). Blutung. Foetor ex ore. Artikulationsschwierigkeiten.

Untersuchungen

- Palpation: Primärtumor, infiltrierend bis exulzerierend, leicht blutend, knotig (sehr schmerzhafte Bestimmung der Infiltrationstiefe und Ausdehnung, evtl. bimanuell). Regionale Lymphknoten.
- Spiegeluntersuchung: Prominente, unregelmäßig konturierte, Schleimhaut- oder fibrinbedeckte Effloreszenz.
- Röntgen: Thorax (Ausschluß von Fernmetastasen).
- Ultraschall: Abdomen (Leber).
- CT: Zunge-Mundboden-Halsweichteile (Tumorausdehnung).
- Biopsie.
- Panendoskopie: Suche nach Zweitkarzinom (15% der Patienten mit Mundhöhlenkarzinom haben ein- oder mehrere synchrone oder metachrone Malignome im Bereich der Digestivachse) (Mundhöhle, Ösophagus).

Differentialdiagnose

- Benigne Tumoren (S. 223ff), Lues III (S. 218), Trauma (S. 182ff), Kaposi-Sarkom (S. 216), malignes Lymphom (Zungengrund).

Therapeutisches Konzept

- Bei Operabilität: Tumorresektion mit ein- oder beidseitiger Neck-dissection und postoperativer Radiotherapie (50–70 Gy).
- Bei fortgeschrittenen Tumoren (T3): Evtl. induktive Chemotherapie (Cisplatin und 5-Fluorouracil) → Operation → Nachbestrahlung (Nutzen der Chemotherapie fraglich).
- Bei Inoperabilität oder Operationsverweigerung: Chemotherapie mit z. B. Cisplatin und 5-Fluorouracil, anschließend oder ausschließlich: Radiotherapie mit 50–70 Gy.

Konservative Therapie

- Radiotherapie (50–70 Gy) bei inoperablen epithelialen sowie bei mesenchymalen Tumoren, postoperativ.
- Chemotherapie bei inoperablen epithelialen, bei mesenchymalen Tumoren oder im Sinne der induktiven Chemotherapie vor Operation und Nachbestrahlung.
- Lokale Radiotherapie (Afterloading).

Operationsindikationen

- Jedes nach Ausdehnung und Metastasierung noch resektable Mundboden-Zungen-Karzinom (da beste Prognose).

Operative Prinzipien

- Primärziel: Radikale Entfernung des Tumors und seiner regionalen Metastasen mit nachfolgendem, die Funktion wiederherstellendem Defektverschluß.
- Immer: Homolaterale Neck-dissection bei kleinem, streng seitlich lokalisiertem Karzinom. Bilaterale Neck-dissection bei Ausbreitung des Tumors bis zur Mittellinie oder Lokalisation im vorderen Mundboden oder bei bilateraler regionaler Metastasierung. Stets auch Ausräumung des Mundbodens (Submandibularlogen).
- Bei nicht palpablen oder beweglichen Lymphknoten funktionelle, bei fixierten Metastasen radikale Neck-dissection.
- En-bloc-Resektion der Geschwulst mit allseitigem Sicherheitsabstand von möglichst 2 cm, ggf. unter Einbeziehung benachbarter Strukturen (Unterkieferanteile).

- Rekonstruktion des Mundhöhlen-Pharynx-Defektes direkt, mit gefäßgestieltem myokutanem Lappen (M. pectoralis major) oder mit freiem, gefäßanastomosiertem Haut-Muskel oder Jejunumtransplantat.
- Bei temporärer Unterkieferspaltung Verschluß mit Draht- oder Plattenosteosynthese.
- Bei Unterkieferteilresektion sofortige oder spätere Rekonstruktion mit gefäßgestieltem Beckenkammknochen möglich, meist aber nicht notwendig.
- Immer vorübergehende Tracheotomie erforderlich.
- Nasogastrale Nährsonde bis Schluckakt wieder funktioniert.

Prognose

- Ungünstig: Bei kleinen Tumoren ohne regionale Metastasen beträgt die 5-Jahres-Überlebensrate 70%.
- Jugendliche Patienten haben oftmals noch schlechtere Prognose.
- Bei fortgeschrittenen Geschwülsten und allen Tumoren mit frühzeitigem Lymphknotenbefall liegen die Heilungsaussichten bei 20–25%.
- Syn- und metachrones Zweitkarzinomrisiko in 15% (vor allem Ösophagus, Kehlkopf, Lunge).
- Je früher das Zungen-Mundboden-Karzinom diagnostiziert wird, desto größer ist Aussicht auf Heilung.

Tonsillenmalignom (Karzinom)

Allgemeines

- Häufigkeit: siehe Zungen-Mundboden-Karzinom (S. 226).
- Verhältnis Männer : Frauen = ca. 4 : 1.
- Altersverteilung: Häufigkeitsgipfel 40.–60. Lebensjahr.
- Histologie: 72% aller Tonsillenmalignome sind mäßig bis entdifferenzierte Plattenepithelkarzinome, 14% Non-Hodgkin-Lymphome, 2% Morbus Hodgkin und 12% andere Tumoren.
- Regionale Metastasen bei Erstuntersuchung: 60% (15% bilateral), oft erstes Anzeichen der Erkrankung.
- Fernmetastasen bei Erstuntersuchung 1%, später 7–10% (Lunge, Leber, Skelett).
- Prädisponierende Faktoren: Rauchen, Alkohol, mangelhafte Mundhygiene.
- Symptome: Spontan- und Schluckschmerz, Halslymphknotenschwellung, Kieferklemme, Blutung, Foetor ex ore, behinderte Nahrungsaufnahme, Artikulationsschwierigkeiten.

Untersuchungen

- Palpation: Primärtumor inkl. Zungengrund, Lymphabfluß beidseitig. Spiegeluntersuchung: Exulzerierend und infiltrierend wachsender Tumor von Tonsille und Gaumenbogen, meist mit Übergreifen auf die seitliche Pharynxwand, Unterkiefer (Trigonum retromolare), Mundboden oder Zunge.
- Lupenlaryngoskopie.
- Röntgen: Thorax (Ausschluß von Lungenmetastasen).
- Ultraschall: Leber, Halsweichteile (Metastasensicherung).
- CT: Pharynx-Mundhöhle-Halsweichteile, Mediastinum (Tumor- und Metastasenausdehnung).
- Biopsie.
- Panendoskopie: In 7–15% synchrones Zweitkarzinom (z. B. Ösophagus)!

Differentialdiagnose

- Angina Plaut-Vincent, Lues, Angina agranulocytotica.
- Benigne Tumoren (keine Exulzeration). Persistierender „Peritonsillarabszeß", oft erster Hinweis auf Malignom!

Therapeutisches Konzept

- Wie Zungen-Mundboden-Karzinom (S. 226).

Tonsillenmalignom (Karzinom)

Konservative Therapie

- Strahlentherapie (50–70 Gy): Postoperativ und als Palliativmaßnahme bei Inoperabilität. Ferner in kurativer Absicht bei nicht epithelialen Maligomen.
- Chemotherapie bei nicht epithelialen Tumoren, als Palliativmaßnahme und im Sinne der induktiven Chemotherapie *vor* Operation und nachfolgender Radiotherapie.

Operationsindikationen

- Jedes Tonsillenkarzinom, das einschließlich seiner Metastasen entfernt werden kann.

Operative Prinzipien

- Immer Neck-dissection, auch bei negativem Palpationsbefund: Bei nicht palpablen oder beweglichen Lymphknoten funktionelle, bei fixierten Metastasen radikale Neck-dissection (s. auch S. 423).
- En-bloc-Resektion der Geschwulst mit allseitigem Sicherheitsabstand von möglichst 2 cm, ggf. unter Einbeziehung benachbarter Strukturen (Zungengrund, Mundboden, Unterkiefer).
- Rekonstruktion des Defektes entweder durch primären Verschluß oder mit myokutanem Insellappen z. B. vom M. pectoralis major oder mit freiem, gefäßanastomosiertem Haut-Muskel oder Jejunumtransplantat.
- Spätere Unterkieferaufbauplastik mittels gefäßgestieltem Knochentransplantat (Beckenkamm) möglich.
- Vorübergehende Tracheotomie erforderlich.
- Nasogastrale Nährsonde.

Prognose

- Ungünstig. Bei kleinen, auf Tonsille und Gaumenbögen beschränkten Karzinomen beträgt die 5-Jahres-Überlebensrate nach radiochirurgischer Therapie 50–60%.
- Bei fortgeschrittenen Geschwülsten und allen Tumoren mit ausgedehntem Lymphknotenbefall oder bei Infiltration des Zungengrundes liegen die Heilungschancen unabhängig von der angewandten Therapie bei 10–20%.
- Hohes Risiko (bis 15%) syn- bzw. metachroner Zweitkarzinome!
- Je früher das Tonsillenkarzinom diagnostiziert wird, desto größer ist die Aussicht auf Heilung!

Neuralgie des Nervus laryngeus superior

Allgemeines

- Relativ häufiges Krankheitsbild unklarer Ursache.
- Vorkommen: Überwiegend bei älteren Menschen.
- Komplikationen: Reaktive Depression.
- Symptome: Episodisch einschießende, heftige Schmerzen, die streng einseitig in die obere paralaryngeale Halsregion projiziert werden. Schmerz kann durch kräftiges Schlucken oder Husten oder Druck am Schildknorpeloberrand ausgelöst werden.

Untersuchungen

- Palpation: Druckschmerz zwischen Zungenbein und Schildknorpeloberrand.
- Indirekte Laryngoskopie: Kein pathologischer Befund.
- Lupenlaryngoskopie, Stützautoskopie, Ösophagoskopie: Ausschluß eines Malignoms (Larynx, Hypopharynx, Ösophagus).
- Röntgen: Hals seitlich (Verknöcherung der Verbindung Zungenbein-Lig. stylohyoideum, überlanger Processus styloideus).

Differentialdiagnose

- HWS-Syndrom.
- Irritation durch überlangen Processus styloideus (Palpation durch oberen Tonsillenpol).
- Karotidodynie.
- Oro- oder Hypopharynx-, Sinus-piriformis-Karzinom.

Konservative Therapie

- Tegretal (individuelle Dosierung), Dolo-Neurobion oder Neurocil (10–20 Tr., 2–3mal tgl.).
- Lokalanästhesie zur Schmerzunterbrechung: Infiltration des Nervs an seiner Durchtrittsstelle durch die Membrana hyothyreoidea mit z. B. 1–2 ml Impletol bzw. ½%igem Xylocain.
- Ex juvantibus: HWS-Schultergürtel-Auflockerungsmassagen.

Prognose

- Zweifelhaft, oft keine vollständige Beschwerdefreiheit zu erreichen (gilt auch für die gelegentlich empfohlene Durchtrennung des Nervs).

Fremdkörper

Allgemeines

- In Schrecksituationen oder beim Lachen aspirierte Gegenstände verkeilen oder spießen sich in die Kehlkopfweichteile (Lorbeerblätter, Legosteine, Nadeln, Gräten).
- Vorkommen: In jedem Lebensalter, Kleinkinder bevorzugt.
- Komplikationen: Atemnot, Bolustod (reflektorischer Atemstillstand bei großen Fremdkörpern).
- Symptome: Heftiger, krampfartiger Hustenanfall mit Atemnot und Dyspnoe im Wechsel mit „freiem Intervall“, Heiserkeit, allmählich übergehend in andauernde Atemnot mit Schmerzen, Stridor, Dysphonie. Schluckbeschwerden.

Untersuchungen

- Indirekte Laryngoskopie: Fremdkörper meist sichtbar, Schleimhautödem mit entzündlicher Rötung. Bei Kindern Kehlkopfspiegelung oft nicht möglich, dann Intubationsspatel benützen! Vorsichtig untersuchen, um Spasmus zu vermeiden!
- Röntgen: Bei röntgendichten, kleinen Fremdkörpern.

Differentialdiagnose

- Stumpfes Kehlkopftrauma, Epiglottitis, Pseudokrupp.

Konservative Therapie

- Im meist *akuten Notfall:* Heimlichscher Handgriff (S. 340).
- Glucocorticoide (z. B. Ultracorten-H initial 100–500 mg i.v.). Falls starke Entzündungsreaktion Antibiotikum.
- Sedativum (Valium i.v. nach Körpergewicht).

Operationsindikation

- Jeder Fremdkörper *muß* sofort mit oder ohne Narkose entfernt werden. Bei drohender Erstickung Koniotomie.

Operative Prinzipien

- Bei akuter Atemnot: Sofortiges Einstellen des Kehlkopfes mit Intubationsspatel, Extraktion mit Faßzange, nachfolgende Intubation falls Schwellungsgefahr.
- Sonst: Indirekte Entfernung in Sedierung und Oberflächenanästhesie (S. 410) oder endoskopische Entfernung in Inhalationsnarkose (Bronchoskop).

Äußeres Kehlkopftrauma

Allgemeines

- Externes Trauma führt zu geschlossener oder offener Verletzung des knorpelig-knöchernen Kehlkopfgerüstes mit oder ohne Beteiligung der inneren Weichteile und/oder des N. recurrens (durch Dehnung, Zerrung oder Quetschung).
- Häufigste Ursachen: Verkehrsunfall (Aufprall auf Lenkrad), Sportunfall (Ringen, Karate), Roheitsdelikte (Messerstich, Schußverletzung), Suizid (Schnittverletzung, Strangulation, Projektil).
- Vorkommen: In jedem Lebensalter.
- Komplikationen: Atemnot und Erstickung infolge extra- und/oder intralaryngealer Schwellung (Ödem, Hämatom), Verlegung des Lumens durch dislozierte Knorpelfragmente, Aspiration von Blut oder Luftemphysem. Beteiligung von Hypopharynx und Ösophagus.
- Symptome: Atemnot mit in- und exspiratorischem Stridor, Schmerzen, Dysphonie, Dysphagie.

Untersuchungen

- Inspektion: Schwellung und Hämatome der (prälaryngealen) Halsweichteile (Strangulationszeichen, Prellmarken, Würgemale, Schußkanal).
- Palpation: Luftemphysem (Knistern), Fraktur (Krepitation).
- Indirekte Laryngoskopie: Je nach Schweregrad des Traumas ödematös-hämorrhagische Schleimhautschwellung, Hämatome, Blutung, Aryluxation, Lumeneinengung infolge dislozierter Knorpelfragmente oder Hämatom.
- Direkte Laryngoskopie mit flexiblem Bronchoskop (durch die Nase einführen).
- Röntgen: Larynx a.-p. und seitlich, Tomographie, Thorax.

Differentialdiagnose

- Keine, typisches Krankheitsbild.

Konservative Therapie

- Sofortmaßnahme bei progredienter Atemnot: Atemspende, Intubation (am sichersten mit Tracheoskop). Bei Mißlingen: Koniotomie (S. 440).
- Stationäre Überwachung bei jedem stumpfen Trauma bis freie Atmung garantiert.
- Glucocorticoide (z. B. Solu-Decortin H, 200–300 mg i.v.).
- Stimmruhe. Kalte Umschläge, Eiskrawatte.
- Antiphlogistikum.

- Inhalationen mit z. B. Nephulon E-Aerosol, 3–4mal tgl.
- Antibiotische Abdeckung (Abszeßprophylaxe).
- Bei Hustenreiz Codein-Tropfen.
- Bei Nervenläsion abwarten.

Operationsindikationen

- Persistierende oder zunehmende Atemnot.
- Jede offene Verletzung, jede dislozierte Fraktur, Kehlkopfabriß.
- Stärkere oder persistierende Blutung.
- Zunehmendes Luftemphysem.
- Mitbeteiligung von Hypopharynx oder Ösophagus.

Operative Prinzipien

- Tracheotomie (S. 441), bzw. Einführen eines Tracheobronchoskopes.
- Bei Luftemphysem: Aufsuchen und primärer Verschluß der Trachealperforation.
- Bei Kehlkopfabriß: End-zu-End-Anastomose mit Trachea.
- Bei Trümmerfraktur und Dislokation: Kehlkopfrekonstruktion durch Reposition und Naht der Fragmente. Einlegen eines Platzhalters für mehrere Wochen.
- Bei offener Verletzung mit Substanzverlust: Kehlkopfrekonstruktion mit Composite grafts.
- Bei rekonstruktiver Operation zusätzlich meist Endoprothese (Bolzen, Silastikröhrchen) erforderlich.
- Bei Aryluxation: Versuch der Reposition (endolaryngeal-digital).

Prognose

- Bei ausgedehnter Traumatisierung Gefahr der späteren Kehlkopfstenosierung (S. 254), bei bleibender Rekurrenslähmung Dysphonie, Aphonie.

Allgemeines

- Durch unsachgemäße (Notfall) Intubation oder zu hoher Position der Manschette, Zerren am Tubus verursachte Verletzung der Kehlkopfweichteile. Am häufigsten sind subglottische Schleimhautödeme, Hämatome und kleine Schleimhauteinrisse, Intubationsgranulome an den Processus vocales, Luxation eines Aryknorpels, Stimmlippenabriß und – als Spätfolge – Stenosen der laryngotrachealen Übergangszone (S. 254).
- Vorkommen: In jedem Lebensalter.
- Komplikationen: Atemnot.
- Symptome: Schmerzen, Husten, Dysphonie.

Untersuchungen

- Indirekte Laryngoskopie, Lupenlaryngoskopie: Ödem, Hämatom, Schleimhautläsion, Granulombildung am Processus vocalis, Synechie der vorderen Kommissur?
- Direkte Laryngoskopie mit Winkeloptiken.
- Biopsie: Als Exzisionsbiopsie (Granulome), Tumorausschluß.

Differentialdiagnose

- Kontaktulkus (S. 244), Karzinom (S. 258), Tuberkulose.

Konservative Therapie

- Nach akutem Geschehen: Glucocorticoide, 150–300 mg i.v.
- Abwarten. Stimmschonung.
- Antiphlogistikum (z. B. Reparil, 3 × 2 Drg./die).
- Inhalationen mit z. B. Nephulon E-Aerosol, 3–4mal tgl.

Operationsindikationen

- Aryluxation. Persistierende Granulome, Synechien, Stenosen.

Operative Prinzipien

- Frühzeitige Reposition des Aryknorpels über Stützautoskop oder von außen nach Thyreotomie.
- Abtragen der Granulome oder der Synechie mit dem Laser.
- Stenosenbeseitigung durch Larynx- bzw. Tracheaerweiterungsplastik (S. 255).

Prognose

- Bei rechtzeitiger Behandlung gut. Spätschäden: Heiserkeit und/oder Atemnot wegen Larynxstenose (S. 254).

Akute Epiglottitis

Allgemeines

- Regional unterschiedlich häufige, jahreszeitlich gelegentlich gehäuft auftretende, fulminante, bakterielle Entzündung (Haemophilus influenzae Typ B, Streptococcus pneumoniae) des Kehldeckels und seiner Umgebung. Oft geht eine akute Nasopharyngitis voraus.
- Vorkommen: Überwiegend Kinder im Vorschulalter (2.–5. Lebensjahr) betroffen.
- *Komplikationen:* **Immer Gefahr der Aspiration und Erstickung!** Haemophilus-influenzae-Pneumonie. Bakteriämie mit Arthritis, Meningitis, Perikarditis.
- *Symptome:* Starke Schluckschmerzen mit Behinderung oder Unmöglichkeit der Nahrungsaufnahme (Flüssigkeitsdefizit!), Speichelfluß. Inspiratorischer Stridor („schnarrend-schnatterndes" Geräusch) bei wenig behindertem Exspirium. Zyanose, Tachypnoe mit Einziehung des Jugulums und der Interkostalräume bei Inspiration, kloßige Sprache, Heiserheit, hohes Fieber.
- Kind will mit abgestützten Armen nach vorn sitzen (tripod position), weigert sich zu liegen!

Untersuchungen

- Indirekte Laryngoskopie (Vorsicht: Ungeschickte Manipulationen können fatalen Erstickungsanfall auslösen!): Hochrote, geschwollene Epiglottis und gerötete Pharynxschleimhäute (bei Kindern ist der entzündete Kehldeckel oft bei kräftigem Spateldruck auf den Zungengrund ohne Kehlkopfspiegel zu sehen). Speichelsee. Im Zweifelsfalle immer Untersuchung in tiefer Inhalationsnarkose.
- Blutwerte: BSR erhöht, Leukozytose mit Linksverschiebung.
- Blutgasanalyse.
- Abstrich (Erreger, Resistenz) aus Nasopharynx.
- Röntgen: Hals seitlich und a.-p. (kugelige Schwellung der Epiglottis).

Differentialdiagnose

- Epiglottisabszeß (S. 238), Kruppsyndrom, akute Laryngitis (S. 240), Kehlkopfeingangsödem (S. 239), Laryngotracheobronchitis, Diphtherie.

Konservative Therapie

- **Speed is vital!!**
- Bereits bei Verdacht: Sofortige Krankenhauseinweisung *im Sitzen* mit Arztbegleitung unter Intubationsbereitschaft!
  Wenn irgend möglich keine Sedativa!

- Glucocorticoide (z. B. Ultracorten-H, 100–500 mg i.v.).
- Antibiotikum: Chloramphenicol 75–100 mg/kg KG/die i.v. in 6 verteilten Dosen, oder Ampicillin 200 mg/kg KG/die).
- Flüssigkeitssubstitution.
- Bei drohendem Atemstillstand: Intubation (sehr schwierig!), evtl. Einführen des starren Tracheoskops (Bronchoskops) und Tracheotomie auf dem liegenden Rohr.

Operationsindikationen

- Längere Intubation (60 Std.), Unmöglichkeit der Intubation.

Operative Prinzipien

- Tracheotomie (S. 441), Koniotomie (S. 440).

Prognose

- Lebensbedrohliche Erkrankung! Bei rechtzeitiger Diagnose und sofortigem Therapiebeginn folgenlose Ausheilung.

Epiglottisabszeß

Allgemeines

- Bakterielle Entzündung des Kehldeckels mit Gewebseinschmelzung nach Mikrotrauma (Fremdkörper, Wespenstich), fortgeleiteter Entzündung aus Zungengrund, Tonsille, infizierter Schleimhautretentionszyste, unbekannter Ursache.
- Vorkommen: In jedem Lebensalter.
- Komplikationen: Atemnot, Perichondritis, Aspirationspneumonie, Erstickung, *übersehenes Karzinom.*
- Symptome: Schluckschmerzen, evtl. kloßige Sprache bei klarer Stimme, röchelnde Atmung, evtl. Fieber.

Untersuchungen

- Indirekte Laryngoskopie: Hochrote, aufgequollene, fleischige Epiglottis mit gelblicher Verfärbung, Eiterpfröpfchen. Evtl. Schwellung der ary-epiglottischen Falten, der Valleculae, Speichelsee.
- Blutwerte: BSR erhöht, Leukozytose.

Differentialdiagnose

- Akute Epiglottitis, Fremdkörper, allergisches Ödem, beginnendes Epiglottiskarzinom.

Konservative Therapie

- Eiskrawatte.
- Antibiotikum (z. B. Rocephin, 1–2 g/die i.v., Gramaxin, 3 × 1–2 g/die i.v.).
- Antiphlogistikum (z. B. Reparil, 3 × 2 Drg./die; Voltaren 50 mg, 2 × 1 Drg./die).
- Mundantiseptika (z. B. Hextril, verdünntes Betadine).

Operationsindikationen

- Jeder manifeste Epiglottisabszeß.

Operative Prinzipien

- Abszeßspaltung in örtlicher Betäubung mit der gebogenen Lanzette (vgl. S. 411) oder in Allgemeinanästhesie.

Prognose

- Folgenlose Ausheilung bei adäquater Therapie.

Larynxödem (Kehlkopfeingangsödem)

Allgemeines

- Ödematöse Schwellung des Kehlkopfeinganges.
- Ursache: Toxisch-allergisch (Wespenstich), angioneurotisches Ödem (Quincke-Ödem), bei Peritonsillarabszeß, Mundbodenphlegmone, Larynxkarzinom, Perichondritis des Kehlkopfes, Traumatisierung (Fremdkörper, Intubation), Verbrühung, Verätzung, Radiotherapie im Kopf-Hals-Bereich.
- Vorkommen: In jedem Lebensalter.
- Komplikationen: Atemnot, Erstickung, übersehenes Karzinom.
- Symptome: Odynophagie, inspiratorischer Stridor.

Untersuchungen

- Indirekte Laryngoskopie, Lupenlaryngoskopie: Rötlich-glasige, wulst- oder kissenartige Schwellung an Epiglottis, ary-epiglottischen Falten und Aryknorpeln, oft auch an den Taschenfalten. Mäßige bis hochgradige Einengung des Larynxeinganges. Stimmlippen unauffällig.
- Blutwerte: Ggf. Leukozytose, erhöhte BSR.
- Röntgen: Hals a.-p. und seitlich (Fremdkörper?).
- Allergietestung bei rezidivierendem Larynxödem.

Differentialdiagnose

- Akute Epiglottitis, Epiglottisabszeß, Fremdkörper, hereditäres Quincke-Ödem, Larynxmalignom.

Konservative Therapie

- Glucocorticoide (z. B. Ultracorten-H, 100–500 mg i.v.).
- Antiphlogistika (z. B. Reparil, Voltaren).
- Antibiotikum (z. B. Gramaxin, Dosierung nach Alter).
- Bei Erstickungsgefahr Atemspende, Intubation (evtl. mit starrem Rohr), Punktion der Trachea mit weitlumiger Kanüle. Bei hereditärem Quincke-Ödem: Danazol, frisches Gefrierplasma, C1-Esterase-Inaktivator-Konzentrat.

Operationsindikation und operative Prinzipien

- Akute Erstickungsgefahr: Koniotomie, Tracheotomie über liegendem Rohr.

Prognose

- Bei allergischer Ursache Rezidive häufig.

Akute Laryngitis

Allgemeines

- Entzündung des Kehlkopfes im Rahmen eines viralen oder bakteriellen (Streptococcus pneumoniae, β-hämolysierende Streptokokken) Allgemeininfektes, deswegen oft gemeinsam mit Tracheobronchitis und/oder Rhinosinusitis auftretend.
- Gelegentlich Folge inhalativer Noxen (Gase, Stäube).
- Vorkommen: In jedem Lebensalter.
- Komplikationen: Atemnot.
- Symptome: Schluckschmerzen, Dysphonie bis Aphonie, schmerzhafter Hustenreiz, Kratzen und Kribbeln im Hals.

Untersuchungen

- Indirekte Laryngoskopie und Lupenlaryngoskopie: Gerötete und verdickte, oft sehr trockene Kehlkopfschleimhaut.
- Stimmlippen gerötet und wulstig verdickt, evtl. mit Fibrinauflagerungen.

Differentialdiagnose

- Chronische Laryngitis, Kehlkopftuberkulose.

Konservative Therapie

- Stimmruhe! Rauchverbot!
- Inhalationen mit z. B. Kamillen-Dampf oder Emser Sole.
- Laryngosan, 20 Tr. 3–4mal tgl., Prießnitzsche Umschläge.
- Instillation eines Gemisches von Presido, Otriven und Ultracorten indirekt auf die Stimmlippen bei Phonation.
- Ggf. Antibiotikum (z. B. Doxycyclin 100). Abschwellende Nasentropfen.
- Bei starker Schwellung Glucocorticoide (z. B. Ultracorten-H, 150 mg i.v./i.m.).

Operationsindikationen

- Keine.

Prognose

- Folgenlose Ausheilung, wenn Stimmschonung konsequent eingehalten wird. Andernfalls Gefahr der funktionellen Dysphonie (S. 275, 278).

Chronische Laryngitis

Allgemeines

- Langwierige, weitgehend schmerzlose Entzündung der Stimmlippen, u. U. auch der übrigen Kehlkopfschleimhaut.
- Ursachen: Inhalationsnoxen (Zigarettenrauch, Staub, Hitze, Chemikalien), Klimaanlage, Mundatmung bei Septumdeviation, deszendierende Sekretion bei chronischer Rhinosinusitis, falsche Stimmbildung (Hyperkinese), Stimmüberlastung.
- Vorkommen: Überwiegend erwachsene Männer betroffen.
- Komplikationen: Übergang in Präkanzerose möglich.
- Symptome: Heiserkeit, Trockenheitsgefühl, Räusperzwang, Husten.

Untersuchungen

- Indirekte Laryngoskopie, Lupenlaryngoskopie: Walzenförmig verdickte, gerötete normal bewegliche Stimmlippen mit trockener, unebener Oberfläche. Schleimauflagerungen, Pachydermie.
- Biopsie: Bei jeder chronischen Laryngitis.

Differentialdiagnose

- Dysplasie, Carcinoma in situ, Tuberkulose (meist einseitig), Soorbefall, Amyloidose.

Konservative Therapie

- Ausschalten der vermuteten Noxen. Stimmschonung.
- Inhalationen mit z. B. Emser Sole.
- Sekretolyse (z. B. Fluimucil-Granulat, 3 × 1 Btl./die).
- Bei akuter Exazerbation: Glucocorticoide, Antibiotikum.
- Bei Hyperkeratose Vitamin A (z. B. Retinol, 2 Kps./die).
- Ggf. Sanierung von Nase und Nebenhöhlen.
- Phoniatrische Betreuung (Stimmübungen).

Operationsindikationen

- Jede therapieresistente Laryngitis (Histologie).

Operative Prinzipien

- Mikrolaryngoskopie und Stimmlippenstripping (S. 412).

Prognose

- Langwieriger Verlauf, endoskopische Kontrollen erforderlich.

Laryngitis subglottica (Pseudokrupp)

Allgemeines

- Synonym: Akute Laryngotracheobronchitis.
- Akute Erkrankung zunächst (1–3 Tage) des oberen, dann des unteren Respirationstraktes mit entzündlicher Schwellung der Schleimhäute des subglottischen Raumes.
- Ursache: Parainfluenza (Typ 1), Influenza A, B; RSV-Viren.
- Vorkommen: Überwiegend Kleinkinder betroffen.
- Komplikationen: Hyperkapnie, Erstickungsgefahr mit Tachykardie, Unruhe, Blässe, Zyanose, Bewußtseinseintrübung.
- Symptome: Charakteristischer spastischer, bellender, meist nachts auftretender Husten. Atemnot (inspiratorischer Stridor, Einziehung des Jugulums). Klare Stimme. Fieber (50%).

Untersuchungen

- Indirekte Laryngoskopie: Aufgequollene rötliche subglottische Schleimhautpolster. Stimmlippen unauffällig.
- Auskultation: Verlängertes Inspirium und Stridor.
- Blutwerte: Leukozytose zu Beginn, später Leukopenie und Lymphozytose. Mäßig beschleunigte BSR. Blutgasanalyse.

Differentialdiagnose

- Akute Epiglottitis, Diphtherie, Fremdkörper.

Konservative Therapie

- Sofortige Krankenhauseinweisung unter Intubationsbereitschaft.
- Glucocorticoide (z. B. Ultracorten-H, 100–500 mg i.v./i.m.).
- Sedativa nur, wenn $P_{O_2} > 60$ mmHg (z. B. Atosil). Antitussiva (z. B. Paracodin-Tropfen). Evtl. Antibiotikum (prophylaktisch).
- Feuchte Kammer (feuchte Laken über und am Bett aufhängen).
- Wenn $P_{O_2} < 60$ mmHg, dann O_2-Inhalation.
- Bei drohendem Atemstillstand: Siehe Larynxödem, S. 239.

Operationsindikation

- Erstickungsgefahr ohne Intubationsmöglichkeit.

Operative Prinzipien

- Koniotomie (S. 440).

Prognose

- Abklingen nach 3–4 Tagen. Rezidivgefahr!

Phoniationsknötchen

Allgemeines

- Synonym: Stimmlippenknötchen, „Schreiknötchen“ (bei Kindern). „Sängerknötchen“ (bei Erwachsenen).
- Umschriebene Pachydermie (Epithelverdickung und submuköse Bindegewebsvermehrung) am Übergang des mittleren zum vorderen Stimmlippendrittel infolge Stimmüberlastung oder falscher Sprech- und Gesangstechnik. Vorkommen: In jedem Lebensalter. Kinder und Erwachsene mit hoher Stimmbelastung (Lehrer, Sänger, Lärmarbeiter) bevorzugt.
- Komplikationen: Keine.
- Symptome: Dysphonie, wechselnde Heiserkeit.

Untersuchungen

- Indirekte Laryngoskopie und Lupenlaryngoskopie: Blasse, flache Epithelverdickung oder Knötchenbildung am Übergang vom mittleren zum vorderen Drittel beider Stimmlippen.
- Provokation (Vorlesen): Zunehmende Dysphonie, „Wegbleiben“ der Stimme.

Differentialdiagnose

- Stimmlippenpolyp (S. 252).

Konservative Therapie

- Logopädische Übungsbehandlung (S. 276) unter phoniatrischer Führung bei Erwachsenen; bei Kindern abwarten.

Operationsindikation

- Erfolglose logopädische Therapie.

Operative Prinzipien

- Direkte Laryngoskopie (S. 37) und mikrochirurgische Entfernung der Knötchen (evtl. mit Laser).

Prognose

- Rezidivneigung bei Nichtbeachtung der phoniatrischen Anweisungen.

Kontaktulkus

Allgemeines

- Durch chronische, unphysiologische Stimmbelastung (Lärmberuf) verursachte Pachydermie (Epithelverdickung mit leichter Entzündung) am Processus vocalis des Aryknorpels mit korrespondierendem Ulkus der Gegenseite.
- Vorkommen: Erwachsene, besonders Raucher (Manager, Streßberufe).
- Komplikationen: Keine.
- Symptome: Heiserkeit, Schmerzen.

Untersuchungen

- Indirekte Laryngoskopie und Lupenlaryngoskopie: Am Processus vocalis des einen Aryknorpels bis halblinsengroße, gerötete Epithelverdickungen, korrespondierend dazu am gegenüberliegenden Processus vocalis flaches Ulkus mit weichem Randwall.
- Biopsie: Bei Tumorverdacht.

Differentialdiagnose

- Karzinom (S. 258),Tuberkulose (S. 251), Intubationsgranulom (S. 235).

Konservative Therapie

- Absolute Stimmruhe für 2–3 Wochen.
- Ausschaltung etwaiger Noxen (Rauchen).
- Inhalationen (z. B. Emser Sole).
- Logopädische Stimmtherapie, z. B. im Rahmen eines Kuraufenthaltes mit Psychotherapie (S. 277).

Operationsindikation

- Evtl. bei Versagen der konservativen Maßnahmen.

Operative Prinzipien

- Direkte Laryngoskopie (S. 37) und mikrochirurgisches Abtragen von Granulationen.

Prognose

- Ungünstig, hohe Rezidivhäufigkeit.

Allgemeines

- Meist *beidseitiges* Stimmlippenödem (Wassereinlagerung zwischen Epithel und Bindegewebe des Lig. vocale = Reinkescher Raum).
- Vorkommen: In jedem Lebensalter, bei Männern wie Frauen.
- Ursache: Mechanische Irritation der Stimmlippen (Stimmüberlastung), oft kombiniert mit Nikotinabusus und Stimmüberlastung. Hypothyreose.
- Komplikationen: Atemnot.
- Symptome: Dysphonie (tiefe, ratternde Stimme), Fremdkörpergefühl.

Untersuchungen

- Indirekte Laryngoskopie und Lupenlaryngoskopie: Blande bis rötliche, kissenartige, bei entsprechender Größe lappige, flottierende Schwellung der Stimmlippen. Atemspalt eingeengt.

Differentialdiagnose

- Myxödem, toxisches oder allergisches Stimmbandödem, Ödem bei Radiotherapie der Hypopharynx-Larynx-Region.

Konservative Therapie

- Nur zu Beginn der Ödementwicklung sinnvoll: Antiphlogistika (z. B. Reparil, 3 × 2 Drg./die), evtl. Prednisolon.
- Anfangs Stimmruhe, dann Stimmübungsbehandlung.
- Ausschaltung etwaiger Noxen (Rauchen).

Operationsindikation

- Jedes funktionell beeinträchtigende Reinke-Ödem.

Operative Prinzipien

- Stimmlippenstripping (S. 412).

Prognose

- Rezidivneigung.

Stridor congenitus

Allgemeines

- Übergeordnetes *Symptom* bei angeborenen Entwicklungsstörungen und Hemmungsmißbildungen des Larynx und der Trachea.
- Ursachen: Laryngomalazie (abnorme Weichheit des knorpeligen Kehlkopfeingangs mit „Ansaugen" der Epiglottis bei Inspiration).
- Tracheomalazie (S. 343).
- Rekurrensparese, evtl. angeborene paradoxe Innervation.
- Subglottische Membranen oder Stenosen.
- Zysten und Hämangiome.
- Fehlender Tonus der Zungengrundmuskulatur.
- Vorkommen: Bei Neugeborenen und Säuglingen.
- Komplikationen: Erstickung.
- Symptome: Inspiratorischer, bei Stenosen in- und exspiratorischer Stridor unterschiedlicher Intensität mit Einziehung von Jugulum und Interkostalräumen. Dysphonie. Dysphagie.

Untersuchungen

- Spiegeluntersuchung: Meist nicht möglich, deswegen direkte Laryngoskopie im *wachen* Zustand (ggf. örtliche Betäubung) mit flexiblem Endoskop (durch die Nase) sowie in Allgemeinanästhesie mit starrem Bronchoskop und Optiken. Dabei auch Trachea und Bronchialsystem inspizieren.
- Blutwerte: Blutgasanalyse.
- Röntgen: Larynx und Trachea a.-p. (evtl. Tomographie).

Differentialdiagnose

- Fruchtwasseraspiration, Geburtstrauma, Kehlkopfatresie.

Konservative Therapie

- Wenn Dyspnoe es zuläßt, z. B. bei Schwäche der Zungengrundmuskulatur, Malazie und Parese, *Beobachten* des Kindes und Abwarten, da innerhalb der ersten Lebensmonate eine Stabilisierung des Knorpelgerüstes bzw. eine Rückbildung der Parese zu erwarten ist. Seiten- oder Bauchlage.
- Bei Atemkrisen Intubation.
- Nährsonde.
- Abwarten bei kleinen Zysten oder Hämangiomen.

Operationsindikationen

- Hochgradige Atemnot.
- Zysten, Hämangiome, Stenosen, beidseitige Stimmlippenparese.

Operative Prinzipien

- Zunächst immer Tracheotomie (S. 441). Wenn Intubation hierfür nicht möglich, dann Einführen eines starren Säuglingsbronchoskopes.
- Bei nicht sehr ausgeprägten subglottischen und kurzstreckigen, segelförmigen Stenosen Bougierung mit Hartgummibougies oder starren Bronchoskopen, evtl. mit Insertion eines Platzhalters (Silastikröhrchen nach Montgomery) oder endoskopische Durchtrennung des Ringknorpelbogens und Einlegen eines Platzhalters (Silastikröhrchen).
- Endoskopische oder mikrolaryngoskopische Abtragung der Zyste oder des Hämangioms (evtl. mit Kryochirurgie oder Laser) bzw. Resektion der einengenden Membran oder der flachen Stenose. Anschließend u. U. endolaryngealer Platzhalter (Silastikröhrchen) erforderlich.
- Bei ausgeprägten subglottischen Stenosen und persistierenden beidseitigen Rekurrensparesen nur Tracheotomie und Sprechkanüle. Operation der Stenose erst nach Vollendung des 3. Lebensjahres sinnvoll (vgl. S. 418).

Prognose

- Bei Laryngotracheomalazie und Parese günstig, ebenso bei Zysten und Hämangiomen.
- Bei Membranen und subglottischen Stenosen Rezidivneigung (spontan oder infolge der chirurgischen Traumatisierung).
- Ständige Betreuung der Kinder mit sorgfältiger Anpassung der Sprechkanüle notwendig, da anderenfalls keine Stimmbildung möglich.

Laryngozele

Allgemeines

- Angeborene, gelegentlich auch durch Überbelastung entstandene ein- oder beidseitige, luft- oder schleimhaltige zystische Erweiterung der Morgagni-Ventrikel.
- Lokalisation: Im Taschenband (innere Laryngozele) oder im Spatium cricothyreoideum (äußere Laryngozele).
- Vorkommen: Bei Glasbläsern, Trompetern, Fagottisten, Alphornbläsern, spontan.
- Komplikationen: Selten Abszedierung geschlossener Zysten.
- Symptome: Dysphonie, Vorwölbung paralaryngeal am Hals beim Pressen (z. B. Valsalva-Versuch). Bei großer schleimgefüllter Zele evtl. Atemnot bei Belastung.

Untersuchungen

- Palpation: Beim Valsalva-Versuch Pressen (nicht beim Husten) kugelige Vorwölbung seitlich oberhalb des Schildknorpeloberrandes am äußeren Larynx (Blähhals).
- Indirekte Laryngoskopie und Lupenlaryngoskopie: Blasse Vorwölbung von Taschenband und ary-epiglottischer Falte oder unauffälliger Befund.
- Röntgen: Hals a.-p. und seitlich, evtl. Tomographie p.-a. (luftgefüllter Hohlraum seitlich oberhalb des Schildknorpels beim Valsalva-Versuch).

Differentialdiagnose

- Retentionszyste. Laterale Halszyste (S. 284). Lymphangiom.

Konservative Therapie

- Bei Beschwerdefreiheit abwarten. Supraglottische Druckerhöhung soweit möglich vermeiden.

Operationsindikationen

- Atemnot, Druck auf Nachbarorgane, kosmetische Störung.

Operative Prinzipien

- Präparation und Abtragen der Laryngozele von außen.
- Endolaryngeale Resektion bei kleinen inneren Laryngozelen.

Prognose

- Gut.

Allgemeines

- Lähmung einer oder beider Stimmlippen (straff oder schlaff).
- Häufigste Ursachen: Strumektomie, idiopathisch, viral (Ausschlußdiagnose!), Bronchialkarzinom mit mediastinalen Lymphknotenmetastasen, Mediastinaltumor, Intubationsfolge, nach intrathorakalen Eingriffen, traumatisch.
- Vorkommen: Ausschließlich bei Erwachsenen.
- Symptome: Belastungsdyspnoe, Dysphonie, Aphonie, Reizhusten. Bei beidseitiger Parese Atemnot, inspiratorischer Stridor bei guter Stimme, u. U. Schluckbeschwerden.

Untersuchungen (s. auch S. 36ff)

- Indirekte Laryngoskopie und Lupenlaryngoskopie: Ein- oder beidseitiger Stimmlippenstillstand in Paramedianstellung.
- Zum Ausschluß einer zentralen Parese Sensibilitätsprüfung laterale Hypopharynxwand, Frage nach Schluckstörungen, Kontrolle N. glossopharyngeus, N. hypoglossus, N. accessorius.
- Endoskopie: Larynx, Hypopharynx, zervikaler Ösophagus, Tracheobronchoskopie.
- Stroboskopie (S. 39).
- Elektromyographie (S. 40).
- Röntgen: Thorax, CT: Mediastinum, Schädelbasis.
- Schilddrüsendiagnostik (Szintigramm).
- Interdisziplinäre Untersuchungen (z. B. Neurologe).
- Virusserologie bei frischer „idiopathischer" Rekurrensparese: Influenza- und Parainfluenzaviren.
- Blutgasanalyse bei beidseitiger Parese. Spirometrie.

Differentialdiagnose

- Kehlkopfkarzinom, Luxation oder Fixation des Aryknorpels.
- Vollständige Vagusparese: Auch Gaumensegel- und Rachenlähmung.
- Assoziierte Lähmung der 4 Hirnnerven (Glossopharyngeus, Vagus, Hypoglossus, Akzessorius) bei Läsion im Bereich der Schädelbasis, besonders Foramen jugulare.

Konservative Therapie

- Bei frischer „idiopathischer" Parese medikamentöse Behandlung wie idiopathische Fazialisparese (S. 118).
- Behandlung des z. B. neurologischen Grundleidens.
- Bei einseitiger Parese phoniatrische und logopädische Stimmübungsbehandlung (S. 276).

Rekurrensparese

Operationsindikationen

- Beidseitige Rekurrensparese (Atemnot), einseitige Rekurrensparese in intermediärer Stellung mit Ateminsuffizienz.

Operative Prinzipien

- Tracheotomie (S. 441) und Sprechkanüle (z. B. nach Strumektomie 8–12 Monate zuwarten).
- Seitwärtsverlagerung (Laterofixation) einer Stimmlippe nach Entfernung des Aryknorpels und Ausdünnung des M. vocalis.

Prognose

- Abhängig vom Grundleiden.
- Spontanheilung häufig, deshalb mit Operation 1 Jahr warten.
- Nach Laterofixation Besserung der Dyspnoe, Verschlechterung der Stimme.

Hinweis

- Bei mangelnder Adduktion einer Stimmlippe gute Atmung bei schlechter, verhauchter Stimme.
- Therapeutisch dann Stimmlippenunterfütterung (z. B. mit Knorpel) oder Tefloninjektion hinter das Lig. vocale.
- Evtl. auch Kollageninjektion submukös (muß allerdings wegen Resorption mehrfach wiederholt werden.

Allgemeines

- Im Rahmen einer Lungentuberkulose hochgehüsteltes Bronchialsekret infiziert sekundär den Larynx. In seltenen Fällen auch isolierte primäre exogene oder hämatogene Infektion möglich.
- Erreger: Mycobacterium tuberculosis.
- Vorkommen: In jedem Lebensalter, bevorzugt südliche Mittelmeerländer.
- Komplikationen: Perichondritis mit Knorpelverlust (Einschmelzung). Infektion der Umgebung, Kehlkopfstenose (S. 254).
- Symptome: Chronische Heiserkeit, Husten (evtl. mit Blut), Schmerzen, Schluckbeschwerden, Atemnot.

Untersuchungen

- Indirekte Laryngoskopie und Lupenlaryngoskopie: Gerötete, granulomatöse (Knötchen), teils ulzerierende Schleimhautveränderungen im dorsalen Kehlkopfabschnitt (Commissura posterior), an den Stimmlippen (meist nur *einseitig!*) und an der Epiglottis.
- Blutwerte: BSR erhöht. Tuberkulintest.
- Erregernachweis im Auswurf (Ausstrichpräparat), Bakterienkultur.
- Röntgen: Thorax.
- Biopsie: Erregernachweis, Tumorausschluß.
- Internistische Untersuchung.

Differentialdiagnose

- Stimmlippenkarzinom (S. 256ff), chronische Laryngitis (S. 241).

Konservative Therapie

- *Meldepflichtige Erkrankung!*
- Zu behandeln wie eine offene Lungentuberkulose.
- Tuberkulostatische Behandlung auf Infektionsstation durch Internisten (z. B. Isoniazid + Ethambutol).

Prognose

- Folgenlose Ausheilung, wenn noch keine Knorpeldefekte vorhanden. Falls Einschmelzung, dann Gefahr der Stenosenbildung.

Benigne Tumoren

Allgemeines

- Polypen: Umschriebene, breitbasig oder gestielte, reaktive Schleimhauthyperplasie der Stimmlippen von unterschiedlichem Aspekt (glasig-ödematös, hämorrhagisch, fibrös). Männer im mittleren Lebensalter am häufigsten betroffen.
- Papillome: Solitäre oder rasenartig wuchernde Epitheliome von blaß- bis kräftig roter Färbung. Maligne Entartung möglich! Vorkommen überwiegend bei Männern in der 2. Lebenshälfte.
- Fibrome: Solitäre, von Bindegewebe ausgehende, nicht reaktive, echte Neubildung von unterschiedlicher Größe, blaßroter Färbung und derber Konsistenz. In jedem Lebensalter und in jedem Kehlkopfabschnitt auftretend.
- Seltene Formen: Adenom, Myom, Hämangiom, Lymphangiom, Lipom, Chondrom, Myxom, Granulom.
- Pseudotumoren: Stimmlippenknötchen (S. 243), reaktive Fibrome, Retentionszysten, Amyloidtumor.

Untersuchungen

- Indirekte Laryngoskopie und Lupenlaryngoskopie.
- Direkte Laryngoskopie mit Biopsie.

Differentialdiagnose

- Malignom, Tuberkulose, Amyloidose.

Operationsindikationen

- Jede Kehlkopfgewebsneubildung (histologische Diagnosesicherung!).

Operative Prinzipien

- Direkte Laryngoskopie, mikro- oder laserchirurgische Abtragung.
- Postoperative Stimmschonung mit anschließender logopädischer Übungsbehandlung.

Prognose

- Bei Papillomen und Amyloidtumoren Rezidivneigung.

Juvenile Larynxpapillomatose

Allgemeines

- Den Hautwarzen verwandte, kondylomähnliche Geschwülste der Kehlkopfschleimhaut (Stimmlippen, Taschenfalten, Epiglottis), evtl. inkl. Trachea und Bronchialsystem. Intrapartaler Infektionsweg möglich (vaginale spitze Kondylome der Mutter).
- Erreger: Viren der Papillomagruppe (Papovaviren).
- Vorkommen: Überwiegend Kinder im Vorschulalter betroffen.
- Komplikationen: Hochgradige Atemnot, multilokuläre Aussaat, Larynxstenose, maligne Entartung, Persistenz ins Erwachsenenalter.
- Symptome: Dysphonie, Heiserkeit, Stridor.

Untersuchungen

- Indirekte Laryngoskopie oder Lupenlaryngoskopie: Rötlich-höckrige oder weißliche hyperkeratotische, meist himbeerartig konfluierende Papillombeete auf den Stimmlippen, den Taschenfalten und/oder der Epiglottis, leicht blutend.
- Tracheobronchoskopie: Befall von Trachea und Bronchien?
- Gefahr der Verschleppung (ebenso bei Intubation).
- Biopsie.

Differentialdiagnose

- Eindeutiges Krankheitsbild, bei Erwachsenen verruköses Karzinom.

Konservative Therapie

- Rezidivierende Papillomatosen: Adjuvante Alpha-Interferontherapie (Ansprechrate 80%, Rezidiv nach Absetzen!).

Operationsindikationen

- Jede kindliche Kehlkopfpapillomatose.

Operative Prinzipien

- Direkte Laryngoskopie (S. 411, 412), mikro-, evtl. laserchirurgisches Abtragen der Papillome, Saugkauterisation.
- Touchieren der Tumoren mit Podophyllin.
- Evtl. Tracheotomie: Aber Gefahr der Papillomaussaat!

Prognose

- Hohe Rezidivquote, Larynxstenose (iatrogen).

Kehlkopfstenose

Allgemeines

- Jede akut oder allmählich entstandene Einengung einer Kehlkopfetage, bevorzugt subglottischer Bereich (Ringknorpel).
- Häufigste Ursachen: Intubationstrauma (oft kombiniert laryngotracheal), Laryngomalazie, kongenitale Hemmungsmißbildungen, beidseitige Rekurrensparese, Entzündungen (z. B. Laryngitis subglottica), Verletzungen nach endolaryngealen Eingriffen (z. B. Abtragen von Kehlkopfpapillomen), nach Kehlkopftuberkulose, nach Radiotherapie, posttraumatisch.
- Vorkommen: In jedem Lebensalter.
- Komplikationen: Dyspnoe, Erstickung, Dysphagie, Verlust der Stimme.
- Symptome: Atemnot mit in- und exspiratorischem Stridor, Dysphonie, Aphonie.

Untersuchungen

- Indirekte Larygoskopie, Lupenlaryngoskopie: Befund abhängig von Ätiologie und Lokalisation der Stenose. Zum Beispiel gerötete, ödematös-entzündliche, hämorrhagische Schwellung der subglottischen Region bei *akutem*, blaßrote, derbe, granulierende subglottische Schleimhautpolster bei *chronischem* Intubationstrauma. Hör- und sichtbare Behinderung der Luftpassage.
- Direkte Laryngoskopie in örtlicher Betäubung (flexibles Endoskop durch die Nase) oder in Allgemeinnarkose mit starrem Bronchoskop und Optiken (dabei auch Trachea und Bronchialsystem inspizieren) oder Stützlaryngoskop (Palpation mit Knopfsonde nicht vergessen!).
- Blutwerte: Blutbild, BSR, Blutgasanalyse, Spirometrie.
- Röntgen: Larynx und Trachea p.-a., Tomographie.
- CT: Hals transversal, ggf. auch koronar. Biopsie: Bei Tumorverdacht.

Differentialdiagnose

- Kehlkopfkarzinom, -sarkom, Fremdkörper, Papillomatose, Tracheomalazie, Tbc.

Konservative Therapie

- Nur sinnvoll bei entzündlichen, nicht fixierten Stenosen!
- Glucocorticoide: z. B. Solu-Decortin H, 100–200 mg i.v./i.m. initial, dann Dosierung reduzieren.
- Antibiotikum: z. B. Augmentin 625 mg, 2–3 × 1 Tbl./die.
- Antiphlogistikum: z. B. Voltaren 25 mg, 3 × 1 Drg./die.
- Inhalationen: z. B. mit Mucosolvon, Fluimucil.

Operationsindikationen

- Jede Stenose mit Atemnot, ausgeprägter Dysphonie.

Operative Prinzipien

- Zunächst immer Tracheotomie, anschließend Intubationsnarkose über Tracheostoma.
- *Bougierung:* Mit Hartgummibougies oder starren Bronchoskopen bei noch nicht fixierten subglottischen, z. B. segelförmigen Stenosen im Klein- und Kindesalter. Evtl. zusätzliche lokale Injektion von Glucocorticoiden (z. B. Volon-A-, Kenakort-80-Kristallsuspension).
- *Endoskopische Resektion* kurzstreckiger Narben- und Segelbildungen (Laser).
- *Krikotomie:* Endolaryngeale Spaltung des Ringknorpelbogens bei angeborenen und erworbenen kurzstreckigen subglottischen Stenosen im Kleinkindesalter, evtl. mit Einsetzen eines Platzhalters.
- *Kehlkopferweiterung* von außen (subglottische Stenose): Zum Beispiel Zügelplastik nach Rethi (S. 418); offene Rinne mit Platzhalter und sekundärem Verschluß oder Defektverschluß mit Composite graft (Haut-Knorpel); End-zu-End-Anastomose nach Resektion der Stenose des laryngotrachealen Übergangs.
- Bei beidseitiger Rekurrensparese endoskopische Laterofixation einer Stimmlippe nach Entfernung des Aryknorpels und Ausdünnung des M. vocalis.
- *Alternative* bei funktionell nicht gravierenden Stenosen im frühen Kindesalter: Tracheotomie, Sprechkanüle und Kehlkopfwachstum abwarten.

Prognose

- Bei adäquater Therapie in 90% gute bis zufriedenstellende Atmung und Stimme. In 10% Dauerkanüle (Sprechkanüle). Rezidivneigung, deshalb gewöhnlich mehrere Sitzungen erforderlich.
- Prognose bei subglottischen Stenosen im Kleinkindesalter besser, wenn Operation nach Vollendung des 3. Lebensjahres erfolgt.

Dysplasie, Carcinoma in situ

Allgemeines

- Wahrscheinlich überwiegend exogen (Rauchen) verursachte Reifungs-und Differenzierungsstörung des Schleimhautepithels, deskriptiv häufig als Leukoplakie bezeichnet (vgl. hierzu S. 224!).
- Morphologisch werden unterschieden: Dysplasie I (benigne), Dysplasie II (fakultative Präkanzerose) und Dysplasie III (Carcinoma in situ).
- Lokalisation: Stimmlippen, aber auch alle übrigen Larynxbezirke.
- Vorkommen: Meist bei Männern in der zweiten Lebenshälfte.
- Komplikationen: Übergang in invasives Karzinom.
- Symptome: Dysphonie, Heiserkeit, Räusperzwang.

Untersuchungen

- Indirekte Laryngoskopie und Lupenlaryngoskopie: Stimmlippe(n) verdickt, uneben, Randkanten aufgeworfen. Oft fein granulierte bis höckrige Oberfläche. Rötung unterschiedlicher Intensität mit fleckförmigen oder streifigen grauen bis weißlichen Unterbrechungen.
- Direkte Laryngoskopie mit Palpation (Knopfsonde) unter dem Mikroskop.
- Biopsie!

Differentialdiagnose

- Einfache chronische Laryngitis (S. 241), Tuberkulose.

Konservative Therapie

- Nur bei *histologisch verifizierter* Dysplasie I und als Adjuvans bei Dysplasie II.
- Ausschaltung der vermuteten Noxen.
- Inhalationen mit z. B. Emser Sole.
- Evtl. Vitamin A (z. B. Retinol, 1–2 Kps./die).
- Regelmäßige fachärztliche Kontrolluntersuchungen (vgl. Prognose).

Operationsindikationen

- Jede Leukoplakie bzw. Dysplasie.

Operative Prinzipien

- Dysplasie II: Direkte Laryngoskopie und mikrochirurgisches Stimmlippenstripping (S. 412).
- Dysplasie III: Bei einseitigem Befall Resektion der Stimmlippe unter weitgehender Belassung des M. vocalis (Chordektomie, S. 413). Bei beidseitigem Befall beidseitiges Stimmlippenstripping und Nachbestrahlung mit 50–60 Gy.
- Multilokuläre Dysplasien II: Direkte Laryngoskopie und Exzision der betroffenen Schleimhautareale.
- Multilokuläre Dysplasien III: Stimmlippenstripping, Exzision der übrigen betroffenen Schleimhautareale und Nachbestrahlung mit 50–60 Gy.

Prognose

- Dysplasie I: Gut, Symptomfreiheit jedoch oft nicht zu erreichen.
- Dysplasie II: Bei konsequenter Therapie gut, bleibende Dysphonie.
- Dysplasie III: Zweifelhaft, oft Übergang in invasives Karzinom auch noch nach Jahren.
- Kontinuierliche fachärztliche Kontrolluntersuchungen sind vom Zeitpunkt der Diagnose „Dysplasie" *immer* notwendig, bei Dysplasie I in halbjährlichen, bei Dysplasie II in vierteljährlichen und bei Dysplasie III in 6–8wöchigen Abständen.
- Im Zweifelsfall wiederholte Kontrollbiopsien!

Kehlkopfkarzinom

Allgemeines

- In Mitteleuropa: 8 Neuerkrankungen/100 000 Einwohner/Jahr.
- *Verhältnis Männer : Frauen* = 9 : 1 (USA 4,1 : 1).
- *Altersverteilung:* 40–70 Jahre.
- *Histologie:* 95% verhornende und nicht verhornende Plattenepithelkarzinome. Sonderform: Verruköses Karzinom.
- *Verteilung der Malignome:* 30% Supraglottis, 70% Glottis und „Transglottis“ (nicht näher bestimmbarer Ursprung bei Befall von Glottis, Morgagni-Ventrikel und Taschenfalte). Primäre Karzinomentstehung im subglottischen Bezirk fraglich, auf jeden Fall sehr selten.
- *Regionale Metastasen* bei Erstuntersuchung:
  Supraglottis 30% (Taschenfalte, Epiglottis) bis 70% (ary-epiglottische Falte). 15% bilateral.
  Glottis 4%. „Transglottis“ 30–40%.
- *Fernmetastasen* bei Erstuntersuchung: Sehr selten, im weiteren Verlauf bis 10% (Lunge, Leber).
- *Prädisponierende Faktoren:* Zigarettenrauchen, hochprozentiger Alkohol, berufliche Noxen (Ruß, Teer, Hitze, Nickel), ionisierende Strahlen, vorbestehende chronische Laryngitis oder Papillomatose des Kehlkopfes.
- Symptome: Heiserkeit (Frühsymptom bei Stimmbandkarzinom), Schluckbeschwerden und kloßige Stimme (bei supraglottischem Karzinom). Bei Fortschreiten der Erkrankung Schmerzen, die ins Ohr ausstrahlen. Atemnot, Odynophagie, Husten mit blutigem Auswurf, Foetor ex ore.

Untersuchung

- Palpation der Halsweichteile (Lymphknotenmetastasen, Tumordurchbruch). Auf prälaryngeale Lymphknoten achten!
- Indirekte Laryngoskopie und Lupenlaryngoskopie: Im Glottisbereich meist höckrig-exophytisch wachsende Geschwülste von grauroter bis weiß-grauer Färbung. Supraglottische Tumoren wachsen öfter im Sinne schmierig belegter Ulzera mit unebenem Randwall (z. B. Epiglottisrand).
- Stimmlippenmotilität beachten!
- Direkte Laryngoskopie: Gibt Auskunft über genaue Ausdehnungs- und Infiltrationstiefe (Winkeloptiken, Knopfsonde).
- Panendoskopie: Ausschluß eines synchronen Zweitkarzinoms (7%, z. B. Bronchialsystem).
- Biopsie: Histologische Typisierung.
- Röntgen: Tomographie Kehlkopf, Röntgenkontrastaufnahmen, Thorax (Ausschluß von Fernmetastasen).
- CT: Tumorausdehnung, Durchbruch durch das Kehlkopfgerüst.
- Ultraschall: Leber, Halsweichteile (Metastasenausschluß).

Differentialdiagnose

- Chronische Laryngitis, Kehlkopftuberkulose, benigne Tumoren.
- Seltene Kehlkopfmalignome:Spindelzellkarzinom, Chondrosarkom, Rhabdomyosarkom, Adenokarzinom, Karzinoidtumor, malignes Paragangliom, Metastasen (z. B. von einem Schilddrüsenkarzinom), malignes Lymphom.

Therapeutisches Konzept

- Genaue Aufklärung und Instruktion des Patienten und der Angehörigen!
- Bei Operabilität: Kehlkopfteilresektion oder -totalexstirpation, ggf. mit Neck-dissection. Bei fortgeschrittenen Karzinomen zusätzlich postoperative Bestrahlung unter Einbeziehung der Lymphabflußwege.
- Bei kleinen Stimmlippenkarzinomen (T1 N0 M0) alleinige Bestrahlung ebenfalls möglich. Vorteil: Bessere Stimmqualität. Nachteil: Bestrahlungsnebenwirkungen und erschwerte Tumornachsorge wegen Ödem und Fibrose. Außerdem Gefahr einer Perichondritis oder (sehr selten) eines später auftretenden strahleninduzierten Zweitkarzinoms.
- Bei Inoperabilität und Operationsverweigerung: Radiotherapie (50–70 Gy), Einbeziehung der abfließenden Lymphwege.
- Postoperative Stimmrehabilitation.

Konservative Therapie

- Strahlentherapie bei kleinen Stimmlippenkarzinomen, postoperativ und als Palliativmaßnahme.

Operationsindikation

- Grundsätzlich jedes Kehlkopfkarzinom.

Operative Prinzipien

- Trotz prinzipieller Behandlungsrichtlinien muß jedes Kehlkopfkarzinom individuell beurteilt und der operative Eingriff u. U. über den Larynx hinaus auf die benachbarten Strukturen (Trachea, Schilddrüse, äußere Muskulatur und Halshaut) ausgedehnt werden.
- Carcinoma in situ: s. S. 257.
- Stimmlippenkarzinom T1: Chordektomie (S. 413).
- Stimmlippenkarzinom T2: Vertikale Kehlkopfteilresektion (S. 414), bei palpatorisch nachweisbaren Halslymphknoten zusätzlich homolaterale Neck-dissection.

Kehlkopfkarzinom

- Stimmlippenkarzinom T3: Vertikale Resektion einer ganzen Kehlkopfhälfte oder erweiterte Teilresektion, sehr oft aber Laryngektomie (S. 416) erforderlich. Immer homolaterale Neck-dissection.
- Stimmlippenkarzinom T4: Laryngektomie (S. 416) und homo-, evtl. bilaterale Neck-dissection.
- Supraglottisches Karzinom T1: Horizontale Kehlkopfteilresektion (S. 414) und beidseitige Neck-dissection.
- Supraglottisches Karzinom T2: Erweiterte Kehlkopfteilresektion oder Laryngektomie und beidseitige Neck-dissection.
- Supraglottisches Karzinom T3 und T4: Laryngektomie und bilaterale Neck-dissection.
- Bei umfangreichen Teilresektionen vorherige Tracheotomie und plastisch-rekonstruktiver Wiederaufbau des Kehlkopfes, oft sekundär in mehreren Schritten.
- Bei totaler Laryngektomie Anlegen eines Shunts zwischen Trachealstumpf und Hypopharynx mit Einsetzen einer Stimmprothese möglich.
- Bei ausgedehnten Hypopharynx-Larynx-Karzinomen Ersatz des resezierten Schlund-Larynx-Bezirkes mit frei transplantiertem gefäßgestieltem Dünndarmsegment.

Prognose

- Die 5-Jahres-Überlebenswahrscheinlichkeit beträgt unter Berücksichtigung der Häufigkeit positiver Halslymphknoten bei adäquater Therapie (Operation und Radiotherapie) für Glottiskarzinome: T1 = 90–95%, T2 = 70–80%, T3 = 50–60%, T4 = weniger als 40–50%. Für supraglottische Karzinome: T1 = 90%, T2 = 70–80%, T3 = 40–50%, T4 = weniger als 30%.

Hinweis

- Je früher das Kehlkopfkarzinom diagnostiziert wird, desto größer ist die Aussicht auf Heilung. Deswegen: Heiserkeit und/oder Schluckbeschwerden, die länger als 3 Wochen andauern, bedürfen *immer* der *fachärztlichen* Kontrolle.
- Postoperativ (ab 16. Tag) Beginn mit Stimmrehabilitation (Ösophagusersatzstimme) unter phoniatrischer Anleitung (S. 280).

Hypopharynxdivertikel

Allgemeines

- Synonym: Zenkersches Divertikel, Pulsionsdivertikel.
- Sackartige Ausstülpung der Hypopharynxschleimhaut durch eine Dehiszenz im Killianschen Schleudermuskel (zwischen Pars obliqua und Pars fundiformis der Pars inferior des M. constrictor pharyngis).
- Ursachen: Wahrscheinlich Störung der Koordination zwischen pharyngealer Propulsion und krikopharyngealer Relaxation.
- Vorkommen: Überwiegend bei älteren Männern.
- Komplikationen: Bei zunehmender Größe des Divertikels behinderte Nahrungsaufnahme, Elektrolytmangel, Reduzierung des Allgemeinzustandes (gefülltes Divertikel drückt die Speiseröhre von außen zu). Maligne Entartung möglich.
- Symptome: Dysphagie, Regurgitation von unverdauten Speiseresten (besonders im Liegen). Foetor ex ore. Aspiration, Gewichtsabnahme, Speichelfluß.

Untersuchungen

- Palpation: Luft schlucken und Mund öffnen lassen. Bei Druck auf die paralaryngealen Weichteile entweicht die Luft mit lautem Geräusch (Rülpsen).
- Indirekte Laryngoskopie: Oft Sekret im Sinus piriformis.
- Ösophagoskopie (S. 434).
- Röntgen: Kontrastdarstellung des Ösophagus (Barium).

Differentialdiagnose

- Vgl. Differentialdiagnose Dysphagie S. 176.

Operationsindikation

- Jedes Divertikel, das Beschwerden verursacht.

Operative Prinzipien

- Divertikelresektion von außen (S. 419).
- Endoskopische Durchtrennung der Divertikelschwelle (z. B. mit Laser) bei stark eingeschränkter Operationsfähigkeit. Dabei allerdings erhöhte Komplikationsmöglichkeiten: Gefäßverletzung, Mediastinitis.

Prognose

- Bei korrekter Operationstechnik Beschwerdefreiheit.

Hypopharynxkarzinom

Allgemeines

- Alterskorrigierte Häufigkeit: Etwa 1–2/100000 Einwohner/Jahr (deutschsprachiger Raum).
- Verhältnis Männer : Frauen = 8:1.
- Altersverteilung: 50–60 Jahre.
- Histologie: Nahezu 100% mäßig differenzierte Plattenepithelkarzinome.
  Verteilung: 90% Sinus piriformis und laterale Hypopharynxwand, 10% Hypopharynxhinterwand und Postkrikoidregion.
- Regionale Metastasen bei Erstuntersuchung: 50–60%.
- Fernmetastasen bei Erstuntersuchung: 5–10%, später 50% (Lunge, Leber, Skelett).
- Prädisponierende Faktoren: Alkohol, Rauchen, Plummer-Vinson-Syndrom (Frauen).
- Symptome: Ins Ohr ausstrahlende Schluckschmerzen, Dysphagie. Heiserkeit, Atemnot (bei Infiltration des Larynx).
- *Häufigstes Frühsymptom:* Einseitige, schmerzlose Kieferwinkellymphknotenschwellung, Hypersalivation.

Untersuchungen

- Palpation der Halsweichteile (Metastasen, Tumordurchbruch, Schilddrüse).
- Indirekte Laryngoskopie und Lupenlaryngoskopie: Speichelsee oder Nahrungsreste im Sinus piriformis. Tumor granulierend-exophytisch oder ulzerierend.
- Direkte Laryngoskopie: Stets notwendig, da sich die Sinus piriformes bei indirekter Betrachtung häufig nur ungenügend entfalten. Genaue Ausdehnung und Infiltrationstiefe (Optik, Knopfsonde) sind anders nicht bestimmbar.
- Starre Ösophagoskopie: Einzige Methode zur Beurteilung der Postkrikoidregion!
- Röntgen: Thorax (Fernmetastasenausschluß).
- Ultraschall: Halsweichteile, Leber (Metastasenausschluß).
- CT: Hals transversal (Tumorausdehnung).
- Knochenszintigramm: Ausschluß Knochenmetastasen.

Differentialdiagnose

- Fortgeschrittenes Oropharynxkarzinom (S. 226ff), supraglottisches Kehlkopfkarzinom (S. 258), Plummer-Vinson-Syndrom, Non-Hodgkin-Lymphom.

Therapeutisches Konzept

- Immer Operation anstreben, auch unter palliativen Gesichtspunkten, um wenigstens den Schluckakt solange wie möglich zu erhalten (Verbesserung der Leidenshygiene!). Bei Operabilität: Partielle Pharyngektomie oder Hypopharynxquerresektion, in der Regel mit Laryngektomie. Beidseitige Ausräumung des regionalen Lymphabflußgebietes.
- Postoperative Bestrahlung inkl. Lymphabflußwege (50–70 Gy).
- Bei Inoperabilität und Operationsverweigerung: Bestrahlung mit 50–70 Gy, evtl. in Kombination mit Chemotherapie.

Konservative Therapie

- Strahlentherapie bei Malignomen der lymphatischen Reihe, postoperativ und als Palliativmaßnahme.

Operationsindikation

- Prinzipiell jedes Hypopharynxkarzinom.

Operative Prinzipien

- Bei kleinem T1-Karzinom (sehr selten!) Pharynxteilresektion mit Erhaltung zumindest eines Teils des Kehlkopfes möglich. Homolaterale Neck-dissection.
- Bei T2-Karzinomen partielle Pharyngektomie und Laryngektomie mit beidseitiger Neck-dissection unter Einbeziehung der homolateralen Schilddrüsenhälfte und der paratrachealen Lymphabflußwege im Halsbereich.
- Bei größeren Karzinomen (T3, T4): Zusätzlich komplette Einbeziehung der Schilddrüse, der paratrachealen Lymphknoten und ggf. des zervikalen Ösophagus. Anlage eines stabilen Tracheostomas und Rekonstruktion der Schluckstraße durch transthorakalen Magenhochzug oder mittels eines freien, gefäßanastomosierten Dünndarmtransplantates.

Prognose

- Insgesamt sehr ungünstig, da in aller Regel weit fortgeschrittene Tumorstadien zur Behandlung kommen und sehr oft bereits die Primärbehandlung als Palliativtherapie zu betrachten ist. 5-Jahres-Überlebensrate bei T1- und T2-Karzinomen 30%. Bei T3-Karzinomen weniger als 20%. Bei T4-Karzinomen ist die Prognose infaust.

Verzögerte Sprach- und Sprechentwicklung

Allgemeines

Normale Sprach- und Sprechentwicklung:

- Geburt: Erster Schrei.
- 2.–6. Monat: Reflektorisches Lallen („Urlaute") als Begleiterscheinung subkortikaler Bewegungsabläufe.
- Nach 6 Monaten: Willkürliches Lallen (nach Myelinisierung langer Bahnen und bei vorhandener Rückkopplung), meist als Selbst-, später als Fremdnachahmung.
- Nach 9 Monaten: Elementares Sprachverständnis.
- Nach 12 Monaten: Erste Worte (Einwortsätze).
- Nach 18 Monaten: Erste Sätze (Zweiwortsatz), Wortschatz ca. 12 Worte, Laute A, O, U, M, B/P.
- Nach 2 Jahren: Mehrwortsätze, Wortschatz ca. 200–400 Worte, 1. Fragealter („Was ist das?"), Laute W/F, D/T, N, L, S.
- Nach 3 Jahren: Wortschatz ca. 900 Worte, 2. Fragealter („Warum?"), Laute R, S/Z, SCH.
- Nach 4 Jahren: Gebraucht Nebensätze, Wortschatz ca. 1500 Worte, Laute CH, NG, Lautgruppen.
- Nach 6–7 Jahren: Einfache Beschreibungen in korrekten erweiterten Sätzen, Wortschatz ca. 2500 Worte, korrekte Aussprache mit Ausnahme von Unfertigkeiten, Erlernen der schriftlichen Sprache.
- Große individuelle Unterschiede – Faustregel: Worte vor 2, Sätze vor 3 Jahren.

Verzögerte Sprach- und Sprechentwicklung:

- Bei fehlender sprachlicher Anregung (Verwahrlosung, Hospitalismus, Heimkinder); Zwei- bzw. Mehrsprachigkeit.
- Bei Schwerhörigkeit „Gehörlosensprache" oder addentales Lispeln, „Schwerhörigensprache" mit veränderten musischen Sprechakzenten.
- Bei akustischer Agnosie oder auditiver Differenzierungsschwäche, z. B. bei zentralen Hörstörungen.
- Bei Dysphasie (nur in Fällen von nachgewiesenen Läsionen der sprachspezifischen Hirngebiete, s. S. 270).
- Bei minimaler Hirnfunktionsstörung (oft verbunden mit Poltern, Lese- und Rechtschreibausfällen [S. 272] und evtl. mit kindlicher hyperfunktioneller Dysphonie [S. 275]).
- Familiär (verzögerte Hirnreifung), bei Intelligenzdefekten, bei Dyspraxien und Dysarthrien (evtl. im Rahmen zerebraler Bewegungsstörungen [S. 268]).
- Bei Läsionen der Sprechwerkzeuge (S. 278), besonders bei Lippen-Kiefer-Gaumen-Spalten.

Verzögerte Sprach- und Sprechentwicklung

Untersuchungen

- Kompletter HNO-Status.
- Eingehende Anamnese: Störungen der sprachlichen Kommunikation in der Familie; Schwangerschaft, Geburt, motorische, psychische, sprachliche Entwicklung.
- Untersuchung der Spontansprache und Beurteilung des Wortschatzes, Satzbaus, musischer Akzente und Aussprache; Sprach- und Sprechentwicklungstests.

Differentialdiagnose

- Neurotische Störungen (elektiver Mutismus).

Therapie

- Falls möglich, Beeinflussen der Ursachen.
- Logopädische Übungsbehandlung, bei Kleinkindern als allgemeine Sprach- und Sprechförderung mit Elternanweisungen, nach 4.–5. Lebensjahr als gezielte Maßnahme ambulant oder im Sprachheilkindergarten bzw. in einer entsprechenden Sprachheilschule.
- Einem sprachgestörten Kind kann allerdings nicht gelehrt werden zu sprechen, sondern es muß dazu geführt werden, aufgrund seiner Fähigkeiten und der familiären Unterstützung die Sprache selber zu entdecken.

Prognose

- Hängt von der Ursache der verzögerten Sprach- und Sprechentwicklung ab.

Stammeln (Dyslalie)

Allgemeines

- *Definition:* Unfähigkeit, einzelne Laute oder Lautverbindungen normgerecht zu gebrauchen oder als Phoneme anzuwenden.
- *Formen:* Sigmatismus (interdentalis, lateralis, lateroflexus, nasalis) – Lispeln, Schnarren, Stammeln (Dyslalie) usw. sind symptomatologische Bezeichnungen für Artikulationsstörungen.
- *Quantitative Einteilung:* Isoliertes (ein einziger), partielles (bis zwei), multiples (mehrere Laute), universelles (praktisch gesamter Lautbestand) Stammeln.
- *Qualitative Einteilung:* Mogilalie (Fehlen), Paralalie (Ersetzen) und Dyslalie im engeren Sinne (abartige Bildung der Laute). Konsonantenstammeln (betrifft die Mitlaute), Vokalstammeln (betrifft die Selbstlaute); Vokalsprache = multiples Auslassen der Mitlaute, so daß nur Selbstlaute bleiben (Lampe = ae). Laut- (auch Einzellaute), Silben- und Wortstammeln (Eizellaute korrekt, werden aber in Silbe oder Wort gestammelt). Inkonstantes (wechselnd falsch oder richtig), inkonsequentes Stammeln (auf verschiedene Arten falsch).

Ursachen

- Physiologisches Stammeln, Entwicklungsstammeln (graduelle auditive Differenzierung, motorische Nachahmung und auditive sowie propriozeptiv-kinästhetische Rückkopplung des korrekten Artikulationsvorganges).
- Nachahmungsstammeln (falsche Vorbilder bei Eltern, Geschwistern, Freunden, Kindergärtnerin).
- Audiogenes (Schwerhörigkeit) oder sensorisches Stammeln (zentrale Hörstörung – auditive Differenzierungsschwäche).
- Hingegen konditioniertes Stammeln als Gewöhnung des Kindes an seine eigene gestörte Aussprache bei sonst einwandfreier auditiver Lautdifferenzierung.
- Dysphatisches Stammeln = Ausdruck gestörter phonematischer Kodierung bei Läsionen der Sprachgebiete der Hirnrinde.
- Dysgnostisches Stammeln bei Intelligenzmangel.
- Motorisches Stammeln bei ungenügender Reife der feinmotorischen Koordination des Artikulationsganges.
- Dyspraktisches Stammeln bzw. Sprechdyspraxie (bukko-linguofaziale Dyspraxie) (S. 269).
- Dysarthrisches Stammeln bzw. zentrale Dyslalie, wenn einzig eine Artikulationsstörung als Symptom der Dysarthrie besteht (S. 268).
- Auch unregelmäßige Lautverzerrungen und -auslassungen durch hastige Rede bei Poltern (S. 272) können ein Stammeln vortäuschen.

- Mechanisches (organisches), peripheres Stammeln (Dysglossie) bei Läsionen der Sprechwerkzeuge selber oder deren periphere Innervation. Allerdings sind Zahnstellungsanomalien nicht immer Ursachen eines gleichzeitigen Stammelns. Häufig haben beide Störungen eine gemeinsame neuromuskuläre Ursache. Ebenso kann ein verkürztes Zungenbändchen höchstens die Aussprache von Zungenlauten beeinträchtigen.

Untersuchungen

- Zuerst Untersuchung der Spontansprache, danach systematische Feststellung des Lautbestandes im An-, In- und Auslaut, am besten durch Benennungen (Bilder-Lautprüfungs-Bogen), Sprechentwicklungstests.
- Immer vollständige HNO-, Sprach-, Sprech- und Höruntersuchung, nach Bedarf weitere (phoniatrische, zahn-, kinderärztliche, neurologische und EEG-, kinderpsychiatrische oder psychologische) Abklärungen.

Differentialdiagnose

- Stammeln (Dyslalie) ist eine ausschließliche Störung der Aussprache, Dysarthrie (S. 268) ist eine komplexe Störung der gesamten Atem-, Stimm- und Sprechsteuerung mit zusätzlich verändertem Stimmklang sowie musischen (prosodischen) Sprechakzenten und Näseln.

Therapie

- Falls möglich, Beeinflussen der Ursachen, z. B. Beheben der Schwerhörigkeit, hörprothetische Versorgung und Hörtraining, heilpädagogische oder logopädische Förderung, kieferorthopädische Therapie; Z-Plastik des Zungenbändchens.

Stimm- und Sprechapraxie, Dysarthrien

Allgemeines

- *Definitionen:* Stimm- und Sprechapraxie (bukko-linguo-fazio-laryngeale Apraxie) ist eine Störung des komplexen motorischen Stimm- und Sprechmusters, d. h. der richtigen Anwendung der Stimm- und Sprechwerkzeuge.
- Dysarthrien bzw. Dysarthrophonien sind zentrale Stimm- und Sprechstörungen infolge organischer Läsionen der motorischen Steuerungszentren für die Atem-, Stimm- und Sprechwerkzeuge.

Ursachen

- Organische Läsionen des motorischen Anteils des ZNS (vaskulär, traumatisch, tumorös, entzündlich, atrophisch usw.).

Erscheinungsbilder

- Läsionen der motorischen Hirnrinde und der Pyramidenbahnen führen zum Ausfall willkürlicher Atem-, Phonations- und Sprechsteuerung (= Lähmungen).
- Suprabulbäre Dysarthrie (*straffe Lähmung* bei vorhandenen bzw. gesteigerten Reflexbewegungen ohne Atrophien): Gepreßte Stimme, offenes Näseln und spastisch verwaschene Artikulation. Typisch ist die dissoziierte Parese des Gaumensegels: Unbeweglichkeit bei willkürlicher Phonation aber Kontraktion bei Würgreflex.
- Bulbäre Dysarthrie (*schlaffe Lähmung* mit völliger Unbeweglichkeit des Gaumensegels, Schluckstörung, Zungenatrophien und fibrillären Zuckungen): Schwache Stimme, offenes Näseln, paralytisch verwaschene Artikulation.
- Läsionen des extrapyramidalen und zerebellären Systems führen zum Zerfall örtlicher und zeitlicher Koordination der motorischen Automatismen und dadurch zur Verzerrung des Stimmklanges und der Sprechakzente.
- Bei extrapyramidalen Dysarthrien (Morbus Parkinson, Chorea, Athetosen) können die Artikulation, Stimmklang und Sprechakzente inkl. Sprechtempo vermindert oder verstärkt bzw. beschleunigt oder verlangsamt, wechselnd oder erlöschend und das Näseln offen oder wechselnd (S. 170) sein, bei entsprechender allgemeiner neurologischer Symptomatik.
- Für zerebelläre Dysarthrien sind der gequetschte Stimmklang und die skandierende Rede typisch, bei gleichzeitiger Körperataxie und Adiadochokinese.

Untersuchungen

- Subjektive Beurteilung, Registration und Analyse (s. Untersuchungsmethoden S. 39) der Veränderungen der Stimmatmung (Zerfall der Koordination) und des Stimm- und Sprechklanges (Dys- bzw. Aphonie, offenes bzw. wechselndes Näseln [S. 170], Störungen der musischen, prosodischen Sprechakzente – Dynamik, Melodie, Tempo und Rhythmus sowie Klangfarbe und weiter verwaschene Artikulation).
- Beurteilung der willkürlichen und reflektorischen Beweglichkeit der Stimm- und Sprechwerkzeuge.
- Neurologische und CT-Untersuchung.

Differentialdiagnose

- Aphasie (S. 270).
- Im Unterschied zur organischen Dyslalie bei vorwiegend einseitigen peripheren Lähmungen der motorischen Kopfnerven ist die Störung der Beweglichkeit der Stimm- und Sprechwerkzeuge bei Dyspraxien und Dysarthrien meistens beidseitig und symmetrisch.
- Dyslalie (Stammeln): Ausschließlich eine Störung der Aussprache.

Therapie

- Behandlung des neurologischen Grundleidens. Beim stationären Zustand desselben phoniatrisch-logopädische Stimm- und Sprechrehabilitation (bei Spastizität mit Anwendung der physiotherapeutischen Bobath-Prinzipien).

Prognose

- Hängt vor allem vom Grundleiden und vom Alter ab und weiter von allgemeiner Kompensationsfähigkeit (schlecht bei parkinsonischer Antriebslosigkeit).

Aphasien

Allgemeines

- *Definition:* Aphasie bzw. Dysphasie: Eine durch organische Läsionen (Durchblutungsstörungen, Schädel-Hirn-Trauma, Tumoren – auch otogene Schläfenlappenabszesse) der Sprachgebiete der dominanten Hemisphäre verursachte teilweise oder völlige Unfähigkeit, sich der Sprache zur Verständigung zu bedienen. Betrifft die mündliche und die schriftliche Sprache sowie das Rechnen (Akalkulie); sie ist nicht auf Bewußtseins- oder Gedächtnisstörungen oder Intelligenzmangel zurückzuführen.
- *Aphasie:* Zerstörung bereits entwickelter sprachlicher Fähigkeiten (Aphasie bei Kindern) durch eine nach der Sprechentwicklung erfolgte Läsion.
- *Dysphasie:* Verzögerte und mangelhafte Sprachentwicklung aufgrund einer meistens konnatalen Läsion.
- *Ursachen:* Vaskuläre Ausfälle im Versorgungsgebiet der linken A. cerebri media mit begleitenden neurologischen Ausfällen (rechtsseitige Hemiparese, Hemianopsie). Bei traumatischen, tumorösen und entzündlichen Läsionen entstehen weniger scharf umschriebene Sprachausfälle, oft kombiniert mit zentralen Hörstörungen, Stimm- und Sprechstörungen (Dysarthrien).
- *Symptome:* Bei der sensorischen, impressiven Wernicke-Aphasie (Ausfälle im Versorgungsgebiet der A. temporalis posterior) ist die Sprachproduktion häufig überschießend, die Kommunikationsfähigkeit aber stark eingeschränkt. Bei der motorischen, expressiven Broca-Aphasie (Ausfälle im Versorgungsgebiet der A. praerolandica) ist die Aufnahme der sprachlichen Information nur wenig beeinträchtigt, die Kommunikationsfähigkeit aber trotzdem stark eingeschränkt wegen stark beschränkter sprachlicher Ausdrucksmöglichkeiten (stark reduzierter Wortschatz und Satzbau, „Telegrammstil").
- Anamnestische Aphasie: Wortfindungsstörungen bei nur geringfügig gestörtem Sprachverständnis und sonst gut erhaltener sprachlicher Äußerungsfähigkeit mit guter Kommunikationsfähigkeit.
- Globale Aphasie (beim Ausfall des Versorgungsgebietes der gesamten A. cerebri media) bedeutet gleichermaßen stark reduziertes Sprachverständnis und Sprachproduktion (nur Sprachautomatismen – „recurring utterences") mit praktisch unmöglicher sprachlicher Kommunikation.

Untersuchungen

- Komplette HNO-Untersuchung einschließlich Hörprüfungen.
- Neurologische Untersuchungen.
- Logopädisch-neuropsychologische bzw. -linguistische Erfassung der Sprachausfälle mit Aphasietests.

Differentialdiagnose

- Hörstörungen (periphere und zentrale).
- Dyspraxien und Dysarthrien (S. 268, 269).
- Posttraumatischer, vorübergehender akinetischer Mutismus.
- Dyslogie (bei Intelligenzmangel), Dysphrenie (bei Psychopathie) und Dysphasie (bei Psychosen).
- Neurotische Sprachstörungen (elektiver Mutismus).

Therapie

- Behandlung der Grundkrankheit, evtl. chirurgische Anastomose zwischen extra- und intrakranialen Gefäßen.
- Logopädische Sprachrehabilitation unter Berücksichtigung neuropsychologischer bzw. -linguistischer Grundsätze (frühzeitiger Anfang, sobald mit dem Patienten ein auch vorläufig nur nonverbaler Kontakt aufgenommen werden kann).

Prognose

- Hängt einerseits vom Grundleiden und vom Ausmaß der Zerstörung der sprachspezifischen Hirngebiete, andererseits vom Alter und vom Aphasietyp ab.
- Am günstigsten wird der Verlauf der amnestischen Aphasie angegeben.
- Bei globaler Aphasie können nur Sprechautomatismen aktiviert werden, ohne die Fähigkeit wiederzuerlangen, die Sprache zu verstehen und die Gedanken der Situation angemessen neu zu formulieren.

Poltern

Allgemeines

- *Definition:* Rasche, überhastete Rede, bei der es zum Versprechen, zum Auslassen von Silben sowie zu Wort- und Lautverstümmelungen infolge unkontrollierten Sprechantriebs kommt.
- *Ursachen:* Verzögerte Hirnreifung bei familiärem Sprachschwächetyp oder bei minimaler Hirnfunktionsstörung.
- *Symptome:* Verzögerte Sprach- und Sprechentwicklung, Poltern sowie Lese- und Rechtschreibeschwäche.
- Motorische Unruhe, mangelnder Ordnungssinn und Störungen des Rhythmus und der Musikalität.
- Intra- und interverbale Akzelerationen, „Silbenverschlucken" und „-wiederholen", Lautentstellung, Konsonantenmangel.
- Brüske, fahrige, übereilige Bewegungen, ungehemmte, unregelmäßige, gespreizte, unordentliche Handschrift als Folge gestörter Striopallidärfunktion.

Untersuchungen

- Beurteilung der mündlichen und schriftlichen Sprache.
- Seemanscher Silbenwiederholungstest (Silben „Pa" und „Ta" werden von Polterern bis 470mal pro Minute ausgesprochen, gegenüber dem Durchschnitt unter 300).
- Auditive und visuelle Differenzierungs- und Merkfähigkeitsprüfungen, Lese- und Rechtschreibetests, Motoriktest.

Differentialdiagnose

- Stammeln (S. 266), Stottern (S. 273).

Therapie

- Logopädische Übungsbehandlung: Der Polterer muß sich aller Komponenten seiner Redestörung bewußt werden und seinen Stimmklang, musische Sprechakzente, Redetempo sowie Artikulation unter Kontrolle bringen.

Prognose

- Hängt von Einsicht, Lernwillen und Intelligenz des Patienten ab.

Allgemeines

- *Ursache:* Unbekannt, evtl. komplexe Störung der psychosomatischen Persönlichkeit.
- *Symptome:* Redehemmungen und -unterbrechungen infolge eines funktionellen Zerfalles der Gesamtsteuerung des motorischen Atmungs-, Phonations- und Artikulationsvorganges:
  Tonische Blockierungen oder Verlängerungen;
  Klonische, gespannte Wiederholungen;
- Mitbewegungen (Ausstrahlung der motorischen Befehle in normalerweise an der Stimm- und Sprechproduktion nicht beteiligte Muskelgruppen).
- Mitbehandlungen (automatisierte ursprünglich willkürliche, zum Vermeiden oder Kaschieren des Stotterns bestimmte Bewegungen).
- Störungsbewußtsein (Angst vor dem Sprechen) mit folgenden Versuchen, den „gefährlichen" Lauten, Wörtern und Situationen auszuweichen oder die Symptome durch Veränderung des sprachlichen Verhaltens zu unterdrücken.
- Vegetative Zeichen (Herzklopfen, Erröten, Schweißausbruch) werden als sekundär, aber auch als Ausdruck einer primären vegetativen Dystonie bezeichnet.

Untersuchungen

- *Somatische* (Heredität; neurologische, EEG- und ENG-Befunde, Resultate der motorischen und vegetativen Prüfungen);
- *Kommunikative* (Erfassung und Bewertung der Redesymptome, des verbalen und nonverbalen kommunikativen Verhaltens, des Eigenerlebens und der Konfliktlösungsversuche);
- *Psychologische* (tiefen- und verhaltenspsychologische bzw. Interaktionsanalyse).

Differentialdiagnose

- Silben- und Wortwiederholungen (disfluency) als Zeichen von sprachlicher Unsicherheit im Rahmen normaler oder verzögerter Sprachentwicklung (in dieser Zeit beginnt aber auch das Stottern).
- Aphatisches Stottern infolge Lieferung von unvollständigen kortikalen Programmen im Erholungsstadium der Aphasie.
- Silben- und Wortwiederholungen als Ausdruck ungenügender Koordination kortikaler und subkortikaler Programme im Rahmen des Polterns.
- „Stimmstottern" bei spastischer Dysphonie (S. 275).
- Organisches Stottern bei extrapyramidalen und zerebellären Dysarthrien (S. 268), Palilalie, skandierendes Sprechen.

- *Hinweis:* Experimentell hervorgerufene Stottersymptome bei Normalsprechenden und Polterern, indem die auditive Rückkopplung durch um 0,15–0,25 s verzögerte Wiedergabe der Tonbandaufnahme des eigenen Sprechens gestört wird (verzögerte auditive Rückkopplung, *Lee-Effekt*).

Therapie

- Logopädische Übungsbehandlung (Stimm-, Sprech- und Sprachübungen) und
- auditive Methoden (verzögerte auditive Rückkopplung, Lee-Effekt, der bei Stotterern eine Besserung des Redeflusses hervorruft); Vor- und Mitsprechen („shadowing“) mit dem Ziel, durch Bewältigen von Kommunikationssituationen ein Erfolgserlebnis zu vermitteln;
- Tiefen- und verhaltenspsychologische Maßnahmen.
- Bei Kleinkindern sprachfördernde Maßnahmen und Elternberatung (non-avoidence) – Konzentration des Kindes auf das Sprechen, Korrigieren und Artikulationsübungen vermeiden! Später evtl. Milieuwechsel (Sprachheilkindergarten, Sprachheilschule).
- Bei Kombination Stottern mit verzögerter Sprach- und Sprechentwicklung und Poltern (bzw. Poltersyndrom) nur Sprachaufbau und Normalisierung des Redetempos ohne gezielte Artikulationsübungen.

Prognose

- Angesichts der wahrscheinlich multifaktoriellen Ätiologie nicht vorhersehbar.
- Heilung im Kindesalter wahrscheinlicher als bei Erwachsenen, wo primäre und sekundäre Rede- und Verhaltenssymptome stark fixiert sind.
- Bei Poltern-Stottern kann sich die Beeinflussung der Poltersymptome günstig auf das Stottern auswirken.

Funktionelle Stimmstörungen

Allgemeines

- Dys- bis Aphonie bei normalem anatomischem Kehlkopfbefund bzw. bei Stimmlippenveränderungen, die nicht ursächlich sind für die Stimmstörung und entweder erst sekundär auftreten (z. B. Stimmlippenknötchen) oder dem Grad der Stimmstörung in Ausmaß und zeitlichem Verlauf nicht entsprechen (z. B. schwere und andauernde Heiserkeit trotz geringer bzw. weitgehend abgeklungener Entzündung).

Ursachen und Erscheinungsbilder

- Phonoponosen sind Stimmstörungen aus Überlastung, Mißbrauch der Stimme infolge komplexer Steuerungsstörungen des gesamten Stimm-, Sprech- und Redeverhaltens *aus inneren* (Hyperaktivität, Aggressivität, Erfolgszwang) und *äußeren* (Notwendigkeit, sich stimmlich durchzusetzen, in Stimm- und Sprechberufen, Chor usw.) Gründen (= hyperfunktionelle Dysphonie).
- *Symptome:* Verkrampfte Bauch- und Brustatmung (Hochbrustatmung) mit Verspannungen der Hals-, Nacken-, Kiefer-, mimischen und Zungenmuskeln, Stauung der Halsadern, Errötung der Halshaut.
- Krampfhaftes Zusammenziehen des Kehlkopfes und Spannen der Stimmlippen bei Phonation (dreieckiges Klaffen der Stimmritze mit stroboskopisch verminderten Schwingungen „Sanduhrglottis").
- Gepreßte, heisere Stimme mit harten Stimmeinsätzen, Räuspern, erhöhter oder vertiefter Sprechstimmlage und allgemein verminderter Stimmresonanz bzw. überwiegender Brust- oder Kopfresonanz, verbunden mit allgemeiner Hyperaktivität bzw. Verkrampfung, mangelhafter Musikalität.

Untersuchungen

- (Lupen-)Laryngoskopie, -stroboskopie, Glottographie(S. 39ff).
- Subjektive Beurteilung der Stimmleistungen (mit Stimmfeldmessung) und des Heiserkeitsgrades, evtl. ergänzt durch sonographische Schallanalyse (S. 40).
- Beobachtung der musklären Verspannungen, evtl. mit pneumographischer Registration der Veränderungen von Bauch- und Brustatmung.

Differentialdiagnose

- Organische Stimmstörungen: Kehlkopfmißbildungen (Asymmetrien, Stimmlippenfurchen, Synechien), neurogen (zentrale Dysarthrophonie, periphere Lähmungen), myogen (Myasthenie), hormonell (inkl. organische Mutationsstörungen) und traumatisch bedingte Stimmstörungen. Primäre benigne (akute und chronische hyperplastische Laryngitis bzw. Leukoplakie) und maligne (Carcinoma in situ) organische Veränderungen der Stimmlippenränder.
- Von der seltenen wahren *Taschenfaltenstimme*, als Ausdruck einer durch Stimmißbrauch oder Stimmneurose verursachten Hyperfunktion, darf nur dann gesprochen werden, wenn stroboskopisch Schwingungen der Taschenfalten bei offener Stimmritze nachgewiesen werden können. Häufiger handelt es sich um bloße Vorwölbung und Annäherung der Taschenfalten bei Grundschwingungen der Stimmlippen während der Phonation.

Therapie

- Mikrolaryngoskopie mit (Laser-)Abtragung von ausgeprägten sekundären Veränderungen des Stimmlippenrandes (vorwiegend bei Erwachsenen, nur ausnahmsweise bei Kindern) mit anschließender absoluter Stimmruhe bis zur vollständigen lokalen Abheilung und folgender Stimmreedukation.
- Bei Phonoponosen: Erklärung der falschen Stimmbildungsmechanismen.
- Phoniatrisch/logopädische Stimmreedukation: Von Summübungen mit maximaler ausgewogener Stimmresonanz zur entspannten Konversationsstimme mit normalen musischen Sprechakzenten bei ständiger propriozeptiver und auditiver Rückkopplungskontrolle.
- Stimm- und sprechhygienische bzw. taktische Beratung: Anpassung des Tagesprogrammes, Beschränkung stimmbelastender Tätigkeiten und Korrigieren falschen Stimm-, Sprech- und Redeverhaltens.
- Ausschaltung von zusätzlichen schädlichen Einflüssen (Rauchen).
- Bei Phononeurosen: Kombinierte phoniatrisch/logopädische Stimmreedukation und Psychotherapie.
- Erklärung und Umgehen der Stimminhibition durch Übergang von nicht-kommunikativer Phonation (Husten, Summen) zu normalem Stimmgebrauch bei psychogener Dys- und Aphonie. Kombinierte Stimm- und Psychotherapie bei Phonasthenie und spastischer Dysphonie.
- Bei funktionellen Mutationsstörungen Erarbeitung und Fixation der tiefen männlichen Bruststimmlage mit Druck auf den Kehlkopf (Ausschaltung der Dehnung der Stimmlippen durch Spannung äußerer Kehlkopf- und Halsmuskeln).

Prognose

- Bei Phonoponosen relativ gut.
- Hängt ab von der Einsicht des Patienten und seiner Fähigkeit, seine eigenen Stimm-, Sprech- und Redeleistungen rückkoppelnd propriozeptiv-kinestetisch und auditiv zu kontrollieren (Musikalität) und sein Stimm-, Sprech- und Redeverhalten umzustellen.
- Bei Phononeurosen unterschiedlich.
- Gut bei funktioneller (psychogener) Dys- bzw. Aphonie und bei funktionellen Mutationsstimmstörungen.
- Relativ gut bei Phonasthenie.
- Schlecht bei spastischer Dysphonie, wo durch kombinierte Stimm- und Psychotherapie nur bei jüngeren Patienten mit frischer Symptomatik Erfolge erzielt werden (die in den USA übliche Ausschaltung eines N. recurrens – die aber auch eine hohe Rückfallquote hat – wird in Europa kaum durchgeführt).

Organische Stimmstörungen

- *Definition:* Organische Stimmstörungen: Folge organischer Läsionen der Stimmatmungs-, Stimmgebungs- und Stimmresonanzorgane.
- *Einteilung:* Stimmstörungen bei Schwerhörigen und Gehörlosen („Gehörlosensprache": Veränderungen von Stimm- und Sprechdynamik, -melodie, -rhythmus und -klangfarbe).
- Veränderungen der Stimmatmung, -gebung und -resonanz im Rahmen zentraler Stimm- und Sprechstörungen – *Dysarthrophonien* (S. 268): Dys- bis Aphonie, Erlöschen des Phonationsantriebes, Veränderungen von Stimmdynamik, -melodie, -rhythmus, -klangfarbe, offenes und wechselndes Näseln.
- Stimmveränderungen im Rahmen eines Down-Syndroms (Trisomie 21, Mongolismus), die auf Allgemein-, und Lokalveränderungen (induriertes Stimmlippenödem) zurückzuführen sind.
- Stimmstörungen bei organischen Störungen der Stimmatmung: Akute und chronische Erkrankungen der Bauchwand, des Brustkorbes, der Wirbelsäule, der Lungen und Bronchien.
- Organische Störungen der Stimmresonanz bei Mißbildungen, Tumoren, Lähmungen, Entzündungen, nach Operationen an den supraglottischen Resonanzräumen.
- *Stimmwechsel* (Mutation) bei Knaben: Schnelles Wachstum des Kehlkopfes und Verlängerung der Stimmlippen mit auffallender Mutationskrise (Stimmbruch) – Vertiefung der Stimme um etwa eine Oktave mit vorübergehendem Hin- und Herkippen zwischen tiefer Brust- und hoher Kopfstimme als Ausdruck noch nicht eingespielter zentraler Steuerung- und Rückkopplung (bei Mädchen nur geringe allmähliche Stimmvertiefung um zwei bis drei Töne und vor allem Veränderung der Klangfarbe).
- Vorübergehende Schwankungen der Stimme kommen kurzfristig vor:
- Im Zusammenhang mit der Menstruation (Rötung und Schwellung der Stimmlippen, vermindert sind Stimmumfang und Leistungsfähigkeit); als Laryngopathia gravidarum mit ähnlichen Kehlkopf- und Stimmveränderungen während der Schwangerschaft.
- Klimakterische und Altersveränderungen der Stimme: Bei Frauen oft vertiefte, bei Männern erhöhte Sprechstimmlage (Greisendiskant).
- *Organische hormonelle Stimmstörungen:* Verminderte Sekretion *männlicher Sexualhormone* führt bei Knaben zu fehlender oder verzögerter Mutation, eine erhöhte Sekretion zur verfrühten Mutation. Bei Mädchen zur perversen Mutation *(organische Mutationsstörungen).*

- Virilisation der Stimme: Bereits nach einer einzigen Spritze von virilisierenden bzw. anabolen Hormonen kann eine *irreversible* Schädigung (vertiefte, brüchige, wenig leistungsfähige Stimme) auftreten ohne charakteristischen Spiegelbefund, aber mit laryngostroboskopisch nachweisbaren Schwingungsunregelmäßigkeiten. Ähnliche Stimmstörungen können nach Einnahme von Kombinationspräparaten gegen klimakterische Beschwerden oder von Ovulationshemmern auftreten.
- *Hypophysärer Zwergwuchs:* Genital-, Kehlkopf- und Stimmentwicklung bleiben auf präpubertaler Entwicklungsstufe.
- *Akromegalie:* Vergrößerung und Verkalkung des Kehlkopfes, Verlängerung und Verbreiterung der Stimmlippen, Hypertrophie der Schleimhäute mit rauher und blubbernder Stimme.
- *Hypothyreose:* Rasche Stimmermüdung, Verschlechterung der Singstimme, Vertiefung der Sprechstimmlage, rauhe, heisere Stimme.
- *Adrenogenitales Syndrom:* Bei Mädchen und Knaben Vermännlichung des Kehlkopfes und der Stimme bei allgemeiner Virilisierung.

Differentialdiagnose

- Funktionelle Stimmstörungen (S. 275), Dysarthrophonien.

Therapie

- Ausgleich der Hormonstörung bzw. Absetzen des Hormonpräparates können zur teilweisen Besserung führen, obwohl eingetretene anatomische (z. B. Kehlkopfwachstum) Veränderungen mit begleitenden Veränderungen des Stimmklanges grundsätzlich irreversibel sind.
- Bei funktionellen Reserven ist phoniatrisch/logopädische Stimmbehandlung erfolgversprechend.

Stimmverlust nach totaler Laryngektomie

Allgemeines

- Nach der totalen Laryngektomie verständigt sich der Patient zuerst durch eine (aufgrund der im Rachen und Mund erzeugten Geräusche) Pseudoflüsterstimme.
- Die *Ösophagus(Speiseröhren)ersatzstimme* ist die natürlichste und von den meisten Kehlkopflosen bevorzugte Verständigungsweise. Eine zur Verständigung genügende Ösophagusersatzstimme und -sprache wird von 66–90% der Laryngektomierten erreicht.

Untersuchungen

- Spiegeluntersuchung, Lupenlaryngoskopie: Ausmaß der Resektion, Lähmungen der Nn. XI und XII, Vernarbungen.
- Hörprüfung.
- Messung der Spannung des oberen Ösophagusmundes durch transnasale oder intraösophageale Luftinsufflation.
- Röntgenuntersuchung der Hypopharynx- und Ösophaguspassage und der Ersatzphonationsversuche.
- Erfassung der familiären, sozialen und beruflichen Situation des Patienten.

Konservative Therapie

Stimmrehabilitation mittels Ösophagusersatzstimme:

- Füllung des Ösophagus mit Luft, vorzugsweise durch Einsaugen (Aspiration) bei willkürlichem Öffnen des oberen Ösophagusmundes (M. cricopharyngeus) während der Einatmung.
- „Einschieben" der Luft durch Druck der Lippen oder der Zungenwurzel.
- Schnelle Füllungen bei jeder Erhöhung des Artikulationsdruckes (Injektionen, „Luftschaukeln").
- Durch anfängliche therapeutische transnasale oder intraösophageale Luftinsufflation, die zum Entstehen eigener motorisch-propriozeptiv-kinestetischer Reflexe und zur späteren spontanen Füllung führt.
- Die spontan vorhandenen oder auf diese Weise erzielten Erruktationen werden durch gezielte Stimmrehabilitationsübungen verlängert, im Klang angepaßt und die Füllungs- und Kanülen(Tracheostoma)geräusche unterdrückt (aus der unbeherrschten Erruktation wird eine beherrschte Ösophagusersatzstimme; der Ausdruck Ruktus- bzw. Rülpsstimme sollte vermieden werden).

- Wenig vorteilhaft durch Luftschlucken oder Schlucken von CO_2-haltigem Mineralwasser, da die Luft in diesem Fall bis in den Magen kommt und nicht willkürlich zurückbefördert werden kann.

Stimmrehabilitation mittels elektronischer Stimmprothese:

- Indikationen: Bei Unmöglichkeit (klaffende, vernarbte oder gespannte Ersatzstimmritze am oberen Ösophagusmund; Versagen aus psychologischen Gründen) oder bei Ablehnung der Verständigung mit Ösophagusersatzstimme ist eine elektronische Stimmprothese (Elektrolarynx) indiziert.
- Auch mit der Stimmprothese ist eine Stimmrehabilitation notwendig, um maximalen Klang (Resonanz) und Verständlichkeit (Melodie, Frazierung) zu erzielen.

Stimmrehabilitation mittels Shunttechnik:

- Anlegen einer primären oder sekundären (beim Versagen der Stimmrehabilitation mit der Ösophagusersatzstimme) tracheopharyngealen oder tracheoösophagealen Fistel – meistens mit Einsetzen eines Einbahnröhrchens aus Plastik – ermöglicht beim Zuhalten des Tracheostomas bzw. der Kanüle während der Ausatmung eine mit der Lungenluft angetriebene Ersatzphonation im Rachen oder am oberen Ösophagusmund (PAEV – *p*ulmonary *a*ssisted *e*sophageal *v*oice).

Mediane Halszyste, -fistel

Allgemeines

- Mediane Halszysten und -fisteln sind Reste des Ductus thyreoglossus (Abb. **24**).

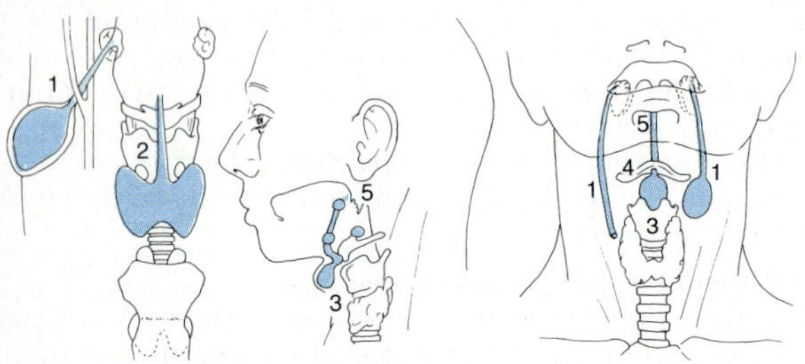

Abb. **24**
1 Laterale Halszysten oder -fistel mit Gangverlauf bis zur Tonsille
2 Ductus thyreoglossus
3 Mediane Halszyste oder -fistel mit Gangverlauf durch das Zungenbein (4) bis zum Foramen caecum im Zungengrund (5)

- Vorkommen: Überwiegend im Kindesalter.
- Komplikationen: Sekundärinfektion mit Abszeßbildung.
- Symptome: Druckgefühl, bei Infektion Schmerzen.

Untersuchungen

- Inspektion und Palpation: In Halsmitte, gegen Haut- und Weichteile gut, gegen das Zungenbein schlecht oder nicht verschiebliche, prallelastische kugelige Schwellung unterschiedlicher Größe. Typisch: Mitbewegung beim Schluckakt.
- Bei Halsfistel: Stecknadelkopfgroße, grübchenförmige Einziehung in Halshautmitte (bei sekundärer Entzündung wulstförmig, gerötet), oft bis zum Zungenbeinkörper, selten bis zum Foramen caecum sondierbar, auf Druck trübes Sekret.
- Oropharynx- und Hypopharynxspiegelung.
- Ultraschall: Bei Zyste flüssiger Inhalt.

Differentialdiagnose

- Dermoidzyste.
- Ektopisches Schilddrüsengewebe.
- Lymphknotenabszeß (S. 288, 291, 294).
- Schilddrüsenspontanblutung.

Operationsindikationen

- Jede mediane Halszyste und -fistel.

Operative Prinzipien

- Bei akuter Infektion: Zunächst nur Inzision, Lasche einlegen, Antibiotikum. Später Operation.
- Horizontaler Schnitt durch Haut und Platysma, Präparation der Zystenkapsel, allseitiges Mobilisieren, Verfolgen des Zystenstiels bis zum Zungenbeinkörper, Freipräparieren des Zungenbeinkörpers von der inserierenden Zungenmuskulatur, beidseitiges Durchtrennen des Zungenbeinkörpers und *Resektion mit anhängender Zyste.*

Prognose

- Bei Belassen des Zungenbeinkörpers Rezidive häufig.

Laterale Halszyste, -fistel

Allgemeines

- Zyste des 2., 3. oder 4. Kiemenbogens (vgl. Abb. **24**). Lokalisation: Vorderrand des M. sternocleidomastoideus im Trigonum caroticum superius, evtl. kaudal in Höhe des Krikoids oder selten neben dem Jugulum. Zystenstiel oder verzweigte Fisteln ziehen oft durch Karotisgabel bis in den Pharynx (Tonsillenregion). Gelegentlich beidseitig!
- Vorkommen: Oft erst im Erwachsenenalter.
- Komplikationen: Sekundärinfektion, bei älteren Patienten maligne Entartung möglich: = „branchiogenes" Karzinom.
- Symptome: Störender, weil gut sichtbarer Halstumor, Druckgefühl. Bei Infektion Abszedierung mit Schmerzen.

Untersuchungen

- Inspektion: Hühnerei- bis mannsfaustgroße prallelastische Schwellung bei Zyste; „Grübchen" mit zentraler Fistelöffnung bei Halsfistel.
- Palpation: Zysten sind prallelastisch und gut, nach Sekundärinfektionen schlecht verschieblich.
- Fisteln als subkutaner Strang in kranialer Richtung tastbar. Auf Druck entleert sich trübes, eitriges Sekret.
- Sondierung der Fistel.
- Röntgen: Hals a.-p., seitlich nach Kontrastmittelfüllung einer Fistel.
- Ultraschall: Bei Zyste flüssigkeitsgefüllter Hohlraum.

Differentialdiagnose

- Isolierte Lymphknotenhyperplasie (Castlemann-Tumor).
- Dermoidzyste.
- Entartete laterale Halszyste (branchiogenes Karzinom).
- Glomustumor.
- Lymphknotenabszeß.
- Lymphknotenmetastase.
- Halslymphknotentuberkulose, tuberkulöse Halsfistel.
- Malignes Lymphom.

Operationsindikationen

- Jede laterale Halszyste und -fistel.

Operative Prinzipien

- Bei Infektion: Antibiotikum. Zyste inzidieren, Lasche einlegen. Später Operation.
- Totale Exstirpation der Zyste oder Fistel, evtl. nach Füllung mit Methylenblau und ggf. zusammen mit der homolateralen Gaumenmandel falls Zystengang bis in das retrotonsilläre Bett einzieht.

Prognose

- Bei inkompletter Entfernung Rezidiv!

Hinweis

- Echte branchiogene Karzinome, entstanden aus metaplasiertem Zylinderepithel einer branchiogenen Zyste oder Fistel, sind selten (histologischer Zystenwandnachweis obligat). Meist handelt es sich um Lymphknotenmetastasen bei unbekanntem Primärtumor (S. 305). Wegen möglicher Malignität jede laterale Halszyste, insbesondere im Erwachsenenalter, operieren und histologisch untersuchen!

Glomus-caroticum-Tumor

Allgemeines

- Vom parasympathischen Paraganglion in der Wand der Karotisgabel ausgehende Geschwulst (Chemodektom, nicht chromaffines Paraganglion). Maligne Entartung möglich.
- Vorkommen: (Ältere) Männer und Frauen.
- Komplikationen: Horner-Syndrom. Sinus-caroticus-Syndrom. Phrenikusparese (Zwerchfellhochstand).
- Symptome: Fehlen, evtl. Druckdolenz oder Dysphagie.

Untersuchungen

- Palpation: In Höhe Karotisbifurkation kugeliger, derber, stark *pulsierender* Tumor, gegen die A. carotis nicht abgrenzbar, nur *horizontal* verschieblich.
- Auskultation mit Stethoskop.
- Pharyngoskopie und Lupenlaryngoskopie: Evtl. Pulsation der seitlichen Rachenwand, Verdrängung des Kehlkopfes zur Gegenseite.
- Angiographie: Ovaläre Aufweitung der Karotisgabel.
- Biopsie: Wenn unbedingt zur Diagnosesicherung erforderlich, dann offene Biopsie (starke Blutungstendenz!).

Differentialdiagnose

- Karotisaneurysma, ansonsten vgl. Differentialdiagnose laterale Halszyste (S. 284).

Operationsindikationen

- Prinzipiell jeder Glomus-caroticum-Tumor.
- Bei Risikopatienten ohne Beschwerden keine Operation, Abwarten (sehr langsames Wachstum). Evtl. Radiotherapie (50–60 Gy).

Operative Prinzipien

- Freilegen des Gefäßbandes weit kaudal (im Gesunden), Darstellung, Präparation und Auslösen des Tumors einschließlich der Adventitia der Karotis.
- Intraoperativ sollte die Möglichkeit zum Gefäßersatz bestehen (Gefäßchirurg).
- Wenn Infiltration angrenzender Strukturen (z. B. Muskulatur bei maligner Entartung), dann Mitresektion, ggf. Neck-dissection.

Prognose

- Abgesehen vom Operationsrisiko (Blutverlust) gut.

Allgemeines

- Meist beidseitige reversible reaktive Lymphknotenschwellung im Sinne einer Immunantwort auf zahlreiche, im Einzelfall nicht definierbare Antigene und Allergene (Synonym: Lymphadenopathie).
- Ursache: Bakterien, Viren, Medikamente, Chemikalien, toxische Abbauprodukte bei Verletzung oder Entzündung der Haut
- Histologie: Follikuläre oder diffuse lymphatische Hyperplasie sowie Sinushistiozytose.
- Vorkommen: Besonders häufig im Kindesalter.
- Komplikationen: Keine.
- Symptome: Keine, evtl. die des entzündlichen Grundleidens.

Untersuchungen

- Inspektion.
- Palpation: Bilaterale, schmerzlose, mäßig derbe Vergrößerung der Halslymphknoten; meist im oberen Halsbereich oder am Hinterrand des M. sternocleidomastoideus.
- Komplette Spiegeluntersuchung.
- Blutwerte: Immunglobuline im Serum oft erhöht, BSR mäßig erhöht.
- Ultraschall.
- Biopsie: Im Zweifelsfall immer zur histologischen Diagnosesicherung.
- Serologie: Auf Toxoplasmose, Katzenkratzkrankheit, Mononukleose.

Differentialdiagnose

- Chronische Lymphadenitis (S. 289). Lymphknotentuberkulose. Castleman-Tumor (benignes lymphoides Harmatom). Malignes Lymphom (S. 308), Lymphknotenmetastase (S. 303).

Konservative Therapie

- Wenn möglich, Ursache ausschalten (z. B. Medikamente).

Operationsindikation

- Lymphknotenbiopsie zur histologischen Diagnosesicherung.

Prognose

- Gut.

Akute Lymphadenitis

Allgemeines

- Ein- oder beidseitig auftretende Schwellung der Halslymphknoten infolge bakterieller oder viraler Infektion.
- Ursache: Unspezifisch (Mitbeteiligung des tributären Lymphabflußgebietes bei Entzündungen im Kopf-Hals-Bereich), spezifisch bei infektiöser Mononukleose oder Tuberkulose (auch Typ avium), Diphtherie, Borreliose, Toxoplasmose, Katzenkratzkrankheit u. a.
- Vorkommen: In jedem Lebensalter, Kinder gehäuft.
- Komplikationen: Abszeß, Phlegmone, Sepsis, Dyspnoe.
- Symptome: Schmerzen, Fieber, Schluckbeschwerden, Bewegungseinschränkung des Halses.

Untersuchungen

- Inspektion: Bei starker (einseitiger) Entzündung Tortikollis, verstrichene geschwollene Halsweichteile.
- Palpation: Druckdolente Lymphknoten, evtl. konfluierend.
- Spiegeluntersuchung: Waldeyerscher Rachenring?
- Blutwerte: Leukozytose mit Linksverschiebung, erhöhte BSR.
- Serumtiter z. B. auf: Mononukleose, Toxoplasmose, HIV, Lues.
- Ultraschall: Einschmelzung?
- Biopsie: Immer bei unklarer Ätiologie (Nativpräparat!).

Differentialdiagnose

- Infizierte laterale Halszyste, Lymphknotenabszeß, Halsphlegmone, Mundbodenphlegmone, dentogene Ursache, Karzinommetastase, malignes Lymphom, Lymphknotentuberkulose, AIDS, Skabies, Sialadenitis, Parotitis, Tularämie, Aktinomykose.

Konservative Therapie

- Antibiotikum (z. B. Gramaxin, 3 × 2 g/die i. v. bzw. nach Alter).
- Antipyretikum (z. B. Ben-u-ron Supp., 2–4 × l/die).
- Feuchte Halswickel (Prießnitz-Umschläge).
- Bei spezifischer Lymphadenitis Therapie nach Ursache, z. B. chirurgisch.

Operationsindikationen

- Diagnoseabklärung, Abszedierung.

Operative Prinzipien und Prognose

- Lymphknotenbiopsie, Abszeßinzision und Drainage.
- Verlauf abhängig von der Ursache.

Chronische Lymphadenitis

Allgemeines

- Persistierende, in der Regel beidseitige, überwiegend schmerzlose Schwellung der Halslymphknoten.
- Ursache: Unspezifische chronische Infektionen der oberen Luftwege sowie spezifische Infektionen der Halslymphknoten durch Mykobakterien, Brucellen, Klebsiella, Protozoen (z. B. Toxoplasma gondii) etc.
- Vorkommen: Kinder und junge Erwachsene bevorzugt. Bei älteren Erwachsenen immer Verdacht auf reaktive Lymphknotenschwellung bei Malignom (organabhängig oder systemisch).
- Komplikationen: Bei unspezifischer Lymphadenitis keine, bei spezifischer Lymphadenitis abhängig von der Ursache.
- Symptome: Entsprechend der Ursache, z. B. bei *unspezifischer Lymphadenitis* Symptomatik der chronischen Tonsillitis. Bei *Toxoplasmose* wie grippaler Infekt mit Kopf- und Gliederschmerzen oder symptomlos. Bei *Tularämie* Lymphknotenschwellung schmerzhaft, häufig abszedierend. Nekrotische Primärläsionen an Finger, Auge oder Mund suchen. Bei *Katzenkratzkrankheit:* Ähnlich Tularämie. Bei *Brucellose:* Mattigkeit, wellenförmige Fieberschübe, Hepatosplenomegalie, Gelenk-Muskel-Schmerzen.

Untersuchungen

- Inspektion: Lymphknoteneinschmelzung mit Fistelung bei Tuberkulose, Tularämie und Katzenkratzkrankheit.
- Palpation: Derbe, evtl. verbackene, aber verschiebliche Lymphknoten vor und hinter dem M. sternocleidomastoideus.
- Komplette Spiegeluntersuchung.
- Blutwerte: Differentialblutbild, BSR.
- Spezifische Tests:
- Kreim-Nickerson- und Tuberkulintest (Sarkoidose).
- Intrakutantest (Katzenkratzkrankheit).
- Indirekter Immunfluoreszenztest und Komplementbindungsreaktion (Toxoplasmose).
- Agglutinationstest (Brucellose).
- Mikrobiologische Untersuchung von Gewebe (nativ) und Serum zur Erregeridentifizierung.
- Ultraschall: Zystische Einschmelzung erkennbar?
- Röntgen: Thorax, Halsweichteile a.-p. und seitlich (Kalkschatten? Alte Tbc?).
- Biopsie: Histologische Differentialdiagnose mit Spezialfärbungen zum Erregernachweis im Gewebe und zum Ausschluß eines Malignoms (fixiertes und unfixiertes Material!).

Chronische Lymphadenitis

Differentialdiagnose

- Lymphknotenhyperplasie, Castleman-Tumor (benignes lymphoides Harmatom).
- Sarkoidose (Morbus Boeck).
- Lymphknotentuberkulose.
- Lymphknotenmetastase.
- Lymphatische Systemerkrankung.
- HIV-Infektion (AIDS).
- Lymphangiom.
- Branchiogene Zyste.
- Lipome.
- Neurofibrom.
- Glomustumor.
- Chronische Sialadenitis der Submandibulardrüse.
- Tularämie, Aktinomykose.

Konservative Therapie

- Bei unspezifischer Lymphadenitis keine.
- Bei spezifischer Lymphadenitis Chemotherapie entsprechend der Ursache. Evtl. internistisches Konsilium.

Operationsindikationen

- Diagnosesicherung.
- Bei Abszedierung und Fistelung.

Operative Prinzipien

- Lymphknotenbiopsie (S. 421).
- Abszeßspaltung und Drainage (Lasche einlegen).

Prognose

- Bei unspezifischer Lymphadenitis gut, Persistenz der Lymphknotenschwellung harmlos.
- Bei spezifischer Lymphadenitis entsprechend der Ursache unterschiedlich, in der Regel aber folgenlose Ausheilung.

Allgemeines

- Nicht oder kaum schmerzhafte, meist einseitige Schwellung der Halslymphknoten mit Neigung zu Einschmelzung und Fistelung.
- *Meldepflichtige Erkrankung!*
- Ursache: Infektion mit Mycobacterium tuberculosis, gelegentlich auch mit atypischen Mykobakterien, etwa Mycobacterium scrofulaceum (bei Kindern) oder Mycobacterium avium (Jugendliche).
- Pathogenese: Selten oropharyngealer Primäreffekt mit lymphogenem Befall der regionalen Lymphknoten (Skrofulose). Sehr viel häufiger zunächst Organtuberkulose, meist Lunge und sekundäre (postprimär) hämatogene oder lymphogene Infektion der Lymphknoten.
- Vorkommen: Erwachsene im mittleren Lebensalter, seltener Kinder. Aber auch alte Menschen mit Reaktivierung eines bis dahin als ausgeheilt oder ruhend geltenden Lymphknotenherdes.
- Komplikationen: Lymphknoteneinschmelzung, Abszedierung, Fistel, Miliartuberkulose.
- Symptome: Derbe bis höckrige oder steinharte „Tumoren", evtl. Haut darüber schmerzhaft gerötet, dann Hinweis auf Einschmelzung. Selten allgemeines Krankheitsgefühl, Nachtschweiß, intermittierende subfebrile Temperaturen. Evtl. zusätzlich die Symptomatik der Lungen- oder einer anderen Organtuberkulose.

Untersuchungen

- Inspektion: Auf Hautrötung und Fisteln achten.
- Palpation: Indolente, oft sehr harte Lymphknoten unterschiedlicher Zahl und Größe, u. U. mit Fluktuation.
- Komplette Spiegeluntersuchung, dabei auf Mittelohr- und Kehlkopftuberkulose achten.
- Blutwerte: Oft uncharakteristisch. Evtl. erhöhte BSR.
- Tuberkulintest.
- Mikrobiologie: Erregernachweis im Sputum, Fistelsekret und Gewebe.
- Ultraschall (Einschmelzung?).
- Röntgen: Hals a.-p. und seitlich (Kalkschatten, *pathognomonisch!),* Thorax.
- Biopsie: Immer zur histologischen Diagnosesicherung (allerdings anschließend hartnäckige Fistelung möglich).

Differentialdiagnose

- Chronische Lymphadenitis. Morbus Boeck.
- Lymphknotenmetastase.
- Infizierte laterale Halszyste.
- Malignes Lymphom.

Lymphknotentuberkulose

Konservative Therapie

- Internistische Behandlung mit Tuberkulostatika (z. B. Rimactazid, 150 mg, 1 × 3 Tbl. morgens für 1–12 Monate, Pyrafat, 3 × 1 Tbl. für 1–3 Monate, Benadon 40 mg, 1 × 1 Tbl. für 1–12 Monate) ambulant. Bei zusätzlicher offener Organtuberkulose Initialbehandlung auf Infektionsstation.

Operationsindikationen

- Alle Lymphknoten, die auf die tuberkulostatische Behandlung nicht ansprechen.
- Lymphknoteneinschmelzung und/oder -fistelung.
- Bei zusätzlicher Infiltration von Subkutangewebe und Haut.
- Verkalkte Lymphknoten.

Operative Prinzipien

- Bei Lymphknotenverkalkung: Isolierte Exstirpation der betroffenen Lymphknoten.
- In allen anderen Fällen: Funktionelle Neck-dissection (S. 423), ggf. mit plastischer Versorgung des Hautdefektes.

Prognose

- Im allgemeinen folgenlose Ausheilung bei gelegentlich langwierigem Krankheitsverlauf.

Allgemeines

- Definition: Angeborene oder erworbene Schiefhaltung des Kopfes.
- Ursachen: *Muskulär* (Verkürzung eines M. sternocleidomastoideus) infolge intrauteriner Fehlbildung oder Geburtstrauma (Muskelriß). *Ossär* infolge Entwicklungsstörung der Halswirbelsäule. *Funktionell (erworben)*, z. B. bei Parapharyngealabszeß, Peritonsillarabszeß, Myositis, akuter Lymphadenitis, Bezold-Abszeß, bei Mastoiditis, nach HWS-Trauma. Bei einseitiger Sehstörung oder neurogen-spastisch. Bei *Grisel-Syndrom* (Torticollis atlantoepistrophealis): Verdrehung und seitliche Luxation des Atlas im Atlantoaxialgelenk nach phlegmonöser, fortgeleiteter Entzündung der Rachenhinterwand (z. B. Tbc).
- Komplikation: Wachstumsbedingte Asymmetrie von Gesichtsschädel und HWS.
- Symptome: Bei angeborenem Tortikollis Bewegungseinschränkung des Kopfes und evtl. lokale Schmerzen. Bei funktionellem Schiefhals abhängig von der Ursache.

Untersuchungen

- Inspektion: Kopf zur Seite des verkürzten Muskels bzw. der auslösenden Erkrankung, Kinn zur Gegenseite geneigt.
- Palpation: Bei muskulärem Schiefhals derb-verdicktes und schmerzhaftes kaudales Drittel des M. sternocleidomastoideus.
- Komplette Spiegeluntersuchung.
- Röntgen: HWS in 4 Ebenen.
- Weitere Untersuchungen je nach vermuteter Ursache.

Differentialdiagnose

- Entspricht den unterschiedlichen Entstehungsmechanismen.

Konservative Therapie

- Bei angeborenem ossärem Schiefhals durch Orthopäden, bei erworbenem Schiefhals abhängig vom Grundleiden.

Operationsindikation und operative Prinzipien

- Abhängig von Ursache (entzündlich, angeborenen, traumatisch). Zum Beispiel bei angeborenem muskulärem Schiefhals: Sehnen- und/oder Muskel-Z-Plastik.

Halsabszeß

Allgemeines

- Entzündliche Gewebseinschmelzung, die sich innerhalb der Faszienlogen des Halses ausbreitet, hauptsächlich submandibulär und parapharyngeal.
- Pathogenese: Hämatogene (z. B. Furunkel der Kopfhaut), lymphogene (z. B. Angina tonsillaris), kanalikuläre (z. B. Ösophagusperforation) Keimverschleppung oder Ausbreitung per continuitatem (z. B. banale Verletzung des Mundbodens, Abszeß der Glandula submandibularis) sowie Senkungsabszesse (z. B. Bezoldsche Mastoiditis). Außerdem Folge einer primären oder sekundären Lymphadenitis (Lymphknotenabszeß) sowie „kalter Abszeß" (Tuberkulose). Gelegentlich keine Ursache erkennbar.
- Immer Gefahr der Mediastinitis (Senkungsabszeß), da offene Verbindung zwischen Parapharyngealraum und Mediastinum entlang der Gefäß-Nerven-Scheide!
- Häufigste Erreger: Staphylokokken, Streptokokken, Kolibakterien, Mischflora. Zunehmend auch gasbildende, anaerobe Keime (Clostridien).
- Vorkommen: In jedem Lebensalter.
- Komplikationen: Mediastinitis, Durchbruch nach außen (Fistel), Thrombophlebitis (V. jugularis interna), hämatogene Sepsis (Schüttelfrost!).
- Symptome: Erhebliches Krankheitsgefühl, starke Schmerzen, Fieber. Tortikollis im Sinne einer Schonhaltung, evtl. Kieferklemme oder Atemnot (Kompression der Trachea, Larynxeingangsödem).

Untersuchungen

- Inspektion: Geschwollene, in der Kontur verstrichene Halsweichteile mit Hautrötung. Schonhaltung des Kopfes.
- Palpation: Sehr schmerzhafte Schwellung mit Überwärmung und Fluktuation (bei tiefliegendem Abszeß nicht immer nachweisbar!).
- Komplette Spiegeluntersuchung.
- Ultraschall: Nachweis einer Einschmelzung.
- Blutwerte: Hochgradige Leukozytose mit Linksverschiebung. Stark erhöhte BSR.
- Abstrich: Nach Punktion bzw. Inzision zur bakteriologischen Untersuchung (Antibiogramm).
- Röntgen: Hals a.-p. und seitlich: Kalkschatten (Tbc)? Prävertebraler Weichteilschatten? Thorax (Verbreiterung des Mediastinums?).

Differentialdiagnose

- Bezieht sich auf die Ursache des Halsabszesses, z. B. akute Lymphadenitis (S. 288), akute Angina tonsillaris (S. 200), perforierter Ösophagusfremdkörper (S. 328), Gasbrand, Aktinomykose.

Konservative Therapie

- Breitbandantibiotikum (z. B. Garamycin 60–80 mg, 3mal i. m./die plus Gramaxin 3 × 2 g i. v./die plus Flagyl [Metronidazol] 3 × 500 mg i. v./die), evtl. Umsetzen nach Antibiogramm.
- Antiphlogistikum (z. B. Voltaren 100, 2 × 1 Supp./die).

Operationsindikationen

- Jeder Halsabszeß, auch bei Verdacht.
- Ausgeprägte Phlegmone.

Operative Prinzipien

- Punktion zur genauen Ortung des Abszesses und Materialgewinnung für mikrobiologische Untersuchung.
- Eröffnung der betroffenen Faszienloge durch großzügigen Schnitt und Ableitung des Abszesses durch Gummidrain o. ä. Redon-Drainage nicht vorteilhaft wegen Gefahr der Verklebung der Abszeßwände und Eiterretention.
- Bei Anaerobierinfektion breite Eröffnung der Faszienlogen und offene Behandlung. Spülungen mit 10%igem H_2O_2 oder Betadine-Lösung bis Sekret klar wird.
- *Hinweis:* Submandibulärer und submentaler Abszeß kann bei *gesicherter* dentogener Ursache u. U. transoral eröffnet werden.
- Sanierung des Grundleidens oft erst nach Abklingen der akuten Entzündung möglich und zweckmäßig.

Prognose

- Bei rechtzeitiger Abszeßentlastung und nachfolgender Herdsanierung folgenlose Ausheilung.

Mediastinitis

Allgemeines

- Aus otorhinolaryngologischer Sicht bedeutsame Komplikation einer fortgeleiteten Entzündung oder eines Senkungsabszesses aus Meso- oder Hypopharynx, aus den Halsweichteilen, bei Hypopharynx- oder Ösophagusperforation und bei Verletzung des Tracheobronchialsystems. Selten auch iatrogen nach Eingriffen am Hypopharynx oder Ösophagus (z. B. endoskopische Divertikeloperation, Ösophagoskopie, Intubation).
- Erreger: Staphylokokken, Streptokokken, Kolibakterien.
- Vorkommen: In jedem Lebensalter.
- Komplikationen: Mediastinalabszeß, Sepsis, Herztamponade, Exitus letalis.
- Symptome: Schwerstes Krankheitsgefühl. Hohes Fieber, evtl. Schüttelfrost. Schluckbeschwerden, Schmerzen retrosternal und zwischen den Schulterblättern. Atemnot.

Untersuchungen

- Inspektion: Verstärkte Venenzeichnung am Hals (Einflußstauung).
- Palpation: Hautemphysem („Knistern" bei Palpation) der Halshaut, insbesondere Jugulumbereich.
- Komplette HNO-Spiegeluntersuchung: Achten auf Schwellung im Mesopharynx-Hypopharynx-Bereich, Tonsillenlogen, Zungengrund.
- Auskultation: Eingeschränkte Atembewegungen, Knistern bei Emphysem, herzsynchrones knisterndes Geräusch (Hammansches Zeichen)
- Blutwerte: Leukozytose mit Linksverschiebung, stark erhöhte BSR.
- Ultraschall: Halsweichteile (Lokalisation der Abszeßhöhle).
- Röntgen: Thorax a.-p. und seitlich, Mediastinalverbreiterung, evtl. Luftemphysem. Hals seitlich: Verbreiterung der prävertebralen Logen. Ösophaguskontrastdarstellung (Gastrografin) bei Verdacht auf Perforation.
- Ösophagoskopie: Bei Verdacht auf Perforation.

Differentialdiagnose

- Mediastinalemphysem, fortgeleitete Entzündungen aus Pleuraraum, von Leber oder Magen. Pneumothorax nach Trauma oder spontan.

Konservative Therapie

- Breitbandantibiotikum (z. B. Garamycin 60–80 mg, 3mal i. m./die plus Rocephin, 1 × 2 g/die oder Augmentin, 3–4 × 2,2 g/die i. v. oder Gramaxin, 3 × 2 g i. v./die, ggf. Umsetzen nach Antibiogramm.
- Internistische Therapie (Herz-Kreislauf, Pulmo).

Operationsindikationen

- Jede Mediastinitis, ausgelöst durch Halsphlegmone, Pharyngeal- oder Parapharyngealabszeß, Ösophagusperforation oder Verletzung des Tracheobronchialsystems.

Operative Prinzipien

- Kollare Mediastinotomie (S. 425) oder thoraxchirurgische Entlastung (Abszeß).

Prognose

- Bei rechtzeitigem Behandlungsbeginn gut. Letaler Ausgang möglich.

Lipom, Lipomatose, Fetthals

Allgemeines

- Lipom: Mesenchymale, langsam solitär oder multilokulär wachsende kugelige Fettgewebsgeschwulst. Immer benigne.
- Lipomatose: Diffuse Zunahme des Unterhautfettgewebes, ventral als Doppelkinn mit Wachstumrichtung nach kaudal, dorsal als geschwulstartige Wucherung im Nackenbereich (Madelungscher Fetthals).
- Vorkommen: Lipome in jedem Lebensalter. Lipomatose bei erwachsenen Männern und Frauen, Madelungscher Fetthals bei Männern (bevorzugt bei Alkoholikern).
- Komplikationen: Evtl. Dyspnoe.
- Symptome: Dyspnoe (Madelungscher Fetthals), evtl. Bewegungseinschränkung des Halses. Kosmetisch störend.

Untersuchungen

- Inspektion.
- Palpation: Bei Madelungschem Fetthals typische Einkerbung der Fettgeschwülste.
- Komplette HNO-Spiegeluntersuchung.
- Biopsie: Zur Diagnosesicherung.

Differentialdiagnose

- Myxödem, Liposarkom, Zäsarenhals bei Lymphangitis carcinomatosa.

Operationsindikationen

- Kosmetische und evtl. differentialdiagnostische Gründe.

Operative Prinzipien

- Lipome werden enukleiert.
- Bei Fetthals subtotale Resektion der mehrere Zentimeter dicken subkutanen Fettschichten. Oft umfangreiche Operationen in mehreren Sitzungen erforderlich. Belassen einer etwa 1 cm dicken subkutanen Fettschicht, um langandauernde Lymphabflußstörungen zu vermeiden bzw. zu verringern.

Prognose

- Bei Lipom gut, bei Fetthals Rezidive häufig.

Hämangiom, Lymphangiom

Allgemeines

- Angeborene gutartige Geschwulst der Blut- bzw. Lymphgefäße mit kapillärem, kavernösem oder zystischem Aufbau.
- Lokalisation: Hämangiome vorwiegend Gesichtsbereich und dorsaler Hals,
  Lymphangiome im Bereich von Parotis, Mundboden, seitlichem Hals und supraklavikulär.
  Hämangiome breiten sich meist in der Haut aus (flächenhaft oder zirkumskript prominent),
  Lymphangiome subkutan diffus in die Halsweichteile und in die Parotis.
  Hämangiome sind häufig mit weiteren Mißbildungen kombiniert (z. B. Sturge-Weber-Syndrom).
  Hämangiome zeigen oft die Tendenz zur spontanen Rückbildung, Lymphangiome äußerst selten.
- Komplikationen: Bei Hämangiomen spontane oder traumatische Blutungen möglich. Bei Lymphangiomen Atemnot.
- Symptome: Bei Hämangiomen evtl. Behinderung bei der Nahrungsaufnahme, der Nasenatmung oder der Lidöffnung (je nach Lokalisation). Bei Lymphangiomen Dysphagie, Stridor. Kosmetische Entstellung.

Untersuchungen

- Inspektion: Lokalisation, Ausmessen des Umfanges, fotografische Dokumentation (Wachstumskontrolle).
- Palpation: Bimanuelle Palpation (weiche, nicht abgrenzbare Schwellung). Bei Hämangiomen Füllung in Kopfhängelage (Volumenzunahme).
- Spiegeluntersuchung: Enorale Ausbreitung?
- Ultraschall.
- Angiographie: Präoperativ bei tiefliegenden Hämangiomen.
- Biopsie: Bei raschem Wachstum zum Malignomausschluß.

Differentialdiagnose

- Halszysten (S. 284).
- Phlegmone (schmerzhaft), Erysipel.
- Aneurysma (Pulsation, typischer Auskultationsbefund).
- Lymphosarkom, Hämangiosarkom.

Konservative Therapie

- Bei Hämangiomen Spickung mit Kupferdraht (Thrombosierung) oder Embolisation über zuführendes Gefäß.
- Radiotherapie wegen Strahlenresistenz der Tumoren und der Gefahr strahleninduzierter Karzinome kontraindiziert! Allenfalls bei gesicherter maligner Transformation (Histologie) als Palliativmaßnahme oder postoperativ zu erwägen.

Operationsindikationen

- Kosmetische und/oder funktionelle Beeinträchtigung.
- Bei Hämangiomen eher abwartende Haltung einnehmen, da spontane Rückbildung möglich.

Operative Prinzipien

- Kleine kapilläre Hämangiome lassen sich mit dem Argon-Laser kosmetisch zufriedenstellend beseitigen.
- Alle anderen Hämangiome oder Lymphangiome: Ein- oder mehrzeitige Resektion der Geschwulst mit plastischer Rekonstruktion des u. U. großen Hautdefektes (z. B. freies gefäßanastomosiertes Hauttransplantat aus Leistenbeuge bei kutanen Hämangiomen im Gesichts-Hals-Bereich).

Prognose

- Bei vollständiger Entfernung gut, anderenfalls Rezidivneigung.
- Bei maligner Entartung: Zweifelhaft, bei Kindern infaust.

Allgemeines

- Diagnostik und Behandlung der Schilddrüsenerkrankungen sind üblicherweise Aufgabe des Internisten, Pädiaters und/oder Chirurgen. Der Otorhinolaryngologe wird aber wegen Schluckbeschwerden oder einer Halsschwellung oft als erster konsultiert.
- Unter „Struma" versteht man eine krankhafte Vergrößerung der Schilddrüse (bei Männern > 25 ml, bei Frauen > 18 ml Volumen).
- Ursachen: Hypothyreose (Jodmangelkropf), Hyperthyreose (Morbus Basedow), akute Entzündungen (viral und bakteriell, Thyreoiditis de Quervain), chronische (autoimmunologische) Entzündungen (Thyreoiditis Hashimoto und Thyreoiditis Riedel), benigne und maligne Tumoren.
- Vorkommen: In jedem Lebensalter, bevorzugt Frauen.
- Komplikationen: Abhängig von der Ursache, insbesondere dem Schilddrüsenhormonstatus. Atemnot durch Kompression (retrosternale Struma) oder Infiltration der Trachea und/oder Rekurrensparese (Zeichen für Malignität).
- Symptome: Globusgefühl, Dysphagie, Dysphonie oder Heiserkeit (Rekurrensparese), Dyspnoe (z. B. Thyreoiditis Riedel oder Tumor) und/oder Schmerzen. Außerdem hormonell bedingte Allgemeinsymptomatik, z. B. Unruhezustände mit Schlaflosigkeit und Tremor, Gewichtsverlust und Schweißausbrüchen bei *Hyperthyreose* oder herabgesetzte Vigilanz, Schlafbedürfnis, Schwindel und evtl. Schwerhörigkeit bei *Hypothyreose.*

Untersuchungen

- Inspektion: Hautrötung, verstärkte Venenzeichnung infolge Einflußstauung bei z. B. Strumitis und Tumor. Endokrine Ophthalmopathie mit Exophthalmus und evtl. Merseburger Trias (Struma, Exophthalmus, Tachykardie) bei *Hyperthyreose.* Trockene Haut, Myxödem, Struma bei *Hypothyreose.*
- Palpation: Diffuse oder knotige, indolente oder druckschmerzhafte Schilddrüsenvergrößerung. Evtl. Fluktuation bei Abszeß oder Spontanblutung. Hochsteigen der Schilddrüse beim Schluckakt fehlt bei fortgeschrittenem Karzinom (Infiltration der Umgebung).
- Indirekte Laryngoskopie: Stimmlippenödem (Hypothyreose). Rekurrensparese, Lumeneinengung oder Verziehung von Kehlkopf oder Trachea (Tumor, Riedel-Thyreoiditis).
- Tracheoskopie (S. 437).
- Blutwerte: Blutbild, BSR und spezifische Antikörpertiter (bei Entzündung). T_3-, T_4- und TRH-Test. Radiojodtest.
- Szintigraphie: Zum Ausschluß kalter oder heißer Knoten.
- Ultraschall: Knoten, Zysten.

- Röntgen: Thorax a.-p. und seitlich, evtl. Tomographie der Trachea sowie Ösophagusbreischluck.
- CT: Hals und oberer Thorax.
- Biopsie: Feinnadelpunktion (histologische Differentialdiagnose).

Differentialdiagnose

- Mediane Halszyste, Blutung in Schilddrüsenzyste.
- Malignes Lymphom, Lymphknotenmetastase.
- Castleman-Tumor (benignes lymphoides Harmatom).

Konservative Therapie

- Durch Internist oder Pädiater:
- Je nach Ursache der Struma oder in Verbindung mit operativen Maßnahmen, z. B. Radiojodbehandlung oder Hormonsubstitution, u. U. Glucocorticoide, Antibiotika, Antiphlogistika.
- Radiojodtherapie bei hormonspeicherndem Malignom.
- Präoperativ vor Strumektomie Lugolsche Lösung.

Operationsindikationen

- Hyperthyreote Struma, Atemnot, Dysphagie. Schilddrüsenabszeß. Riedel-Thyreoiditis, evtl. auch Hashimoto-Strumitis. Schilddrüsenneoplasien.

Operative Prinzipien

- Bei akuter Atemnot Tracheotomie (S. 441) (meistens wegen der Struma sehr schwierig!).
- Abszeßinzision und Drainage.
- Enukleation (z. B. Adenom), subtotale Resektion (z. B. euthyreote Struma, Struma mit Hyperthyreose) oder Strumektomie (z. B. Karzinom).

Prognose

- Bei benignen Strumen gut.
- Bei malignen Tumoren abhängig von Histologie, Radiosensibilität und Fähigkeit des Gewebes, radioaktiv markiertes Jod zu speichern.

Allgemeines

- Bei etwa einem Drittel aller persistierenden Halslymphknotenschwellungen im Erwachsenenalter handelt es sich um Metastasen, und zwar zu 85% um regionale Metastasen von Kopf- und Halstumoren inkl. Schilddrüse, zu 10% um Fernmetastasen bösartiger Geschwülste der Lunge, des Magen-Darmtraktes (Virchowsche „Drüse"), der Mamma oder des Urogenitaltraktes sowie zu 5% um Metastasen bei unbekanntem Primärtumor (CUP-Syndrom, S. 305).
- Oft alleiniges *Erstsymptom* bei Kopf-Hals-Geschwülsten, insbesondere des Nasopharynx, des Rachens (Tonsille, Zungengrund), des Hypopharynx.
- *Metastasierungsweg:* Den einzelnen Regionen des Kopf-Halsgebietes sind definierte Lymphknotengruppen zugeordnet (s. Abb. **13,** S. 42).
- *Synchrone bilaterale Metastasierung* (etwa 20%) bei Tumoren, welche die Mittellinie des Organs bzw. der anatomischen Region erreichen (z. B. weicher Gaumen, vorderer Mundboden) oder die primär in einer Region mit „gekreuztem" Lymphabfluß entstehen (z. B. Zungengrund).
- *Irreguläre Metastasierung,* z. B. von kaudal nach kranial (Schilddrüsenkarzinom) oder nach kontralateral, wenn tributäre Lymphknoten durch Tumorzellen, operative Eingriffe oder nach Radiotherapie blockiert sind.
- *Manifeste Halslymphknotenmetastasen* verschlechtern die Prognose erheblich, d. h. die Überlebenswahrscheinlichkeit sinkt unabhängig von der Größe des Primärtumors. Bei unbeweglichen „fixierten" Lymphknoten ist die Prognose in aller Regel infaust (Tumor hat Lymphknotenkapsel durchbrochen und Umgebung infiltriert).
- *Histologie:* Im HNO-Gebiet überwiegend Plattenepithelkarzinome, aber auch jede andere histologische Differenzierung möglich, z. B. lymphoepitheliales (Nasopharynx), folikuläres (Schilddrüse) oder Adenokarzinom (Magen-Darm-Trakt, Lunge, Prostata), Hypernephrom.
- *Vorkommen:* Fast ausschließlich (Ausnahme Nasopharynxkarzinom) bei Erwachsenen in höherem Lebensalter, im Einzelfall aber auch bei Kindern und Jugendlichen.
- *Symptome:* Meistens keine, selten lokale Schmerzen. Im übrigen abhängig vom Grundleiden.

Untersuchungen

- Inspektion: Lymphangitis? Bevorstehender Durchbruch?
- Palpation: Derb bis hart, gelegentlich höckrige Oberfläche der Knoten.

- *Wichtig:* Verschieblichkeit (horizontal, vertikal), verbacken, fixiert? Liegen die Lymphknoten kranial oder kaudal vor dem M. sternocleidomastoideus oder am Hinterrand? Sind Lymphome auch im Nackenbereich vorhanden? Inspektion von Kopf- und Gesichtshaut (evtl. Hautkarzinom?).
- Palpation der Speicheldrüsenregionen und der Schilddrüse.
- Komplette Spiegeluntersuchung.
- Endoskopie: Nasopharynx, Oro- und Hypopharynx, Larynx, Trachea, Ösophagus (sog. Panendoskopie).
- Ultraschall: Zentrale Einschmelzung?
- CT: Ausschluß retropharyngealer Metastasen bei Nasopharynxkarzinom. Ansonsten ist das CT *dem exakten Palpationsbefund nicht* überlegen.
- Differentialblutbild, BSR, Elektrolyte.
- Feinnadelpunktion, Biopsie (S. 43, 421).

Differentialdiagnose

- Malignes Lymphom, lymphatische Systemerkrankung (S. 308), Morbus Hodgkin. Spezifische oder unspezifische Lymphadenitis.

Konservative Therapie

- Bestrahlung inkl. Primärtumor mit 50–70 Gy bei lokaler und/oder allgemeiner Inoperabilität, bei nicht komplett resezierbarem Primärtumor und bei Operationsverweigerung. Postoperative Bestrahlung mit 50–70 Gy nach Tumorresektion und Neck-dissection.
- Bei Plattenepithelkarzinom durch Chemotherapie meist keine oder nur kurzfristige Remission.

Operationsindikation

- Grundsätzlich jede Lymphknotenmetastase.

Operative Prinzipien

- Neck-dissection (S. 423).

Prognose

- Vgl. Allgemeines.

Metastase bei unbekanntem Primärtumor (CUP-Syndrom)

Allgemeines

- Synonym: **CUP-Syndrom** (**C**arcinoma of **U**nknown **P**rimary) oder OPM (*O*ccult *P*rimary *M*alignancy).
- Definition: Histologisch gesicherte Metastase eines malignen Tumors in einem oder mehreren Lymphknoten einer oder beider Halsseiten, wobei der zugehörige Primärtumor erst einige Zeit nach der Therapie der Metastasen, post mortem oder gar nicht gefunden wird.
- Häufigkeit: 0,5–5% aller malignen Lymphknotenschwellungen.
- Histologie: Meist undifferenziertes Karzinom, Adenokarzinom, Plattenepithelkarzinom, andere Histologie selten.
- Wahrscheinliche *Lokalisation des Primärtumors* (s. Abb. **13b**, S. 42): Zu 70% in der Kopf-Hals-Region:
- Jugulofazialer Venenwinkel und Jugulariskette: Waldeyerscher Rachenring, namentlich Tonsille, Hypopharynx, Zungengrund, Nasopharynx sowie Schilddrüse.
- Nuchale Lymphknoten: Nasopharynx.
- Zu 20–30%: In Lungen, Magen-Darm-Trakt, Mamma, Urogenitaltrakt (Niere, Hoden, Uterus), Pankreas (jugulosubklavialer Venenwinkel, Virchowsche Drüse).
- *Altersverteilung:* 55–65 Jahre (Männer häufiger als Frauen).

Reihenfolge der Primärdiagnostik:

- Inspektion.
- Palpation (vgl. Abb. **13,** S. 42).
- Komplette (!) Spiegeluntersuchung, Lupenlaryngoskop, Fiberoptik.
- Biopsie, ggf. Skalenusbiopsie (S. 422) aus Metastase, besser Exstirpation des gesamten Lymphknotens. Feinnadelbiopsie nicht ausreichend, da das Gewebe unter verschiedensten Gesichtspunkten, auch immunhistochemisch und evtl. elektronenoptisch, untersucht werden muß. Deswegen Operationsmaterial teilen: 1 Teil in Formaldehyd fixieren, 1 Teil unfixiert lassen. Beide Teile sofort an den vorinformierten Pathologen geben. Für Hormonrezeptorenbestimmung (bei Lymphknoten aus Supraklavikulargrube) Gewebe auf Trockeneis, für Elektronenmikroskopie in Glutaraldehyd fixieren. Wenn möglich, außerdem Tupfpräparate für zytologische Untersuchung anfertigen.
- Blutwerte: Serumtiterbestimmung auf Epstein-Barr-Antikörper (EBV), z. B. VCA-IgG und -IgA, EA, EBNA-Test. Wichtig für Diagnostik eines okkulten Nasopharynxkarzinoms.
- Röntgen: Thorax, NNH.
- CT: Schädelbasis, Hals, Mediastinum, Abdomen (sog. Ganzkörper-CT).

Metastase bei unbekanntem Primärtumor (CUP-Syndrom)

- Ultraschall: Abdomen (Leber).
- Panendoskopie des Kopf-Hals-Bereiches, des Ösophagus und des Tracheobronchialsystems in Allgemeinnarkose mit Biopsie aus Nasopharynx (Rosenmüllersche Grube), Tonsille, Zungengrund und Hypopharynx (Postkrikoidregion), Ösophagus, Spül- oder Bürstenzytologie aus Trachea und Bronchien. Evtl. diagnostische Tonsillektomie! Evtl. Mediastinoskopie (S. 443).

Sekundärdiagnostik:

- Nach Kenntnis der Histologie interdisziplinäre Primärtumorsuche entsprechend Hinweis zur Diagnosestellung.

Hinweis zur Diagnosestellung

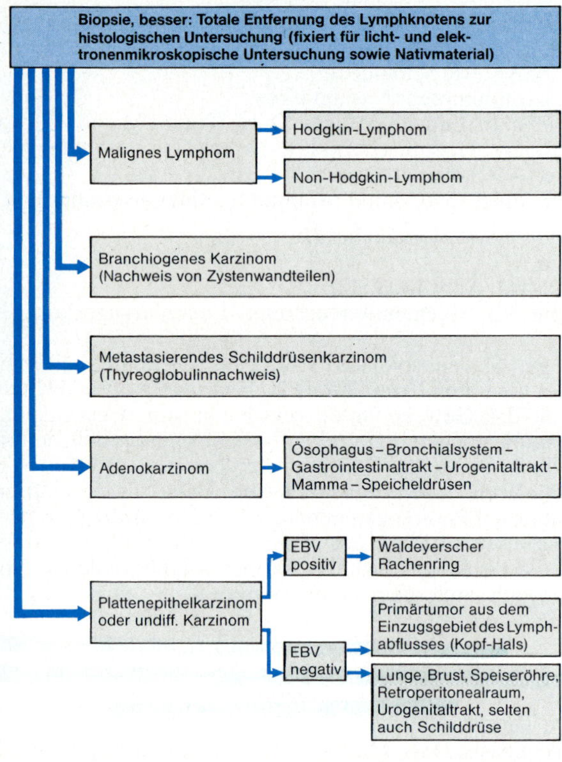

Metastase bei unbekanntem Primärtumor (CUP-Syndrom)

Differentialdiagnose

- Zum Beispiel malignes Lymphom (S. 308). Branchiogenes Karzinom (entartete laterale Halszyste), Hypernephrommetastase, Hoden- oder Nebenhodenmalignom, Nierenkarzinom etc.

Behandlungsmöglichkeiten

- Abhängig von der Histologie.
  1. Lymphknotenentfernung, abwarten.
  2. Lymphknotenentfernung und zytostatische Behandlung.
  3. Lymphknotenentfernung, Bestrahlung der gesamten Halsregion und der potentiellen, aber nicht bestätigten Primärtumorregion (50–70 Gy).
  4. Lymphknotenentfernung und radikale Neck-dissection.
  5. Lymphknotenentfernung, radikale Neck-dissection, Bestrahlung der gesamten Halsregion und der potentiellen Primärtumorregion (50–70 Gy).
  6. Lymphknotenentfernung, radikale Neck-dissection und Operation der potentiellen Primärtumorregion (z. B. Tonsille), Bestrahlung beider Operationsgebiete (50–70 Gy).
- Bei vermutlichem Sitz des Primärtumors außerhalb der Kopf-Hals-Region: Keine Therapie, solange Beschwerdefreiheit. Evtl. Chemotherapie: Meist nur kurz anhaltende partielle Remission.

Prognose

- 3-Jahres-Überlebensrate bei zytostatisch, lokal radiologisch und/oder operativ behandelter zervikaler Lymphknotenmetastasierung bei unbekanntem Primärtumor 20%.
- *Beachte:* Neu aufgetretene Halslymphknotenschwellungen, die sich unter adäquater konservativer Therapie nicht innerhalb von 3 Wochen zurückbilden oder sich gar vergrößern, *müssen* zur histologischen Überprüfung der Diagnose immer exstirpiert werden.

Malignes Lymphom

Allgemeines

- In der Regel Systemerkrankung.
- Unterteilung in Morbus Hodgkin und Non-Hodgkin-Lymphom üblich. Unter diesen Oberbegriffen werden zahlreiche immunhistologisch unterscheidbare maligne Lymphknotenerkrankungen subsumiert, wozu für das Non-Hodgkin-Lymphom in Europa die sog. Kiel-Klassifikation Verwendung findet. Klinische Stadieneinteilung S. 310.
- Lymphonodale Erstmanifestation oder Mitbeteiligung zu 60–80% in der Halsregion. Extranodales Auftreten im Kopf-Hals-Bereich ebenfalls möglich, namentlich im Waldeyerschen Rachenring.
- Während Staging und Therapie in das Aufgabengebiet des onkologisch tätigen Internisten oder Pädiaters fallen, wird die *Diagnose* sehr oft durch den Otorhinolaryngologen gestellt, weil er wegen der Lymphknotenschwellung als erster konsultiert wird.

Morbus Hodgkin:

- Inzidenz/100000/Jahr: 3,6 (Männer) bzw. 2,1 (Frauen).
- Altersverteilung: Erkrankungsdurchschnittsalter 32 Jahre für beide Geschlechter gleich.

Non-Hodgkin-Lymphom:

- Inzidenz/100000/Jahr: Unterschiedlich je nach Subentität, global 1,0 (beide Geschlechter von 15–20 Jahren) bzw. 30 (Männer über 80 Jahre) und 25 (Frauen über 80 Jahre). Erkrankungsdurchschnittsalter 42 Jahre. Insgesamt zunehmende Inzidenz!
- Klinische Stadieneinteilung des Non-Hodgkin-Lymphoms (wichtig für Therapie) S. 310.
- Symptome: Eher uncharakteristisch, Müdigkeit, Leistungsabfall, Dyspnoe, evtl. Dysphagie, Schmerzen, subfebrile Temperaturen, Nachtschweiß, Pruritus, Gewichtsverlust.
- Einzelheiten s. *Checkliste Onkologie.*

Untersuchungen

- Inspektion.
- Palpation.
- Komplette Spiegeluntersuchung, endoskopische Untersuchung des Waldeyerschen Rachenringes.
- Ultraschall: Abdomen.

- Röntgen und CT: Thorax, Mediastinum, Abdomen. Evtl. Lymphangiographie beider unterer Extremitäten.
- Blutwerte: Differentialblutbild (Spezialfärbungen), Hb, BSR, alkalische Phosphatase.
- Sternal- oder Beckenkammpunktion mit Knochenmarksausstrich-Untersuchung.
- Feinnadelbiopsie, besser offene Lymphknotenbiopsie (Nativmaterial zum Pathologen!).
- Hämatologisch-onkologisches oder pädiatrisches Staging.
- Radiologisches Staging (CT).

Differentialdiagnose

- Lymphknotentuberkulose (S. 291). Lymphadenitis. Lymphknotenmetastasen (S. 303). AIDS (S. 216).

Konservative Therapie

- Bestrahlung und/oder Chemotherapie (ausschließlich unter Führung eines erfahrenen Hämato- bzw. Onkologen oder onkologisch versierten Pädiaters, *vgl. Checkliste Onkologie).*

Operationsindikationen

- Bei unklarer Diagnose nach Feinnadelbiopsie.
- Stadium I und I_E des Non-Hodgkin-Lymphoms (vgl. S. 310) vor oder in Kombination mit Chemotherapie.
- Unklarer Mediastinalbefund.

Operative Prinzipien

- Lymphknotenbiopsie (S. 421), präskalenische Biopsie (S. 422).
- Funktionelle Neck-dissection (S. 423) bei Stadium I.
- Funktionserhaltende Entfernung des Krankheitsherdes bei Stadium I_E.
- Evtl. Mediastinoskopie (S. 443).

Prognose

- Abhängig von Histologie (Malignitätsgrad), nodaler oder extranodaler sowie lokaler oder disseminierter Ausbreitung des Lymphoms und vom Lebensalter des Patienten.

Klinische Stadieneinteilung der malignen Lymphome

(nach J. E. Ultmann und V. T. DeVita)

Stadium	Definition
I	Befall einer einzigen Lymphknotenregion (I) oder eines einzigen extralymphatischen Organs oder einer einzigen extralymphatischen Lokalisation (I_E).
II	Befall von zwei oder mehr Lymphknotenstationen auf derselben Seite des Diaphragmas (II) oder lokalisierter Befall eines extralymphatischen Organs oder einer extralymphatischen Lokalisation und einer oder mehrerer Lymphknotenstationen auf derselben Seite des Diaphragmas (II_E).
III	Befall von Lymphknotenstationen auf beiden Seiten des Diaphragmas (III), welcher von einem Milzbefall (III_S) oder einem lokalisierten Befall eines extralymphatischen Organs oder einer extralymphatischen Lokalisation (III_E) oder beidem (III_{SE}) begleitet sein kann.
III_1	Befall limitiert auf die lymphatischen Strukturen des Oberbauches, d. h. die Milz oder Milz-, zöliakale oder Leberpfortenlymphknoten oder Kombinationen davon.
III_2	Befall der unteren abdominalen Lymphknoten, d. h. der paraaortalen, iliakalen oder mesenterialen Knoten, mit oder ohne Beteiligung der splenischen, zöliakalen oder Leberpfortenlymphknoten.
IV	Diffuser oder disseminierter Befall eines oder mehrerer extralymphatischer Organe oder Gewebe, mit oder ohne assoziierten Lymphknotenbefall.

Bemerkung: E = extralymphatische Lokalisation; S = Milzbefall. Sind in den 6 Monaten vor Diagnosestellung Fieber, Nachtschweiß und/oder unerklärte Gewichtsverluste von 10% oder mehr des Körpergewichtes aufgetreten, so wird dies mit dem Suffix „B“ festgehalten. Der Buchstabe „A“ wird bei Abwesenheit dieser Symptome verwendet. Durch Biopsie dokumentierter Befall eines Organs im Stadium IV wird ebenfall durch Suffix bezeichnet: Knochenmark (marrow) MA; Lunge = LA; Leber = HA; Pleura = PA; Knochen = OA; Haut und subkutanes Gewebe = DA.

Mundtrockenheit (Sialopenie, Xerostomie)

Allgemeines

- Definition: Zunehmende Trockenheit der Mund- und Rachenschleimhäute, gelegentlich auch der Schleimhaut des oberen Respirationstraktes.
- Ursachen: Endokrin-metabolische Sialadenose, Strahlentherapie eines Mundhöhlen- oder Pharynxtumors, Soor der Mundhöhle, Sjögren-Syndrom (S. 312), Langzeitbehandlung mit Anithypertensiva oder Neuroleptika, Diabetes mellitus. In den meisten Fällen ist die Ursache jedoch unklar.
- Vorkommen: Überwiegend ältere Menschen betroffen.
- Symptome und Befund: Subjektiv sehr belästigende Mundtrockenheit mit Globusgefühl. Atrophische oder makroskopisch unauffällige Schleimhäute. Schlechter Zahnstatus (Karies).

Untersuchungen

- Komplette HNO-Spiegeluntersuchung mit Inspektion und Palpation der Speicheldrüsen und ihrer Ausführungsgänge.
- Blutwerte: Immunglobuline, Rheumafaktoren, Nachweis antinukleärer Antikörper und LE-Faktoren, BSR.
- Röntgen: Sialographie.
- Biopsie: Aus Unterlippenschleimhaut oder Ohrspeicheldrüse.
- Evtl. Speicheldiagnostik (Elektrolyte, Enzyme, Immunglobuline).

Konservative Therapie

- Symptomatisch durch Anregung der Speichelsekretion mit z. B. Zitronenstückchen, zuckerfreien Bonbons oder Kaugummi.
- Häufiges Mundspülen, Trinken von Zitronenwasser.
- In schweren Fällen 1%ige Pilocarpin-Lösung (3mal tgl. 10 Tr. auf 1 Glas Wasser).
- Synthetischer Speichel (Glandosane).
- Tanakène-Tropfen, 3 × 20 Tr./die.
- Sofern möglich, Ursache beseitigen (z. B. Antihypertonikum, z. B. Catapresan umsetzen).

Prognose

- Ungünstig, Beschwerdefreiheit nur gelegentlich zu erzielen.

Sjögren-Syndrom

Allgemeines

- Synonym: Myoepitheliale Sialadenitis.
- Definition: Chronisch-entzündliche Systemerkrankung mit beidseitiger Parotisschwellung (bei 30% der Erkrankten), Xerostomie, Keratokonjunktivitis und Sicca-Syndrom der oberen Luftwege.
- Ätiologie: Unklar, u. U. Autoimmunerkrankung.
- Vorkommen: Mittleres und höheres Lebensalter.
- Symptome und Befund: Schmerzlose Schwellung oder – im Endstadium – indurierte Atrophie der Ohrspeicheldrüsen, gelegentlich aller Kopfspeicheldrüsen. Xerostomie und Trockenheit der Schleimhaut des oberen Respirationstraktes, Keratokonjunktivitis. Außerdem „rheumatische" Symptomatik mit Autoimmuncharakter, z. B. rheumatoide Arthritis, Sklerodermie, Lupus erythematodes.

Untersuchungen

- Anamnese: Frage nach rheumatischen Erkrankungen.
- Inspektion: Schleimhäute.
- Palpation (bimanuell): Speicheldrüsen.
- Komplette HNO-Spiegeluntersuchung.
- Blutwerte: Erhöhte BSR. Dysproteinämie. Rheumafaktoren erhöht. Nachweis von Antikörpern gegen γ-Globuline und Kernproteine. Präzipitierende Antikörper gegen Kernantigene.
- Röntgen: Sialographie der Glandula parotis (typisches Bild des „entlaubten Baumes").
- Biopsie: Aus Unterlippenschleimhaut oder Ohrspeicheldrüse.

Differentialdiagnose

- Endokrin-metabolische Sialadenose.
- *Heerfordt-Syndrom* (epitheloidzellige Sialadenitis, Febris uveoparotidea): Rezidivierende, symmetrische, wenig schmerzhafte Schwellung der Ohrspeicheldrüse mit undulierendem Fieber, Fazialisparese, Innenohrschwerhörigkeit, Mundtrockenheit und Uveitis. Es handelt sich um eine Form der Sarkoidose (Morbus Boeck), welche in der Regel bei jungen Frauen vorkommt.

Konservative Therapie

- Symptomatisch: Häufiges Trinken von Flüssigkeit, zuckerfreier Kaugummi. Isla-Moos-Bonbons.
- Vermeiden von Antihistaminika.

- Penible Mundhygiene und zahnärztliche Kontrollen (Kariesgefahr wegen Speichelmangels).
  1%ige Pilocarpin-Lösung (3mal tgl. 10 Tr. auf 1 Glas Wasser).
- In schweren Fällen (Vaskulitis, viszerale Beteiligung) Therapie mit Steroiden und/oder Immunsuppressiva durch Internisten.

Prognose

- Ungünstig, langwieriger Krankheitsverlauf. In der Regel nur symptomatische Behandlung möglich.

Hinweis

- Gegenüber der Normalbevölkerung ist das Risiko der Entwicklung eines malignen Lymphoms bei Sjögren-Patienten 44fach erhöht. Deshalb immer Diagnosesicherung durch Biopsie und lebenslange Kontrolle.
- Außerdem besteht ein erhöhtes Risiko für das Auftreten einer Waldenströmschen Makroglobulinämie.

Verletzungen

Allgemeines

- In der Regel handelt es sich um Schnitt-, Stich- oder Schußverletzungen.
- Ursache: Verkehrsunfälle, Roheitsdelikte.
- Lokalisation: Fast ausschließlich Ohrspeicheldrüse. Glandula submandibularis nur selten betroffen.
- Komplikationen: Verletzung des N. fazialis. Einriß oder Durchtrennung des Speicheldrüsenausführungsganges. Langwierige kutane Speichelfistel infolge Drüsenparenchymschadens.

Untersuchungen

- Allgemeinuntersuchung je nach Unfallursache, evtl. intensivmedizinische Betreuung.
- Steriles Entfalten und Sondieren der Wunde.
- Entfernung von Fremdkörpern, insbesondere Glassplittern.
- Auswaschen mit Wasserstoffsuperoxid.
- Falls starke Blutung, vorsichtiges und *gezieltes* Abklemmen mit Unterbindung des Gefäßes.
- Grobe Prüfung der Fazialisfunktion.
- Sondierung des Ausführungsganges: Abriß?

Operationsindikation

- Jede offene Speicheldrüsenverletzung.

Operative Prinzipien

- Wundrevision, Identifizierung von Nervenendigungen und/oder Abschnitten des Ausführungsganges (bei eingelegter Sonde).
- Bei Gangunterbrechung Naht des proximalen und distalen Stumpfes über einem in das Lumen eingelegten Polyäthylenkatheter.
- Bei Nervendefekt primäre Naht (mikrochirurgische Perineurium- und/oder Faszikelnaht) oder Interposition eines oder mehrerer freier Transplantate vom N. auricularis magnus oder N. suralis.

Prognose

- Bei sofortiger bzw. Frühversorgung oft folgenlose Ausheilung. Nach Fazialisrekonstruktion häufig postoperative Funktionsschwäche oder Synkinesien.

Parotitis epidemica (Mumps)

Allgemeines

- Akute, ansteckende, generalisierte Paramyxovirusinfektion (neurotrope Viren) mit schmerzhafter Vergrößerung aller Speicheldrüsen, insbesondere der Ohrspeicheldrüsen.
- Vorkommen: Gehäuft Januar bis April, bei Kindern zwischen dem 5. und 15. Lebensjahr, aber auch bei Erwachsenen.
- Inkubationszeit: 14–24 Tage. Bis 6 Tage vor Ausbruch der Erkrankung Nachweis des Erregers im Speichel.
- Komplikationen: Orchitis, Meningoenzephalitis, *einseitige Ertaubung,* Pankreatitis, Myokarditis, Polyarthritis.
- Symptome: Zunächst Kopfschmerzen, Müdigkeit, Appetitlosigkeit, leichte Temperaturerhöhung, Schmerzen in der Speicheldrüsenregion beim Essen. Dann schmerzhafte Parotisschwellung mit Abheben des Ohrläppchens, Anstieg der Temperatur auf 39–40 °C.

Untersuchungen

- Inspektion: Parotisschwellung mit angehobenem Ohrläppchen.
- Palpation (bimanuell): Speicheldrüsen, Halslymphknoten.
- Spiegeluntersuchung der Mundhöhle: Schleimhautrötung und -schwellung um die Drüsenausführungsgänge.
- Blutwerte: Virusserologie (IgG- und IgM-Antikörper) zu Beginn und 3 Wochen nach Ende der Erkrankung. Evtl. Amylase (zu Beginn der Erkrankung erhöht). Differentialblutbild, BSR.
- Audiogramm: Bis 8 Wochen nach Erkrankung laufend kontrollieren.
- Liquordiagnostik bei Verdacht auf Meningoenzephalitis.

Differentialdiagnose

- *Bakteriell-eitrige Parotisschwellung* bei Streptokokkeninfektion der Mundhöhle, bei Diphtherie, bei debilen Patienten mit schlechter Mundhygiene, bei Typhus.
- Bei Kindern hohe Lymphadenitis colli.

Konservative Therapie

- Symptomatisch: Breiige Ernährung, Mundhygiene, feuchte Umschläge.
- Analgetika und Antipyretika (z. B. Treupel Supp., Voltaren 25 mg, 3 × 1 Drg./die oder nach Alter). Evtl. pädiatrisches Konsilium.

Prognose

- Folgenlose Ausheilung, sofern keine Komplikationen.

Akute, eitrige Entzündungen

Allgemeines

- Ein- oder beidseitige (20%), schmerzhafte Schwellung der Ohrspeicheldrüse oder der Glandula submandibularis.
- Häufigste Erreger: Staphylococcus aureus, Streptokokken, aber auch gramnegative Keime wie Escherichia coli, Pseudomonas aeruginosa (meist kanalikulärer Infektionsweg).
- Ursache: Verminderte Speichelbildung, Mukoviszidose, Xerostomie, mangelnde Mundhygiene, konsumierende Allgemeinerkrankungen, chronische Phenothiazin- oder Antihistaminikaeinnahme, nach langen operativen Eingriffen in Vollnarkose, nach Radiotherapie im Oropharynxbereich, bei Stenose des Stenonschen Ganges, erstes Anzeichen eines Ausführungsgangsmalignoms.
- Vorkommen: Überwiegend bei älteren Menschen und frühgeborenen Säuglingen.
- Komplikationen: *Abszedierung* mit/ohne Durchbruch durch die Haut oder in den Gehörgang, Thrombophlebitis, Sepsis (Säuglinge), Aspirationspneumonie (Säuglinge), übersehenes Malignom.
- Symptome: Plötzlicher Beginn mit hohem Fieber und evtl. Schüttelfrost. Starke Schmerzhaftigkeit der geschwollenen Drüse. Kieferklemme. Erythem der bedeckenden Haut. Eitriger Geschmack im Mund, Mundtrockenheit.

Untersuchungen

- Inspektion: Drüsenschwellung. Evtl. Rötung der darüberliegenden Haut.
- Palpation (bimanuell): Schmerzhaft, Fluktuation? Die erkrankte Drüse entleert nach Massage aus ihrem Ausführungsgang rahmigen teilweise bröckeligen Eiter (grampositive Kokken in Klumpen).
- Mundhöhlenspiegelung: Schwellung und Rötung des Ausführungsganges der betroffenen Drüse.
- Blutwerte: Leukozytose mit Linksverschiebung. Erhöhte BSR.
- Abstrich: Vom Exprimat (Antibiogramm).
- Ultraschall: Ausschluß einer Abszedierung oder eines Speichelsteins.

Differentialdiagnose

- Parotitis epidemica (Mumps): In der Regel beidseitig.
- Parotisabszeß (immer einseitig, abgrenzbar mit oder ohne Fluktuation).
- Sialolithiasis (S. 320).
- Speicheldrüsentuberkulose.
- Dentitio difficilis.
- Mundbodenphlegmone, Peritonsillarabszeß.
- Dentogener Wangenabszeß.

- Tetanus capidis: Kopftetanus der Kau- und Gesichtsmuskulatur (Trismus, Risus sardonicus): Keine lokalen Entzündungszeichen.
- Masseterhypertrophie: Beidseitiger, schmerzloser „Tumor", verhärtet sich beim Zubeißen (s. S. 319).
- Erstsymptom bei Ausführungsgangsmalignom.

Konservative Therapie

- Lokal Umschläge mit 70% Alkohol.
- Flüssig-breiige Nahrung, reichlich Flüssigkeitszufuhr.
- Speichellocker, z. B. Zitrone oder zuckerfreie Bonbons.
- Antibiotikum (z. B. Dichlor-Stapenor 250 mg, 4 × 2 Tbl./die, oder entsprechend Antibiogramm). Oft stationäre parenterale Antibiotikabehandlung notwendig.
- Antiphlogistikum (z. B. Voltaren 50 mg, 2 × 1 Drg./die).

Prognose

- In der Regel folgenlose Ausheilung. Gelegentlich hartnäckige Rezidivneigung (dann evtl. Exstirpation der Drüse).

Chronische Sialadenitis (Glandula parotis)

Allgemeines

- Chronisch-rezidivierende ein- oder alternierend beidseitige schmerzhafte Schwellung der Ohrspeicheldrüsen.
- Ursache: Wahrscheinlich angeborene Gangektasien, Dyschylie.
- Vorkommen: Im Kindes- und im mittleren Erwachsenenalter.
- Symptome: Schmerzen und Kieferklemme. Allgemeinbefinden nicht wesentlich gestört, gelegentlich Mundtrockenheit.

Untersuchungen

- Inspektion: Schwellung der Drüse *ohne* Hautrötung.
- Palpation (bimanuell): Schmerzhafte, gespannte Schwellung, keine Überwärmung, unter Massage milchig-trüber, gelegentlich eitriger oder körnig-eitriger Speichel.
- Mundhöhlenspiegelung: Kieferklemme. Meist Rötung und diskrete Schwellung der Papille des Ausführungsganges.
- Abstrich: Vom Exprimat (Antibiogramm).
- Ultraschall: Nachweis von Gangektasien, Abszedierung.
- Röntgen: Parotis a.-p. und seitlich (Stein, verkalkter Lymphknoten) und Sialographie (typisches Bild des „belaubten Baumes“ mit perlschnurähnlichen Gangauftreibungen).

Differentialdiagnose

- Akute eitrige Parotitis. Heerfordt-Syndrom. Sialolithiasis.
- Speicheldrüsentuberkulose.

Konservative Therapie

- Antibiotika: Nach Abstrich.
- Antiphlogistika (z. B. Voltaren 25 mg, 3 × 1 Drg./die).
- Regelmäßige Massage der Drüse durch den Patienten.

Operationsindikationen

- Gehäufte Rezidive, Gangstenosen (typ. Röntgenbild), chronische Schmerzen.

Operative Prinzipien und Prognose

- Parotidektomie unter Schonung des N. facialis (S. 430).
- Bei Kindern oft *spontanes Ausheilen* während Pubertät, selten bei Erwachsenen, wenn narbiger Umbau des Drüsenparenchyms abgeschlossen ist.
- In der Regel langwierige, rezidivierende Erkrankung.

Chronische Sialadenitis (Glandula submandibularis)

Allgemeines

- Synonym: Küttner-Tumor.
- Definition: Persistierende, entzündliche, derbe Vergrößerung der Mundbodenspeicheldrüse mit lymphozytärer Infiltration des Stützgewebes und Sklerosierung.
- Ätiologie: Wahrscheinlich Immunerkrankung.
- Vorkommen: Überwiegend im mittleren Erwachsenenalter.
- Symptome: Sichtbare Schwellung, meist keine Schmerzen.

Untersuchungen

- Inspektion: Diskrete Schwellung vor dem Unterkieferwinkel.
- Palpation (bimanuell): Derber, wenig schmerzhafter, verschieblicher Tumor, nur wenig Speichel exprimierbar.
- Mundhöhlenspiegelung: Kein pathologischer Befund.
- Abstrich: Sekretgewinnung (Ausmassieren), Antibiogramm.
- Röntgen: Unterkiefer schräg, Sialogramm (Steinausschluß).
- Ultraschall.

Differentialdiagnose

- *Sialadenosen:* Nicht entzündliche Sekretbildungs- und Sekretionsstörung endokrin-metabolischer Ursache (Diabetes mellitus, Fettstoffwechselstörungen, Gravidität, hormonelle Störungen, Vitamin-, Eiweißmangel, Alkoholismus), bei primären Neuropathien des autonomen Nervensystems. Meistens sind alle Speicheldrüsen betroffen. Entscheidend für Diagnose ist klinischer Verlauf, abnormer endokrinologischer und/oder metabolischer Befund sowie die Sialographie.
- *Masseterhypertrophie:* Beidseitige schmerzlose Volumenzunahme der Massetermuskulatur. Tumorähnliche, aber symmetrische, derbe Abgrenzung besonders bei kräftiger Okklusion. Ursachen: Nächtliches Zähneknirschen, Kaugummikauen.
- Unterkiefertumor, Metastase.

Konservative Therapie

- Symptomatisch: Antiphlogistika, evtl. Antibiotikum.

Operationsindikation

- Jede unklare, schmerzlose, persistierende Drüsenschwellung.

Operative Prinzipien

- Exstirpation der Glandula submandibularis (S. 428).

Sialolithiasis (Speichelstein)

Allgemeines

- Sialolithen: Häufigste Ursache einer Speicheldrüsenfunktionsstörung (90% Glandula submandibularis, 10% Glandula parotis).
- Ätiologie: Primäre Dyschylie und Viskositätsabnahme des Speichels führt zur Ausfällung von Karbohydraten, Aminosäuren (organische Matrix), Calciumphosphaten, Magnesium, Karbonat und Amonium-Ionen (anorganische Matrix).
- Vorkommen: Mittleres bis höheres Erwachsenenalter.
- Komplikationen: Abszedierende Sialadenitis.
- Symptome und Befund: Nach gustatorischem Reiz rasch auftretende, schmerzhafte Schwellung der Speicheldrüse.

Untersuchungen

- Palpation (bimanuell): Schmerzhaft. Steine häufig im Bereich des Ausführungsganges der Drüse zu tasten.
- Mundhöhlenspiegelung: Mundboden bzw. Wangenschleimhaut um den Ausführungsgang oft entzündlich gerötet.
- Sondierung des Speicheldrüsenausführungsganges mit feiner Knopfsonde: Harter Widerstand, kratzendes Geräusch.
- Ultraschall.
- Röntgen: Mundbodenaufnahme (bei Submandibularisstein), seitliche Aufnahme (Parotisstein). Sialographie.
- Abstrich bei bakterieller Superinfektion.

Differentialdiagnose

- Speicheldrüsenneoplasie (S. 324). Entzündliche Stenose des Ausführungsganges. Fazialer Phlebolith.

Konservative Therapie

- Ausmassieren der Steine nach Dilatation der Papille.
- Speichellocker: Zitronenstückchen, zuckerfreie Bonbons.
- Antibiotikum nach Abstrichergebnis.

Operationsindikation

- Jede persistierende Sialolithiasis.

Operative Prinzipien

- Schlitzung des Ausführungsganges über Sonde, Entfernung des Steins, Rückverlagerung des Ausführungsganges. Wenn Konkrement im Hilusanteil oder intraglandulär, dann Entfernung der Speicheldrüse.

Allgemeines

- Synonym: Speicheldrüsenmischtumor.
- Gutartige, nahezu immer einseitig auftretende Geschwulst.
- Entartungsrisiko unter 5%.
- Häufigster und charakteristischster Tumor der Speicheldrüsen, zu 80–85% in der Ohrspeicheldrüse, zu 5% in der Glandula submandibularis und zu etwa 10% in den kleinen Speicheldrüsen lokalisiert.
- Von allen Tumoren der Ohrspeicheldrüse sind 47% pleomorphe Adenome, allein von den benignen Tumoren sind es 70–80%.
- Lokalisation: Etwa zwei Drittel der pleomorphen Adenome entwickeln sich im lateralen, ein Drittel im tiefen Parotislappen (klinisch oft als Schwellung des weichen Gaumens oder der seitlichen Rachenwand zu erkennen).
- Vorkommen: Mittleres Lebensalter, gehäuft bei Frauen im vierten Lebensjahrzehnt.
- Symptome und Befund: Kennzeichnend für das pleomorphe Adenom sind sehr langsames Wachstum, gute Verschieblichkeit und Abgrenzbarkeit gegen die Umgebung sowie Schmerzlosigkeit.

Untersuchungen

- Inspektion: Meist präaurikulär oder im Kieferwinkel gelegene, leicht kugelige Schwellung.
- Palpation (bimanuell): Abgrenzbarkeit, Verschieblichkeit, Palpationsschmerz, Oberflächenbeschaffenheit (glatt), Konsistenz (wie „Radiergummi").
- Funktionsprüfung des N. facialis.
- Mundhöhlen- und Pharynxspiegelung: Vorwölbung der seitlichen Rachenwand oder des Weichgaumens?
- Ultraschalldiagnostik.
- Röntgen: Parotis a.-p. und seitlich (Ausschluß eines Steins, verkalkten Lymphknotens oder Phlebolithen).
- Sialographie (Gangabbrüche?).

Differentialdiagnose

- Andere benigne oder maligne Speicheldrüsentumoren.
- Chronische Entzündungen der Parotis (S. 318) oder der Glandula submandibularis (S. 319).
- Sialolithiasis (S. 320).
- Speicheldrüsentuberkulose, Speicheldrüsenabszeß, vergrößerter Parotislymphknoten.
- Phlebolith, Epidermoidzyste (Atherom).
- Hämangiom oder Lymphangiom der Ohrspeicheldrüse (weich, schlecht abgrenzbar, Größenzunahme in Kopftieflage).
- Metastase.

Pleomorphes Adenom

Konservative Therapie

- Keine. Bei Inoperabilität und hohem Lebensalter evtl. Bestrahlung mit 60 Gy.

Operationsindikation

- Grundsätzlich jedes pleomorphe Adenom.

Operative Prinzipien

- Pleomorphes Adenom in der Parotis: Je nach Lokalisation superfizielle oder totale Parotidektomie unter Schonung des N. facialis (S. 430, 431).
- Pleomorphes Adenom in der Glandula submandibularis: Exstirpation der Drüse einschließlich des Tumors (S. 428).
- Pleomorphes Adenom in den kleinen Speicheldrüsen. Tumorentfernung mit angrenzendem gesundem Gewebe.

Hinweis

- Der entfernte Tumor muß in jedem Fall von gesundem Speicheldrüsengewebe umgeben sein; eine alleinige Enukleation ist nicht ausreichend, da das pleomorphe Adenom meist keine geschlossene Bindegewebskapsel besitzt. Gefahr sogenannter Impfmetastasen. Bei Tumorrezidiv erschwerte Nachoperation mit erhöhtem Risiko für den N. facialis sowie erhöhtes Risiko der malignen Entartung.

Prognose

- Bei korrekter operativer Entfernung des Tumors sehr gut.

Monomorphes Adenom

Allgemeines

- Häufigkeit: 20% aller Speicheldrüsentumoren. Zwei Drittel davon sind Zystadenolymphome (Warthin-Tumor), ein Drittel Adenome der Speicheldrüsenausführungsgänge, selten Onkozytome (oxyphile Adenome) oder sonstige Adenomformen.
- Zystadenolymphom: 20% bilateral, Erkrankungsgipfel > 50. Lebensjahr. Männer 5mal häufiger als Frauen. Selektive Aufnahme von Technetium-99m.
- Speicheldrüsenausführungsgangs-Adenom: Meist einseitig, Erkrankungsgipfel > 70. Lebensjahr, Frauen bevorzugt.
- Onkozytom: Bilaterales und multilokuläres Auftreten möglich. Erkrankungsgipfel > 50. Lebensjahr, Männer und Frauen gleich häufig. Darstellung mit Technetium-99-Pyrophosphat.
- Jenseits des 70. Lebensjahres werden Onkozytome in fast allen Speicheldrüsen gefunden.
- Symptome und Befund: Langsam zunehmende, flach-kugelige Schwellung, keine Schmerzen.

Untersuchungen

- Inspektion: Umschriebene, eher flache Drüsenschwellung.
- Palpation (bimanuell): Abgrenzbarkeit gegen die Umgebung, Verschieblichkeit, Palpationsschmerz, Oberfläche (glatt, gelegentlich traubenartig), Konsistenz (weich, elastisch).
- Funktionsprüfung des N. facialis.
- Mundhöhlen- und Pharynxspiegelung.
- Ultraschalldiagnostik, evtl. Feinnadelbiopsie.
- Röntgen: Sialographie, gelegentlich Gangverdrängung.
- Technetium-99-Szintigraphie.

Differentialdiagnose

- Parotislymphknoten, andere Speicheldrüsentumoren. Hämangiom, Lymphangiom, Epidermoidzyste, Sarkoidose, Tuberkulose, Aktinomykose, Metastase.

Operationsindikation

- Grundsätzlich jedes Speicheldrüsenadenom.

Operative Prinzipien

- Entfernung des Tumors mit umgebendem Speicheldrüsengewebe (S. 427, 428, 430).

Prognose

- Gut, aber Rezidivneigung. Kein Entartungsrisiko.

Maligne Geschwülste

Allgemeines

- 1% aller bösartigen Kopf- und Halstumoren sind Speicheldrüsenmalignome.
- Inzidenz (Einwohner/Jahr): 1,5 : 100000.
- 16,3% aller Speicheldrüsenmalignome sind epitheliale Tumoren: Karzinome in pleomorphen Adenomen, adenoidzystische Karzinome, Adenokarzinome, Plattenepithelkarzinome, undifferenzierte Karzinome, Azinuszelltumoren, Mukoepidermoidtumoren.
- 6,2% aller Speicheldrüsentumoren sind nicht epithelialen Ursprungs, z. B. maligne Lymphome.
- Etwa 4% der Speicheldrüsentumoren sind Metastasen anderer Primärgeschwülste.
- Regionale Metastasen bei: Mukoepidermoidkarzinom (High grade) in 44%, Plattenepithelkarzinom in 37%, Adenokarzinom in 25%, Karzinom im pleomorphen Adenom in 21%.
- Okkulte Lymphknotenmetastasen: Am häufigsten beim Mukoepidermoidkarzinom (High-grade) in 16%.
- Fernmetastasen: 42% beim adenoidzystischen Karzinom (Zylindrom), 36% beim undifferenzierten Karzinom, 27% beim Adenokarzinom, 21% bei Karzinomen in pleomorphen Adenomen. 15% bei Plattenepithelkarzinomen.
- Fazialislähmung zum Zeitpunkt der Erstuntersuchung in: 24% beim undifferenzierten Karzinom, 19% beim Plattenepithelkarzinom, 17% beim adenoidzystischen Karzinom, 11% beim Adenokarzinom.
- Vorkommen: In jedem Lebensalter, bevorzugt jenseits des 5. Lebensjahrzehnts. Männer häufiger als Frauen betroffen.
- Symptome: Rasches Wachstum (Ausnahme: adenoidzystisches Karzinom), zunehmend schlechte Abgrenzung und Verschieblichkeit bei Fixation gegen die Umgebung. Infiltration und Rötung der bedeckenden Haut. Schmerzen (können zunächst fehlen). Nervenlähmung (z. B. Parese des N. facialis oder N. lingualis). Halslymphknotenmetastasen.

Untersuchungen

- Inspektion: Drüsenschwellung, evtl. mit Hautrötung.
- Palpation (bimanuell): Abgrenzbarkeit gegen die Umgebung (schlecht), Verschieblichkeit (eingeschränkt bis aufgehoben), Palpationsschmerz (meist vorhanden). Oberfläche (oft knotig oder höckrig), Konsistenz (sehr fest bis hart).
- Palpation des tributären Lymphabflußgebietes (vgl. Abb. **13,** S. 42).
- Prüfung der Nervenfunktion: Nn. facialis, trigeminus, lingualis, hypoglossus.

- Mundhöhlen- und Pharynxspiegelung: Vorwölbung des weichen Gaumens oder der seitlichen Pharynxwand? Kieferklemme?
- Otoskopie: Tumoreinbruch in den Gehörgang?
- Ultraschalldiagnostik: Tumor solide oder zystisch?
- CT oder Kernspintomographie: Infiltration und Ausdehnung der Geschwulst (Schädelbasis, retromaxillärer Raum).
- Biopsie: Offene Probeexzision für histologische Diagnose besser als Feinnadelbiopsie.
- Röntgen: Thorax (Lungenmetastasen).
- Knochenszintigraphie, Ultraschalldiagnostik der Leber (Ausschluß von Fernmetastasen).

Differentialdiagnose

- Gutartige Speicheldrüsentumoren.
- Metastasen von Geschwülsten anderer Organe (z. B. Hypernephrom, Prostatakarzinom, Mammakarzinom, Hautkarzinome im Stirn-Wangen-Bereich, malignes Melanom).
- Non-Hodgkin-Lymphom.
- Chronische Speicheldrüsenentzündungen.

Konservative Therapie

- Bei Inoperabilität und Operationsverweigerung Bestrahlung mit 60–70 Gy.
- Bei mesenchymalen Geschwülsten je nach Histologie Bestrahlung und/oder Chemotherapie.
- Bei resektablen Tumoren postoperative Bestrahlung mit 60–70 Gy.
- Zytotoxische Chemotherapie meist wenig erfolgversprechend (niedrige Remissionsraten von kurzer Dauer). Bei adenoidzystischen, Adeno- und Azinuszellkarzinomen sowie Karzinomen in Mischtumoren evtl. Versuch mit einer Kombination von Adriamycin, Cisplatin und 5-Fluoro-uracil (nur als Ultima ratio, da starke Beeinträchtigung des Allgemeinbefindens ohne sichere Lebensverlängerung).

Operationsindikationen

- Grundsätzlich alle bösartigen Speicheldrüsentumoren, wenn es die Ausdehnung der Geschwulst und der Allgemeinzustand des Patienten erlauben und wenn mit einer Lebensverlängerung oder Verbesserung der Lebensqualität zu rechnen ist.

Operative Prinzipien

- Bei T1- und T2-Low-grade-Mukoepidermoidkarzinomen und Azinuszellkarzinomen: Totale Parotidektomie mit Erhaltung des N. facialis.
- Bei High-grade-Mukoepidermoidkarzinomen, Plattenepithel-, Adeno- und undifferenzierten Karzinomen sowie entarteten Mischtumoren: Radikale Parotidektomie einschließlich Resektion des N. facialis (im Einzelfall Erhaltung einzelner Fazialisäste möglich).
- Bei ausgedehnten Geschwülsten (T3 oder T4) und Tumorrezidiven: Radikale Parotidektomie mit Fortnahme des Fazialis, ggf. mit Resektion der bedeckenden Haut, der benachbarten Muskulatur, des Unterkiefers, des Mastoids etc.
- Bei Tumorlokalisation in der Glandula submandibularis oder den kleinen Speicheldrüsen sinngemäßes Vorgehen.
- Bei jeder malignen Speicheldrüsengeschwulst: Revision der abfließenden Lymphwege (funktionelle oder radikale Neck-dissection, S. 423).
- In manchen Fällen ist bereits im Rahmen des Primäreingriffes die Rekonstruktion des N. facialis durch Interposition eines freien Transplantates vom N. suralis möglich.

Prognose

- Abhängig von Histologie des Tumors, Vorhandensein von regionalen oder Fernmetastasen und einer etwaigen Infiltration von Hirnnerven, der Schädelbasis und/oder des retromaxillären Raumes.
- Bei histologisch sicherem Fehlen von Metastasen besitzen Mukoepidermoid- und das Azinuszellkarzinom die beste Prognose, während beim Plattenepithel- und Adenokarzinom sowie beim Karzinom in einem Mischtumor die Aussicht auf Heilung am geringsten ist.
- Insgesamt ist die Prognose des Speicheldrüsenmalignoms ungünstig. Die 5-Jahres-Überlebensrate liegt bei 20%.

Allgemeines

- Es gibt fast nichts, was nicht bereits verschluckt worden und im Ösophagus steckengeblieben wäre.
- Bei Kindern: Spielzeugteile und Geldstücke, bei Erwachsenen bevorzugt Nahrungsbrocken, Knochensplitter und Zahnprothesen. Bei Strafgefangenen Selbstverstümmelung durch beabsichtigtes Verschlucken von Draht oder Eßbesteckteilen.
- Prädilektionsort: 1. Enge des Ösophagus, selten 2. oder 3. Enge (Kardia).
- Vorkommen: Besonders Kinder im Vorschulalter und ältere Menschen mit Zahnvollprothesen (durch Gaumenplatte herabgesetztes Gefühl für Größe und Konsistenz des Speisebrockens).
- Komplikationen: Ösophagusperforation mit den Folgen einer Mediastinitis, eines Pleuraempyems oder eines paraösophagealen Abszesses. Drucknekrose mit Gefahr der Ösophagusstriktur.
- Symptome: Ausgeprägte Dysphagie mit Sialorrhoe. Schluckschmerzen. Evtl. Schmerzen retrosternal und zwischen den Schulterblättern (Mediastinitisverdacht!).

Untersuchungen

- Äußere Inspektion und Palpation: Schonhaltung des Halses, Luftemphysem parajugulär oder in den Halsweichteilen (bei Perforation).
- Indirekte Laryngo- und Hypopharyngoskopie: Speichelsee in den Sinus piriformes, gelegentlich auch Fremdkörper (z. B. Gräten, Knochen) zu sehen.
- Röntgen: Hals seitlich: Streckhaltung der HWS als indirekter Hinweis auf Fremdkörper oder unmittelbare Darstellung schattengebender Fremdkörper. Bei Perforation oder Phlegmone: Verbreiterung des prävertebralen Weichteilschattens.
- Röntgenkontrastdarstellung der Speiseröhre (Gastrografin): Indirekter Fremdkörpernachweis (Aussparung) und Lokalisation einer etwaigen Perforation durch paraösophagealen Kontrastmittelaustritt.
- Ösophagoskopie (S. 434).

Differentialdiagnose

- Normalerweise zusammen mit der Anamnese typisches Krankheitsbild.
- Evtl. Hiatushernie. Achalasie. Diffuse Ösophagusspasmen.
- Verletzung (S. 331).
- Stenose (S. 333). Hypopharynxdivertikel (S. 419).
- Malignom (S. 336).

Konservative Therapie

- Nur bei sicher knochenfreiem Fleischbolus: Buscopan, 1 Amp. i. v. (evtl. wiederholen).
- Kein Brot essen lassen in der falschen Vorstellung, den Fremdkörper in den Magen zu „schicken" (Perforationsgefahr).

Operationsindikationen

- Jeder Verdacht auf Fremdkörper.
- Ösophagusperforation.

Operative Prinzipien

- Ösophagoskopie (S. 434) und Extraktion (evtl. nach instrumenteller Zerkleinerung) des Fremdkörpers.
- Bei Perforation Freilegen des betroffenen Speiseröhrenabschnittes von außen (kollare Mediastinotomie) und Übernähen der Perforation. Nasogastrale Nährsonde.
- Bei sehr großen, verhakten oder eingespießten Fremdkörpern (z. B. Prothesenteil mit Klammern) u. U. laterale Pharyngotomie oder Thorakotomie mit Eröffnung der Speiseröhre und „blutige" Extraktion erforderlich (zusammen mit Thoraxchirurgen).

Prognose

- Bei unkomplizierten Fremdkörpern und rascher Entfernung gut.

Allgemeines

- Ingestion ätzender Substanzen (Flüssigkeiten) geschieht überwiegend versehentlich, aber auch in suizidaler Absicht und im Rahmen von Kindesmißhandlungen. Hauptgefahrenquelle sind für Erwachsene nicht gekennzeichnete Bier- und Limonadenflaschen, für Kinder unverschlossen aufbewahrte Reinigungs- und Waschmittel.
- *Säuren* verursachen Koagulations-, *Laugen* Kolliquationsnekrosen (höhere Perforationsgefahr!).
- Vorkommen: Jedes Lebensalter, Kinder bevorzugt.
- Komplikationen: Larynxeingangsödem mit Atemnot.
  Ösophagusstenose (Entstehung: Lokale Nekrose – ulzeröse Ösophagitis – narbige Abheilung – Stenose nach 3–4 Wochen).
  Lebensbedrohliche Allgemeinintoxikation (Nierenversagen, Hämolyse, Leberfunktionsbeeinträchtigung).
  Ösophagusperforation mit Mediastinitis, Pleuritis. Magenperforation.
- Symptome: Starke Schmerzen in Mundhöhle, Rachen, Speiseröhre (retrosternal), Dysphagie, Speichelfluß evtl. mit Blut, Erbrechen, Blutdruckabfall und Tachykardie, Schweißausbruch, Schock.

Untersuchungen

- Ätzsubstanz sicherstellen, nach Identifizierung telefonische Information bei nächstgelegener *Vergiftungszentrale* einholen (Tel. CH: 01/2515151 [Zürich], D: 030/23022 [Berlin], A: 0222/434343 [Wien]).
- Indirekte Spiegeluntersuchung von Mundhöhle, Oro- und Hypopharynx sowie Larynx: Oft bereits an den Lippen beginnende, schmerzhafte Ätzspuren (weißliche Epitheldefekte und Schorfe). Negativer Spiegelbefund spricht bei typischer Anamnese nicht gegen eine Ösophagusverätzung!
- Blutwerte: Hb, Differentialblutbild, Leberwerte, BSR.
- Nierenfunktion überwachen.
- Ösophagoskopie: Als Primärdiagnostik nur bei völlig unklarem Ausmaß der Verätzung, als Verlaufskontrolle frühestens 7–10 Tage nach dem Ereignis.
- Röntgen: Thorax, Abdomen, Ösophagus mit wasserlöslichem Kontrastmittel (Fistel), nach 3 Wochen mit z. B. Bariumbrei (Stenose).
- Internistische bzw. pädiatrische Zusatzuntersuchung.

Differentialdiagnose

- Keine, typische Anamnese.

Verätzung

Konservative Therapie

- Notfallmaßnahme (innerhalb der ersten 2 Std.): Soviel Flüssigkeit wie möglich trinken lassen (Wasser oder Milch). Immer Krankenhauseinweisung.
- Schockbekämpfung, Analgetika, Sedativa (interdisziplinäre Therapie).
- Ernährung und Flüssigkeitszufuhr parenteral oder über nasogastrale Sonde (bei leichteren Verätzungen).
- Glucocorticoide (z. B. Solu Decortin H, 300–500 mg i. v./i. m. initial, anschließend absteigende Dosierung nach Alter über 3–4 Wochen). Nicht bei Ösophagusperforation!

Operationsindikationen

- Atemnot (Verätzung im Hypopharynx und Larynxeingang).
- Ösophagusstenose und -striktur.
- Ausgedehnte Nekrose der Speiseröhre mit irreparabler Stenose.

Operative Prinzipien

- Bei Atemnot Intubation oder Tracheotomie (S. 441).
- Bei Stenosengefahr und manifester Stenose: Mit Faden armierte Bleikugel schlucken lassen, darüber Ösophagoskopie und Bougierung (S. 436) ab dem 8.–10. Tag.
- Gastrostomie.
- Bei irreparabler Zerstörung und Striktur der Speiseröhre: Chirurgische Therapie mit Teil- oder Komplettersatz des Ösophagus durch Kolon- oder Mageninterposition oder gefäßanastomosiertes Jejunumsegment.

Prognose

- Abhängig von der Menge und Konzentration der eingenommenen Ätzflüssigkeit und vom Ausmaß der Nekrose.
- Meist folgenlose Ausheilung.
- Bei manifester Stenose oft jahrelange Bougierung in größeren zeitlichen Abständen erforderlich.
- Bei ausgedehnter Nekrose Letalität 20% wegen Mediastinitis, Pleuraempyem, Magenperforation oder Allgemeinintoxikation.

Allgemeines

- Offene und geschlossene Verletzungen möglich, insgesamt selten.
- Ursachen: Verkehrsunfall (stumpfes Thoraxtrauma, offenes Trauma im zervikalen Teil der Speiseröhre), Roheitsdelikte (offenes Trauma im zervikalen Abschnitt, geschlossenes Trauma bei Kindesmißhandlung), Suizid (offene Verletzung im Halsbereich), Selbstverstümmelung durch Schlucken spitzer oder scharfer Gegenstände (Strafgefangene), Verletzung bei Bulimie, Verätzung (S. 329), iatrogene Perforation (durch Intubation, Endoskopie, Bougierung).
- Vorkommen: In jedem Lebensalter. *Bulimie* bevorzugt bei jungen Mädchen mit oder ohne Anorexie.
- Komplikationen: Blutung, Mediastinitis, Schock, Sepsis.
- Spätfolge: Stenose (S. 333).
- Symptome: Dysphagie, Speichelfluß, Schmerzen retrosternal und zwischen den Schulterblättern, Luftemphysem. Allgemeines Krankheitsgefühl mit Fieber und Tachykardie. Hämoptoe, Kreislaufkollaps, Schock.

Untersuchungen

- Palpation: Halsweichteile (Luftemphysem, Schwellung, Schmerzen).
- Indirekte Spiegelung und Lupenlaryngoskopie von Pharynx und Kehlkopf.
- Röntgen: Ösophagus mit Gastrografin. Thorax a.-p. und seitlich (Mediastinalemphysem). Hals seitlich (prävertebraler Raum verbreitert, Weichteilschatten, Luftsichel).
- Ösophagoskopie (S. 434).
- Bei Verdacht auf ösophagotracheale Fistel: Im intubierten Zustand Speiseröhre über starres Ösophagoskop mit physiologischer Kochsalzlösung füllen und durch den Anästhesisten mit Überdruck beatmen lassen. Luftblasen im Ösophagus erkennbar.

Differentialdiagnose

- Fremdkörper (S. 327), Malignom (S. 336).

Konservative Therapie

- Nur bei nicht perforierenden Verletzungen: Nasogastrale Nährsonde (Röntgenkontrolle) oder parenterale Ernährung.
- Antibiotikum (z. B. Gramaxin, 2 × 2 g/die, bei Kindern nach Körpergewicht, Bactrim i. v., 2 × 2 Amp./die, Rocephin, 2 × 2 g/die).

- Glucocorticoide (z. B. 100–300 mg Ultracorten-H i. v. initial, dann ausschleichend niedriger dosieren): Nicht bei Bagatellverletzungen.

Operationsindikationen

- Jede Ruptur oder sicher zu lokalisierende perforierende Verletzung.

Operative Prinzipien

- Freilegen des verletzten Speiseröhrenabschnittes (kollare Mediastinotomie) und Defektverschluß nach Einlegen einer nasogastralen Sonde.
- Bei Verletzung des mittleren und distalen Speiseröhrenabschnittes operative Revision durch (Thorax-)Chirurgen.
- Bei späterer Stenose: Bougierung (S. 436).

Prognose

- Bei rascher operativer Intervention folgenlose Ausheilung.
- Bei Ösophagusabriß oder verspäteter Diagnose hohe Letalität.

Hinweis

- Die verschiedenenorts zu beobachtende Zunahme „spontaner" pharyngo-ösophagealer Perforationen, bevorzugt bei jungen Frauen, ist bei exakter Anamneseerhebung oftmals auf Selbstverletzung (Stricknadeln, Holzstäbchen) bei Bulimie (Freßlust mit anschließender Manipulation zum Zweck des Erbrechens) zurückzuführen.

Allgemeines

- Definition: Jede unphysiologische, funktionell bedeutsame Einengung der Speiseröhre in unterschiedlicher Ausdehnung infolge Wanderkrankung, postoperativer Narbenbildung oder Druck von außen.
- *Ursachen:*
  Kongenital.
  Verätzung (S. 329).
  Chronische Soorinfektion (AIDS).
  Verletzung (S. 331).
  Fremdkörper (S. 327).
  Ösophagusdivertikel.
  Dysphagia lusoria.
  Refluxösophagitis (Barret-Syndrom).
  Epidermolysis bullosa.
  Progressive Sklerodermie.
  Leiomyom, andere benigne Tumoren (S. 335).
  Nach operativen Ösophaguseingriffen.
  Karzinom (S. 336).
  Druck von außen (Struma, Bronchialkarzinom, Divertikel, Aortenaneurysma, Aortenimpression).
- Vorkommen: In jedem Lebensalter.
- Komplikationen: Abhängig von Ursache. Speichelfluß, zunehmend erschwerte Nahrungsaufnahme, Gewichtsabnahme, Kachexie.
- Symptome: Dysphagie, oft schmerzhaft. Regurgitation von Speiseresten. Erbrechen, evtl. mit Blutbeimengung.

Untersuchungen

- Röntgenleeraufnahmen (Hals und Thorax).
- Röntgenkontrastdarstellung mit Durchleuchtung (prästenotische Dilatation).
- Röntgenkinematographie.
- Ösophagoskopie (starres Rohr), Ösophagogastroskopie (flexibles Endoskop).
- Endosonographie (wenn noch möglich!): Beste Möglichkeit zur Darstellung intramuraler Veränderungen.
- Biopsie.

Ösophagusstenose

Differentialdiagnose

- Dysphagie (S. 176).
- Zentrale oder periphere Koordinationsstörung des Schluckaktes (Dyskinesien), z. B. idiopathischer Ösophagusspasmus, Presbyösophagus, Achalasie.
- Kardiastenose, Kardiaspasmus.
- Hiatushernie.
- Anorexia nervosa.
- Divertikel.
- Plummer-Vinson-Syndrom.
- Sklerodermie.

Konservative Therapie

- Entsprechend der Ursache.

Operationsindikation

- Wenn konservative Behandlung nicht möglich oder erfolglos.

Operative Prinzipien

- Abhängig von der Ursache der Stenose. Zunächst Versuch einer Dilatationsbehandlung (S. 436), evtl. Einlegen eines Häring-Tubus (Endoprothese). Evtl. temporäre Gastrostomie.
- Prinzipiell: Resektion des stenotischen Abschnittes und direkte Anastomose oder subtotaler bzw. totaler Ersatz der Speiseröhre durch Darmsegment, Magen oder gefäßanastomosiertes Jejunumsegment (Viszeralchirurgie).

Prognose

- Abhängig von der Ursache der Stenose.
- Oft monate- oder jahrelange Dilatationsbehandlung notwendig.

Allgemeines

- Leiomyome: Häufigster gutartiger Tumor der Speiseröhre. Primär intramurales Wachstum, makroskopisch in Form weicher, rundlicher Knollen. Bevorzugte Lokalisation: Untere Zweidrittel des Ösophagus.
- Polypen, Fibrome: Von der Schleimhaut ausgehende, intraluminal wachsende, palpatorisch weiche, meist gestielte Tumoren mit intakter Epitheloberfläche. Bevorzugte Lokalisation: Oberes Ösophagusdrittel.
- Seltene Formen: Rhabdomyom, Hämangiom, Lipom, Papillom, Adenom, Neurofibrom, Zysten.
- Vorkommen: In jedem Lebensalter.
- Komplikationen: Stenosen des Ösophagus (Leiomyom). Verlegung des Ösophaguslumens, Blutung (Hämangiom).
- Symptome: Dysphagie, Regurgitation, retrosternales Druck- oder Engegefühl, Schmerzen bei der Nahrungsaufnahme.

Untersuchungen

- Röntgen: Kinematographie, Ösophagus-Kontrastmitteldarstellung, CT, Ösophagoskopie (S. 434).
- Biopsie: Nicht bei intramural wachsenden Tumoren mit intakter Ösophagusschleimhaut (Gefahr der Perforation mit Mediastinitis).
- Ösophagussonographie (Endosonographie): Intramurale Tumoren.

Differentialdiagnose

- Ösophagusstenose (S. 333), s. auch Dysphagie S. 176.

Operationsindikation

- Jeder gutartige Tumor bei stärkeren Beschwerden.

Operative Prinzipien

- Ösophagoskopie und endoskopische Resektion bei intraluminalem gestieltem Wachstum evtl. mit Laser.
- Bei intramuralem Wachstum Resektion des betroffenen Speiseröhrenabschnittes und primäre Rekonstruktion oder Interposition eines Dünndarmsegmentes (Viszeralchirurgie).

Prognose

- Abhängig von der Ursache. In der Regel gut.

Ösophaguskarzinom

Allgemeines

Für den deutschsprachigen Raum gilt:

- Alterskorrigierte Häufigkeit: Etwa 6,0/100000 Männer/Jahr bzw. etwa 2,2/100000 Frauen/Jahr.
- Altersverteilung: 70–74 Jahre (Männer), 65–69 Jahre (Frauen).
- Verteilung der Malignome: 15–20% zervikaler Ösophagus, jeweils etwa 40% mittleres und unteres Speiseröhrendrittel.
- Histologie: 95% Plattenepithelkarzinome, 5% Adenokarzinome (unteres Ösophagusdrittel). Karzinome wachsen über weite Strekken submukös, teilweise sogar diskontinuierlich. Dementsprechend bei Diagnosestellung überwiegend fortgeschrittenes Stadium! In 4–7% als Zweitkarzinom bei gleichzeitigem (synchron) oder vorbestehendem (metachron) Oropharynx-Hypopharynx-Krebs.
- Regionale Metastasen (Mediastinum, Supraklavikulargrube) bei Erstuntersuchung: Etwa 20–30%.
- Fernmetastasen bei Erstuntersuchung: Etwa 10%, später 50%.
- Prädisponierende Faktoren: Rauchen, Alkohol. Kanzerogene Zusätze bei Nahrungsmitteln, zu heiße Speisen. Verätzung, Achalasie, Brachyösophagus.
- Symptome: Dysphagie, Gewichtsabnahme, retrosternale Schmerzen. Regurgitation. Erbrechen. Heiserkeit (N. recurrens!).

Untersuchungen

- Palpation: Halsweichteile (*regionale* Metastasen bei zervikalem Karzinom, *Fernmetastasen* bei Geschwulst im mittleren und unteren Ösophagus).
- Indirekte Hypopharyngolaryngoskopie und Lupenlaryngoskopie: Bei zervikalem Karzinom Ösophaguseingangs- und Aryödem, evtl. Rekurrensparese. Speichel und Speisereste im Hypopharynx.
- Ösophagoskopie (mit starrem Rohr) mit Spülzytologie und/oder Biopsie. Einzige Methode zur *sicheren* Beurteilung der Postkrikoidregion (Ösophaguseingang).
- Blutwerte: BSR, Elektrophorese, CEA.
- Röntgen: Thorax. Ösophaguskontrastmitteldarstellung, Kinematographie.
- CT: Mediastinum und Abdomen (regionale und Fernmetastasen).
- Endosonographie: Beurteilung der Ösophaguswände mittels Ultraschallsonde, welche in die Speiseröhre vorgeschoben wird. Es lassen sich intramurale Veränderungen von weniger als 1 mm ∅ erkennen und diagnostizieren.
- Lebersonographie (Metastasensuche).
- Bronchoskopie: Bei Verdacht auf ösophagotracheale Fistel, oder mit Spülzytologie zum Ausschluß eines Zweitkarzinoms.

Differentialdiagnose

- Benigne Tumoren, Achalasie, Divertikel, Plummer-Vinson-Syndrom, Sklerodermie, Ösophagusstenose.
- Infiltration von außen (z. B. Bronchialkarzinom, Schilddrüsenkarzinom).

Therapeutisches Konzept

- Wegen des in der Regel fortgeschrittenen Stadiums und der frühen Metastasierung meist nur Palliativbehandlung möglich.
- *Wichtigstes Ziel:* Verbesserung der Lebensqualität durch Aufrechterhaltung der oralen Nahrungszufuhr. Deswegen möglichst Operation anstreben, auch wenn diese sehr ausgedehnt ist.
- Bei absoluter Inoperabilität: Endoskopische Chirurgie (Tumorreduktion) mit dem Laser und intraluminale Bestrahlung (Afterloading), Insertion einer Endoprothese, frühzeitig nasogastrale Nährsonde, Gastrostomie (endoskopisch oder Witzel-Fistel).

Konservative Therapie

- Einlegen einer nasogastralen Nährsonde.
- Primäre Bestrahlung mit 50–70 Gy unter kurativen Gesichtspunkten bei zervikaler Tumorlokalisation sowie unabhängig von der Tumorlokalisation als Palliativmaßnahme bei Inoperabilität, bei Fernmetastasen, bei Rekurrensparese wegen Tumorinfiltration.
- Bei ösophagotrachealer Fistel Einlegen eines Häring-Tubus.
- Chemotherapie bisher ohne entscheidenden Effekt (wenig Remissionen von nur kurzer Dauer).

Operationsindikationen

- Sehr kleine Karzinome im zervikalen Ösophagus, ggf. auch bei Vorliegen isolierter mediastinaler Fernmetastasen in kurativer Absicht (sehr seltene Indikation).
- Karzinome des mittleren und unteren Ösophagusdrittels ohne Fernmetastasen in kurativer Absicht, bei Fernmetastasen unter palliativen Gesichtspunkten.
- Stenosierende Karzinome unabhängig von ihrer Lokalisation als Palliativmaßnahme.

Operative Prinzipien

- Operative Planung zusammen mit den Chirurgen.
- Unterschiedliche, auf den Einzelfall abgestimmte Operationsverfahren möglich. Prinzipiell:
  Bei zervikaler Tumorlokalisation:
- Laryngohypopharyngektomie mit Resektion des zervikalen Ösophagus sowie mit beidseitiger elektiver Neck-dissection (evtl. mit Schilddrüse). Rekonstruktion mit frei transplantiertem, gefäßgestieltem Jejunumsegment (kraniale Anastomose mit der Oropharynxschleimhaut, kaudale Anastomose mit thorakaler Speiseröhre, Gefäßanastomose mit A. und V. thyreoidea cranialis).
  Oder (durch Viszeralchirurgen):
- Anstelle der Resektion des zervikalen Speiseröhrenabschnittes totale Ösophagektomie und Rekonstruktion durch Magentransposition (kraniale Anastomose zwischen Magen und Oropharynxschleimhaut).
- Bei Tumorlokalisation im thorakalen Ösophagus: Subtotale Ösophagektomie und Interposition eines Kolonsegmentes, entweder extrathorakal (prästernal) oder transthorakal mit regionaler Lymphadenektomie. Rekonstruktion u. U. auch mittels Magenhochzug möglich.
- Palliativoperation bei nicht resektablem Karzinom: Endoskopische Tumorreduktion mit dem Laser und intraoperative Bestrahlung (Afterloading), anschließend Insertion einer Endoprothese (Häring-Tubus).

Prognose

- 5-Jahres-Überlebenswahrscheinlichkeit global 10%, bei potentiell-kurativ operablen Karzinomen im thorakalen Ösophagus ca. 25%, im zervikalen Abschnitt der Speiseröhre weniger als 10%.
- Mediane Überlebenszeit palliativ behandelter Patienten 6–15 Monate.

Allgemeines

- Verkehrsunfälle, Roheitsdelikte (Strangulation), Suizidversuche (Erhängen, Schnittverletzungen) führen zu stumpfen oder offenen zervikalen Verletzungen der Luftröhre.
- Vorkommen: In jedem Lebensalter.
- Komplikationen: Erstickung bei Trachealabriß oder infolge Blutaspiration. Zusätzlich Larynxfraktur, ösophagotracheale Fistel oder Bronchialabriß möglich. Mediastinitis. Pneumothorax.
- Symptome: Schmerzen, Atemnot, Dysphonie, Aphonie, Aspiration.

Untersuchungen

- Palpation: Halsweichteile (Luftemphysem, Hämatom).
- Auskultation: Pneumothorax, Atelektase.
- Tracheobronchoskopie (S. 437).
- Röntgen: Thorax, Tomographie der Trachea, CT.

Differentialdiagnose

- Keine, aufgrund der Anamnese typisches Krankheitsbild.

Konservative Therapie

- Nur bei stumpfem Trauma *ohne* Atemnot, Emphysem, Blutung.
- Als *Notfallmaßnahme:* Atemspende, Intubation (Bronchoskop), Glucocorticoide (z. B. Solu-Decortin H, mehrmals 100–300 mg i. v.).
- Abschwellende Maßnahmen (z. B. Reparil, 3 × 1 Amp. i. v.).
- Antibiotikum (z. B. Gramaxin, 2 × 2 g, Rocephin 1 × 2 g/die i. v.).

Operationsindikation

- Jede offene Verletzung (Einriß, Abriß) der Trachea.

Operative Prinzipien

- Trachealabriß: End-zu-End-Anastomose.
- Trachealeinriß oder -perforation: Exposition und primäre Naht oder rekonstruktiver Verschluß des Defektes.

Prognose

- Gefahr der sekundären Narbenstenose.

Fremdkörper

Allgemeines

- Aspiration von Nahrungsstücken, Münzen, Spielzeugteilen etc.
- Bei Kindern häufig: Erdnüsse, Legosteine, Tabletten.
- Lokalisation: Überwiegend rechter Hauptbronchus.
- Vorkommen: In jedem Lebensalter, bevorzugt Kinder.
- Komplikationen: Erstickung, Bolustod. Bronchopneumonie, Atelektase.
- Symptome: Akuter Erstickungsanfall, nachfolgend rezidivierende Hustenanfälle mit Atemnot oder permanente Dyspnoe. Unter Umständen wechselnde Heiserkeit und Schmerzen retrosternal. Bei peripher im Bronchialsystem lokalisiertem Fremdkörper Bronchopneumonie (Fieber, Dyspnoe, Zyanose).

Untersuchungen

- Auskultation: Abgeschwächtes Atemgeräusch, Ventilgeräusch.
- Röntgen: Thorax (Atelektase, Verziehung des Mediastinums).

Differentialdiagnose

- Pseudokrupp, akutes Larynxeingangsödem, Epiglottisabszeß.

Konservative Therapie

- Als Begleittherapie Glucocorticoide, Antibiotikum.
- **Nur im akuten Notfall:** Kind an den Füßen hochheben und durch Schläge mit der flachen Hand auf den Rücken versuchen, den Fremdkörper „herauszuschütteln“.
- Oder *Heimlich-Handgriff:* Stehender Patient wird von hinten im unteren Thoraxbereich/Magengrube vom Arzt bzw. Helfer umfaßt. Dann ruckartiges Anpressen gegen den Körper des Arztes bzw. Helfers (intrathorakale Druckerhöhung).

Operationsindikation

- Jeder Verdacht auf Tracheobronchialfremdkörper.

Operative Prinzipien

- Tracheobronchoskopie mit Extraktion des Fremdkörpers.

Prognose

- Bei rechtzeitigem Eingreifen gut. Bei lang gelegenen Fremdkörpern oder Verätzung (z. B. Tabletten) Stenosierungsgefahr.

Banale Tracheitis

Allgemeines

- Mitbeteiligung der Trachealschleimhaut bei bakteriellen oder viralen Infekten, im Rahmen eines Sicca-Syndroms, als chronische Tracheobronchitis (bei chronischer Sinusitis).
- Vorkommen: In jedem Lebensalter.
- Komplikationen: Atemnot.
- Symptome: Schmerzhafter, trockener Husten, Borkenbildung, zäher weißlicher bis rötlicher Auswurf, evtl. Dyspnoe, pfeifendes Atemgeräusch (Giemen).

Untersuchungen

- Komplette HNO-Spiegeluntersuchung.
- Indirekte Laryngoskopie: Gerötete Trachealschleimhaut.
- Laryngo-Tracheo-Bronchoskopie mit flexiblem Endoskop zur Sekretgewinnung (Zytologie, Bakteriologie).
- Abstrich: Vom Sputum (Ausschluß einer Tuberkulose).
- Röntgen: Thorax a.-p. und seitlich, Nebenhöhlenaufnahmen.
- Internistische-pulmologische Untersuchung.

Differentialdiagnose

- Asthma bronchiale. Pseudokrupp (Laryngotracheobronchitis), chronische Bronchitis, Tbc der Lunge, Bronchialkarzinom.

Konservative Therapie

- Grundleiden behandeln (z. B. Nasennebenhöhlen).
- Inhalationen, z. B. mit Ozothin, Fluimucil. Luftbefeuchter.
- Antibiotikum (z. B. Doxycyclin 100, 2 × 1 Tbl./die).

Operationsindikationen

- Tracheitis sicca. Zur Diagnosesicherung bei Tbc- oder Malignomverdacht.

Operative Prinzipien

- Tracheobronchoskopie mit Entfernung von Borken (Tracheitis sicca). Bronchiallavage (Tuberkulose) oder Biopsie.

Prognose

- Abhängig vom Grundleiden. Meist folgenlose Ausheilung.

Akute Tracheitis (Laryngotracheobronchitis)

Allgemeines

- Akute virale oder bakterielle (Mischflora) Entzündung der Trachealschleimhäute.
- Vorkommen: In jedem Lebensalter, vor allem bei Kindern.
- Komplikationen: Erstickungsgefahr, Herzversagen.
- Symptome: Krupphusten, Fieber, brennende retrosternale Schmerzen, schwere Beeinträchtigung des Allgemeinbefindens. Atemnot mit in- (und ex-)spiratorischem Stridor sowie jugulärer und interkostaler Einziehung, Zyanose.

Untersuchungen

- Komplette HNO-Spiegeluntersuchung.
- Indirekte Laryngoskopie.
- Laryngo-Tracheo-Bronchoskopie: Düsterrote, ödematöse Schleimhaut. Zäher, weißlicher bis rötlicher Schleimstau oder Sekretborken.
- Blutwerte: Leukozytose mit Linksverschiebung, hohe BSR. Pco_2 erhöht, Po_2 erniedrigt.
- Bakteriologische Sekretuntersuchung und Antibiogramm.
- Röntgen: Thorax.
- Pädiatrische Untersuchung.

Differentialdiagnose

- Aspirierter Fremdkörper, Pseudokrupp, akute Epiglottitis, akute Laryngitis, Laryngitis subglottica, allergische Tracheitis, Diphtherie (Krupp), stumpfes Trachealtrauma.

Konservative Therapie

- Raumluft befeuchten (evtl. feuchte Tücher aufhängen).
- Sauerstoffzufuhr (cave Globalinsuffizienz).
- Vorsichtige Sedierung nur bei sehr starker Erregung (z. B. Valium, Dosis nach Alter).
- Glucocorticoide i. v. nach Alter und Gewicht.
- Antibiotikum (z. B. Gramaxin, 2 × 0,5–1,0 g/die).
- Inhalationen, z. B. mit Nephulon E-Aerosol, Emser Salz.
- Antipyrektikum (z. B. Ben-u-ron, 2–4 × 1 Supp./die).
- Pädiatrisches Konsilium.

Operationsindikationen und operative Prinzipien

- Atemnot, starke Borkenbildung: Tracheobronchoskopie mit Entfernung der Borken, evtl. Intubation.

Allgemeines

- Definition: Jede funktionell bedeutsame Einengung des Tracheallumens.
  Klinisch wichtige Formen:
- Kongenitale Laryngotracheomalazie (Stridor kongenitus, S. 246).
- Intubationstrauma: Stenose des laryngotrachealen Übergangs oder der Trachea nach Langzeitintubation oder als Spätfolge einer schlechtsitzenden Trachealkanüle.
- Pathogenese: Tubusmanschettendruck und -scheuerbewegungen beim Absaugen und Umlagern des Patienten → Ischämie, Epitheldefekt, Entzündungen → Granulationsgewebe, Perichondritis, Knorpelnekrose → Narbe.
- Kompressionsstenose, Tracheomalazie: Wandschädigung durch Druck von außen (z. B. Struma).
- Stenose durch äußeres Trauma (z. B. Verkehrsunfall).
- Narbenstenose nach unsachgemäßer Tracheotomie oder Strumektomie.
- Entzündungen (z. B. akute Tracheitis, S. 342).
- Autoimmunerkrankungen (z. B. Morbus Wegener, Polychondritis).
- Trachealtumoren.
- Vorkommen: In jedem Lebensalter.
- Komplikationen: Atemnot, Erstickung.
- Symptome: Rasch oder allmählich einsetzende Atemnot. In- und exspiratorischer Stridor, ggf. mit jugulärer und interkostaler Einziehung, Lippenzyanose, Hustenreiz.

Untersuchungen

- Tracheobronchoskopie mit starrem Rohr oder mit Fiberoptik transnasal.
- Röntgen: Thorax a.-p., Tomographie a.-p.
- CT: Transversale Schichtung von Hals und Mediastinum zum Ausschluß komprimierender, infiltrierender oder verdrängender Umgebungsstrukturen.
- Biopsie: Bei Tumorverdacht.

Differentialdiagnose

- Akute Epiglottitis.
- Laryngitis subglottica acuta.
- Fremdkörper.
- Trachealverletzung.

Trachealstenose

Konservative Therapie

- Nur bei noch entzündlichen, nicht manifesten Stenosen sinnvoll.
- Glucocorticoide (z. B. Urbason oral oder Volon A i. m., Dosierung nach Alter).
- Antibiotikum (z. B. Bactrim forte, 2 × 1 Tbl./die).
- Inhalationen (z. B. Mucosolvon, Fluimucil).
- Evtl. Grundkrankheit spezifisch behandeln. Z. B. Morbus Wegener mit Glucocorticoiden und Immunsuppressiva (z. B. Endoxan).

Operationsindikation

- Jede manifeste, funktionell vor allem bei Belastung bedeutsame Trachealstenose.

Operative Prinzipien

- Bei Stenosen in der laryngotrachealen Übergangszone: Erweiterungsoperation nach Rethi, evtl. End-zu-End-Anastomose nach Pearson.
- Bei kurzstreckigen (bis 4 cm) Stenosen der Trachea: Querresektion des verengten Trachealabschnittes und End-zu-End-Anastomose, ggf. nach Abtrennung der äußeren Kehlkopfmuskulatur vom Zungenbein und Absenken des Larynx sowie Mobilisation der intrathorakalen Trachea.
- Bei langstreckigen Stenosen: Vertikale Spaltung der Trachea über der Engstelle, submuköse Narbenresektion, Einlegen eines Platzhalters und primärer Verschluß oder Anlage einer offenen Rinne (Annähen der Halshaut an die Schnittkanten der Tracheavorderwand) mit sekundärem Verschluß mittels Knorpeltransplantat und regionalen Hautlappen.
- Bei Kompressionsstenose und Tracheomalazie: Beseitigung der einengenden Strukturen (z. B. Strumektomie) und Tracheopexie, d. h. Aufspannen der weichen Trachealwand mit nichtresorbierbarem Nahtmaterial an die Umgebung (z. B. Klavikula) oder an Keramikspangen, die um die Trachea gelegt werden.
- Bei Tumoren: s. S. 345.

Prognose

- In Abhängigkeit von der Ursache zu 80–90% gute und befriedigende Resultate. In den übrigen Fällen Dauertrachealkanüle (Sprechkanüle).

Tumoren

Allgemeines

- Benigne Geschwülste: Papillom, Fibrom, Adenom, Hämangiom, Chondrom, Amyloidtumor, Neurinom, Wegenersche Granulomatose.
- Maligne Geschwülste: Invasives Schilddrüsenkarzinom, adenoidzystisches Karzinom, Plattenepithel- und Adenokarzinom, infiltrierendes Bronchialkarzinom, Narbenkarzinom nach Tracheotomie.
- Vorkommen: Papillome vorwiegend bei Kindern. Übrige Neoplasien, namentlich Malignome, bei Erwachsenen.
- Komplikationen: Stauungspneumonie, Blutung mit Aspiration, Erstickung.
- Symptome: Fremdkörpergefühl, chronischer Reizhusten, schleimig-blutiger Auswurf, Dyspnoe, Stridor. Evtl. Dysphonie (N. recurrens). Schluckbeschwerden.

Untersuchungen

- Komplette HNO-Spiegeluntersuchung.
- Tracheobronchoskopie mit flexiblem oder starrem Endoskop.
- Röntgen: Trachea a.-p., Tomographie.
- CT (transversale Schichtung).
- Biopsie.

Differentialdiagnose

- Trachealstenose, Rekurrensparese.
- Chronische Tracheitis.

Konservative Therapie

- Benigne Tumoren: Keine.
- Maligne Tumoren: Bei Inoperabilität (ungünstige Lokalisation des Tumors), bei bereits vorhandener Metastasierung, bei Operationsverweigerung: Bestrahlung mit 50–70 Gy.

Operationsindikation

- Jeder Trachealtumor im extrathorakalen Bereich.

Operative Prinzipien

- Benigne Tumoren: Tracheoskopie und endotracheale mikrochirurgische Entfernung oder Resektion mit dem Laser.
- Maligne Tumoren: Resektion eines ausreichend langen Trachealsegmentes mit End-zu-End-Anastomose oder plastischer Rekon-

struktion des Atemrohres (evtl. zusammen mit dem Thoraxchirurgen). Nachbestrahlung mit 50–70 Gy.

- Palliative endoskopische Tumorreduktion mit dem Laser bei inoperablen Geschwülsten zur wenigstens temporären Verbesserung der Atmung. Ggf. Einsetzen eines das Lumen offenhaltenden Platzhalters.

Prognose

- Benigne Tumoren: Gut, bei Papillomen Rezidivneigung.
- Maligne Tumoren: Sehr ungünstig (tracheobronchiale Ausbreitung, Fernmetastasen).

Indikationen

- Beim Erwachsenen: Alle Eingriffe im Bereich von Ohrmuschel, Gehörgang, Trommelfell und Mittelohr (Ohrmuschelplastik, Entlastung eines Othämatoms, Exzision von Ohrmuscheltumoren, Ablatio auriculae, Wundversorgungen im Bereich der Ohrmuschel und des Gehörganges, Entfernung von Fremdkörpern des Gehörganges, Abtragen von Exostosen, Myringoplastik, Tympanoplastik, Stapedektomie).

Prämedikation

- Erwachsene mit durchschnittlichem Gewicht (70 kg) erhalten 10 mg Valium Supp. (Sedativum), 1 Amp. Dolantin S i. m., 0,5 mg Atropin s. c. (Vagolytikum), 30 min vor der Operation.

Instrumente

- Dreiringspritze (Aspiration) mit 12er oder 16er Nadel.

Operative Technik (Abb. **25**)

- 20 ml 1%iges Lidocain mit 4 Tr. Adrenalin (1:1000). Davon werden 5–10 ml in der unten dargestellten Weise von retroaurikulär um den Ohrmuschelansatz und um die Gehörgangshaut injiziert.

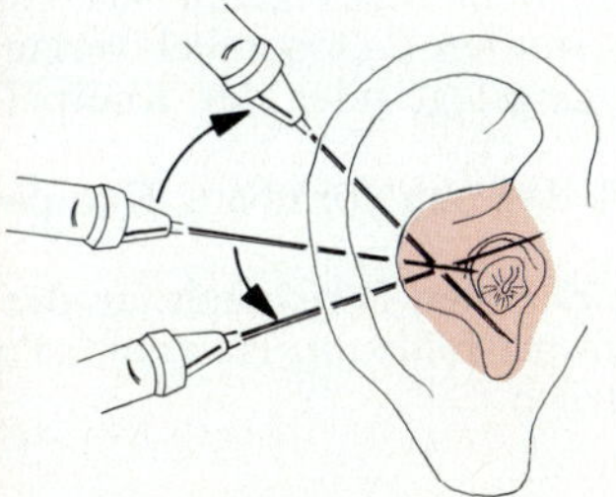

Abb. 25 Leitungsanästhesie Ohr

Hinweis:

- *Trommelfellanästhesie* für Parazentese, Paukenröhrchen:
Rp.: Cocain hydrochloric. 1,2; Menthol 2,4; Phenol. Liquefact. 2,4; S. Bonainsche Lösung zur Trommelfellanästhesie. Anwendung: Wattekügelchen mit Lösung tränken und 15 min auf das Trommelfell legen.

Ohrmuschelplastik

Indikationen

- Abstehende Ohrmuscheln, Ohrmuscheldefekte, Mißbildungen.

Prinzip

- Stationär (Kinder) oder ambulant (Jugendliche, Erwachsene) unter Antibiotikaschutz durchzuführender Eingriff.
- *Ohrmuschelplastik* (Anthelixplastik): Siehe unten.
- *Ohrmuscheldefekte:* Deckung mit gestielten Nahlappen (von retroaurikulär) in 2 Sitzungen.
- *Ohrmuschelrekonstruktion:* Gewinnen von gestieltem Hautmaterial aus der Umgebung, Anlegen von Rollappen, Transposition der Rollappen zur Schaffung einer Ohrmuschelkontur, späteres Unterfüttern mit Knorpel (mehrere Sitzungen).

Anästhesie

- Lokalanästhesie (Erwachsene), Allgemeinnarkose (Kinder).

Operative Technik

- Ohrmuschelplastik:
- Markierung der zu schaffenden Anthelixstruktur mit perforierenden Nadeln von vorn.
- Retroaurikuläre, spindelförmige Hautexzision entlang der Nadelmarkierung.
- Exzision von Binde- und Muskelgewebe vom Planum mastoideum.
- Entlang der Nadelmarkierung werden 2–3 parallel verlaufende Perichondrium-Knorpelschnitte angelegt oder der Knorpel wird keilförmig ausgedünnt.
- Mit Perichondriumnähten wird das nun formbare Knorpelareal gerafft.
- Evtl. zusätzlich 2–3 Pexienähte zwischen Perichondrium der Ohrmuschel und Periost des Planum mastoideum. Hautnaht, Polsterverband, evtl. Stärkebinde zusätzlich.

Hinweis

- Stationärer Aufenthalt ca. 5–7 Tage.
- Arbeitsunfähigkeit 10 Tage.
- Antibiotikum.
- Verbandswechsel nach 5 Tagen.
- Entfernung der Fäden nach 10 Tagen.
- Anschließend für 3 Wochen nachts Stirnband.

Zerumen-, Fremdkörperentfernung

Indikationen

- Jedes Zerumen, vor allem aber, wenn Beschwerden oder Hörminderung vorliegen. Jeder Fremdkörper.

Prinzip

- Entfernung des Zerumens oder des Fremdkörpers instrumentell oder durch kontrollierte Spülung unter Sicht.

Anästhesie

- In der Regel keine. Bei festsitzenden Fremdkörpern oder jahrealtem Zerumen u. U. Leitungsanästhesie.
- Bei Kindern evtl. Kurznarkose.

Instrumente

- Ohrmikroskop, Ohrhäkchen, Ohrküretten, Watteträger, Ohrzängelchen, Anstecksauger, Dreiringspritze mit gesicherter Düse zur Ohrspülung, Nierenschale.

Operative Technik

- Versuch, das harte Zerumen oder den Fremdkörper mit einem 2-mm-Ohrhäkchen 90° oder einer leicht gewinkelten Ohrkürette herauszuwälzen (Ohrmikroskop).
- Bei dünnflüssigem Zerumen Absaugen, anschließend Reinigung des Gehörgangs mit einem Watteträger.
- Bei zähem oder bröckeligem Zerumen Aufweichen mit 4%igem Wasserstoffperoxid oder Cerumenex, anschließend Absaugen oder mit körperwarmem Wasser ausspülen.
- Fremdkörper, die deutlich kleiner als der Durchmesser des Gehörgangs sind, können unter dem Ohrmikroskop mit einem Ohrzängelchen oder Sauger entfernt werden.

Hinweis

- Gefahren:
- Verletzung der Gehörgangswand beim instrumentellen Herausluxieren von Fremdkörpern oder hartem Zerumen.
- Eine nicht festsitzende, armierte Düse an der Wasserspritze kann beim Spülvorgang durch das Trommelfell ins Mittelohr gejagt werden und schwere Verletzungen anrichten.
- Niemals bei Verdacht auf Trommelfellperforation spülen!

Parazentese, Paukenröhrchen

Indikationen (s. auch S. 68)

- Persistierender seromuköser Paukenerguß.
- Akute Otitis media mit Trommelfellvorwölbung (nur Parazentese, S. 70).
- Vor Radiotherapie im Nasopharynx- oder Ohrbereich.
- Klaffende Ohrtrompete mit Autophonie.
- Transtympanale Gentamycin-Behandlung (Morbus Ménière, S. 366).

Prinzip

- Trommelfellschnitt und Absaugen der Ergußflüssigkeit, Einsetzen eines Paukenröhrchens in den Parazenteseschnitt.

Anästhesie

- Kinder in Narkose, ab 10. Lebensjahr in Oberflächen- oder Lokalanästhesie.

Instrumentarium

- Ohrmikroskop, Ohrtrichter, Parazentesemesserchen, Sauger, Zängelchen, Paukenröhrchen (Edelmetall, Teflon).

Operative Technik (Abb. **26**)

- Trommelfellschnitt immer im vorderen unteren Quadranten längs der radiären Faserstruktur (rechtes Ohr 4–6 h, linkes Ohr 6–8 h), evtl. auch quer.
- Absaugen des Sekrets, evtl. Instillation von Privin (0,025%).
- Einführen des Paukenröhrchens mit Ohrzängelchen (Abb. **27**).

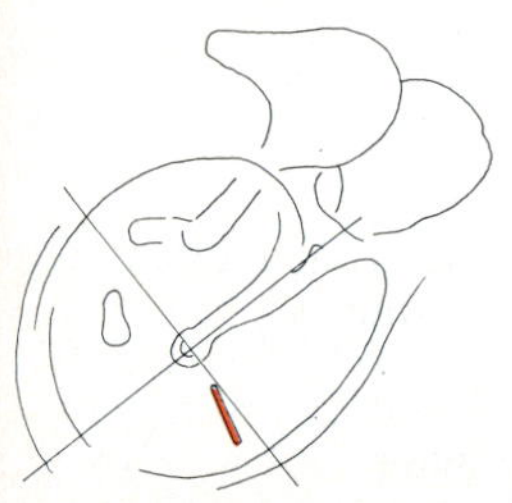

Abb. **26** Prinzip der Parazentese

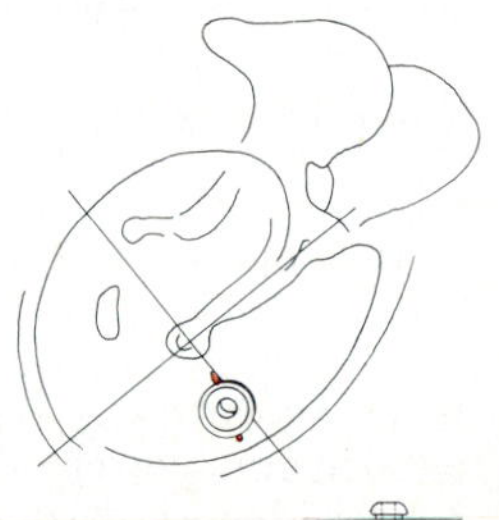

Abb. **27** Position des Paukenröhrchens

Indikationen

- Exostosen, die wegen Retention von Zerumen zu rezidivierenden Gehörgangsentzündungen führen.
- Schalleitungsschwerhörigkeit.
- Exostosen bei Hörgeräteträgern.

Prinzip

- Abtragen der Exostosen bis das Trommelfell übersichtlich eingesehen werden kann.

Anästhesie

- Leitungsanästhesie oder Allgemeinnarkose.

Operative Technik

- Endaurale Inzision.
- Zirkuläre Durchtrennung der Gehörgangshaut lateral der Exostosenebene und Loslösen der Gehörgangshaut von den Exostosen.
- Abdecken der losgelösten Gehörgangshaut mit Silikonfolie (Schutz vor dem Bohrer).
- Sukzessives Ausbohren und/oder vorsichtiges Herausmeißeln der Exostosen.
- Zurückklappen der Gehörgangshaut und Austamponieren des Gehörgangs mit Tetracyclin-getränktem Marbagelan.

Hinweis

- Bei auf die Trommelfellebene reichenden Exostosen kann das Trommelfell intraoperativ perforieren. Dann gleichzeitige Myringoplastik (S. 353).
- Für 4–6 Tage Antibiotikum.
- Stationärer Aufenthalt 5–7 Tage.
- Arbeitsunfähigkeit 2 Wochen.
- Detamponade 3 Wochen postoperativ.

Deckung einer Trommelfellperforation

Indikationen

- Frische, traumatische, nichtinfizierte Trommelfellperforationen, nicht älter als 48 Std.

Prinzip

- Schienung der Perforation mit Silikonfolie.

Instrumentarium

- Ohrmikroskop, 2-mm-Mikrohäkchen 90°, Silikonfolie oder Zigarettenpapier.

Anästhesie

- Evtl. örtliche Betäubung.

Operative Technik

- Herauskrempeln der in Richtung Mittelohr eingesunkenen Perforationsränder.
- Einbringen von Tetracyclin-getränkten Gelittastückchen durch die Perforation ins Mittelohr (Abstützen der eingesunkenen Perforationsränder).
- Abdecken der Perforation mit Silikonfolie oder Zigarettenpapier.
- Gehörgangstamponade mit Tetracyclin-getränktem Marbagelan.

Hinweis

- Ambulanter Eingriff.
- Wenn die Perforation mehr als 40% der Trommelfellfläche einnimmt, dann primäre Myringoplastik (S. 353).
- Schneuzverbot, Nasentropfen.
- Antibiotikum.
- Detamponade nach 1–2 Wochen.
- In der Regel keine Arbeitsunfähigkeit, sofern Gegenohr normal hörend.

Indikationen

- Nicht spontan verheilende Perforationen des Trommelfelles.
- Beseitigung eines Schalleitungsdefizits.
- Schutz vor externen Infektionen, auch bei tauben Ohren (z. B. wichtig vor Hörgeräteanpassung).

Prinzip

- Unterfütterung der Perforation mit einem Faszientransplantat vom M. temporalis (oder Periost, Venenwand, Tragusknorpel) (Einige Prinzipien vgl. Abb. **28** und **29**).

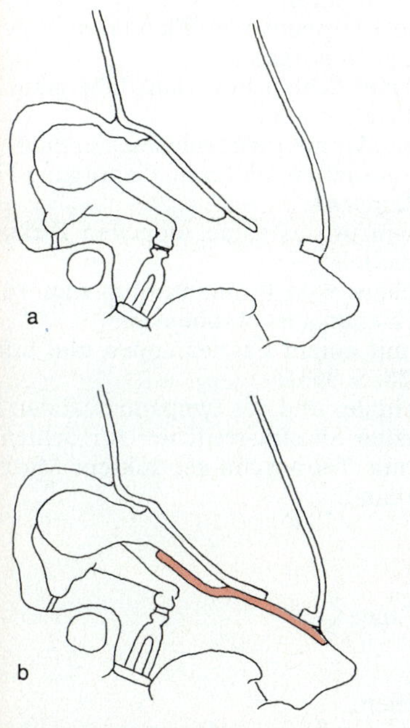

Abb. **28**
a Zentrale Trommelfellperforation
b Unterfüttern mit Faszie

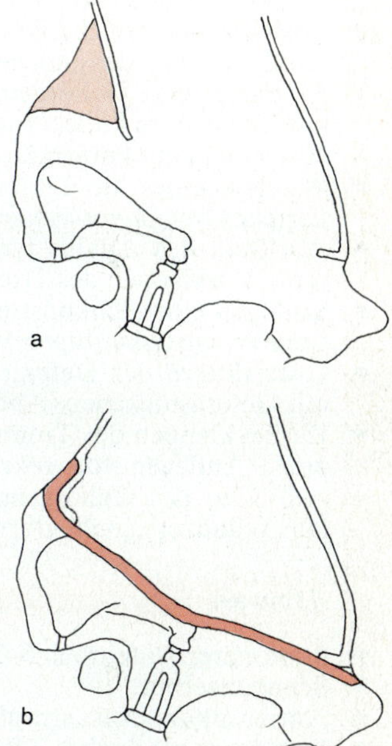

Abb. **29**
a Totale Trommelfellperforation mit nekrotischem oder fehlendem Hammer
b Trommelfellersatz mit Faszie nach Teilabtragung der lateralen Kuppelraumwand

Myringoplastik

Anästhesie

- Lokal- oder Allgemeinanästhesie.

Operative Technik

- Endauraler Zugang: Bei kleineren zentralen Perforationen und uneingeschränkter Schalleitung.
- Retroaurikulärer Zugang: Bei großen, vor allem vorne unten gelegenen Perforationen. Rekonstruktion der Gehörknöchelchenkette, wenn gleichzeitig eine Antrotomie oder Mastoidektomie erforderlich ist.
- *Beispiel: Retroaurikulärer Zugang:*
- Retroaurikuläre Inzision der Kutis, Abheben der Haut und Umschneidung eines retroaurikulären Weichteil-Periost-Lappens. Entnahme von Faszie des M. temporalis.
- Loslösen des Weichteil-Periost-Lappens vom Planum mastoideum und Darstellen des knöchernen Gehörgangs.
- Eröffnen des Gehörgang-Haut-Schlauches, am Übergang von knorpeligem zu knöchernem Gehörgang.
- Anfrischen der Perforationsränder mit dem Sichelmesserchen.
- Anlegen eines am Limbus gestielten hinteren Gehörgang-Haut-Lappens *(tympanomeatealer Lappen)*.
- Auslösen des Anulus tympanicus aus seiner dorsalen Zirkumferenz, Vorklappen des Trommelfells.
- Einlegen eines Silikonstreifchens vom Promontorium zum Tubentrichter, um zukünftigen Verklebungen vorzubeugen.
- Unterfüttern des Defektes mit einem Faszienlappen und Stützen mit Gelittastückchen (Abb. **28,** S. 353).
- Zurückklappen des Trommelfelles und des tympanomeatalen Lappens. Auflegen von gekreuzten Silastikstreifchen zur Schienung. Auffüllen des Gehörgangs mit Tetracyclin-getränktem Marbagelan. Wundverschluß, Ohrverband.

Hinweis

- Stationärer Aufenthalt 5–7 Tage.
- Schneuzverbot.
- Antibiotikum, Nasentropfen.
- Detamponade nach 2–3 Wochen.
- Arbeitsunfähigkeit bis Detamponade (ca. 3 Wochen).
- Rezidivquote 15–20% (abhängig von Größe und Lokalisation der Perforation).

Indikationen

- Unterbrechung oder Fixation der Schalleitungskette mit oder ohne Trommelfellperforation.
- Chronische Otitis media perforata (S. 72).
- Adhäsivprozeß (S. 72).
- Mittelohrverletzungen.
- Teil eines sanierenden Eingriffes wegen Cholesteatom (S. 77) oder Mißbildung.

Prinzip

- Wiederherstellung der schalleitenden Strukturen und Beseitigung krankhafter Prozesse im Mittelohr unter gleichzeitiger Schaffung einer über die Tube belüfteten, feuchten, geschlossenen Kammer. (Beispiele vgl. Abb. **30–35**.)

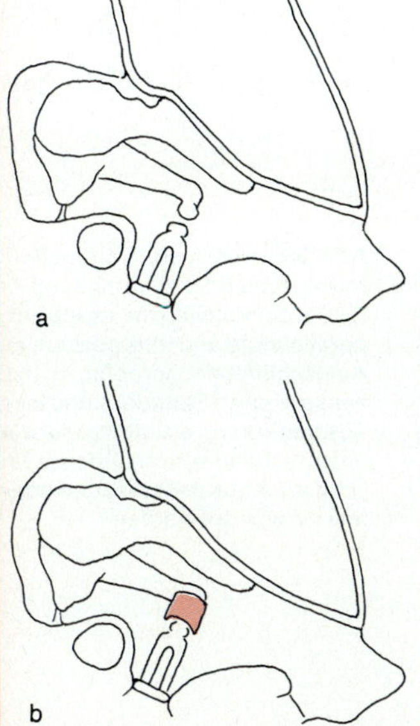

Abb. **30** Unterbrechung des Amboß-Steigbügel-Gelenkes (**a**). Interposition eines Knorpelstückchens von der Ohrmuschel oder eines zugeschliffenen Keramikstückchens (**b**)

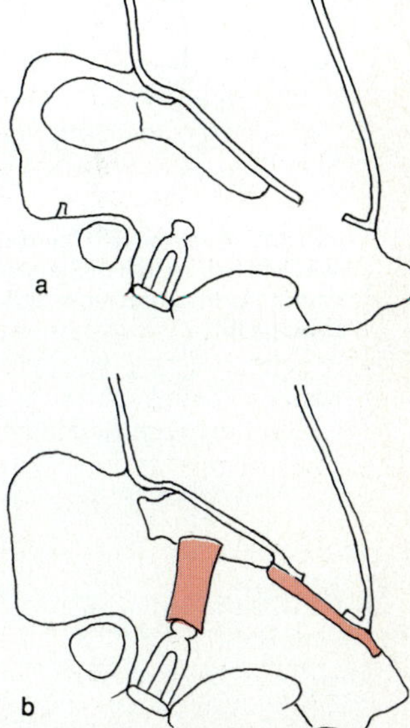

Abb. **31** Fehlender Amboß und kleine zentrale Trommelfellperforation (**a**). Unterfütterung der Perforation mit Temporalisfaszie und Interposition des abgetrennten und zugeschliffenen Hammerkopfes zwischen Steigbügelkopf und verbliebenem Hammergriff (**b**)

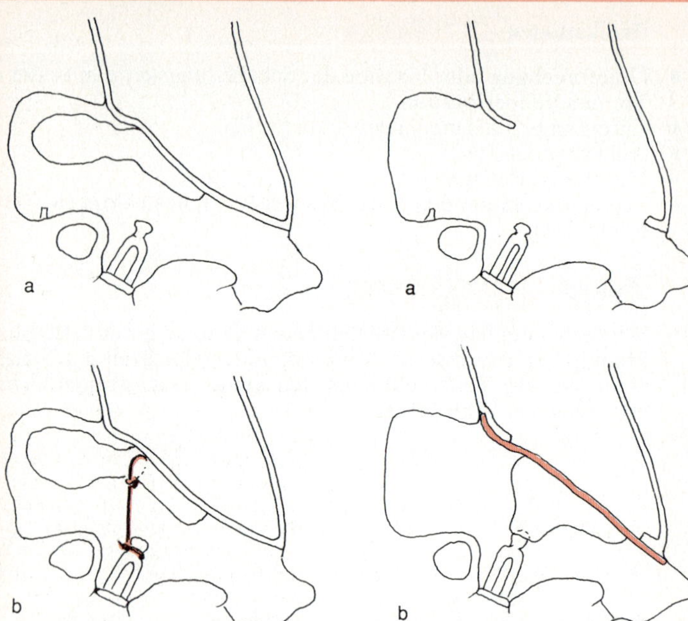

Abb. **32** Alternative: Überbrückung des Defektes zwischen Stapeskopf und Hammergriff (**a**) mit einer Stahldrahtschlinge (**b**)

Abb. **33** Subtotale Trommelfellperforation, fehlender Hammer und Amboß (**a**). Trommelfellersatzplastik mit Temporalisfaszie und Interposition eines zugeschliffenen, homologen, in Cialit konservierten Spenderambosses (**b**). Alternativ kann als Interponat auch ein entsprechend zugeschliffenes Knochenstück aus dem Mastoid oder Keramik verwendet werden

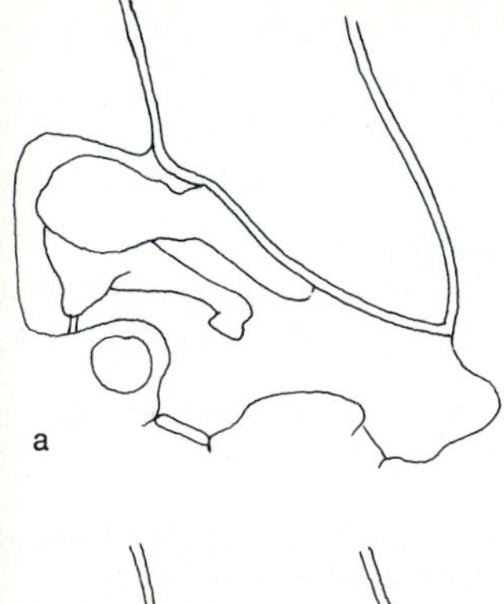

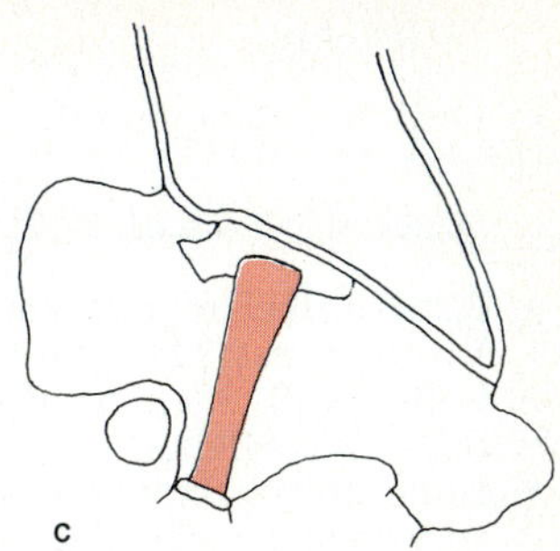

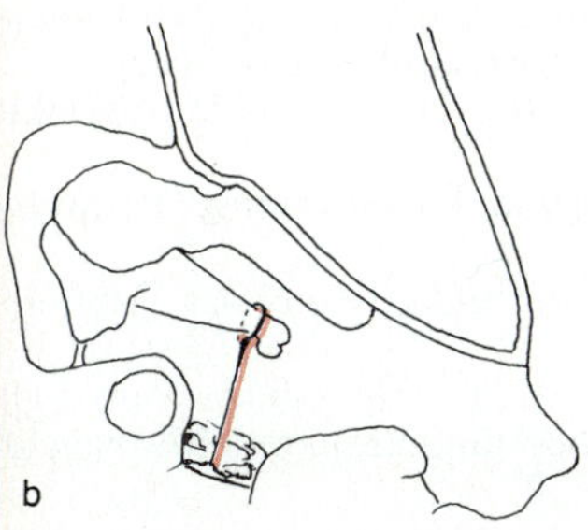

Abb. **34** Fehlende Steigbügelschenkel (**a**). Überbrückung des Defektes mit einer Draht-Bindegewebe-Prothese zwischen Fußplatte und langem Amboßschenkel (**b**) oder: Entnahme des Ambosses, Zuschleifen zu einer stempelähnlichen Columella, Einstellen zwischen Fußplatte und Hammergriff bzw. Trommelfell nach Resektion des Hammerkopfes (**c**). Fehlt der Amboß, kann als Columella auch eine zugeschliffene Keramikprothese oder Knochen aus dem Mastoid verwendet werden

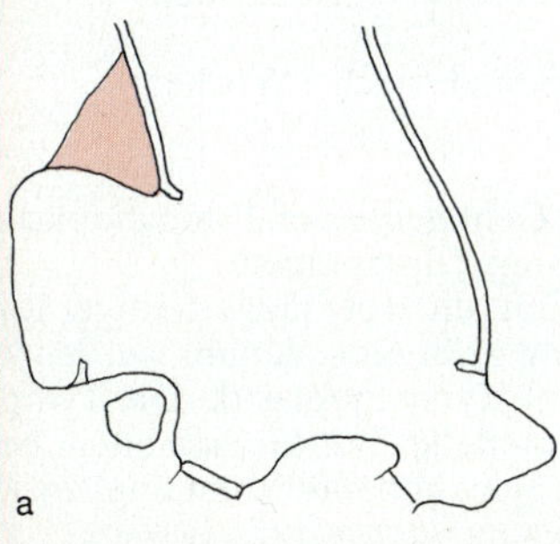

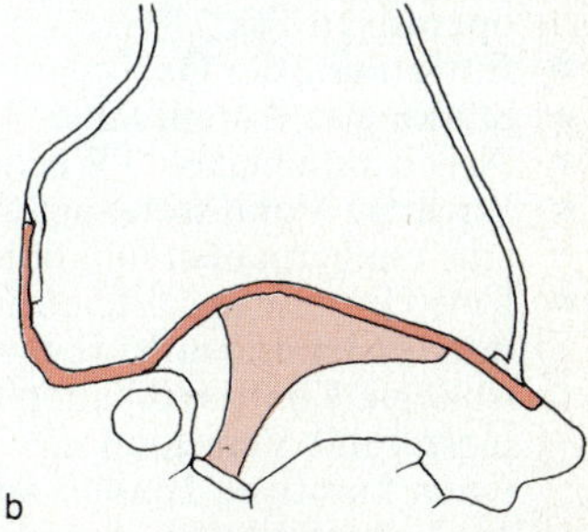

Abb. **35** Sogenannte leere Pauke. Totaler Trommelfelldefekt und fehlende Gehörknöchelchen (**a**). Trommelfellersatzplastik mit Temporalisfaszie, welche in das Epitympanon nach Abtragen der lateralen Kuppelraumwand eingeschlagen wird. Zwischen Fußplatte und neuem Trommelfell wird eine Columella aufgestellt, z. B. ein zugeschliffener, in Cialit konservierter Spenderamboß, autologer Mastoidknochen oder eine zugeschliffene Keramikprothese (**b**)

Tympanoplastik

Anästhesie

- Örtliche Betäubung oder Allgemeinnarkose.

Operative Technik

- Retroaurikulärer oder endauraler Zugang.
- Eröffnen des Mittelohres nach Anlegen eines tympanomeatalen Lappens (S. 354), Auslösen des Anulus fibrosus und Vorklappen des Trommelfelles.
- Entfernung erkrankter oder für eine Rekonstruktion nicht mehr verwendbarer Anteile der Gehörknöchelchenkette und des Trommelfelles.
- Entfernen von Schleimhautpolypen und/oder die Belüftungswege (Kuppelraum, Antrum) störender Schleimhautnarbensegel.
- Falls erforderlich, zusätzlich Antrotomie oder Mastoidektomie (S. 359).
- Einlegen eines Silikonstreifchens vom Promontorium Richtung Tubentrichter.
- Rekonstruktion der Gehörknöchelchenkette und des Trommelfells (Abb. **30–35**).
- Zurückklappen von Trommelfell und tympanomeatalem Lappen, Gehörgangstamponade mit Tetracyclin-getränktem Marbagelan.
- Wundverschluß.

Hinweis

- Antibiotikum.
- Nasentropfen, vorsichtiger Valsalva-Versuch ab dem 3.–5. postoperativen Tag.
- Entfernung der Gehörgangstamponade nach 3 Wochen.
- Stationärer Aufenthalt 5–7 Tage.
- Arbeitsunfähigkeit 3 Wochen.
- Wichtige Voraussetzung für das Gelingen jeder Tympanoplastik ist eine einigermaßen funktionstüchtige Ohrtrompete.
- Eine chronische Mittelohrinfektion, die trotz längerfristiger lokaler oder systemischer Vorbehandlung nicht eingedämmt werden kann, ist keine Kontraindikation für eine Tympanoplastik. Die Tympanoplastik mit Verschluß des Trommelfelles hat für sich allein bereits einen kurativen Einfluß auf die Schleimhauterkrankung sowie auf die Tubenfunktion.

Antrotomie, Mastoidektomie

Indikationen

- Akute, chronische oder rezidivierende Mastoiditis.
- Chronische Otitis media mit röntgenologisch gehemmter Pneumatisation oder getrübten Zellen des Warzenfortsatzes (Ostitis).
- Cholesteatom.
- Zugangsweg z. B. für Fazialisdekompression, Felsenbeinfrakturrevision, Sakkotomie, bei Otoliquorrhoe.

Prinzip

- Antrotomie: Von retroaurikulär weites Aufbohren des eingeengten oder entzündlich verlegten Antrums zur Beseitigung der Pathologie und zur besseren Belüftung des Mastoids.
- Mastoidektomie: Retroaurikuläres Ausbohren aller Knochenzellen des Antrums und Mastoides bei akuten oder chronischen Erkrankungen des Warzenfortsatzes zur Beseitigung des Krankheitsprozesses und zur Erweiterung der lufthaltigen Mittelohrräume.
- Hinweis: Bei Antrotomie und Mastoidektomie bleibt die hintere Gehörgangswand erhalten.

Anästhesie

- Allgemeinnarkose, evtl. Lokalanästhesie.

Operative Technik

- Retroaurikulärer Hautschnitt, Freilegen des Planum mastoideum, Darstellen des knöchernen Gehörgangs.
- Bei Mastoidektomie: Abtragen der Kortikalis zwischen äußerem Gehörgang, Spina Henle, Linea temporalis und Warzenfortsatzspitze.
- Ausbohren sämtlicher ostitisch veränderter Warzenfortsatzzellen, breite Eröffnung des Antrums, bis gute Einsicht in den Kuppelraum möglich.
- Bei Antrotomie gezieltes Auf- und Ausbohren des Antrums streng parallel zum Verlauf des äußeren Gehörganges.
- Bei gleichzeitiger Mittelohrpathologie Tympanoplastik. Bei Minderbelüftung des Mittelohres oder bei Paukenerguß gleichzeitiges Einsetzen eines Paukenröhrchens.

Hinweis

- Antibiotikum nach Abstrichergebnis.
- Frühzeitig „Politzern“ oder Valsalva-Versuch.
- Stationärer Aufenthalt 6–10 Tage.
- Arbeitsunfähigkeit 3 Wochen.

Radikaloperation

Indikationen

- Cholesteatome im Kindesalter.
- Ausgedehnte Cholesteatome im Erwachsenenalter, die destruierend ins Mastoid eindringen.
- Cholesteatome, die unter den N. facialis am Übergang zwischen tympanalem und mastoidalem Verlauf vorwachsen.
- Ausgedehnte Cholesteringranulome: Aggressive, knochendestruierende Schleimhaut-Fremdkörper-Reaktion gegen abgelagerte Cholesterinkristalle (Folge von Schleimhautblutungen).
- Tumoren des Gehörgangs und des Mittelohres.
- Osteomyelitische Veränderungen im Bereich des Felsenbeins (Osteoradionekrose, Otitis externa maligna).
- Cholesteatome bei allen Patienten, bei denen eine kompetente Nachkontrolle nicht garantiert ist (z. B. Patienten aus medizinisch unterversorgten Gebieten).

Prinzip

- Entfernung der hinteren Gehörgangswand und der lateralen Kuppelraumwand, Ausräumen des gesamten Zellsystems des Mastoids. Dadurch Schaffen einer übersichtlichen Kontrollhöhle.

Operative Technik

- Ausbohren sämtlicher erkrankter Anteile des Warzenfortsatzes mit gleichzeitiger Fortnahme der hinteren Gehörgangswand und Abschleifen derselben bis auf die Ebene des Canalis n. facialis. Gegebenenfalls mit Freilegung der Dura der mittleren und hinteren Schädelgrube, des Labyrinthblockes etc. (z. B. bei ausgedehntem Cholesteatom).
- Tympanoplastische Versorgung der Pathologie des Mittelohres (S. 355).
- Freiliegender Knochen der Höhle wird mit Faszie bedeckt, freiliegende Dura wird mit einem Muskelschwenklappen vom M. temporalis bedeckt.
- Primäre Verkleinerung der Radikalhöhle durch einen gestielten Schwenklappen vom M. temporalis.
- Zuschneiden eines Hautlappens aus dem Gehörgangsschlauch und Antamponieren desselben gegen den Muskellappen oder die Faszie.
- Tamponade der resultierenden Höhle mit Tetracyclin-getränktem Marbagelan für 3–4 Wochen.

Modifikation

- Bei umschriebenen Cholesteatomen, welche mit intakter Matrix entfernt werden, kann man nach vorhergehender Mastoidektomie die hintere Gehörgangswand mit einer speziellen Knochensäge (Feldmann-Säge) entfernen und nach Sanierung des pathologischen Prozesses wieder einsetzen.
- Bei guter Pneumatisation des Warzenfortsatzes können kleine, sicher abgrenzbare und übersehbare Cholesteatome oder andere umschriebene pathologische Veränderungen mit der Zwei-Wege-Technik (Erhalten der hinteren Gehörgangswand) entfernt werden.
- Vorteil: Keine langwierige Nachbehandlung erforderlich.
- Die gleichzeitige (nur selten indiziert!) oder zweizeitige Rekonstruktion der hinteren Gehörgangswand ist mit Knorpel und/oder Keramik möglich.

Hinweis

- Antibiotikum, Nasentropfen.
- Valsalva-Versuch ab 3. postoperativen Tag.
- Stationärer Aufenthalt 7–10 Tage.
- Arbeitsunfähigkeit 3–4 Wochen.
- Die ambulante Nachbehandlung nach Radikaloperation kann mehrere Wochen andauern. Verbliebene Schleimhautinseln von ungenügend ausgebohrten Warzenfortsatzzellen sezernieren hartnäckig. Bei mangelnder Pflege dieser feuchten Kammer treten leicht bakteriell- oder pilzbedingte Infektionen auf, die nur durch subtile, häufige Reinigungsprozeduren beherrschbar sind (lokal nach H_2O_2-Reinigung Austouchieren mit Castellani-Lösung, Panotile-Tropfen, antimykotische Lösungen; Fönen).
- Komplikationen: Fazialisparese, Verletzung des horizontalen Bogenganges $< 1\%$.
- Trotz ausgedehnter Radikaloperation ist die Chance eines befriedigenden bis sehr guten Hörresultates bei gleichzeitiger Tympanoplastik sehr gut!

Tympanotomie

Indikationen

- Diagnostisch nicht sicher abgrenzbare, mit Wahrscheinlichkeit korrigierbare pathologische Veränderungen des Mittelohres bei intaktem Trommelfell (posttraumatischer oder postentzündlicher Gehörknöchelchenkettendefekt, Ruptur eines Schneckenfensters, Mißbildung der Gehörknöchelchenkette, zur Diagnose einer Mittelohrneoplasie).

Prinzip

- Endaurales Vorklappen des Trommelfelles und Abklärung der Mittelohrpathologie, wenn möglich mit gleichzeitiger (tympanoplastischer) Korrektur oder Biopsie.

Operative Technik

- Endauraler Schnitt, Anlegen eines hinteren tympanomeatalen Lappens, Auslösen des Anulus fibrosus, Vorklappen des Trommelfelles.
- Bei postentzündlichem oder traumatischem Kettendefekt Korrektur mit Transposition des Amboß (evtl. auch Hammerkopf oder Keramikprothese), Aufsetzen auf Fußplatte oder Steigbügelkopf, Antamponieren des Trommelfelles.
- Bei Ruptur eines Schneckenfensters (Differentialdiagnose bei Hörsturz). Exploration des runden und ovalen Fensters, Deckung der Fistel mit Faszie, Verkleben mit Fibrinkleber.
- Bei Mißbildungen: Sofern der Steigbügel oder die isolierte Fußplatte beweglich und der Reflex der runden Fenstermembran vorhanden, Aufbau einer neuen Columella (z. B. mit Hilfe vorhandener, mißgebildeter Gehörknöchelchen, welche entsprechend zugeschliffen werden). Wenn ein Fenster knöchern obliteriert ist, evtl. Anlegen eines neuen Schneckenfensters im Bereich des Promontoriums.
- Wenn Stapesfixation (Otosklerose), dann Stapesplastik (S. 363).
- Falls Neoplasie erkennbar: Biopsie, histologische Abklärung und erneute Therapieplanung.

Hinweis

- Nachbehandlung wie Tympanoplastik (S. 358).
- Stationärer Aufenthalt: 5–8 Tage.
- Arbeitsunfähigkeit: 3 Wochen.

Indikationen

- Otosklerose, Steigbügelfixation bei Mißbildung.

Prinzip

- Es darf sich nicht um das letzte hörende Ohr handeln!
- Ersatz des fixierten Steigbügels durch eine Stahldraht-Bindegewebe-Prothese (Stapedektomie, Abb. **36**) oder eine Draht-Teflon-Prothese (Stapedotomie, Abb. **37**).

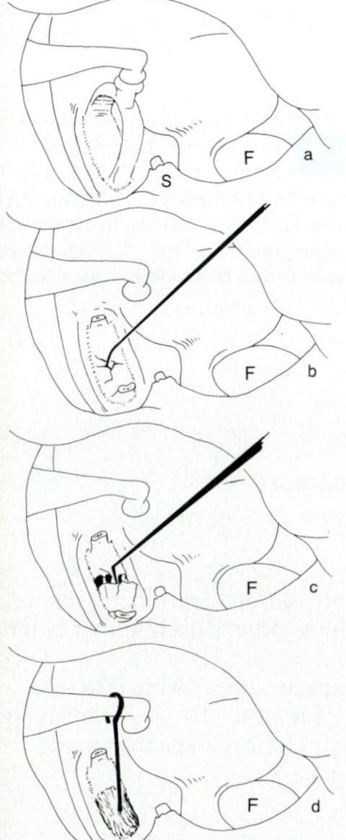

Abb. **36** Stapedektomie (nach Schuknecht-Plester)

- **a** Steigbügel in situ, Stapediussehne bereits durchtrennt (S), rundes Fenster (F)
- **b** Steigbügelschenkel sind entnommen, die Fußplatte wird mit einer Nadel frakturiert
- **c** Entnahme der hinteren Fußplattenhälfte
- **d** Zustand nach Einsetzen der selbstgefertigten Draht-Bindegewebe-Prothese und Fixation am distalen Ende des langen Amboßschenkels

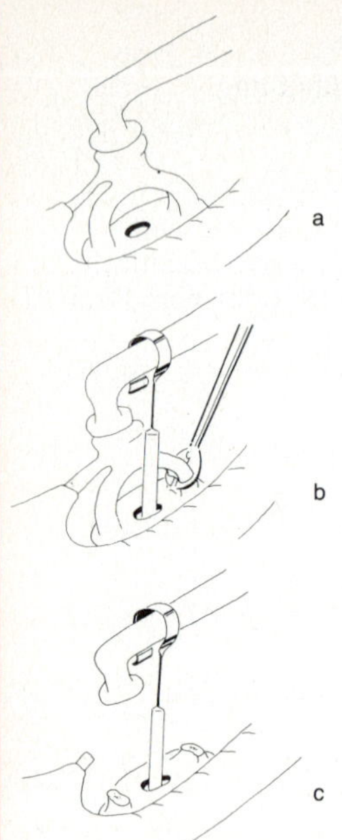

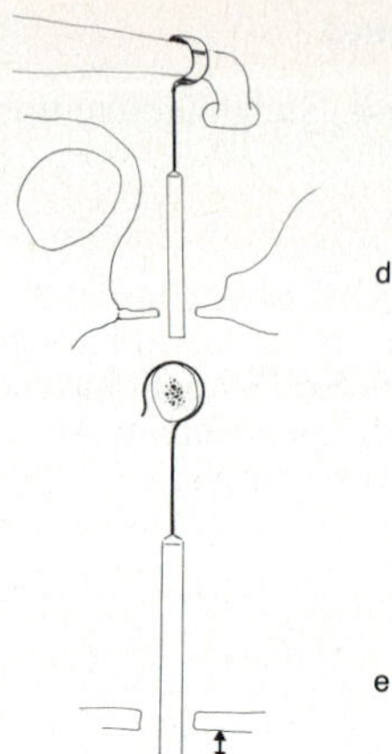

Abb. **37** Stapedotomie (nach Fisch)
a Fußplatte wird zentral perforiert. **b** Einführen der Draht-Teflon-Prothese, Durchtrennen von Steigbügelschenkel, Stapediussehne und Amboß-, Steigbügel-Gelenk. Vorteil: Geringste Traumatisierung des Innenohres. **c–e** Prothese in situ

Anästhesie

- Lokalanästhesie oder Allgemeinnarkose.

Operative Technik

- Beginn wie Tympanotomie. Dann Anfertigen einer entsprechend langen Bindegewebs-Draht-Prothese oder Zuschneiden einer fertigen Draht-Teflon-Prothese.
- Stapedektomie (Abb. **36a–d**), Stapedotomie (Abb. **37a–e**).
- Abdichten der Prothese mit kleinen Bindegewebsläppchen, Zurückklappen des Trommelfelles, Gehörgangstamponade.

Hinweis

- Bettruhe, liquorgängiges Antibiotikum, Schneuzverbot.
- Stationärer Aufenthalt: 5–7 Tage, Arbeitsunfähigkeit: 3 Wochen.
- Komplikationen: Anhaltender Schwindel oder Ertaubung $\leqq 1\%$.

Indikationen

- Doppelseitige Mißbildung von Ohrmuschel, Gehörgang und Mittelohr bei intaktem Innenohr und guter Pneumatisation.
- Bei einseitiger Ohrmißbildung (intaktes Gegenohr!) nur Rekonstruktion der Ohrmuschel anstreben, da funktioneller Erfolg einer Gehörgang-Mittelohr-Rekonstruktion $\approx 50\%$.

Prinzip

- Anlegen von Gehörgang, Trommelfell und Schalleitungskette.
- Evtl. gleichzeitig Beginn mit Ohrmuschelrekonstruktion.

Anästhesie

- Allgemeinnarkose.

Operative Technik

- Erweiterte Antrotomie, Identifizierung der Bogengänge, evtl eines Amboß.
- Anlegen eines Bohrloches vor der imaginären hinteren Gehörgangswand und Aufsuchen der Atresieplatte.
- Aufbohren der Atresieplatte, Aufsuchen der meist rudimentären Gehörknöchelchen sowie der Schneckenfenster, Prüfung der Beweglichkeit der Fußplatte und des runden Fensterreflexes.
- Entfernung der rudimentären Gehörknöchelchen.
- Anfertigen einer Columella zwischen beweglicher Fußplatte und zukünftiger Trommelfellebene (Tympanoplastik, S. 355).
- Entnahme von Faszie des M. temporalis oder Fascia lata vom Oberschenkel, Einsetzen in Limbusebene mit Columellakontakt und Antamponieren an Gehörgang. Bedecken mit Spalthaut.
- Anlegen von Hautverschiebelappen zur Auskleidung des neu gebohrten Gehörgangs oder Bedecken mit Spalthaut.
- Austamponieren des Gehörganges für 4–6 Wochen.

Hinweis

- Antibiotikum, Nasentropfen, Schneuzverbot.
- Dauer des stationären Aufenthaltes: 10–14 Tage.
- Korrigierende Nachoperationen häufig erforderlich.
- Zeitpunkt: Bei beidseitigen Mißbildungen einseitige Rekonstruktion vor der Einschulung (bessere Voraussetzungen für optimale Hörgeräteanpassung).
- Operation der Gegenseite um das 10. Lebensjahr.

Morbus Ménière: Operative Behandlungsmethoden

Indikationen

- Einseitiger, invalidisierender, mit konservativer Therapie nicht beherrschbarer Morbus Ménière.

Prinzipien

- Gezielte Ausschaltung eines erkrankten Gleichgewichtsorgans (Gentamycin, Neurektomie) oder
- Druckentlastung der hydropischen Endolymphräume (Sakkotomie, Kochleosakkulotomie) oder
- Destruktion des Innenohres (Labyrinthektomie).

Anästhesie

- Lokalanästhesie oder Allgemeinnarkose.

Operative Techniken

Gentamycin-Ausschaltung des Gleichgewichtsorgans:

- Einsetzen eines Paukenröhrchens in das Trommelfell über das runde Fenster.
- Injektion von 0,1 ml (4 mg) Gentamycin-Sulfat 6stündlich, bis Ausfallnystagmus (Frenzel-Brille) oder Übelkeit eintritt. Tägliche Hörprüfung!

Transtemporale Neurektomie des N. vestibularis:

- Kraniotomie über dem äußeren Gehörgang, Loslösen der Dura vom Boden der mittleren Schädelgrube.
- Identifizieren von A. meningea media, Eminentia arcuata, N. petrosus superficialis major, Hiatus facialis.
- Aufbohren des inneren Gehörgangs, Identifizierung und Resektion eines Anteiles des N. vestibularis.
- Schließen des inneren Gehörganges mit Muskelgewebe. Einsetzen des Knochendeckels in den Kraniotomiedefekt. Wundverschluß.

Sakkotomie:

- Mastoidektomie, Darstellen (blue line) des lateralen und posterioren Bogenganges sowie des Sinus sigmoideus.
- Ausdünnen des Knochens in der imaginären Verlängerung des lateralen Bogenganges in Richtung Sinusschale bis der weißliche Saccus endolymphaticus (Duraduplikatur) freiliegt.
- Schlitzförmiges Eröffnen des Sakkuslumens und Einlegen eines Silikonstreifchens zur „Drainage“ ins Mastoid.

Kochleosakkulotomie:

- Tympanotomie, Identifizierung des runden Fensters, Abschleifen seines Überhanges.
- Einführen eines 90°-gewinkelten 5-mm-Häkchens durch das Zentrum der runden Fenstermembran Richtung Zentrum der Fußplatte (Schaffen einer Fistel zwischen Endolymphraum des Sacculus und Perilymphraum der Scala tympani).
- Abdecken des runden Fensters mit Bindegewebe.

Labyrinthektomie:

- Tympanotomie (S. 362), Entnahme des Steigbügels, weites Aufbohren des Vestibulums zwischen ovalem und rundem Fenster.
- Mit einem Häkchen werden sämtliche erreichbaren Weichteile des Labyrinths auskürettiert.
- Austamponieren des Schneckenvorhofes mit Gentamycin-getränkten Gelittastückchen und Abdecken mit Bindegewebe.

Prognose

- Besserung der Beschwerden durch *Gentamycin* lokal: Schwindel 95%, Hörvermögen 10%, Tinnitus 90%, Druckgefühl 100% (Lange, Pfaltz).
- Besserung der Beschwerden durch *transtemporale Neurektomie:* Schwindel 90%, Hörvermögen 5%, Tinnitus 40%, Druckgefühl 50% (Fisch, Helms).
- Besserung der Beschwerden durch *Sakkotomie:* Schwindel 40–60%, Hörvermögen 5%, Tinnitus 20%, Druckgefühl 25% (Fisch).
- Besserung der Beschwerden durch *Kochleosakkulotomie:* Schwindel 80%, Hörvermögen 0%, Tinnitus 80%, Druckgefühl 80% (Schuknecht).
- Besserung der Beschwerden durch *Labyrinthektomie:* Schwindel 90%, immer Ertaubung, Tinnitus 75%, Druckgefühl 80% (Fisch).
- Zum Vergleich: Besserung durch Spontanverlauf ohne jegliche Therapie (allerdings erst nach 5 Jahren): Schwindel 93%, Hörvermögen 15% (Michel).

Hinweis

- Stationärer Aufenthalt ca. 1–2 Wochen.
- Liquorgängiges Antibiotikum.
- Arbeitsunfähigkeit: Abhängig vom Operationserfolg. Bei älteren Menschen zentrale Kompensation oft langwierig!

Fazialisdekompression

Indikationen

- Traumatische Sofortlähmung des N. facialis (z. B. Pyramidenfrakturen, iatrogene Verletzungen).
- Posttraumatische Spätparese ohne Regenerationszeichen.
- Evtl. idiopathische (Bellsche) Fazialislähmung bei Nervendegeneration >90% (Fisch).

Prinzip

- Bei erhaltener Kontinuität knöcherne Dekompression des Nervs.
- End-zu-End-Naht oder Interposition eines freien Nerventransplantats (z. B. vom N. auricularis magnus, N. suralis) bei unterbrochener Kontinuität. N.-hypoglossus-Anastomose bei bleibender Parese (Einzelheiten S. 432).

Operative Technik

- Beispiel: Intratemporale Verletzung:
- Mastoidektomie mit Erweiterung des Kuppelraumes, Aufsuchen der Fraktur im tympanalen oder mastoidalen Verlauf, Entfernen von Knochensplittern und Aufbohren des Fazialiskanals 1 cm proximal und distal der Frakturlinie.
- Wenn Kontinuität unterbrochen, dann Anfrischen der Nervenenden, Interposition eines freien Nerventransplantates (z. B. N. auricularis magnus), Perineuriumnaht mit 6/0-Nähten.
- Abdecken freiliegender Nervenanteile mit Antibiotika- und Kortison-getränktem Gelitta.

Hinweis

- Bei Nervenläsion im inneren Gehörgang evtl. transtemporaler Zugang (S. 366) und Nerveninterposition.
- Bei extratemporaler Nervendurchtrennung Aufsuchen des Stammes des N. facialis und seiner peripheren Stümpfe, Interposition eines freien Nerventransplantates (N. suralis).
- Bei Dekompression volle Restitution möglich.
- Bei Interposition oder Fremdanastomose Massenbewegungen (Synkinesien) zu erwarten.

Otochirurgische Entfernung eines Akustikusneurinoms

Indikationen

- Jeder Tumor bei operablen Patienten.

Prinzip

- Tumoren im Verlauf des inneren Gehörganges (intrakanalikulär): Transtemporaler Zugangsweg (Prinzip s. S. 366).
- Kleinere extrakanalikuläre Tumoren (Kleinhirnbrückenwinkeltumoren) ohne verwertbares Hörvermögen: Translabyrinthärer Zugang.
- Bei großen Kleinhirnbrückenwinkeltumoren mit oder ohne verwertbarem Hörvermögen: Gemeinsamer otochirurgisch-neurochirurgischer retrosigmoidaler Zugang (von okzipital).

Anästhesie

- Allgemeinnarkose.

Operative Technik

- *Beispiel: Translabyrinthärer Zugang:*
- Ausgedehnte Mastoidektomie, Darstellen des Fazialisverlaufes, Ausbohren der Bogengänge und des Vestibulums.
- Identifizierung des N. vestibularis superior und des Eintritts des N. facialis in den inneren Gehörgang.
- Abschleifen der Hinterwand des inneren Gehörgangs, Ablösen der dem Tumor anhängenden Nerven und Gefäßstrukturen, Eröffnen der Tumorkapsel und Auslösen des Inhaltes.
- Wenn möglich Absetzen der Tumorkapsel.
- Austamponieren des Knochendefektes mit Muskelgewebe.
- Redon-Drainage, schichtweiser Wundverschluß.

Hinweis und Prognose

- Liquorgängiges Antibiotikum, stationärer Aufenthalt 14 Tage.
- Arbeitsunfähigkeit abhängig vom postoperativen Verlauf.
- Ausfälle bzw. Komplikationen: Fazialisparese, Taubheit, Schwindel, eingeschränkte Funktion der Hirnnerven IX und X, Liquorfistel, Meningitis, zerebelläre Ataxie.
- In der Regel gute Prognose. Rezidive möglich.
- Bei inoperablen Patienten palliatives Anlegen einer Spitz-Holter-Drainage zur Entlastung der Liquordruckzunahme.

Cochlear-Implant-Operation

Indikationen

- *Nutzlosigkeit* konventioneller Hörgeräteversorgung.
- Postlingual *beidseitig* ertaubte Jugendliche mit positiven Resultaten im Promontorialtest (S. 11), mindestens durchschnittlichem Intelligenzgrad, Rehabilitationswillen und guter Fähigkeit zum Mundablesen.
- Beidseitig ertaubte Erwachsene, deren postlinguale Ertaubungsursache nicht länger als 15 Jahre zurückliegt, z. B. toxische, entzündungsbedingte oder posttraumatische beidseitige Ertaubung. Gute Mundablesefähigkeit.

Prinzip

- Implantation einer Reizelektrode an das runde Fenster (extrakochleär, einkanalig) oder mehrerer Elektroden in die Hörschnecke (intrakochleär). Die Elektroden stehen mit einer Empfängerspule in Verbindung, die retroaurikulär unter der Haut fixiert liegt. Über ein Mikrophon werden akustische Signale zu einem Sprachprozessor geleitet, in frequenz- und lautstärkenspezifische elektrische Signale umgewandelt, die wiederum mittels eines Senders an die subkutane Empfängerspule übertragen werden (Magnetkontakt). Von der Empfängerspule werden die elektrischen Signale dekodiert auf die am oder im Innenohr liegende(n) Elektrode(n) weitergegeben (Abb. **38**). Im Innenohr werden die noch vitalen Nervenstrukturen (Spiralganglion, Hörnerv) elektrisch angeregt. Bei den einkanaligen extrakochleären Geräten durch Wechsel der Intensität und Größe des den Hörnerv erreichenden elektrischen Feldes. Bei den mehrkanaligen intrakochleären Systemen durch gleichzeitige oder wechselnde Reizung unterschiedlicher (tonotoper) Areale des Hörnervs (Kochleaspitze tiefe Frequenzen, Kochleabasis hohe Frequenzen).

Anästhesie

- Allgemeinnarkose.

Operative Technik

- Retroaurikulärer Schnitt durch Haut, Muskulatur und Periost, Darstellen der okzipitalen und mastoidalen Kortikalis. Mastoidektomie (S. 359), Aufbohren des Recessus facialis und Exposition des runden Fensters.
- Ausbohren eines Knochenbettes am Rande der Mastoidektomiehöhle zur Fixation der Empfängerspule.
- *Elektrodenimplantation: z. B. Mehrkanal-Typ „Nucleus"*: Eröffnen des runden Fensters, Einführen der Elektrode in die Schnek-

kenwindungen, Abdichten des runden Fensters mit Bindegewebsläppchen und Fibrinkleber. *Einkanal-Typ „Vienna"*: Anlegen der Reizelektrode ans runde Fenster, Umfüttern mit Bindegewebe.

- Verankern der Referenzelektrode im Antrum, Wundverschluß.

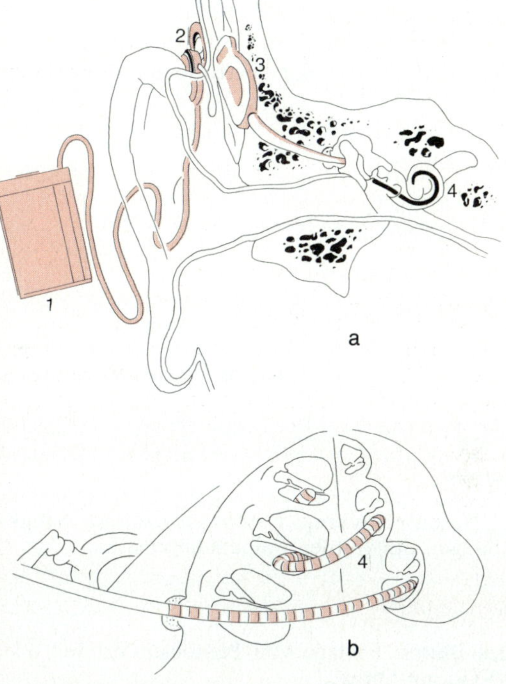

Abb. **38 a** und **b** Mehrkanalsystem „Nucleus"
1 Sprachprozessor
2 Ohrmikrophon und Sender
3 Implantierter Empfänger mit Stimulator
4 Intrakochleäre Elektrode

Hinweis

- Nachbehandlung und stationärer Aufenthalt wie Tympanoplastik (S. 358).
- 4 Wochen nach Implantation Justieren des Systems und Beginn mit speziellem Hörtraining.
- *Cochlear-Implant-Operation bei Kindern:* Theoretisch möglichst früh, um auditive Deprivationen zu verhindern. *Sicherer* Nachweis einer Hörrestigkeit bzw. Taubheit beim Kind aber *problematisch;* entsprechend schwierig auch die Einstellung des Sprachprozessors.

Nasentamponade

Indikation

- Nasenbluten jeglicher Ursache, das nicht lokal durch Verätzung (Silbernitrat, Chromsäureperlen) oder Koagulation mit der bipolaren Koagulationspinzette gestillt werden kann.

Prinzip

- Gezieltes Austamponieren der betroffenen Nasenhaupthöhle (Abb. **39**).

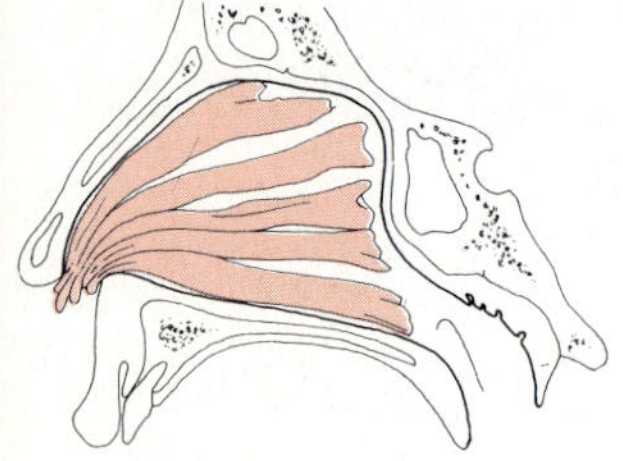

Abb. **39** Vordere Nasentamponade

Instrumentarium

- Lichtquelle, Nasenspekulum, Bajonettpinzetten, Saugkatheter oder starrer Sauger, Spitztupfer, Salbentamponade.

Anästhesie

- Absaugen des Blutes, Einlage von Pantocain-Streifen oder Aussprühen mit Xylocain-Spray.

Operative Technik

- Nach Absaugen von Blut und Oberflächenanästhesie S-förmige geschichtete Tamponade der gesamten Nasenhaupthöhle mit fortlaufender, gesalbter Jodoformtamponade oder schichtweises Hochtamponieren von fettsalbengetränkten Spitztupfern (Abb. 39).
- Evtl. Tamponade der Gegenseite (Gegendruck).
- Fixation (Naht) der Tamponaden vor dem Nasensteg (Aspiration!).

Hinweis

- Detamponade nach 2–3 Tagen, antibiotische Abdeckung.

Indikationen

- Trotz korrekter vorderer Nasentamponade (S. 372) nicht beherrschbares Nasenbluten.
- Blutungen spontan, postoperativ oder posttraumatisch aus dem Nasopharynx (z. B. nach Adenotomie).

Prinzip

- Hermetischer Verschluß der Nasenhaupthöhlen und des Nasopharynx durch Tamponade (Abb. **40**).

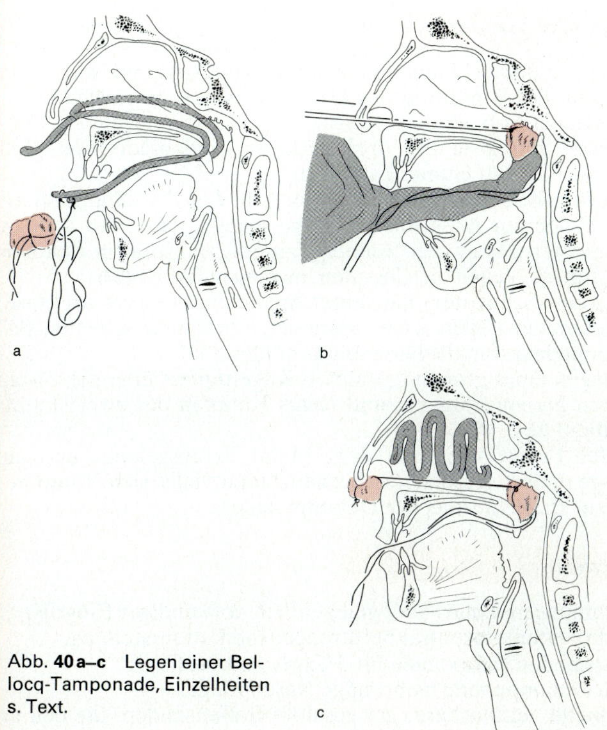

Abb. **40 a–c** Legen einer Bellocq-Tamponade, Einzelheiten s. Text.

Bellocq-Tamponade

Anästhesie

- Bei Erwachsenen in Oberflächenanästhesie (Xylocain-Spray 1%ig), bei Kindern in Intubationsnarkose. Immer Prämedikation mit Atropin und Valium!

Instrumentarium

- Vorgefertigter, fadenarmierter Bellocq-Tampon, mit Aureomycin-Salbe getränkt. 2 Gummikatheter. Gesalbte Jodoformtamponade. Xylocain-Spray. Ansonsten wie Nasentamponade S. 372.

Operative Technik

- Absaugen und Schleimhautanästhesie von Nase und Nasopharynx.
- Transnasales Einführen der Gummikatheter, Herausführen durch den Mund (Abb. **40a**).
- Fixieren von zwei der drei kräftigen Seidenfäden des Bellocq-Tampons an den Gummikathetern.
- Zurückziehen der Gummikatheter mit den daranhängenden Bellocq-Fäden zur Nase heraus (linke Hand), dabei mit dem Finger der rechten Hand den Bellocq-Tampon transoral in den Epipharynx führen, gegen die Choanen anpressen (Abb. **40b**).
- Assistent (Schwester) hält unter Spannung die zwei zur Nase herausgeleiteten Fäden leicht gespreizt, Operateur schichtet Salbentamponade fest in die Nasenhaupthöhlen.
- Auflegen eines großen, gesalbten Kugeltupfers über die austamponierten Nasenöffnungen und festes Knüpfen der zwei Haltefäden darüber (Abb. **40c**).
- Dritter Faden kann aus dem Mund herausgeleitet und an der Wange fixiert werden (Sicherheitsfaden, falls sich Tampon löst, und zur Erleichterung der Detamponade).

Hinweis

- Sehr unangenehmer, aber gelegentlich notwendiger Eingriff.
- Erythrozytenkonzentrat bei strenger Indikationsstellung.
- Belassen der Tamponade für 3 Tage, Antibiotikum.
- Nach Detamponade mehrtägige Nasenpflege.
- Käufliche, aufblasbare, gut gesalbte Ballonsonden, die den anatomischen Konturen der Nasenhaupthöhle oder des Nasopharynx angepaßt sind, können alternativ verwendet werden.
- Stationärer Aufenthalt und Arbeitsunfähigkeit abhängig von Grunderkrankung.

Unterbindung der Arteria maxillaris interna

Indikationen

- Durch verschiedene Tamponademaßnahmen nicht beherrschbare Blutung aus dem Versorgungsgebiet der A. maxillaris (A. sphenopalatina: Septum im gesamten Vomerabschnitt, laterale Nasenwand mit unterer und mittlerer Muschel, Nasenboden).

Prinzip

- Unterbinden, Abklemmen (Silberclips) oder bipolares Verkautern der A. maxillaris interna.

Anästhesie

- Allgemeinnarkose.

Operative Technik

- Osteoplastische Eröffnung der Kieferhöhle (S. 390).
- Aufbohren eines fingernagelgroßen Fensters im Bereich der dorsalen Kieferhöhlenwand.
- Stumpfes Aufspreizen des Fettbindegewebes in horizontaler Verlaufsrichtung des Gefäßes und Identifikation der Arterie.
- Ligatur der Arterie oder Anbringen eines Gefäßclips oder gezielte Verkauterung mit der bipolaren Koagulationspinzette. Endonasale Kontrolle, ob Blutung steht.
- Anlegen eines Fensters zum unteren Nasengang (S. 389).
- Osteoplastischer Verschluß der Kieferhöhle.
- Evtl. noch zusätzliche Nasentamponade (S. 372).

Hinweis

- Die A. maxillaris ist gelegentlich schwer darstellbar oder zu unterbinden. In diesem Fall Unterbindung der A. carotis externa oberhalb des Abganges der A. lingualis.
- Antibiotikum.
- Erythrozytenkonzentrat bei strenger Indikationsstellung.
- Mit dem Eingriff sollte nicht allzu lange gewartet werden, da meist alte Menschen, deren Allgemeinzustand infolge der Blutung reduziert ist, betroffen sind.
- Stationärer Aufenthalt ca. 1 Woche.
- Arbeitsunfähigkeit 2–3 Wochen.

Unterbindung der Ethmoidalarterien

Indikationen

- Durch Tamponademaßnahmen nicht beherrschbare Blutung aus dem Versorgungsgebiet der A. ethmoidalis (anteriorer und posteriorer kranialer Septumanteil, laterale Nasenwand im Bereich des Agger nasi, Kopf der unteren und mittleren Muschel, obere Muschel).

Prinzip

- Unterbindung der Ethmoidalarterien paranasal in der Orbita oder im Siebbeinlabyrinth.

Anästhesie

- Allgemeinnarkose.

Operative Technik

- Bogenförmiger Schnitt bis auf den Knochen um den medialen Augenwinkel herum.
- Abschieben der Periorbita von der medialen knöchernen Orbitawand.
- In 1,5 cm Tiefe, im Bereich des medialen unteren Quadranten der knöchernen Orbitawand Aufsuchen der A. ethmoidalis anterior.
- Doppelte Ligatur der Arterie oder Koagulation an mehreren Stellen.
- Nach Ligatur Entfernung der bis dahin liegenden Nasentamponade zur Kontrolle, ob die Blutung steht. Wenn dies nicht der Fall ist, dann
- Unterbindung der A. ethmoidalis posterior über den gleichen Zugangsweg durch Fortnahme der Lamina papyracea und Eröffnung des Siebbeins. Die Arterie zieht frei durch das Siebbeinlabyrinth.

Hinweis

- Wenn die Blutung steht, Pflege der Nasenschleimhäute (Inhalationen, Aussalben mit weicher Nasensalbe).
- Antibiotikum
- Erythrozytenkonzentrat bei strenger Indikationsstellung.
- Dauer des stationären Aufenthaltes und der Arbeitsfähigkeit abhängig vom Allgemeinzustand.

Dermoplastik bei Nasenbluten

Indikationen

- Chronisch rezidivierendes, lokal nicht stillbares Nasenbluten infolge teleangiektatischer Blutgefäßknäuel im vorderen bis mittleren Septumabschnitt, Nasenboden, laterale Nasenwand, z. B. bei Morbus Osler-Rendu-Weber.

Prinzip

- Resektion der betroffenen Schleimhaut und Ersatz durch Spalthautlappen oder durch freies Mundschleimhauttransplantat.

Anästhesie

- Intubationsnarkose.

Operative Technik

- Nasolabiale Inzision und Aufklappen des Nasenflügels.
- Bei weit nach dorsal reichenden teleangiektatischen Schleimhautveränderungen Erweiterung des Zuganges über eine laterale Rhinotomie (S. 386).
- Umschneiden und Entfernen der befallenen Schleimhaut am Septum und Nasenboden unter Schonung von Perichondrium und Periost oder Auskürettieren der betroffenen Region.
- Entnahme eines ausreichend großen Spalthautlappens von retroaurikulär oder eines Schleimhautlappens der inneren Wange.
- Exaktes Einpassen des Transplantates in den Defekt.
- Anlegen von Situationsnähten (Vereinigung mit gesunder Schleimhaut).
- Unterspritzen des Transplantats mit Fibrinkleber und gezielte, nicht zu feste Nasentamponade für 4–6 Tage.

Hinweis

- Antibiotikum.
- Erythrozytenkonzentrat bei strenger Indikationsstellung.
- Entfernung der Tamponade nach 4–6 Tagen.
- Stationärer Aufenthalt 7 Tage, Arbeitsunfähigkeit 2 Wochen.
- Bei ausgedehnter Dermoplastik wegen nachfolgend eintretender Krustenbildung ständige Pflege mit weicher Nasensalbe erforderlich.

Unterbindung der Vena angularis

Indikationen

- Thrombophlebitis der V. angularis als Folge von phlegmonösen Entzündungen im Bereich der äußeren Nase und der Oberlippe (S. 122, 178).

Prinzip

- Unterbrechung der Blutverbindung V. angularis-Orbitavenen-Sinus cavernosus zur Vermeidung der lebensgefährlichen Sinus-cavernosus-Thrombose (Abb. **41**).

Anästhesie

- Örtliche Betäubung oder Allgemeinnarkose.

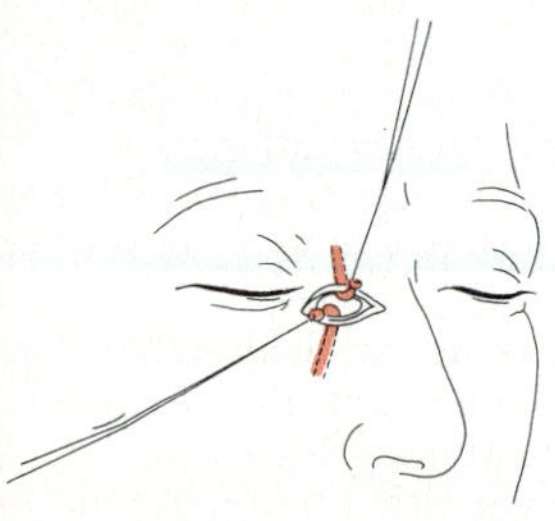

Abb. **41** Unterbindung der V. angularis

Operative Technik

- 1 cm langer, horizontaler Schnitt durch die Haut des lateralen Nasenrückenabhanges in Höhe des medialen Augenwinkels.
- Stumpfes Freipräparieren der V. angularis.
- Durchtrennung zwischen zwei Ligaturen, wenn Vene unauffällig. Wenn Vene thrombophlebitisch verändert (grau-weißlich), Präparation des Gefäßes in die Orbita, bis sich gesunde Venenstruktur darstellt. An dieser Stelle dann Unterbindung.
- Schichtweiser Wundverschluß.

Hinweis

- Bei dringendem Verdacht auf Thrombose des Sinus cavernosus Schlitzung der Periorbita bis in den dorsalen Orbitatrichter, Aufspreizen des periorbitalen Gewebes (cave M. rectus medialis!), um die thrombosierten Venen zu entlasten.
- Höchstdosierte antibiotische und fibrinolytische Therapie.
- Stationärer Aufenthalt in der Regel 7–10 Tage.
- Arbeitsunfähigkeit abhängig vom Krankheitsverlauf.

Reposition von Nasenbeinfrakturen

Indikationen

- Jede offene oder geschlossene Nasenbeinfraktur mit Dislokation und/oder Impression der Fragmente.

Prinzip

- Reposition der Fragmente mit innerer (Tamponade) und äußerer Schienung (Gips).
- *Sofortversorgung:* offene innere und äußere Frakturen, Abriß des Kopfes der unteren Muscheln.
- *Aufgeschobene Versorgung:* Geschlossene Frakturen mit starken Weichteilhämatomen oder Ödemen. Zunächst abschwellende Behandlung (kühlende Umschläge, Traumanase forte, Voltaren, abschwellende Nasentropfen), Reposition nach 3–6 Tagen.
- *Spätversorgung:* Frakturen, die älter als 2 Wochen sind, sollten frühestens nach 3 Monaten entsprechend den Prinzipien der Septorhinoplastik behandelt werden.

Anästhesie

- Allgemeinnarkose oder Leitungsanästhesie.

Operative Technik

- *Geschlossene Frakturen:*
- Einführen eines geraden, abgerundeten Redressementinstruments (Elevatorium) in die Nasenhaupthöhle auf der imprimierten Seite unter Sicht.
- Anheben des Nasengerüstes bei gleichzeitiger digitaler Modellierung von außen, bis Nasengerüst symmetrisch und Nasenrücken gerade erscheint (Abb. **42**).
- Geschichtete Salbentamponade zur Stütze des Nasengerüstes.
- Äußerer modellierender Nasengips oder käufliche Aluminiumschiene (Denversplint).

- *Offene Frakturen:*
- Wundrevision mit Entfernung kleiner Knochensplitter und kosmetisch sauberer Wundversorgung. Danach Reposition des Nasengerüstes wie oben angeführt, evtl. Verzicht auf Nasengips. Adaptationsnähte eingerissener vorderer Muschelanteile.
- Bei ausgedehnter Zertrümmerung Reposition und osteosynthetische Fixation (Draht, Miniosteosyntheseplatte) mit anschließendem Wundverschluß.

Hinweis

- Bei Septumfrakturen mit oder ohne Schleimhauteinrissen Schienung mit Silikonsplints, welche transseptal fixiert werden.
- Bei Septumhämatom oder -abszeß: Inzision und Drainage (Gummilasche).
- Antibiotikum. Antiphlogistikum.
- Tetanusprophylaxe bei offenen Frakturen.
- Detamponade nach 3 Tagen, Entfernung der Silikonsplints nach 10 Tagen, Nachbehandlung der Nasenschleimhäute mit abschwellenden Nasentropfen und weicher Nasensalbe.
- Entfernung des Denversplints oder des Gipses nach 8–10 Tagen.
- Bei geschlossenen Nasenbeinfrakturen ambulante Versorgung, Arbeitsunfähigkeit 1 Woche.
- Stationärer Aufenthalt bei komplizierten, offenen Nasenfrakturen ca. 1 Woche, Arbeitsunfähigkeit 14 Tage.

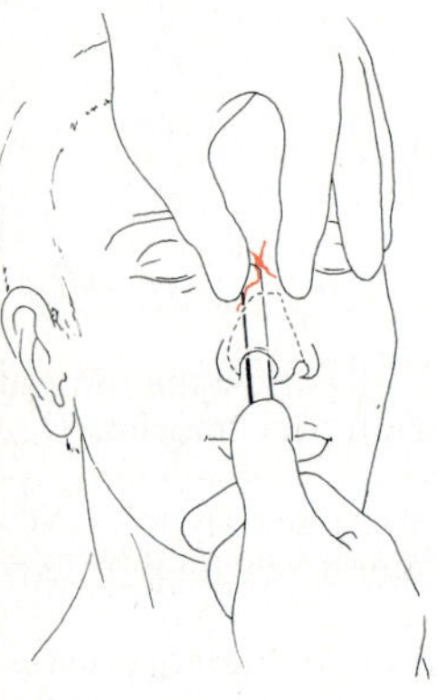

Abb. **42** Manuell-instrumentelle Reposition einer Nasenbeinfraktur

Indikationen

- Jede Septumdeviation, die zu subjektiven Beschwerden (z. B. Nasenatmungsbehinderung, Tension headache) oder funktioneller Beeinträchtigung (z. B. rezidivierende Sinusitis, Tubenfunktionsstörung) führt.
- Rezidivierendes Nasenbluten, wenn übersichtliche Blutstillung durch Tamponade wegen Septumdeviation nicht möglich ist.
- Knorpelige Schief- oder Sattelnase.
- Schnarchen wegen behinderter Nasenatmung.

Prinzip

- Selektive Entfernung (Materialüberschuß) oder Mobilisierung und Begradigung von verbogenen Anteilen des knorpeligen und/oder knöchernen Septums (Abb. **43**).

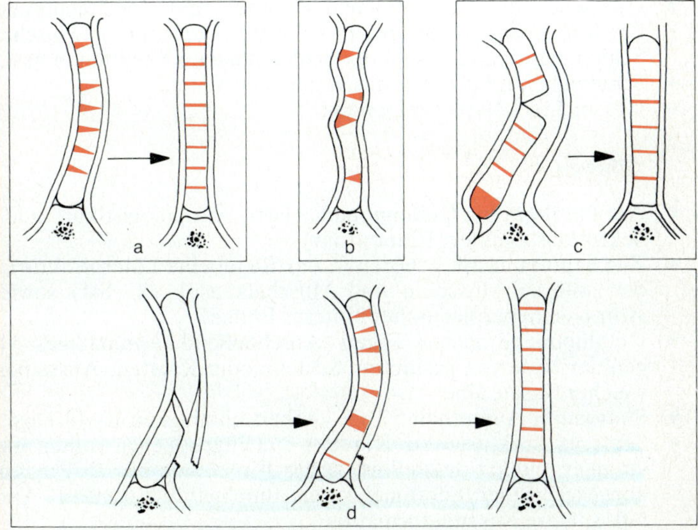

Abb. **43 a, b, c, d** Prinzipien der Septumbegradigung: Mobilisation bzw. Entfernen von überschüssigem Material

Anästhesie

- Lokalanästhesie (z. B. Lidocain 0,5% c. Adrenalin) oder Allgemeinnarkose.

Operative Technik

- Vertikaler Schleimhautschnitt auf der konvexen Seite der Deviation, 3–5 mm dorsal der Vorderkante des Septumknorpels (= Hemitransfixionsschnitt).
- Darstellen der Septumvorderkante, subperichondriales bzw. -osteales Loslösen der Schleimhaut auf beiden Seiten über die deviierten Bereiche hinaus.
- Durchtrennung der Verbindung zwischen knorpeligem und knöchernem Septum.
- Frakturierung der stark deviierenden Anteile von Vomer und Lamina perpendicularis und Entnahme des überschüssigen Knochenmaterials. Entfernung von Bodenleisten.
- Keilförmige oder ovaläre Knorpelexzisionen im Deviationsbereich des knorpeligen Septums.
- Rautenförmiges Einschneiden oder keilförmiges Riffeln des verbliebenen Septumknorpels auf beiden Seiten zur Spannungsentlastung.
- Quetschen der entnommenen Knorpel- und Knochenanteile mit der Knochenquetsche und mosaikartige Implantation zwischen die Schleimhautblätter. Naht der Schleimhaut im Vestibulum nasi.
- Schienung mit Silikonsplints von beiden Seiten.
- Geschichtete Nasentamponade.

Hinweis

- Antibiotikum bis Detamponade. Evtl. Antiphlogistikum und/oder Sekretionshemmer (Rhinopront).
- Zur Septumplastik gehören in der Regel eine Laterofrakturierung der unteren Muscheln und Muschelkaustik (S. 141) sowie das Abtragen hyperplastischer hinterer Enden!
- Detamponade nach 3 Tagen. Anschließend regelmäßiges Absaugen der Nase von gestautem Schleim oder Krusten, Aussalben mit weicher Nasensalbe.
- Stationärer Aufenthalt 5 Tage, Arbeitsunfähigkeit 10–14 Tage.
- Septumkorrekturen bei Kindern und Jugendlichen sollten nur bei strenger Indikationsstellung unter Einhaltung der Prinzipien der konservierenden Septumchirurgie durchgeführt werden. Andernfalls spätere Nasendeformation.
- Die Septumkorrektur ist ggf. auch operativer Anteil einer *Rhinoplastik*. Hierbei werden zusätzliche Korrekturen von knöchernen und/oder knorpeligen Deformationen oder die Ästhetik beeinträchtigenden Formveränderungen der Nase durchgeführt.

Verschluß einer Septumperforation

Indikationen

- Spontane, postoperative oder traumatische Perforationen des knorpeligen Septums mit Beschwerden (z. B. pfeifende Nasenatmung, Kopfschmerzen, Krustenbildung).

Prinzip

- Verschluß des Defektes mit Schleimhautschwenk- oder -verschiebelappen oder Faszienimplantation zwischen die Schleimhautblätter.

Anästhesie

- Allgemeinnarkose oder Lokalanästhesie.

Operative Technik

- *Bei Perforationen bis max. 1,5 cm Durchmesser:*
- Retroaurikuläre Entnahme von Faszie des M. temporalis.
- Zirkuläres Anfrischen der Perforationsränder.
- Hemitransfixionsschnitt, subperichondriale Präparation des Schleimhautblattes bis weit hinter die Perforation.
- Abdecken der Perforation mit Faszie und Antamponieren der Schleimhaut, evtl. Verkleben mit Fibrinkleber.
- Schienung mit Silikonsplints, lockere Salbentamponade.
- *Bei größeren Septumperforationen:*
- Prinzip: Anlegen eines medial am Oberlippenfrenulum gestielten Schleimhautlappens des oberen Mundvorhofes.
- Hochziehen durch eine Inzision am Boden des Vestibulum nasi in die Nasenhaupthöhle. Dort Einnähen des Schleimhautlappens an die Ränder der Septumperforation.
- Nach 3 Wochen Durchtrennung des Lappenstiels und Rückverlagerung.
- 3 Sitzungen erforderlich.

Hinweis

- Mehrwöchige Schleimhautpflege mit weicher Nasensalbe.
- Stationärer Aufenthalt 6–8 Tage, Arbeitsunfähigkeit 3 Wochen bei kleinen Perforationsverschlüssen.
- Bei Schwenklappenmethode stationärer Aufenthalt 3 Wochen, Arbeitsunfähigkeit 3–4 Wochen.

Polypektomie

Indikation

- Jeder Nasenpolyp (S. 145).

Prinzip

- Endonasale Extraktion der Polypen endoskopisch oder mikrochirurgisch (Mikroskop), ggf. in Kombination mit Siebbeinausräumung und/oder Kieferhöhlensanierung.
- Immer histologische Untersuchung!

Anästhesie

- Örtliche Betäubung: Zunächst Abschwellen der Nasenschleimhäute mit Privin, dann gezieltes Einlegen von Xylocain-getränkten Gazestreifen um den Polypenstiel für 10 min.
- Bei zu erwartender Erweiterung des Eingriffes Vollnarkose.

Operative Technik

- Umfahren der Polypen mit der Polypenschlinge und Abschnüren an der Basis, Extraktion.
- Kleinere, breitbasig aufsitzende Polypen werden mit dem Weilschen Instrument oder Konchotom entfernt.
- Aus kurativen Gründen wird in der Regel das vordere Siebbeinlabyrinth (Polypenwurzeln) eröffnet.
- Bei großen Choanalpolypen (meist aus Kieferhöhle) Darstellen des Polypenstiels, Fassen mit Weilschem Instrument und Extraktion.
- Falls Blutung Salbentamponade für 24 Std.

Hinweis

- Postoperative Nasenpflege: Weiche Nasensalbe, Absaugen von Krusten.
- Behandlung des Grundleidens, z. B. bei allergischer Diathese Hyposensibilisierung (evtl. z. B. Beconase-Spray oder Rhinocort-Spray).
- Prophylaktisch, z. B. Kenacort 80/Volon 80 i. m.
- In der Regel ambulanter Eingirff, bei älteren Patienten stationär.
- Arbeitsunfähigkeit 1–3 Tage.
- Wenn Nasentamponade erforderlich, dann Antibiotikum.

Indikation

- Ozaena (S. 139).
- Pathologisch weite Nasenhaupthöhlen (z. B. nach zu ausgedehnter endonasaler Operation) und dadurch bedingte starke Verkrustung und Austrocknung der Schleimhäute.

Prinzip

- Operative Verengung der Nasenhaupthöhlen zur Verminderung des Luftdurchflusses und somit zur besseren Befeuchtung.

Operative Technik

- Entnahme von Rippen- oder Ohrmuschelknorpelscheiben.
- Quetschen oder Zerhacken der entnommenen Knorpelstücke.
- Transfixionsschnitt vor der Septumvorderkante.
- Beidseitiges subperichondriales Auslösen der Schleimhaut von der unteren Septumhälfte und vom Nasenboden.
- Auffüllen der tunnelierten Hohlräume mit Knorpelbrei.
- Schleimhautnaht und gesalbte Nasentamponade.

Hinweis

- Antibiotikum.
- Detamponade der Nase nach 3–5 Tagen, intensive Nasenpflege für 3 Wochen.
- Stationärer Aufenthalt 8 Tage, Arbeitsunfähigkeit 2–3 Wochen.

Laterale Rhinotomie

Indikationen

- Tumoren der Nasenhaupthöhle, des Septums, der lateralen Nasenwand.
- Zugangsweg für Dermoplastik der mittleren und hinteren Nasenabschnitte bei Morbus Osler-Rendu-Weber.
- Zugangsweg zum Nasopharynx in Verbindung mit dem paranasal-transmaxillären Vorgehen (S. 405).

Prinzip

- Übersichtliche Darstellung der Nasenhaupthöhle mit der Möglichkeit der Erweiterung des Zugangs zum Nasopharynx.

Anästhesie

- Allgemeinnarkose.

Operative Technik

- Hautschnitt in der nasoalaren Furche, dann paranasal bis in Höhe des medialen Augenwinkels. Ablösen der Weichteile und des Periosts nach beiden Seiten.
- Laterale und mediane Osteotomie der knöchernen Nasenpyramide und temporäre Entnahme des Knochendeckels. Oder Abtragen des entsprechenden Areals des Os nasale mit der Knochenstanze (osteoklastisches Vorgehen).
- Durchtrennung der Schleimhaut der lateralen Nasenwand und Aufklappen der Nase.
- Nach Tumorentfernung oder Dermoplastik ggf. Reposition und Verdrahtung des entnommenen Knochens und zweischichtiger Wundverschluß.
- Tamponade der Nasenhöhle.

Hinweis

- Ist ein breiter Zugang zum Nasopharynx erforderlich, beispielsweise bei einem juvenilen Angiofibrom, werden zusätzlich der Processus frontalis maxillae, die faziale Wand der Kieferhöhle und die gesamte laterale Nasenwand mit unterer und mittlerer Muschel, ggf. auch der dorsale Teil des Septums unter Erhalt des Tränensackes und des Tränen-Nasen-Ganges abgetragen.
- Nach anschließender Entfernung des Os lacrimale und der Lamina papyracea können Siebbein, Stirnhöhle und Keilbeinhöhle ausgeräumt und die vordere Schädelbasis revidiert werden. Nach zusätzlicher Fortnahme der dorsalen und lateralen Kieferhöhlenwand ist außerdem die Revision der Flügel-Gaumen-Grube möglich.

- Die bei der erweiterten lateralen Rhinotomie resultierende große Operationshöhle wird mit einer Mikulicz-Tamponade (ein mit Gazestreifen ausgestopfter, an der Oberfläche mit Aureomycin-Salbe dick bestrichener Gummihandschuh) ausgefüllt.
- Antibiotikum bis zur Detamponade.
- Entfernung der Tamponade nach 3–5 Tagen (einfache Rhinotomie) bzw. 10–14 Tagen (erweiterte Rhinotomie).
- Anschließend mehrwöchiges, täglich ein- bis zweimaliges Spülen der Operationshöhle mit Kochsalzlösung oder Prorhinel und konsequentes Aussalben mit weicher Nasensalbe (z. B. auch mit mentholhaltiger Nasensalbe zur Unterdrückung des Fötors).
- Stationärer Aufenthalt abhängig von der Ursache und dem Umfang des Eingriffes, Arbeitsunfähigkeit 3–4 Wochen (bzw. entsprechend Grunderkrankung).
- Je nach Histologie radiotherapeutische Weiterbehandlung.
- Dann regelmäßige Pflege der Operationshöhle wegen strahlenbedingter verstärkter Krustenbildung und möglicher Superinfektion der Höhle (Fötor).

Kieferhöhlenspülung

Indikationen

- Therapieresistente Eiteransammlung in einer Kieferhöhle.
- Diagnostische Sekretgewinnung.

Prinzip

- Endonasale Punktion und Spülung der Kieferhöhle (Abb. **8**, S. 29).

Anästhesie

- Oberflächenanästhesie (z. B. Xylocain 1% c. Adrenalin; Novesine 1%): Einlegen eines mit der Anästhesielösung getränkten Wattebausches in den unteren Nasengang für 5 min.

Operative Technik

- Gründliches Abschwellen der Nasenschleimhäute mit Privin-Spray.
- Ansetzen der Lichtwitz-Nadel 1,5–2 cm unterhalb und hinter dem Kopf der unteren Muscheln an die laterale Nasenwand, Durchstoßen des Knochens in Richtung des lateralen Augenwinkels der gleichen Seite, Zurückziehen des Mandrins.
- Aufsetzen einer leeren Spritze und langsame *Aspiration* (Sekretentnahme zur bakteriologischen bzw. zytologischen Untersuchung).
- Aufsetzen einer mit physiologischer Kochsalzlösung oder verdünnter Betadine-Lösung gefüllten Spritze und langsames Instillieren in die Kieferhöhle. Patient sitzt dabei aufrecht mit vornübergebeugtem Kopf und atmet durch den Mund.

Hinweis

- Die Kieferhöhle darf nur dann gespült werden, wenn bei der *Aspiration* Luft angesaugt oder Sekret gewonnen werden kann: Andernfalls liegt die Lichtwitz-Nadel nicht korrekt, z. B. mit ihrer Spitze in der geschwollenen Schleimhaut, in einem Polypen oder die Kieferhöhle besitzt infolge polypöser Schleimhautschwellung oder eines Tumors kein Lumen (Schmerzen bei Aspiration).
- Zusätzliche antibiotische und antiphlogistische Behandlung der Sinusitis maxillaris.
- Komplikationen: Orbita- und Wangenphlegmone nach Spülung, wenn Nadel außerhalb des Kieferhöhlenlumens.

Kieferhöhlenfensterung

Indikationen

- Chronische Abflußbehinderung oder Belüftungsstörung (Schleimhautschwellung) der Kieferhöhle.

Prinzip

- Endonasales Anlegen eines großen, zusätzlichen Kieferhöhlenostiums zum unteren oder mittleren Nasengang.

Anästhesie

- In der Regel Lokal- bzw. Oberflächenanästhesie (z. B. Novesine 1%, Xylocain 1% c. Adrenalin).
- Bei Kindern in Allgemeinnarkose.

Operative Technik

- Abspreizen (bei Hyperplasie Teilresektion) der unteren Muschel nach medial.
- 1,5–2 cm dorsal des Kopfes der unteren Muschel wird ein basal gestielter Schleimhautlappen gebildet und der freigelegte Knochen der lateralen Nasenwand perforiert (instrumentell oder mit einem Bohrer).
- Aufbohren der Öffnung auf etwa 1 cm Durchmesser.
- Nach Vornahme der notwendigen endoskopischen Maßnahmen innerhalb der Kieferhöhle (z. B. Polypenentfernung, Probeexzision) Einklappen des Schleimhautlappens in die Kieferhöhle und Einlegen eines Portex-Tubus als Platzhalter für 3–6 Tage.
- Bei stärkerer Blutung Nasentamponade neben den Portex-Tubus für 24 Std.

Hinweis

- Das Kieferhöhlenfenster kann auch im mittleren Nasengang an der Stelle des natürlichen Ostiums angelegt werden.
- *Vorteil:* Der physiologische Sekrettransport innerhalb des Sinus maxillaris bleibt ungestört. *Nachteil:* Der operative Aufwand ist wegen der gleichzeitigen partiellen Ausräumung des Siebbeins (sog. Infundibulotomie) größer.
- Antibiotikum, Nasensalbe.
- Ambulanter Eingriff oder stationärer Aufenthalt 1–3 Tage.
- Arbeitsunfähigkeit 2–5 Tage.

Kieferhöhlenoperation von enoral (transantral)

Indikationen

- Trotz konservativer Therapie und/oder endonasaler Voroperation(en) persistierende Sinusitis maxillaris.
- Verdacht auf Neoplasie eines Sinus maxillaris.
- Zugangsweg zur transmaxillären Siebbeinausräumung.
- Reposition einer Orbitaboden- oder Oberkieferfraktur.
- Zugangsweg zum retromaxillären Raum.

Prinzip

- Transorale Eröffnung der Kieferhöhle, Entnahme der erkrankten Schleimhautanteile, Anlegen eines großen Knochenfensters zum unteren Nasengang.

Anästhesie

- Allgemeinnarkose oder örtliche Betäubung.

Operative Technik

Caldwell-Luc (modifiziert):

- Schleimhautschnitt im Mundvorhof über der Fossa canina, Freilegen der Kieferhöhlenvorderwand, Anlegen eines Knochenfensters (Bohrer, Knochenstanze).
- Entfernen der Schleimhautpathologie.
- Teilsanierung des Siebbeins über dem maxilloethmoidalen Recessus gleichzeitig möglich.
- Anlegen eines Knochenfensters zum unteren Nasengang.
- Transnasales Einführen einer gesalbten Jodoform-Tamponade oder eines Portex-Tubus in die Kieferhöhle für 3–5 Tage.
- Schleimhautnaht im Mundvorhof.

Osteoplastische Kieferhöhlenoperation:

- Heraussägen eines Knochendeckels aus der Kieferhöhlenvorderwand (Feldmann-Säge), Osteosynthetische Replantation nach Beendigung des Eingriffes (geringere postoperative Beschwerden).

Hinweis

- Antibiotikum, flüssig-breiige Ernährung für 5–6 Tage, Detamponade oder Entfernung des Portex-Tubus nach 3–5 Tagen.
- Salben des Fensters zum unteren Nasengang, Schneuzverbot.
- Stationärer Aufenthalt 7 Tage, Arbeitsunfähigkeit 14 Tage.
- Operationsfolgen: Sensibilitätsstörungen Oberlippe (5%).
- Narbiger Verschluß des Fensters zum unteren Nasengang (20–25%). Rezidivsinusitis (15%).

Verschluß einer Alveolarkammfistel

Indikationen

- Persistierende antrale Fistel nach Zahnextraktion mit chronischer Kieferhöhlenschleimhauteiterung und Eitersekretion in die Mundhöhle. Austritt von Flüssigkeit aus der Nase beim Trinken.

Prinzip

- Vorgehen wie bei der osteoklastischen oder osteoplastischen Kieferhöhlenoperation, zusätzlich Ausschleifen des Alveolarkammdefektes, Decken des Defektes mit einem Schwenklappen aus der benachbarten Wangenschleimhaut.

Operative Technik

- Umschneiden und Resektion der Schleimhaut um die Fistel oder Fistelrand umschneiden, nach innen einschlagen und vernähen (erste Schicht).
- Weiteres Vorgehen wie bei Kieferhöhlenoperation (S. 390), zusätzlich Ausbohren der Knochenfistel und Abschleifen der knöchernen Überhänge von innen und außen.
- Anlegen eines trapezförmigen, gut mobilisierten, kaudal gestielten Wangenschleimhautlappens.
- Dabei gleichzeitig Freilegen der fazialen Kieferhöhlenwand, Dekken der geglätteten Alveolarkammfistel mit dem zuvor präparierten Schleimhautlappen und subtiles Vernähen mit der angrenzenden Schleimhaut des Alveolarkammes und des harten Gaumens.
- Einlegen einer nasogastralen Sonde für 4–5 Tage oder besser Einsetzen einer präoperativ angepaßten Gaumenplatte für 1 Woche.

Hinweis

- Mundhygiene, Sondennahrung für 4 Tage, anschließend flüssigbreiige Ernährung für weitere 4–6 Tage.
- Antibiotikum.
- Stationärer Aufenthalt 1 Woche, Arbeitsunfähigkeit 2 Wochen.

Endonasale Siebbeinausräumung

Indikationen

- Chronische Siebbeinentzündung, Siebbeinpolypen.
- Biopsie bei Tumorverdacht.

Prinzip

- Partielle, endonasale Ausräumung des Siebbeinlabyrinths unter direkter Sicht, endoskopisch oder mit Hilfe des Operationsmikroskopes.

Anästhesie

- Allgemeinnarkose.

Operative Technik

- Abspreizen der mittleren Muschel, evtl. Teilresektion.
- Eröffnen der Bulla ethmoidalis und des vorderen Siebbeins mit Weilschem Instrument oder Blakesley-Zange (stumpf!).
- Auskürettieren (stumpf) aller erreichbarer, erkrankter Siebbeinzellen aus dem vorderen, mittleren und hinteren Siebbeinlabyrinth, ggf. mit Eröffnung und Ausräumung der Keilbeinhöhle. Die resultierende Operationshöhle ist lateral von der Lamina papyracea, kranial vom Siebbeindach, dorsal von der Keilbeinhöhlenvorderwand, medial von der Basis der mittleren Muschel begrenzt.
- Salbentamponade.

Hinweis

- Bei chronischer Belüftungsstörung des Ethmoids läßt sich oft eine dauerhafte Ausheilung mit der alleinigen *Infundibulotomie* (Eröffnung des vorderen Siebbeins) erzielen.
- Die endonasale, auch endoskopische Siebbeinchirurgie erfordert große Erfahrung und exakte anatomische Kenntnisse.
- Bei Mehrfachrezidiven immer Siebbeinrevision von außen (bessere anatomische Orientierung).
- Komplikationsmöglichkeiten: Rhinoliquorrhoe, Meningitis, Augenmuskelverletzungen, Läsion des N. opticus, Hyposmie.
- Antibiotikum. Detamponade nach 48 Std., Schneuzverbot.
- Nachbehandlung: Weiche Nasensalbe, Nasenspülungen mit Emser-Salz-Lösung.
- Stationärer Aufenthalt 5–7 Tage, Arbeitsunfähigkeit 2 Wochen (bei beruflicher Staubexposition ggf. länger).

Siebbeinausräumung von außen

Indikationen

- Akute Ethmoiditis mit Komplikation (S. 149).
- Rezidiv einer chronischen Ethmoiditis nach (mehrfacher) endonasaler Siebbeinausräumung.
- Siebbeintumor.
- Unterbindung der A. ethmoidalis bei Nasenbluten.
- Zugangsweg zur Orbita (mediale Orbitotomie), zur Keilbeinhöhle und Hypophyse.
- Rhinobasisfraktur, Rhinoliquorrhoe.

Prinzip

- Sicherster und übersichtlichster Zugangsweg zur vollständigen Ausräumung aller Siebbeinzellen nach Fortnahme von Teilen der knöchernen Nasenpyramide und des Os lacrimale.

Anästhesie

- Allgemeinnarkose.

Operative Technik

- Bogenförmiger Schnitt um den medialen Augenwinkel herum bis auf den Knochen. Abschieben der Weichteile.
- Auslösen des Tränensacks und Eingehen in das Ethmoid über die Fossa lacrimalis.
- Ausräumung der Siebbeinzellen von vorn nach hinten mit dem Weilschen Instrument (Blakesley) oder einer Kürette mit Darstellung der Siebbeingrenzen (Schädelbasis, Keilbeinhöhlenvorderwand, Lamina papyracea, mittlere Muschel).
- Resektion der Lamina papyracea und gezieltes Ausräumen der retro- und supraorbitalen Zellen.
- Ggf. Erweiterung des Eingriffs durch Eröffnung des Stirnhöhleninfundibulums und/oder Entfernung der Keilbeinhöhlenvorderwand.
- Ausstanzen eines kleinen Anteils des Processus frontalis maxillae, Präparation eines gestielten Lappens aus der lateralen Nasenschleimhaut und Einschlagen des letzteren in die Operationshöhlen (nach Fortnahme des hinteren Teils der mittleren Muschel).
- Einlage einer gesalbten Tamponade, deren Ende zur Nase hinausgeleitet wird. Schichtweiser Wundverschluß.
- Nachbehandlung wie bei endonasaler Siebbeinausräumung (S. 392).

Becksche Stirnhöhlenbohrung

Indikationen

- Akute oder therapieresistente Sinusitis frontalis mit Eiterspiegel oder persistierende Schleimhautschwellung des Infundibulums.
- Endoskopie der Stirnhöhle.

Prinzip

- Anlegen eines Bohrloches in der Stirnhöhlenvorderwand mit der Möglichkeit der Sekretgewinnung (Abstrich) und Spülbehandlung.

Anästhesie

- Örtliche Betäubung.

Operative Technik

- Topographie und Ausdehnung (Tiefe) der betroffenen Stirnhöhle müssen röntgenologisch klar zu identifizieren sein.
- Inzision knapp unterhalb des medialen Augenbrauenrandes, medial des N. supraorbitalis bis auf den Knochen.
- Anlegen eines Bohrloches bis in das Lumen des Sinus frontalis.
- Abstrichentnahme, Spülung der Stirnhöhle mit Privin ohne Überdruck und Absaugen ohne Unterdruckerzeugung. Endoskopische Untersuchung.
- Einlegen eines Silikonröhrchens, tägliches Spülen mit Privin oder verdünnter Betadine-Lösung.
- Schildert der Patient den bitteren Geschmack von Privin oder Betadine, zeigt dies die Durchgängigkeit des natürlichen Stirnhöhlenostiums an.

Hinweis

- Antibiotikum nach Abstrich.
- Entfernung des Röhrchens, wenn das Stirnhöhlenostium für 2–3 Tage gut flüssigkeitsdurchgängig ist.
- Stationärer Aufenthalt in der Regel 3–6 Tage, Arbeitsunfähigkeit 10 Tage.

Stirnhöhlenoperation

Indikationen

- Persistierende Belüftungs- und/oder Abflußstörung einer oder beider Stirnhöhlen (chronische Sinusitis frontalis).
- Akute Sinusitis frontalis (Stirnhöhlenempyem) mit Nachbarschaftszeichen (Orbitaphlegmone, Stirnbeinosteomyelitis, Subperiostalabszeß).
- Mukozele der Stirnhöhle.
- Dislozierte Stirnhöhlenfraktur (Vorderwand, Hinterwand).
- Osteom der Stirnhöhle.
- Rezidivierende Sinusitis frontalis nach vorausgegangener endonasaler Operation (Sanierung der Belüftungswege).
- Frontallappenabszeß.

Prinzip

- Eröffnung der Stirnhöhle von außen und Entfernen der krankhaft veränderten Schleimhaut- oder Knochenanteile, des Osteoms bzw. Rekonstruktion der Vorder- oder Hinterwand.
- Schaffen eines breiten Drainageweges zum mittleren Nasengang durch Ausräumen des meist miterkrankten Siebbeinlabyrinths.

Anästhesie

- Allgemeinnarkose.

Operative Technik

- Bogenförmiger Schnitt von der Augenbraue paranasal um den medialen Augenwinkel bis auf den Knochen.
- Darstellen der Stirnhöhlenvorderwand, der Periorbita mit Trochlea und des Processus frontalis maxillae.
- Ausräumung des Siebbeins und Anlage einer breiten Verbindung zum mittleren Nasengang (S. 393).
- Entnahme eines Knochendeckels vom Stirnhöhlenboden oder von der Stirnhöhlenvorderwand (osteoplastisch) oder Abtragen des Stirnhöhlenbodens unter Erhaltung der Stirnhöhlenvorderwand (osteoklastisch).
- Entfernen der erkrankten Schleimhautanteile insbesondere aus dem Infundibulum. Ggf. Entfernen (Ausbohren) eines Osteoms.
- Anlegen eines breiten Zugangs zur Nasenhöhle nach Erweiterung des Infundibulums.
- Transnasales Einführen eines etwa bleistiftdicken, mit Perforationen versehenen Drainagetubus in die Stirnhöhle und Fixation im Nasenvorhof mittels Naht.

- Bei osteoplastischer Technik Wiedereinsetzen des entnommenen Knochendeckels und osteosynthetische Fixation.
- Wundverschluß.

Hinweis

- Der Portex-Tubus verbleibt für 6–12 Wochen in situ.
- Tägliches Absaugen des Portex-Tubus während des stationären Aufenthaltes.
- Antibiotikum nach Abstrichresultat.
- Stationärer Aufenthalt: 7–10 Tage.
- Arbeitsunfähigkeit 2–4 Wochen (bei staubreicher beruflicher Tätigkeit länger).
- Je nach Erfordernis sind verschiedene Modifikationen der beschriebenen Stirnhöhlenoperation möglich bzw. erforderlich, z. B. Stirnhöhlenrekonstruktion nach Trauma, Revision der Stirnhöhlenhinterwand mit Reposition eines Hirnprolaps und Deckung des Knochendefektes mit lyophilisierter Dura und/oder Ohrmuschelknorpel oder Stirnhöhlenverödung nach Trümmerbruch oder Osteomyelitis mit sekundärer plastischer Rekonstruktion des Stirnreliefs.

Indikationen

- Dislozierte Frakturen der Rhinobasis (Stirnhöhlenhinterwand, Orbitadach, Siebbein, Keilbeinhöhle, Lamina cribrosa).
- Tumoren der Rhinobasis (Siebbein, Keilbeinhöhle).
- Posttraumatische, postoperative oder spontane Rhinoliquorrhoe.

Prinzip

- Transethmoidales Freilegen der Rhinobasis von außen mit der Möglichkeit zur Zugangserweiterung zur Stirnhöhle und Orbita.

Anästhesie

- Allgemeinnarkose.

Operative Technik

- Zugangsweg wie Siebbein- und/oder Stirnhöhlenoperation.
- Ausräumen des Siebbeins, Darstellen der Lamina cribrosa, des Bodens der mittleren Schädelgrube (= Siebbeindach), der Keilbeinhöhle, ggf. der Stirnhöhlenhinterwand.
- Entfernen kleiner Knochenfragmente, größere werden belassen, wenn sie noch der Dura anhaften.
- Bei Rhinoliquorrhoe mikroskopische Exposition des Duradefektes, Separieren der Dura von den Rändern des Knochendefekts und Einkleben von Faszie oder lyophilisierter Dura zwischen intakte Duraränder und Knochenrand.
- Verriegeln des Defektes mit Knochensplittern.
- Bei großen Duradefekten zusätzlich Abdecken mit einem frontal gestielten Galea-Periost-Lappen.
- Transnasale Salbentamponade, Wundverschluß.

Hinweis

- Liquorgängiges Antibiotikum.
- Sukzessive Detamponade ab 8. postoperativem Tag.
- Schneuzverbot für 3–4 Wochen.
- Stationärer Aufenthalt 14 Tage.
- Arbeitsunfähigkeit abhängig von weiteren Unfallfolgen.

Operation bei Blow-out-Fraktur

Indikationen

- Fraktur des Orbitabodens mit knöcherner Dislokation und hernienförmigem Abgleiten von Orbitainhalt in die Kieferhöhle.
- Doppelbilder, Hyp- oder Parästhesie im Versorgungsgebiet des N. infraorbitalis.

Prinzip

- Reposition der Orbitaweichteile und Wiederherstellung ihres knöchernen Lagers sowie ggf. Dekompression des N. infraorbitalis über transmaxillären oder infraorbitalen Zugang.

Anästhesie

- Allgemeinnarkose.

Operative Technik

Infraorbitaler Zugang:

- Subziliare oder transkonjunktivale Schnittführung und Darstellung des knöchernen Infraorbitalrandes.
- Freipräparieren des knöchernen Orbitabodens.
- Darstellen des Frakturspaltes, Reposition von Knochenanteilen und der Hernie.
- Einlegen von lyophylisierter Dura oder einer uhrglasförmigen PDS-Schale (Kunststoff) zwischen Orbitalweichteilen und Knochendefekt (Abb. **44a**).
- Naht des Haut- oder Konjunktivalschnittes.

Transantraler, enoraler Zugang:

- Transantrale, osteoplastische Eröffnung der Kieferhöhle (S. 390), Darstellen des N. infraorbitalis.
- Dekompression des N. infraorbitalis oder Entfernen eingespießter Knochensplitter.
- Darstellen der Frakturelemente des Orbitabodens und Reposition der Weichteilhernie in die Orbita.
- Verriegeln des Knochendefektes mit einem größeren Knochenstückchen oder Einführen eines Ballonkatheters transnasal über das Fenster zum unteren Nasengang.
- Füllen des Ballons mit röntgendichtem Kontrastmittel und so positionieren, daß der gefüllte Ballon den Orbitaboden stützt. Postoperative Nachkorrektur der Ballonfüllung unter röntgenologischer Kontrolle möglich (Abb. **44b**).
- Verschluß der Kieferhöhle und Schleimhautnaht.
- Belassen des Ballonkatheters für 3–5 Wochen.

Operation bei Blow-out-Fraktur

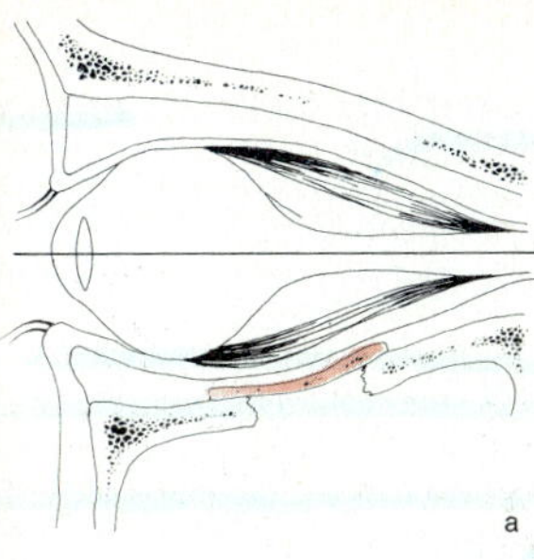

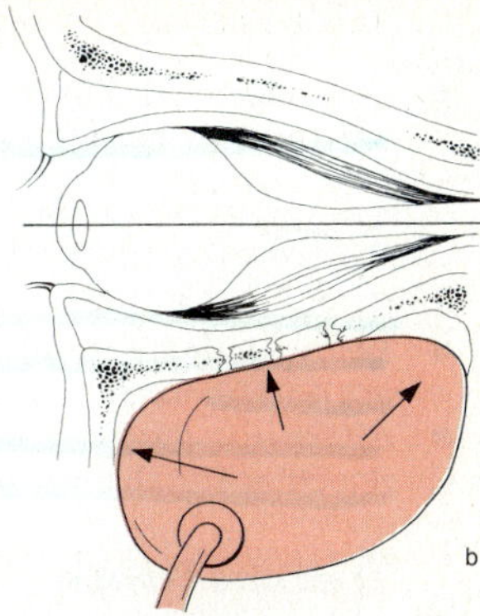

Abb. **44** Reposition einer Orbitabodenfraktur

a Stabilisierung des Defektes mit einer PDS-Schale

b Die reponierten Knochenfragmente werden mit einem Ballonkatheter gestützt und in situ gehalten

Hinweis

- Passiver Augenmotilitätstest am Anfang und Ende des Eingriffes.
- Antibiotikum, Antiphlogistikum.
- Nachbehandlung wie bei Kieferhöhlenoperation (S. 390).
- Stationärer Aufenthalt 1 Woche, Arbeitsunfähigkeit 2–3 Wochen (bei nicht vollständig verschwundenen Doppelbildern evtl. länger).
- Bei Doppelbildern: Evtl. Feinkorrektur geringfügiger Achsenabweichung durch Sehschule.

Choanalatresiekorrektur

Indikationen

- Ein- oder beidseitiger, kompletter oder inkompletter, membranöser oder knöcherner Verschluß der Choanen.

Prinzip

- Beidseitige Atresie *sofort*, einseitige *möglichst spät* operieren.
- Transpalatinale Beseitigung der knöchernen und/oder membranösen Atresieplatte.
- Alternativ: Transnasales Aufbohren der Atresieplatte und Einlegen eines Platzhalters für 8 Wochen (Rezidivgefahr).

Operative Technik

1. Kopfhängelage, eingesetzter Mundsperrer (Davis-Spatel), Operateur am Kopfende.
2. U-förmiger Schnitt parallel zur Innenseite des Oberkieferalveolarfortsatzes, dorsalwärts Präparieren des Mukoperiostlappens, der am Übergang zum weichen Gaumen gestielt ist. Darstellen der dorsalen Kante des harten Gaumens.
3. Abtragen der Pars horizontalis des harten Gaumens unter Schonung des nasopharyngealen Mukoperichondriums, bis man die knöcherne Atresieplatte erreicht (Sondierung).
4. Anlegen einer Bohrrinne vor der Basis der Atresieplatte und Freilegen des nasalen Mukoperiostes.
5. Abschieben des nasalen und nasopharyngealen Mukoperiostblattes mit dem gewinkelten Elevatorium.
6. Abtragen der Atresieplatte mit der Knochenstanze oder dem Bohrer.
7. Durchtrennen und Zuschneiden der korrespondierenden Mukoperiostblätter und Bedecken des freiliegenden Knochens (Verkleben mit Fibrinkleber).
8. Einlegen eines um den Vomer herumgeführten Portex-Tubus (8 mm Durchmesser), transseptale Fixation des Tubus.

Nachbehandlung

- Regelmäßiges Absaugen des im Nasopharynxbereich mit einer Öffnung versehenen Tubus, Entfernung nach 8 Wochen. Anschließend Kontrollbougierungen.

Indikationen

- Jede Rachenmandelhyperplasie mit chronisch behinderter Nasenatmung, rezidivierenden oder persistierenden Nasen-Rachenraum-Infekten, chronisch-eitriger Rhinorrhoe, Stauungssinusitis, persistierender oder rezidivierender Tubenfunktionsstörung, Otitis media oder Mukotympanum, chronischer Bronchitis.

Prinzip

- Auskürettieren der Adenoide am reklinierten (hängenden) Kopf (Abb. **45**).

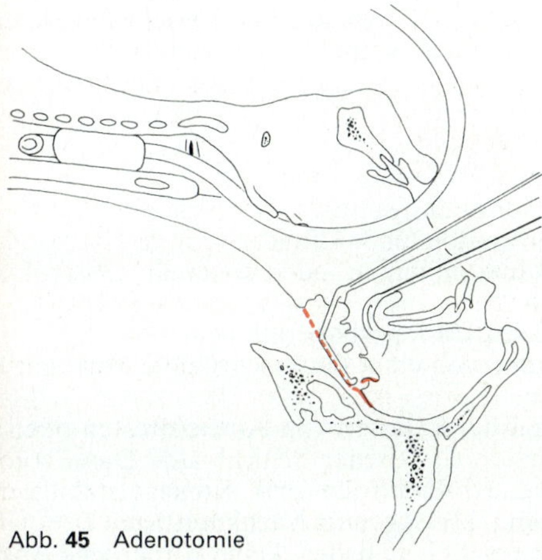

Abb. **45** Adenotomie

Anästhesie

- Allgemeinnarkose, wenn immer möglich mit blockbarem Tubus!

Adenotomie

Operative Technik

- In Rückenlage und mit hängendem Kopf des Patienten Einsetzen des Mundsperrers (Davis-Spatel, Negus-Spatel).
- Digitales Austasten des Nasopharynx.
- Einführen der Adenoidkürette (Ringmesser nach Beckmann) und Auskürettieren der Adenoide von der Septumhinterkante tangential zur submukösen Faszie des oberen pharyngealen Konstriktormuskels.
- Mit kleinerem Ringmesser Nachkürettage der Rosenmüllerschen Gruben beiderseits.
- Blutstillung mit der bipolaren Koagulationspinzette oder Einlegen eines mit Privin getränkten fadenarmierten Kugeltupfers für einige Minuten.
- Abschließendes Spülen des Epipharynx mit Eiswasser (Vasokonstriktion) und transnasales Absaugen von losgelösten Adenoidstückchen mit einem dünnen Katheter (andernfalls Aspirationsgefahr).

Hinweis

- Präoperativ immer Gerinnungsstatus!
- Antibiotikum, Nasentropfen für 3–4 Tage.
- Die Adenotomie kann ambulant oder stationär (Risikokinder) durchgeführt werden.
- Stationärer Aufenthalt 24 Std. post operationem.
- Jede Adenotomie sollte von einer Ohrmikroskopie, evtl. mit Parazentese begleitet sein.
- Nachblutungen treten bei Belassen von Adenoidresten oder beim Auslösen der Adenoide in falscher Schicht auf. Dann sofortige stationäre Aufnahme, Hb-Kontrolle, evtl. Kreislaufstabilisierung, Intubation, Blutstillung. Meist genügt Nachkürettage.
- Postoperativ 1 Woche nicht heiß baden, keine körperliche Anstrengung, kein Kindergarten- oder Schulbesuch.
- Bei großen Adenoiden kommt es (insbesondere bei gleichzeitiger Tonsillektomie) postoperativ gelegentlich für wenige Tage zu offenem Näseln oder Austritt von Flüssigkeit aus der Nase beim Trinken.

Unterfütterung der Rachenhinterwand

Indikationen

- Offenes Näseln bei partieller Gaumen-Rachen-Insuffizienz.
- Gemischtes Näseln bei latenter Gaumen-Rachen-Insuffizienz.
- Submuköse Gaumenspalte, vernarbtes, verkürztes, hypoplastisches Gaumensegel oder fehlender Gaumenschluß nach Adenotomie und Tonsillektomie.

Prinzip

- Unterfüttern der Schleimhaut der Rachenhinterwand auf der Ebene des Atlaskörpers mit konkavem Ohrmuschelknorpel, wodurch die Rachenhinterwand dem insuffizienten Gaumensegel nähergebracht wird (Arnold-Vrtiĉka).

Anästhesie

- Allgemeinnarkose.

Operative Technik

- Entnahme von Konchaknorpel (konkaver Anteil) von beiden Ohrmuscheln.
- Übereinandernähen der entnommenen Knorpelstücke.
- Kopfhängelage, Einsetzen des Mundsperrers (Davis-Spatel).
- 2 cm langer horizontaler Schleimhautschnitt, 2 cm unterhalb des Atlaskörpers.
- Unterminieren der Schleimhaut auf der Ebene der prävertebralen Faszie bis über den Atlaskörper.
- Einschieben des Knorpels in die Schleimhauttasche und Einpassen mit der konkaven Seite über den Atlaskörper.
- Fixation mit Fibrinkleber, Schleimhautnaht.
- Einlegen einer nasogastralen Sonde für 4–6 Tage.

Hinweis

- Sprechverbot für 3 Tage.
- Antibiotikum, Mundhygiene.
- Stationärer Aufenthalt 1 Woche, Arbeitsunfähigkeit 2 Wochen.
- Beginn der logopädischen Übungsbehandlung 1 Woche postoperativ.

Velopharyngoplastik

Indikationen

- Gaumen-Rachen-Insuffizienz bei Lippen-Kiefer-Gaumen-Spalte, Spalte des sekundären Gaumens, submuköse Gaumenspalte.
- Verkürztes oder hypoplastisches Gaumensegel.
- Zentrale oder periphere Lähmungen des Gaumensegels und der Rachenmuskulatur.

Prinzip

- Anlegen einer Schleimhautbrücke zwischen Rachenhinterwand und weichem Gaumen zur Verkleinerung der pathologisch weiten Verbindung zwischen Oro- und Nasopharynx.

Anästhesie

- Allgemeinnarkose.

Operative Technik

- Anlegen eines 1,5 cm breiten, etwa 2,5–3 cm langen medianen Schleimhautlappens aus der Rachenhinterwand mit Basis knapp oberhalb der Ebene des weichen Gaumens.
- Spalten der oropharyngealen Schleimhautschicht des weichen Gaumens in der Mittellinie und beidseitiges Unterminieren.
- Einschlagen des nasopharyngeal gestielten Schleimhautlappens der Rachenhinterwand in das Wundbett des weichen Gaumens und schichtweise Anlegen von Haltenähten.
- Adaptation der Schleimhaut des Entnahmebezirkes.
- Einführen einer nasogastralen Sonde für 8 Tage.

Hinweis

- Mundhygiene, Antibiotikum.
- Stationärer Aufenthalt 8 Tage.
- Arbeitsunfähigkeit bei Erwachsenen 3–4 Wochen (inkl. phoniatrischer Nachbehandlung).

Entfernung von Nasopharynxtumoren

Indikationen

- Gutartige Tumoren (S. 173).
- Bösartige Tumoren: Maligne Geschwülste mit Ausnahme des Nasopharynxkarzinoms und mesenchymaler Tumoren nur mit dem Ziel der Tumorverkleinerung (nur möglich bei umschriebenen, kleinen Geschwülsten).

Prinzip

- Transpalatinaler, transmaxillärer oder transfazialer Zugang zum Nasen-Rachen-Raum und Entfernung des Tumors.

Anästhesie

- Allgemeinnarkose.

Vorbereitung

- Juveniles Angiofibrom: Präoperativ Karotisangiographie mit selektiver Tumorembolisation. Unterbindung der A. carotis externa auf der Seite, von welcher der Tumor seine Hauptblutversorgung erhält.
- Bereitstellen von Blutkonserven.

Operative Technik

Transpalatinaler Zugang:

- Semilunare Inzision am Übergang vom harten zum weichen Gaumen (Wilson-Schnitt).
- Abschieben der Schleimhaut des Gaumens bis über den dorsalen Rand des harten Gaumens hinaus.
- Durchtrennung der nasopharyngealen Schleimhaut des weichen Gaumens.
- Einführen des Mundsperrers durch die Gaumeninzision bis zum Nasopharynx und Öffnen des Boyle-Davis-Sperrers.
- Herauspräparieren des nun freigelegten Tumors im Nasen-Rachen-Raum mittels Raspatorium und elektrischem Skalpell, Resektion.
- Einlegen einer Bellocq-Tamponade und Naht des weichen Gaumens.

Paranasal-transmaxillärer Zugang:

- Paranasale Schnittführung mit gleichzeitiger Durchtrennung der Oberlippe und horizontalem Zusatzschnitt subziliar unmittelbar am Rand des Unterlids.
- Der so umschnittene Wangenweichteillappen wird von kranial innen nach kaudal außen einschließlich des Periosts abgelöst.

Entfernung von Nasopharynxtumoren

- Fortnahme der Kieferhöhlenvorderwand und der gesamten lateralen Nasenwand.
- Entfernen von Teilen des Processus frontalis maxillae unter Erhalt des Ductus nasolacrimalis.
- Nun guter Einblick in den gleichseitigen Nasopharynx und Möglichkeit der Erweiterung in Richtung Siebbein, Keilbeinhöhle oder retromaxillären Raum.
- Der Zugang zur Gegenseite wird durch Abtragen von Vomeranteilen erleichtert.

Transfazialer Zugang mit lateraler Rhinotomie:

- Schnitt paranasal wie für laterale Rhinotomie (S. 386), Fortführen um den Ansatz des Nasenflügels bis zur Basis der Columella, von hier vertikal durch die Oberlippe hindurch und nach dorsal in der alveobukkalen Umschlagfalte bis zum Tuber maxillae.
- Abschieben der Wangenweichteile und der Periorbita.
- Durchführen einer lateralen Rhinotomie (S. 386) als Osteotomie zwischen Nasenbein und Processus frontalis des Oberkiefers.
- Hochklappen des Nasenbeins, Resektion des Processus frontalis maxillae sowie der fazialen Wand der Kieferhöhle.
- Wegnahme der gesamten lateralen Nasenwand und Abtragen der dorsalen Septumabschnitte.
- Nun ist ein weiter Zugang zum gesamten Nasopharynx hergestellt. Gute Erweiterungsmöglichkeit Richtung Siebbein, Stirnhöhle und somit zur gesamten vorderen Schädelbasis.
- Zur Ausräumung der Flügel-Gaumen-Grube und des retromaxillären Raumes kann die Hinterwand und die laterale Wand der Kieferhöhle mitentfernt werden.
- Nach totaler Tumorentfernung Ausfüllen der Resektionshöhle mit einer Mikulicz-Tamponade.
- Osteosynthetische Rekonstruktion der lateralen Nasenwand.
- Schichtweiser Wundverschluß.

Hinweis

- Belassen der Tamponade für 8–12 Tage, dann sukzessives Ziehen der Tamponade. Solange auch Antibiotikum.
- Langfristige Pflege der Operationshöhle mit Kochsalzlösung oder Prorhinel.
- Stationärer Aufenthalt 2–3 Wochen.
- Arbeitsunfähigkeit abhängig von der Ausdehnung des Eingriffes und von der erforderlichen Nachbehandlung (z. B. Strahlentherapie).

Indikationen

- Tumorausschluß, Diagnosesicherung.

Prinzip

- Exzision eines ausreichend großen Gewebestückchens einschließlich eines makroskopisch gesund erscheinenden Randbezirkes.

Anästhesie

- Im allgemeinen örtliche Betäubung, Schleimhautanästhesie mit z. B. Novesine-Spray 1%, nachfolgend Infiltration mit z. B. Xylocain c. Adrenalin 1%.

Operative Technik

- Bei exophytisch-ulzerierendem Prozeß Entnahme der Biopsie mit einem scharfen Doppellöffel(chen) oder Zängelchen (nach Blakesley).
- Bei eher infiltrierender Ausbreitung Keilexzision mit kleinem Skalpell.
- Blutstillung durch Aufpressen eines in Suprarenin getauchten und danach wieder ausgedrückten Tupfers, durch Kaustik oder evtl. Naht des Entnahmedefektes.
- Fixierung der Biopsie in Formalin 10% und/oder Nativmaterial.
- In der Regel ambulanter Eingriff.
- Arbeitsunfähigkeit: 1–2 Tage bzw. richtet sich dann nach der Diagnose.

Hinweis

- Zur sicheren histologischen Diagnostik und immunhistochemischen Typisierung benötigt der Pathologe, insbesondere bei Tumoren der lymphatischen Reihe oder bei Sarkomen unfixiertes Nativgewebe.
- Bei besonderen Fragestellungen oder bei klinischem Verdacht auf mesenchymalen Tumor empfiehlt sich vor der Gewebeentnahme die Rücksprache mit dem zuständigen Pathologen.
- Ambulanter Eingriff.

Peritonsillarabszeßspaltung

Indikationen

- Jeder Peritonsillarabszeß (S. 209).
- Jede Komplikation eines Peritonsillarabszesses.
- Therapieresistente peritonsilläre Phlegmone (Mikroabszeß).

Prinzip

- Abszeßinzision und Drainage zur Mundhöhle.

Anästhesie

- Im allgemeinen örtliche Betäubung in sitzender, leicht vornübergebeugter Position: Schleimhautanästhesie mit z. B. Xylocain- oder Novesine-Spray 1%, nachfolgende Infiltration des Gaumenbogens mit z. B. Xylocain c. Adrenalin 1%.
- Bei Kindern Abszeßinzision in Vollnarkose.

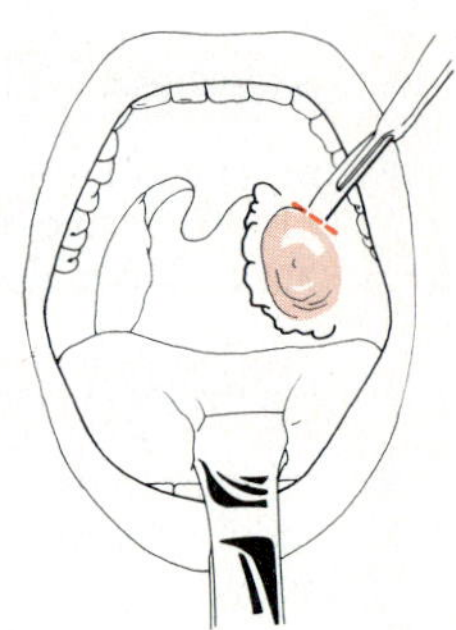

Abb. **46**

Operative Technik

- Palpation: Ausschluß eines Aneurysmas oder atypisch verlaufender Halsgefäße (erkennbar an Pulsation).
- Punktion und Aspiration im Bereich der maximalen Vorwölbung: Abszeßlokalisation, Materialgewinnung für Bakteriologie.
- Horizontale Inzision der Gaumenbogenschleimhaut mit spitzem Skalpell auf 1 cm Länge zwischen Uvulabasis und 2. oberem Molaren (Skalpell von lateral nach medial führen!) (Abb. **46**).
- Mit Kornzange *stumpfes* Durchdringen der Muskulatur.
- Abfließenden Eiter absaugen (Aspirationsgefahr), Abstrich.
- Mundspülung mit 3%iger H_2O_2-Lösung.

Hinweise

- Antibiotikum hochdosiert (parenteral) initial, später gezielt nach Abstrich.
- Wenn anamnestisch rezidivierende Anginen, dann Tonsillektomie à chaud.
- Tägliches stumpfes Nachspreizen der Inzision bis kein Eiter mehr fließt (ca. 1–2 Tage).
- Ambulanter oder stationärer Eingriff.
- Arbeitsunfähigkeit: 5–8 Tage.

Indikationen

- Rezidivierende akute Anginen.
- Chronische Tonsillitis.
- Massive Tonsillenhyperplasie.
- Peritonsillarabszeß.
- Tonsillogene Sepsis.
- Fokalintoxikation.
- Pfählungsverletzung.
- Chronischer Foetor ex ore.
- Tonsillentumor (als Biopsie).

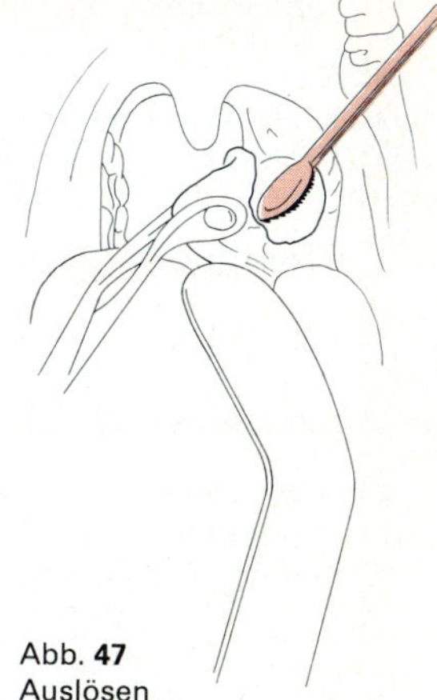

Abb. **47** Auslösen der Tonsille

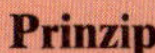

Prinzip

- Auslösen der Tonsillenkapsel und Entfernen der Tonsillen aus ihrem Bett (Abb. **47**).

Anästhesie

- Bei Jugendlichen und Erwachsenen in aufrechter Position und örtlicher Betäubung: Schleimhautanästhesie (Novesine 1%) und Infiltrationsanästhesie der Tonsillenkapsel mit z. B. Xylocain c. Adrenalin 1%.
- Bei Kindern in Intubationsnarkose am hängenden Kopf.

Operative Technik

- Schlitzen der freien Kante des vorderen Gaumenbogens.
- Stumpfes Auslösen des oberen Tonsillenpoles, diesen mit Tonsillenfaßzange medianwärts ziehen und Mandel unmittelbar entlang ihrer Kapsel stumpf aus Gaumenbögen und seitlicher Pharynxwand herauspräparieren. Absetzen am Zungengrund.
- Blutstillung mit bipolarer Koagulationspinzette oder durch Tupferdruck (5 min), spritzende Gefäße unterbinden oder umstechen.

Hinweis

- Immer histologische Untersuchung der Tonsillen.
- Antibiotikum bei florider Entzündung oder bei Gefahr bakterieller Streuung.
- Stationärer Eingriff, Aufenthaltsdauer 7 Tage.
- Größte Nachblutungsgefahr zwischen 4. und 5. und am 8. postoperativen Tag.
- Die oft postulierte ambulante Tonsillektomie stellt eine unnötige Gefährdung des Patienten und des Operateurs dar.
- Arbeitsunfähigkeit 14 Tage.

Lokalanästhesie

Indikationen

- Starker Würgreiz.
- Endoskopische Untersuchungen.
- Probeexzision, endolaryngeale Operation.

Prinzip

- Ausschaltung der Schleimhautsensibilität.

Operative Technik

- Aufsprühen von z. B. Novesine c. Adrenalin 1% auf die Mundhöhlen- und Rachenschleimhaut.
- Gebogenen großen Kehlkopfwatteträger mit Watte armieren (auf festen Sitz achten!), in Lokalanästhetikum tauchen und auf Mullplatte abtupfen.
- Patient hält seine herausgestreckte Zunge mit der rechten Hand.
- Unter Kontrolle mit dem Kehlkopfspiegel oder dem Lupenlaryngoskop (in linker Hand) werden mit dem Watteträger (in rechter Hand) schrittweise zunächst Zungengrund, die Valleculae, die linguale Epiglottisfläche, die laryngeale Epiglottisfläche, der Kehlkopfeingang und die Stimmritze gepinselt. Patient exspiriert dabei und intoniert die Silbe „hi".
- Anschließend bei Inspiration den Watteträger durch die Rima glottidis führen und Anästhetikum auf die subglottische Schleimhaut auftragen.

Hinweis

- Höchstdosis des verwendeten Lokalanästhetikums beachten!
- Ängstliche Patienten evtl. vorher sedieren, z. B. mit Valium oder Psyquil, 10 mg i. m., und Atropin, 0,5 mg i. m.

Indirekte Kehlkopfeingriffe

Indikationen

- Gutartige Neubildungen, z. B. Stimmbandpolypen (S. 252).
- Probeexzision aus malignen Geschwülsten.
- Endolaryngeal liegende Fremdkörper (z. B. Gräte) (S. 340).
- Epiglottisabszeß (S. 238).

Prinzip

- Vollständige oder teilweise Entfernung pathologischen Gewebes in kurativer Absicht oder für histologische Untersuchung mit indirekter Spiegeltechnik (Abb. **48**) oder mit Lupenlaryngoskop.
- Beseitigung eines Fremdkörpers, Epiglottisabszeßeröffnung.

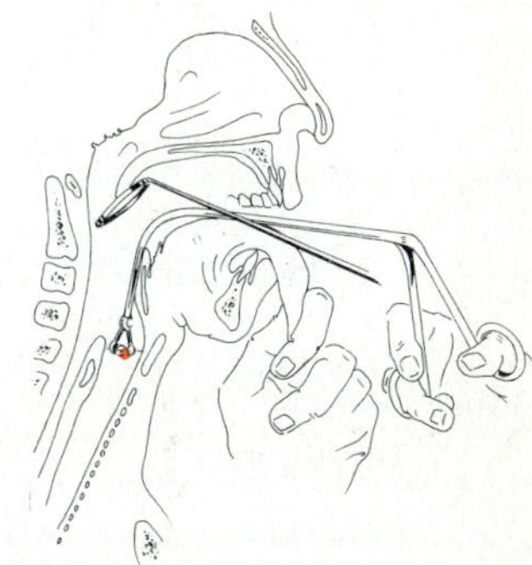

Abb. **48** Indirekte Laryngoskopie mit Stimmlippenbiopsie (z. B. Polyp)

Anästhesie

- Oberflächenanästhesie und Sedierung (10 mg Valium, 0,5 mg Atropin i. m.).

Operative Technik

- Patient hält herausgestreckte Zunge mit der rechten Hand.
- Untersucher inspiziert das Larynxinnere mit Kehlkopfspiegel oder Lupenlaryngoskop (in linker Hand), führt dabei mit rechter Hand das an einem gebogenen Universalhandgriff befestigte Instrument (Doppellöffel, Zängelchen, Stanze, Lanzette) in den Kehlkopf ein.
- Das Gewebe oder der Fremdkörper wird gefaßt und unter vorsichtigem Zurückziehen des Instrumentes entfernt.

Hinweis

- Indirekte Larynxeingriffe dürfen wegen der Gefahr der postoperativen Schwellung nur bei ausreichend weitem Kehlkopf durchgeführt werden.
- Ambulanter Eingriff.
- Arbeitsunfähigkeit 1–2 Tage oder abhängig von Histologie.

Stimmlippenstripping (Dekortikation)

Indikationen

- Reinke-Ödem (S. 245).
- Dysplasie, Verdacht auf Carcinoma in situ (S. 256).
- Chronische hyperplastische Laryngitis (S. 241).

Prinzip

- Vollständige Entfernung des Stimmlippenepithels möglichst in einem Stück in kurativer oder diagnostischer Absicht (Abb. **49**).

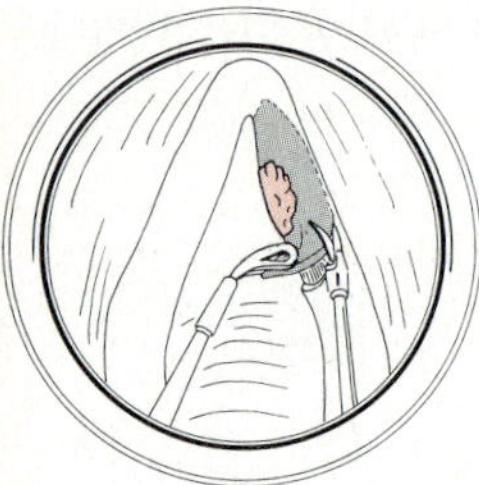

Abb. **49** Stimmlippenstripping unter direkter Laryngoskopie (mit Mikroskop)

Anästhesie

- Intubationsnarkose, evtl. Jet-Technik.

Operative Technik

- Einstellen des Kehlkopfes mit dem Stützlaryngoskop.
- Unter mikroskopischer Sicht wird das Stimmlippenepithel in Längsrichtung geschlitzt, mit dem Zängelchen gefaßt und mit der Mikroschere vom Lig. vocale abpräpariert.
- Blutstillung mit in Suprarenin getauchtem Wattetupfer oder mit Saugkauter. Das Lig. vocale darf auf keinen Fall verletzt werden (persistierende Heiserkeit, wenn Substanzverlust!).

Hinweis

- Bei beidseitigem Stripping muß in der vorderen Kommissur ein Epithelstreifen verbleiben, sonst Gefahr der Synechiebildung.
- Stimmruhe für 7 Tage, tägliche Inhalationen mit Mukolytikum. Antiphlogistikum.
- Ödemprophylaxe mit einmalig 150 mg Ultracorten i. v.
- Stationärer Aufenthalt 4–8 Tage, evtl. auch ambulant.
- Arbeitsunfähigkeit 2 Wochen (wegen Stimmruhe).

Indikationen

- Carcinoma in situ der Stimmlippe (S. 256).
- T1-N0-Stimmlippenkarzinom.

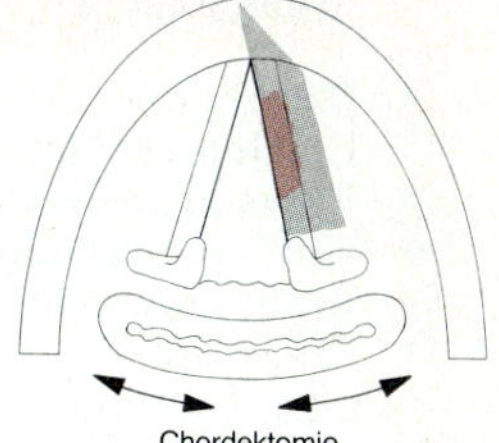

Abb. **50** Resektionsgrenzen bei Chordektomie

Prinzip

- Entfernung des vom Tumor befallenen Stimmbandes (Abb. **50**).

Anästhesie

- Allgemeinnarkose, evtl. in örtlicher Betäubung.

Operative Technik

- Vertikaler Hautschnitt über der Mittellinie des Kehlkopfgerüstes.
- Spaltung der prälaryngealen Muskulatur in der Mittellinie (Linea alba) und vertikale Eröffnung des Schildknorpels (Thyreotomie) mit der Kreissäge.
- Resektion der Stimmlippe mit einem Teil (bei Carcinoma in situ) oder dem gesamten M. vocalis, ggf. einschließlich des Processus vocalis des Aryknorpels. Schleimhautadaptationsnähte.
- Primärer Verschluß (Naht) des Schildknorpels, ggf. nach Anlegen kleiner Bohrlöcher am Sägerand.
- Einlegen einer Gummilasche (Luftemphysem) und Naht der Weichteile.

Hinweis

- Neben der Dekortikation der kleinste Eingriff bei Kehlkopfkarzinom. Gut abgrenzbare, kleine Tumoren in Stimmbandmitte können auch endoskopisch z. B. mit Laser entfernt werden.
- Stimme zunächst sehr heiser, bessert sich mit zunehmender endolaryngealer Narbenbildung (Ersatzstimmband).
- Bei alten oder nicht kooperativen Patienten zusätzlich Tracheotomie (S. 441).
- Antibiotikum, Antitussivum, Inhalationen mit Mukolytika.
- Sprechverbot für 8 Tage, anschließend logopädische Übungsbehandlung für 2–3 Wochen.
- Stationärer Aufenthalt 7–10 Tage.
- Arbeitsunfähigkeit 3–4 Wochen, bei Sprechberuf evtl. länger oder berufliche Umschulung.
- Stimmverbessernde Eingriffe nach 8–12 Monaten möglich.

Kehlkopfteilresektion

Indikationen

- *Horizontale Teilresektion:* T1-Karzinome der Supraglottis (z. B. Epiglottis), Tumor darf Petiolus nicht erreichen.
- *Vertikale Teilresektion:* T2-Karzinome des Stimmbandes.
- *Vertikale Hemilaryngektomie:* T3-Karzinome des Stimmbandes bei streng einseitigem Wachstum.
- *Erweiterte Teilresektion:* Kombination von vertikaler und horizontaler Teilresektion bei Karzinomen, bei denen eine totale Laryngektomie überzogen wäre. Seltene Indikation, setzt große klinische Erfahrung und fundierte Kenntnisse der Tumorausbreitungswege voraus.
- Halslymphknotenmetastasen (homolateral) sind keine Kontraindikation zur Teilresektion, dann Neck-dissection.

Prinzip

- *Horizontale Teilresektion:* Entfernung des Tumors zusammen mit gesamter Supraglottis in der Ebene des Morgagni-Ventrikels inkl. präepiglottische Loge (kanzerologische Einheit).
- *Vertikale Teilresektion:* Entfernung des Tumors mit unterschiedlich großen Abschnitten des knorpeligen Larynxgerüstes und der endolaryngealen Weichteile. Die Aryknorpel verbleiben in situ.
- *Hemilaryngektomie:* Komplette Resektion einer Kehlkopfhälfte einschließlich Ringknorpelhälfte und Aryknorpel.
- *Erweiterte Teilresektion:* Entfernung der Supraglottis und eines Stimmbandes mit Teilen des Schild- und Ringknorpels. Ein funktionsfähiger Aryknorpel muß erhalten bleiben.

Anästhesie

- Allgemeinnarkose oder örtliche Betäubung.

Operative Technik

- Zahlreiche, den individuellen Gegebenheiten der Tumorlokalisation angemessene Verfahren (Prinzipien: Abb. **51a–f**).
- In der Regel werden die Eingriffe von außen am offenen Larynx vorgenommen. In seltenen Fällen kann auch die endolaryngeale Chirurgie mit dem Laser indiziert sein.
- Bei umfangreichen Teilresektionen muß der Restkehlkopf nach Einnähen von Hautlappen aus der benachbarten Halshaut offen nachbehandelt werden (Laryngostoma). Sekundäre Larynxrekonstruktion nach 4–6 Wochen mit Haut-Knorpel-Plastiken.

Hinweis

- Entscheidender *Vorteil* der Teilresektion: Physiologische Atmung und – allerdings stark veränderte – Stimmbildung.
- *Nachteil:* Bei ausgedehnten Teilresektionen Schluckprobleme, Aspirationsgefahr und Tendenz zu narbiger Stenosierung.
- Bei alten Patienten wegen des erschwerten Wiedererlernens des Schluckaktes sorgfältige Indikationsstellung.
- Stationärer Aufenthalt und Dauer der Arbeitsunfähigkeit richten sich nach der Ausdehnung des Eingriffes sowie nach dem ausgeübten Beruf.

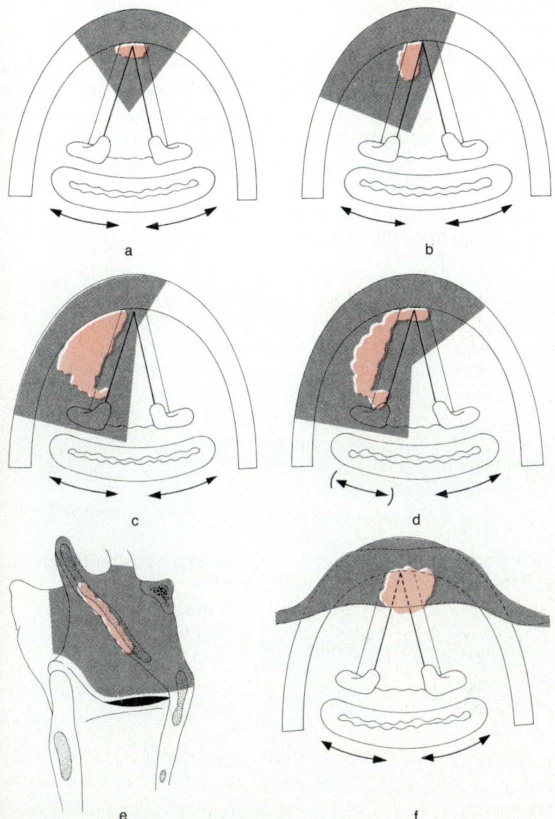

Abb. **51** Prinzipien der Kehlkopfteilresektionen
a Vordere, frontale Kehlkopfteilresektion
b Frontolaterale Kehlkopfteilresektion
c Vertikale Halbseitenresektion
d Subtotale Kehlkopfteilresektion
e Horizontale Kehlkopfteilresektion
f Teilaufsicht von **e**

Laryngektomie

Indikationen

- Larynxkarzinome, bei denen eine Teilresektion nicht in Frage kommt.
- Hypopharynxkarzinome.
- Rezidive oder Residuen nach Teilresektion oder Bestrahlung.
- Hohes Lebensalter und schwierige psychosoziale Verhältnisse bei Patienten, bei denen u. U. eine Teilresektion noch möglich wäre, die aber ein Erlernen des Schluckaktes von vornherein nicht erwarten lassen.

Prinzip

- Entfernung des gesamten Kehlkopfes, je nach Tumorausbreitung einschließlich des Hypopharynx und benachbarter Strukturen (Schilddrüse, Trachea, Ösophaguseingang, Zungengrund) in Verbindung mit ein- oder beidseitiger Neck-dissection (Abb. **52a** und **b**).

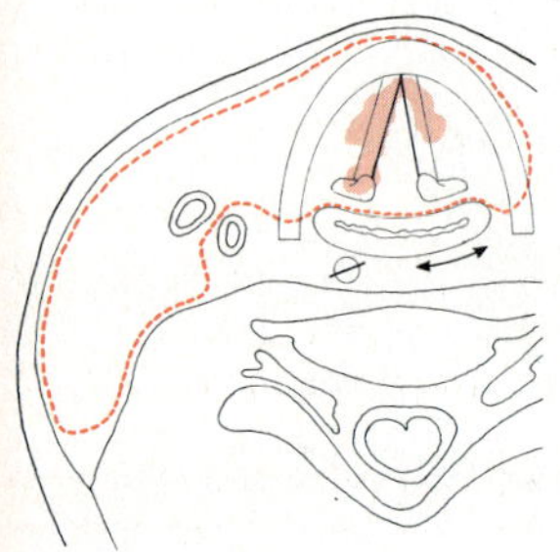

Abb. **52a** Zu resezierende Strukturen bei Laryngektomie und Neck-dissection (links)

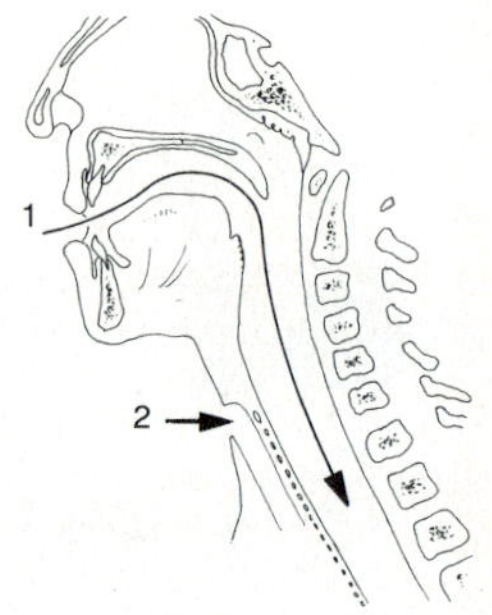

Abb. **52b** Zustand nach Laryngektomie
1 Nahrungsweg
2 Atmungsweg

Anästhesie

- Allgemeinnarkose.

Operative Technik

- Einlegen einer nasogastralen Sonde.
- Bilden und Hochpräparieren eines schürzenförmigen Halshautlappens mit Platysma.
- Ablösen der prälaryngealen Muskulatur vom Zungenbein.
- Durchtrennung von A. und V. laryngea superior sowie des N. laryngeus superior beiderseits.
- Skelettierung des Kehlkopfgerüstes und der oberen Trachea.
- Stumpfes Abschieben der Sinus piriformes und Absetzen des Larynx von kaudal nach kranial unter Mitnahme des Zungenbeines und der präepiglottischen Loge, evtl. einschließlich des Zungengrundes und benachbarter Strukturen.
- Mehrschichtiger Verschluß des Pharynxdefektes, Einlage einer Redon-Drainage beiderseits, zirkuläres Einnähen der Trachea in die Brust- und Halshaut, Kanüle.

Hinweis

- Perioperative antibiotische Abschirmung, postoperativ Luftbefeuchtung.
- Entfernen der nasogastralen Sonde nach 10 Tagen.
- Beginn mit der Stimmrehabilitation (z. B. Ruktusstimme) nach Entfernung der Magensonde, auch während der Nachbestrahlung.
- Belassen der Kanüle solange, bis Tracheostoma sauber, narbig fixiert und weit genug ist.
- Beginn der postoperativen Strahlentherapie ab der 3. Woche.
- Stationärer Aufenthalt bei komplikationslosem Verlauf 2–3 Wochen.
- Arbeitsunfähigkeit oder Berentung richtet sich nach dem Alter, der Fähigkeit zum Wiedererlernen des Sprechens und/oder dem früher ausgeübten Beruf.
- Entscheidende Nachteile der Laryngektomie: Verlust der Stimme, unphysiologische Atmung mit Neigung zu Tracheobronchitis.
- Vorteil: Problemloser Schluckakt.
- Stimmrehabilitation möglich durch: Ösophagusersatzstimme (S. 280), intraoperatives Anlegen einer ösophagotrachealen Fistel mit/ohne Stimmprothese oder mittels Servox-Sprechhilfe.

Kehlkopferweiterung (Rethi II)

Indikationen

- Subglottische Kehlkopfstenosen (z. B. nach Langzeitintubation).

Prinzip

- Wiederherstellung eines für die Atmung ausreichend weiten Kehlkopfes durch ventrale und dorsale Spaltung des Ringknorpels, submuköse Narbenexzision und Einsetzen eines Platzhalters für 2–4 Monate.

Anästhesie

- Allgemeinnarkose, örtliche Betäubung.

Operative Technik

- Tracheotomie, Intubation durch das Tracheostoma.
- Vertikale Spaltung von Schild- und Ringknorpelbogen.
- Vertikale Spaltung der Ringknorpelplatte, Ablösen und Durchtrennen der dahinter sichtbaren Pharynxmuskulatur bis auf die Ösophagusvorderwand.
- Submuköse Durchtrennung des M. interarytaenoideus; die beiden Ringknorpelhälften sind nun mobil.
- Einpassen eines Schleimhaut-Knorpel-Spans vom Septum (composite graft) in den dorsalen Spalt.
- Einsetzen eines Silastik-T-Röhrchens (nach Montgomery), dessen horizontaler Stutzen durch das Tracheostoma herausgeleitet wird.
- Primärer Verschluß durch direkte Vereinigung der ventralen Schnittkanten von Schild- und Ringknorpel, schichtweiser Wundverschluß.

Hinweis

- Die beschriebene Operationstechnik weicht von der Originalmethode insofern ab, als der Larynx primär verschlossen und anstelle eines Bolzens ein T-Rohr eingesetzt wird.
- Letzteres ermöglicht physiologische Atmung und akzeptable Stimme, wenn der durch das Tracheostoma ragende Schenkel des T-Röhrchens mit einem Stopfen verschlossen wird.
- Antibiotikum; Luftbefeuchtung; tägliches Reinigen des Montgomery-Tubus mit Tacholiquin-Spray und Absaugen.
- Stationärer Aufenthalt 2–3 Wochen, dann ambulante Pflege.
- Entfernen des Platzhalters nach 2–4 Monaten, Tracheostomaverschluß. Arbeitsunfähigkeit 3–6 Monate.

Divertikeloperation von außen

Indikation

- Schluckstörungen wegen Hypopharynxdivertikel (Zenkersches Divertikel).

Prinzip

- Durchtrennung des M. constrictor pharyngis (Pars inferior) in seiner ganzen Länge und Abtragen des Divertikels.

Anästhesie

- Allgemeinnarkose, evtl. örtliche Betäubung.

Operative Technik

- Ösophagoskopie, Einlegen einer nasogastralen Nährsonde, evtl. zusätzlich eines dicken (Charrière 32) Bougies (leichteres Identifizieren der Speiseröhre), zuvor Ausstopfen des Divertikelsackes mit einem fadenarmierten Spitztupfer.
- Hautschnitt entlang dem Vorderrand des *linken* M. sternocleidomastoideus (N. recurrens zieht links steiler zum Kehlkopf als rechts, geringere Verletzungsgefahr).
- Aufsuchen des Gefäßbandes und der Ringknorpelunterkante.
- Präparation der großen Halsgefäße, die nun zusammen mit dem M. sternocleidomastoideus nach lateral, die Schilddrüse nach medial gehalten werden.
- Stumpfe Präparation des ausgestopften Divertikelsackes, Durchtrennen aller Fasern des M. constrictor pharyngis (Pars inferior) auf mindestens 5 cm Länge.
- Fassen und Absetzen des Divertikels nach Herausziehen des fadenarmierten Tupfers, zweischichtige Naht.
- Herausleiten einer Gummilasche und schichtweiser Wundverschluß. Entfernen des Bougies.

Hinweis

- Entfernen der Nährsonde nach 8–10 Tagen, evtl. zuvor Gastrographinschluck mit Röntgenkontrolle.
- Antibiotikum, leichter Druckverband.
- Nach Entfernen der Nährsonde zunächst für einige Tage breiige Kost, dann aufbauend.
- Stationärer Aufenthalt ca. 10–14 Tage.
- Arbeitsunfähigkeit 3 Wochen.

Stellatumblockade

Indikation

- Hörsturz, Tinnitus.

Prinzip

- Injektion von 10–20 ml 1%iger Novocain-Lösung in oder um den Halsgrenzstrang (Ganglion stellatum) zur Ausschaltung des Kopfanteils des Sympathikus (Vasomotorenlähmung).

Operative Technik

- Dreiringspritze mit Novocain-Lösung und kräftiger Injektionskanüle (Nr. 1).
- Palpation der A. carotis im Winkel zwischen M. sternocleidomastoideus und Sternoklavikulargelenk.
- Mit Zeigefinger und Ringfinger der linken Hand wird die A. carotis durch die Haut hindurch zusammen mit dem M. sternocleidomastoideus nach lateral gedrückt, wobei man den Querfortsatz des 1. Brustwirbels tastet.
- Gezieltes Einstechen bis auf den Querfortsatz und Aspiration, um sicherzugehen, daß kein Gefäß punktiert wurde.
- Bei sicherem Knochenkontakt Vorschieben der Nadelspitze Richtung Kopf der I. Rippe. Aspiration, wenn kein Blut, dann depotartiges Verteilen der Novocain-Lösung.
- Bei gelungener Anästhesie Auftreten eines Horner-Syndroms, Hautrötung und subjektive Überwärmung auf der gleichen Gesichtsseite.

Hinweis

- **Therapeutische Wirksamkeit der Stellatumblockade umstritten, Komplikationsmöglichkeiten werden häufig unterschätzt.**
- Immer erst injizieren, wenn Aspirationsversuch negativ.
- Ist ein Gefäß angestochen, so wird die Kanüle zurückgezogen, ohne die Injektion vorzunehmen.
- Eine Stellatumblockade darf nur durchgeführt werden, wenn die Möglichkeit einer Sofortintubation und auch längerfristigen Beatmung gegeben ist.
- Bei versehentlicher Injektion des Lokalanästhetikums über einen Intervertebralspalt in den Durasack kann es zur Atemlähmung kommen.
- Weitere Komplikationen: Passagere Rekurrensparese, Pneumothorax.

Indikationen

- Jede persistierende unklare Lymphknotenschwellung.
- Jede neu auftretende Halslymphknotenschwellung, die sich auf konservative Behandlung nicht innerhalb von 3 Wochen zurückbildet.
- Jede Lymphknotenvergrößerung, bei der von vornherein ein Tumor oder eine Metastase angenommen werden muß.
- *Keine Indikation:* Metastaseverdächtiger Lymphknoten bei gesichertem Kopf-Hals-Tumor (regionales Lymphabflußgebiet wird immer in die Therapie des Tumors miteinbezogen).

Prinzip

- Möglichst Entnahme eines oder mehrerer *intakter* Lymphknoten zur histologischen (fixiertes und Nativmaterial) Untersuchung anstreben.
- Keilexzisionen vermeiden!

Anästhesie

- Örtliche Betäubung, evtl. Allgemeinnarkose.

Operative Technik

- Wenn sanierender Folgeeingriff unwahrscheinlich (z. B. Neck-dissection), Hautschnitt über dem Lymphknoten in Richtung der Spannungslinien der Haut. Andernfalls Schnittführung der nachfolgenden Operation berücksichtigen.
- Lymphknoten bei der Präparation möglichst wenig traumatisieren, d. h. nicht quetschen, sondern mit Pinzette anliegendes Bindegewebe fassen.
- Sorgfältige Blutstillung, kosmetisch günstige Hautnaht (Intrakutannaht).

Hinweis

- Stationärer Eingriff (2–3 Tage).
- Arbeitsunfähigkeit abhängig vom histologischen Ergebnis.
- Bei nuchalen oder im mittleren Drittel des M. sternocleidomastoideus verwachsenen Lymphknoten cave N. accessorius!
- Bei größeren Lymphknotenkonglomeraten oder mit der Halsgefäßscheide bzw. Nerven verbackenen Lymphknoten nicht die komplette Entfernung anstreben, sondern erreichbare Lymphknoten auslösen. Nur im Notfall Keilexzision.

Skalenusbiopsie (Daniels)

Indikationen

- Skalenuslymphknoten oft erste Fernmetastasierungsstation bei (un)bekanntem Malignom der Lunge, der Mamma, des Magen-Darm-Traktes, des Urogenitaltraktes etc.
- Pathologischer Palpationsbefund in der Supraklavikulargrube.
- Lymphknotenmetastase bei unbekanntem Primärtumor (S. 305).
- Zur Bestimmung der Operabilität bei Cervix-uteri-Karzinom (Stadium I–IV), wenn Aortenlymphknoten bereits positiv.

Prinzip

- Entnahme von Fettgewebe und Lymphknoten aus dem Trigonum omoclaviculare (jugulosubklaviale Lymphknoten um das Einzugsfeld des Ductus thoracicus in die V. jugularis interna) zur histologischen Untersuchung (nativ und fixiert!).

Anästhesie

- Allgemeinnarkose.

Operative Technik

- Horizontaler Haut-Platysma-Schnitt unmittelbar über der linken Fossa supraclavicularis 1 cm oberhalb des Schlüsselbeines.
- Hinterrand des M. sternocleidomastoideus nach medial und unteren Bauch des M. omohyoideus nach kranial ziehen.
- Exstirpation des Lymphknotens oder von Fettgewebe unter subtiler Schonung des Ductus thoracicus und unter Erhaltung der nervalen Strukturen (N. phrenicus, Plexus brachialis) und der Gefäße (V. jugularis interna, V. subclavia).
- Redon-Drainage, zweischichtiger Wundverschluß, Druckverband.

Hinweis

- Bei verbackenem Lymphknotenkonglomerat keine vollständige Entfernung anstreben, sondern nur Probeexzision (Gefahr der Verletzung von hochstehenden thorakalen Gefäßen).
- Antibiotikum.
- Stationärer Aufenthalt 4–7 Tage.
- Komplikationen: Chylusfistel.
- Arbeitsunfähigkeit abhängig vom Histologieergebnis.

Indikationen

- Manifeste oder wahrscheinliche Halslymphknotenmetastasen.
- Halslymphknotenmetastasen bei unbekanntem Primärtumor.
- Malignes Lymphom im Stadium I.
- Halslymphknotentuberkulose.

Prinzip

- Vollständige Entfernung aller Lymphknoten und -bahnen zwischen Schlüsselbein und Schädelbasis einschließlich des umgebenden Fett- und Bindegewebes einer oder beider Halsseiten. In der Regel vor der radikalen Resektion des verursachenden Primärtumors.
- Man unterscheidet:
- *Radikale* Neck-dissection: Außer dem Lymphabflußgebiet werden obligat der M. sternocleidomastoideus, die V. jugularis interna und der N. accessorius sowie nach Erfordernis auch weitere Strukturen (z. B. A. carotis externa, Nn. IX, X, XII, Halsmuskeln) entfernt. Unter Umständen auch Resektion der A. carotis communis oder interna mit anschließender Gefäßplastik.
- Indikation: Fixierte Lymphknotenmetastasen oder Kapseldurchbruch (Metastase > 3 cm).
- *Funktionelle* Neck-dissection: Präparation und Entfernung des Fett- und Bindegewebes mit ihrem Lymphsystem unter Erhaltung aller Nerven, Gefäße und Muskeln.
- Indikation: Nicht fixierte Lymphknotenmetastasen (< 3 cm), einzeitige bilaterale Neck-dissection (eine Seite kann ggf. radikal operiert werden). Lymphknotentuberkulose.
- *Suprahyoidale* Neck-dissection: Bleibt auf das Trigonum submandibulare und submentale beschränkt.
- Indikation: Sehr kleine Karzinome des vorderen Zungendrittels, des vorderen Mundbodens oder der Lippen.

Anästhesie

- Allgemeinnarkose.

Operative Technik

- Haut-Platysma-Schnitt entlang dem Vorderrand des M. sternocleidomastoideus von der Mastoidspitze bis zum Jugulum. Ggf. horizontale Erweiterungsschnitte kranial und/oder kaudal.
- Absetzen des M. sternocleidomastoideus am Ursprung sowie doppelte Ligatur und Durchtrennung der V. jugularis interna in Höhe der Klavikula nach Identifizierung und Schonung des N. vagus.

- Auslösen des Fett- und Bindegewebes in der Fossa supraclavicularis (Trigonum omoclaviculare) und Präparation nach kranial zusammen mit der abgesetzten Vene und dem M. sternocleidomastoideus, wobei die vordere Begrenzung die A. carotis communis, die hintere der Rand des M. trapezius ist. Weiter kranial müssen meist auch die Äste des Plexus cervicalis und der N. XI durchtrennt werden, ggf. auch der M. digastricus.
- Durchtrennung des M. sternocleidomastoideus an der Warzenfortsatzspitze und der V. jugularis interna nach doppelter Unterbindung 1 cm unterhalb der Schädelbasis. Entwicklung des Präparates nach medial und Absetzen in Höhe des Kieferwinkels.
- Je nach Lokalisation des Primärtumors werden dem Neck-dissection-Präparat der Inhalt der Submandibularloge, die submentalen und/oder parotidealen und/oder paratrachealen Lymphknoten, der gleichseitige Schilddrüsenlappen etc. hinzugeschlagen.
- Blutstillung. Redon-Drainage, mehrschichtiger Wundverschluß, Verband.

Hinweis

- Bei linksseitiger Neck-dissection Gefahr der Verletzung des Ductus thoracicus (langwieriger Heilungsverlauf bzw. operative Revision wegen Chylusfistel erforderlich).
- Bei radikaler Neck-dissection kann der N. accessorius durch Interposition eines Nerventransplantates (z. B. vom N. suralis) rekonstruiert werden.
- Ergibt sich die Notwendigkeit einer bilateralen *radikalen* Neck-dissection, Pause von 6 Wochen zwischen den beiden Eingriffen einlegen (Gefahr des Hirnödems).
- Die Neck-dissection kann unter kurativen oder elektiven Gesichtspunkten indiziert sein:
- *Kurativ:* Es sind manifeste Halslymphknotenmetastasen vorhanden (präoperativ positiver Lymphknotenbefund).
- *Elektiv:* Art und Lokalisation des Tumors (z. B. Supraglottis, Tonsille, Zungengrund) machen eine Metastasierung wahrscheinlich (präoperativ negativer Lymphknotenbefund).
- Perioperative antibiotische Abdeckung.
- Entfernen der Redon-Drainage nach 3 Tagen.
- Stationärer Aufenthalt und Arbeitsunfähigkeit richten sich nach Größe und Ausdehnung des übergeordneten Tumoreingriffs.
- Beginn mit der Radiotherapie 3 Wochen postoperativ.

Indikationen

- Parapharyngealer Senkungsabszeß, Mediastinitis, kollare Ösophagusperforation.

Prinzip

- Eröffnung und Drainage der tiefen kollaren Faszienlogen.

Anästhesie

- Allgemeinnarkose.

Operative Technik

- Hautschnitt am Vorderrand des M. sternocleidomastoideus.
- Stumpfe Präparation zur tiefen Gefäßloge.
- Gefäßscheide und M. sternocleidomastoideus nach lateral, Schilddrüse nach medial halten.
- Mit dem Finger wird nun das meist nekrotische Bindegewebe entlang dem Ösophagus in Richtung des zu erwartenden Abszesses bzw. bis in das obere Mediastinum hinein aufgespreizt.
- Abszeßdrainage (breite Gummilasche), schichtweiser Wundverschluß.
- Bei Ösophagusperforation: Aufsuchen der Perforationsstelle (vom Anästhesisten über eine nasogastrale Sonde Luft in den Ösophagus einblasen lassen, das Erscheinen von Luftblasen zeigt die Stelle der Perforation), mehrschichtiges Übernähen.

Hinweis

- Nach Erreichen des Abszesses nicht über diesen hinaus nach kaudal präparieren (Gefahr der Keimverschleppung).
- Bei Phlegmone der Halsweichteile Operationswunde nicht vollständig verschließen und dicke Gummiröhrchen einlegen.
- Postoperativ für 2–3 Tage Oberkörper-Kopftieflage.
- Antibiotikum hochdosiert parenteral, frühestmöglich gezielt nach Abstrichresultat.
- Stationärer Aufenthalt und Arbeitsunfähigkeit richten sich nach Krankheitsursache und -verlauf.

Speichelsteinentfernung

Indikationen

- Speichelstein im Drüsenausführungsgang der Glandula submandibularis, Glandula sublingualis oder Glandula parotis.
- Stenose des Ausführungsganges.

Prinzip

- Schlitzung des Ausführungsganges und Entfernung des Steins bzw. Spaltung der Stenose.

Anästhesie

- Lokalanästhesie.

Operative Technik

- Sondierung des Ausführungsganges mit der Silbersonde bis Widerstand erkennbar (Lupenvergrößerung hilfreich).
- Spaltung des Ganges über der Silbersonde mit feiner Knopfschere bis zum Konkrement bzw. bis über die Stenose hinaus.
- Extraktion des Konkrementes und erneutes Sondieren Richtung Drüsenkörper zum Ausschluß weiterer Konkremente.
- Marsupialisation des Drüsenganges und Vernähen seiner Wandanteile nach lateral.
- Fakultative Einlage eines Plastikkatheters in die nun entstandene offene Rinne und in den noch erhaltenen drüsennahen Gangabschnitt, Fixation mit einer Haltenaht.
- Der Katheter wird 6 Tage belassen.

Hinweis

- Mundspülen mit verdünnter Betadine-Lösung oder Hextril, Speichellocker (z. B. zuckerfreie Bonbons oder Zitrone).
- In der Regel ambulanter Eingriff, Arbeitsunfähigkeit 2–3 Tage.
- Bei Stenose unklarer Ätiologie immer Biopsie und histologische Untersuchung zum Ausschluß eines Malignoms.

Exstirpation der Glandula sublingualis

Indikationen

- Ranula.
- Jede unklare Schwellungen oder Vergrößerungen der Sublingualdrüse.

Prinzipien

- Endorale Entfernung der Drüse.

Anästhesie

- Lokal- oder Leitungsanästhesie.

Operative Technik

- Einführen einer Silbersonde in den Whartonschen Gang.
- Lateral vom Verlauf des Whartonschen Ganges elliptische Inzision der Schleimhaut über der Vorwölbung.
- Stumpfes Auslösen der Ranula oder des Tumors mit der anhängenden Sublingualdrüse, nachdem der Whartonsche Gang mit der liegenden Sonde nach medial verlagert wurde.
- Verkautern der zuführenden Gefäße unter Schonung des N. lingualis und Absetzen der Zyste oder des Tumors.
- Schleimhautnähte.

Hinweis

- Antibiotikum, Mundspülungen mit Betadine-Lösung.
- Stationärer (3–5 Tage) Eingriff, Arbeitsunfähigkeit 6 Tage.
- Komplikation: Schädigung des N. lingualis (z. B. passagere Geschmacksstörungen).

Exstirpation der Glandula submandibularis

Indikationen

- Chronische, schmerzhafte, rezidivierende oder permanente Schwellung der Submandibulardrüse mit oder ohne Steinablagerung.
- Sialolithiasis (S. 320).
- Neoplasma oder Verdacht auf Neoplasma.

Prinzip

- Exstirpation der Drüse, ggf. einschließlich benachbarter Lymphknoten und der Glandula sublingualis.

Anästhesie

- Allgemeinnarkose oder örtliche Betäubung.

Operative Technik

- Leicht bogenförmiger Hautschnitt parallel zum horizontalen Unterkieferast und etwa 2 Querfinger unterhalb desselben.
- Darstellen der Drüsenkapsel.
- Identifizierung, doppelte Ligatur und Durchtrennung von A. und V. fazialis. Kraniale Gefäßstümpfe mit dem Platysma nach oben schlagen (Schonung des R. marginalis des N. facialis).
- Stumpfe Präparation der Drüse, dabei Ablösen des N. lingualis und Durchtrennung seiner sensorischen Fasern.
- Darstellen des Processus uncinatus der Drüse, dort doppelte Ligatur, Durchtrennung und Absetzen des Drüsenkörpers.
- Einlegen einer Redon-Drainage, mehrschichtiger Wundverschluß, leichter Druckverband.

Hinweis

- Antibiotikum.
- Stationärer Aufenthalt 7 Tage.
- Arbeitsunfähigkeit 8–14 Tage.
- Die enge Nachbarschaft der Drüse zum N. marginalis führt oft zu passagerer postoperativer Innervationsschwäche des Mundwinkels als Folge einer Überdehnung des Nervs (präoperative Aufklärungspflicht über mögliche Nervenläsion!).

Spaltung eines Parotisabszesses

Indikationen

- Phlegmonöse oder umschriebene Abszedierung der Glandula parotis (S. 316), die auf konservative Therapie nicht anspricht.

Prinzip

- Inzision und Drainage des Abszesses.

Anästhesie

- Lokalanästhesie.

Operative Technik

- Hautschnitt über der stärksten Vorwölbung des Abszesses in Verlaufsrichtung der peripheren Fazialisäste.
- Stumpfes Vorpräparieren in die Tiefe, Präparierklemme vertikal führen und in Verlaufsrichtung der Fazialisäste spreizen, stumpfes Eröffnen des Abszesses.
- Abstrich, evtl. Instillation von Garamycin/Gentamycin.
- Einlegen einer Gummilasche für 2–3 Tage.

Hinweis

- Bis zum Eintreffen des mikrobiologischen Befundes parenterale Antibiotikaapplikation.
- Stets auf säurefeste Stäbchen testen lassen.
- Stationärer Aufenthalt in der Regel 1 Woche, Arbeitsunfähigkeit 10–12 Tage.
- Persistierende Speichelfisteln sind möglich und erfordern u. U. spätere Exzision.

Superfizielle Parotidektomie

Indikationen

- Benigne Tumoren oder chronisch entzündliche Prozesse, welche lateral des Verlaufes des N. facialis liegen.
- Zur Rekonstruktion des N. facialis (z. B. nach peripherem Trauma).

Prinzip

- Resektion des lateralen Parotislappens nach mikroskopischer Darstellung des N. facialis.

Anästhesie

- Allgemeinnarkose ohne Relaxation wegen intraoperativ notwendiger elektrischer Funktionsprüfung des N. facialis.

Operative Technik

- Y- oder S-förmiger Hautschnitt um das Ohrläppchen und weiter nach kaudal entlang des Vorderrandes des M. sternocleidomastoideus. Evtl. horizontaler Entlastungsschnitt entlang des Unterrandes des Jochbogens.
- Bilden eines Hautlappens über der Glandula parotis, Darstellen von Planum mastoideum, Fissura tympanomeatalis.
- Identifizieren des Stammes (Elektrostimulation) des N. facialis in etwa 8 mm Tiefe der Fissura tympanomeatalis.
- Präparation des Stammes und aller seiner Aufzweigungen bis an die vorderen Parotisgrenzen. Dadurch Mobilisation der lateralen Parotisanteile mit dem darin enthaltenen Tumor.
- Resektion dieses lateralisierten Parotisanteils.
- Redon-Drainage, schichtweiser Wundverschluß, leichter Kompressionsverband für 3–4 Tage.

Hinweis

- Die nach Entfernung der Drüse eingefallene Wangenkontur kann durch Einschlagen eines Muskelschwenklappens (M. sternocleidomastoideus) ausgeglichen werden. Dadurch auch Vermeidung des gelegentlichen postoperativen gustatorischen Schwitzens (Frey-sches Syndrom).
- Zur Identifizierung des N. facialis oder seiner Aufzweigungen dient eine batterie- oder schwachstrombetriebene Fazialisreizsonde.
- Perioperativ Antibiotikum für 3 Tage.
- Stationärer Aufenthalt 5–8 Tage, Arbeitsunfähigkeit 2 Wochen.

Totale Parotidektomie

Indikationen

- Gutartige Tumoren des tiefen Parotislappens.
- Jedes Malignom der Glandula parotis.
- Chronische Parotitis, Sialadenosen.

Prinzip

- Entfernung sämtlicher Parotisanteile mit Erhalt des N. facialis (chronische Parotitis, gutartige Tumoren) oder mit Resektion des Nervs (Malignome).

Anästhesie

- Allgemeinnarkose.

Operative Technik

- Hautschnitt, Darstellen des N. facialis, superfizielle Parotidektomie (S. 430).
- Unterbindung von V. und A. facialis, V. und A. temporalis.
- Präparation und Resektion des tiefen, hinter dem aufsteigenden Unterkieferast liegenden Parotislappens.
- Bei infiltrierend wachsenden Malignomen Resektion des N. facialis, ggf. Abtragen und Verfolgen des Nervs in den mastoidalen Knochenkanal bis weit ins Gesunde, dort Absetzen.
- Redon-Drainage, Subkutannähte, Hautnähte, Kompressionsverband.

Hinweis

- Antibiotikum für 4–5 Tage.
- Stationärer Aufenthalt und Arbeitsunfähigkeit je nach Erkrankungsursache.
- Funktionelle oder radikale Neck-dissection bei Karzinomen (en bloc mit der Glandula parotis).
- Bei onkologisch vertretbarem Erhalt peripherer Nervenanteile kann sofort eine Nerveninterposition (N. auricularis magnus, N. suralis) zwischen Fazialisstamm und den peripheren Anteilen durchgeführt werden.
- Radiotherapie (ab 3. postoperativer Woche) bei Malignomen.

Fazialisplastik, Fazialisersatzplastik

Indikationen

- Bleibende Gesichtsnervenlähmungen jeglicher Ursache.

Prinzipien

1. Direkte Anastomosierung (nach Trauma).
2. Nerveninterposition (nach Substanzverlust).
3. Hypoglossusanastomose (nach partiellem Substanzverlust, postinfektiöser Lähmung).
4. Aufhängeplastik mit Faszie (nach radikaler Parotidektomie).

Anästhesie

- Allgemeinnarkose.

Operative Technik

Direkte Anastomosierung (Methode 1):

- Freilegen des N. facialis extratemporal oder intratemporal im Bereich seiner traumatisch bedingten Unterbrechung.
- Mobilisierung korrespondierender Enden, u. U. Verlagerung aus dem Knochenkanal (Kompensation eines Substanzdefizits).
- Schräges Anfrischen der korrespondierenden Nervenenden.
- Epineural gelegte, atraumatische monofile Nervennaht.
- Umscheiden der Anastomose mit einem rinnenförmigen Kollagentubus und Fixieren mit Fibrinkleber.

Interposition (Methode 2):

- Ersatz der unterbrochenen Nervenstrecke mit frisch entnommenem Nerventransplantat (N. suralis, N. auricularis magnus).
- Anfrischen aller Nervenstümpfe, Einfügen des Interponats in die unterbrochene Nervenstrecke.
- Spannungsfreie Nervennaht und Schienung (s. oben).

Hypoglossusanastomose (Methode 3, z. B. bei bleibender Bellscher Lähmung):

- Präparation des N. facialis bis weit in den mastoidalen Verlauf, Durchtrennung und Verlagerung des Nervenstammes nach kaudal.
- Präparation des N. hypoglossus vom Foramen jugulare bis in den Zungengrund, dort scharfes Absetzen.
- Hochschlagen des N. hypoglossus und spannungsfreie Anastomosennaht mit dem Fazialisstamm.

Aufhängeplastik der gelähmten Gesichtsmuskulatur mit Muskelfaszienbändern nach Lexer-Rosenthal (Methode 4):

- Entnahme von Fascia lata vom Oberschenkel.
- Präaurikulärer Hautschnitt bis in behaarte Schläfenregion.
- Darstellen des Jochbogens und der Faszie des M. temporalis.
- Anlegen subkutaner Gewebstunnel zum Ober- und Unterlid und/oder zur Ober- und Unterlippe.
- 5 mm langer Hautschnitt in Mitte der Unter- und Oberlippe sowie Schnitt in der Nasolabialfalte der gelähmten Seite.
- Einführen des Y-förmig zugeschnittenen Faszienstreifens in die Gewebstunnel zur Ober- und Unterlippe, Vernähen mit Anteilen des M. orbicularis oris.
- Im Bereich der Nasolabialfalte kann ein Hautstreifen zur zusätzlichen Straffung des Mundwinkels reseziert werden.
- Anspannen der Faszie nach schräg oben, Fixation am Periost des Jochbeins in leicht überkorrigierter Stellung des Mundwinkels.
- Bildung eines dünnen, Y-förmigen, am Vorderrand des M. temporalis gestielten Faszienmuskellappens (vom M. temporalis).
- Einschlagen um 180° nach nasal und Einführen der Y-Anteile unter die Haut des Unter- und Oberlides.
- Fixation dort über kleine Hautschnitte am M. orbicularis oculi. In Ruhestellung sollte die Weite des Lidspaltes höchstens 30% betragen.

Hinweis

- Perioperativ Antibiotikum.
- Stationärer Aufenthalt 2 Wochen, Arbeitsunfähigkeit abhängig von weiterer postoperativer Therapie und ausgeübtem Beruf.
- Erhaltung des für die Reinnervation nötigen Muskeltonus durch elektrische Reiztherapie, Massage und Grimassierungsübungen (betr. Methoden 1–3).
- Mit Methoden 1–3 werden Massenbewegungen (Synkinesien) und annähernde Gesichtssymmetrie erreicht, gelegentlich aber auch eine ideale, individuelle Reinnervation. Mit Methode 4 strebt man eine Gesichtssymmetrie in Ruhestellung an.
- Synkinesien lassen sich vermeiden durch „Diversikation" (nach Stennert), d. h. durch Anastomose zwischen N. hypoglossus und Mund-/Wangenast des N. facialis, sowie unabhängig davon zusätzlich Interposition eines freien Nerventransplantates zwischen Augen-/Stirnast und Stamm des Fazialis.

Ösophagoskopie

Indikationen

- Dysphagie.
- Fremdkörper.
- Diagnostik intraösophagealer Läsionen (z. B. Blutung, Tumor, Divertikel, Stenose).
- Therapie intraösophagealer Läsionen (z. B. Palliativchirurgie stenosierender Karzinome mit Laser, Ösophagusvarizen, Bougierung von Stenosen).

Prinzip

- Gewaltloses Vorschieben eines starren oder flexiblen Ösophagoskopes unter Sicht über den Rachen in die Speiseröhre.

Anästhesie

- Starres Ösophagoskop: Allgemeinnarkose oder Lokalanästhesie.
- Flexibles Ösophagoskop: Bevorzugt Lokalanästhesie.

Operative Technik

Starres Ösophagoskop:

- Patient in Rückenlage, Kopf rekliniert.
- Patient ist intubiert und relaxiert.
- Mit Ösophagoskop Aryknorpel identifizieren und Rohr hinter dem Kehlkopf (postkrikoidal) in die Speiseröhre gleiten lassen.
- Falls hierbei wegen einer Spondylose der Halswirbelsäule oder eines vorspringenden Wirbelkörpers (7. HWK) Schwierigkeiten auftreten, *keinen starken Druck* ausüben, sondern Kopf des Patienten etwas nach ventral und/oder lateral beugen und das Ösophagoskop an einem Sinus piriformis vorbei in die Speiseröhre vorschieben.
- Bereits beim Einführen des Rohres, d. h. zu Beginn der Endoskopie auch den Oropharynx (Valleculae glossoepiglotticae), den Zungengrund, den Hypopharynx, die Sinus piriformes und die Postkrikoidregion aufmerksam beurteilen.
- Sowohl beim Vorschieben (bis zur Kardia) als auch beim Herausziehen des Rohres alle Schleimhautfalten aufspannen (evtl. Lufteinblasen zur besseren Schleimhautentfaltung), um eine darin verborgene Läsion oder einen Fremdkörper nicht zu übersehen!
- Ist der pathologische Befund mit dem Rohr eingestellt, wird er mit Doppellöffel oder Zange entfernt (Fremdkörper) bzw. abgetragen (Polyp, Biopsie).

Flexibles Ösophagoskop:

- Patient sitzt dem Untersucher aufrecht gegenüber.
- Mit Xylocain-Gel *geschmiertes* Ösophagoskop unter Sicht durch den Mund in die Speiseröhre vorschieben. Der Patient schluckt dabei mit.
- Über Absaugkanal störende Flüssigkeit absaugen, über gleichen Kanal anschließend Luft in den Ösophagus zur Entwicklung der Schleimhautfalten pumpen (optimale Übersicht).
- Über Instrumentenkanal Biopsiezängelchen einführen.

Hinweis

- In der Regel ambulanter Eingriff (z. B. komplikationslose Fremdkörper).
- Stationäre Durchführung bei eingespießtem Fremdkörper mit Schleimhautläsion oder nach Entfernung eines Tumors. Dann:
- Einlegen einer nasogastralen Sonde unter Sicht für 2–3 Tage. Orale Ernährung erst nach Gastrographin-Röntgenkontrolle.
- Flache Fremdkörper (z. B. Hühnerknochen) oder Perforationen entdeckt man häufig erst beim *langsamem Zurückziehen* des Endoskopes.
- Oberflächliche Schleimhautläsionen lassen sich durch vorsichtige Sondierung (Knopfsonde) von Perforationen unterscheiden.
- Blutstillung kann ggf. mit in Suprarenin getränkten Wattetupfern, mit dem Laser oder durch temporäre Einlage einer feuchten Tamponade vorgenommen werden.
- Möglichst keine Biopsie durch die intakte Mukosa hindurch vornehmen (Gefahr der Perforation, Mediastinitis).
- *Starres Ösophagoskop* wegen seines großen Durchmessers und der Bildqualität besonders gut für die Beurteilung von Hypopharynx und Ösophagusmund (Postkrikoidregion) geeignet. Bei großen Fremdkörpern unverzichtbar! Kombination mit starrer Geradeaus- und Winkeloptik möglich.
  Nachteil: Meist Allgemeinnarkose. Gelegentliche Schwierigkeiten beim Einführen.
- *Flexibles Ösophagoskop* wegen seines geringeren Durchmessers für gleichzeitige Untersuchung von Magen und Duodenum geeignet. Nachweis funktioneller Störungen möglich (keine Narkose). Geringe Belastung für den Patienten.
- Nachteile: Diagnostische Möglichkeiten eingeschränkt, namentlich im Hypopharynx und oberen Ösophagus. Für therapeutische Eingriffe (Fremdkörperextraktion) oft ungeeignet.
- Komplikationen: Ösophagusperforation, besonders bei Malignomen oder eingespießten Fremdkörpern möglich.

Bougierung (Dilatation)

Indikationen

- Drohende oder manifeste Stenose bzw. Striktur nach Verätzung, Verletzung oder operativen Eingriffen.
- Stenosierender Tumor: Dilatation zur Plazierung einer Nährsonde oder Endoprothese.

Prinzip

- Vorbeugende, kurative oder palliative Aufdehnung eines verengten Speiseröhrenabschnittes mit Hartgummibougies steigenden Kalibers über ein starres Ösophagoskop oder einen zuvor geschluckten Führungsfaden.

Anästhesie

- Bougierung über Ösophagoskop: Allgemeinanästhesie.
- Bougierung über Faden: Oberflächenanästhesie.

Operative Technik

- Ösophagoskopie mit starrem Rohr und Dilatation mit Bougies steigenden Durchmessers.
- Fadenbougierung: Langer Seidenfaden, am Ende mit kleiner Metallkugel wird vom Patienten geschluckt. Sobald Kugel den Darm erreicht hat (Röntgenkontrolle), wird der aus dem Mund hängende Faden straff gezogen und über ihn ein Hohlbougie in den Ösophagus geschoben (Bougierung mit geringstem Perforationsrisiko).
- Alternativ: Savary-Gillard-Sonden: Flexible, stumpfe Metallsonden, über die ein Hohlbougie geführt wird.

Hinweis

- Ambulanter oder stationärer Eingriff.
- Mit Ausnahme der Fadenbougierung sollte der Ösophagus immer unter optischer Kontrolle dilatiert werden (Perforationsgefahr, je dünner der Bougie).
- Hartgummibougies vor ihrer Verwendung in heißem Wasser geschmeidig machen.
- Für die gelegentlich indizierte Selbstbougierung durch den Patienten (z. B. Rezidivprophylaxe nach Operation oder langwieriger entzündungsbedingter Stenose) werden mit Quecksilber gefüllte flexible Gummibougies verwendet.

Indikationen

- Therapeutisch: Atemnot, Erstickung (sicherste Notfallmaßnahme!), Fremdkörper, Sekretstau (Bronchialtoilette, Lavage). Abtragen von stenosierenden Tumoren evtl. in Kombination mit Laser.
- Diagnostisch: Sekretgewinnung für Zytologie, Bakteriologie, Lokalisation von Tumoren, Stenosen, Blutungsquellen, Biopsie.

Prinzip

- Vorschieben eines starren (transoral **a**) oder flexiblen (transnasal **b**) Bronchoskopes durch den Kehlkopf in Luftröhre und Bronchialsystem (Abb. **53a** und **b**).

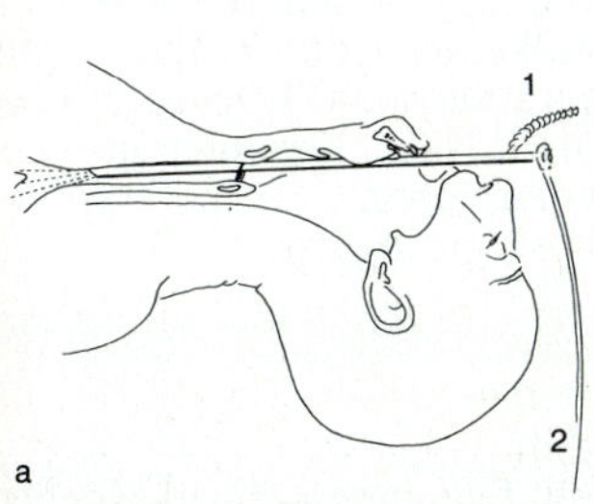

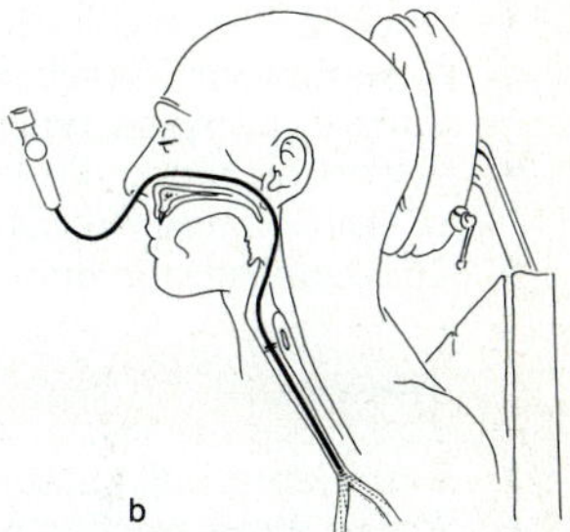

Abb. **53** Tracheobronchoskopie. **a** Transoral, 1 = Verbindungsschlauch für Narkosegase. 2 = Kaltlichtkabel. **b** transnasal

Anästhesie

- Starres Bronchoskop: Allgemeinnarkose (Therapie) oder Oberflächenanästhesie (nur für Diagnostik).
- Flexibles Bronchoskop: Oberflächenanästhesie (nur für Diagnostik).
- Prämedikation: 10 mg Valium, 0,5 mg Atropin i. m. 1 Std. präoperativ.

Operative Technik

Starres Bronchoskop:

- Patient in Rückenlage, Kopf rekliniert.
- Wenn Eingriff in Vollnarkose, so wird über Maske beatmet.

Tracheobronchoskopie

- Wenn Eingriff in Oberflächenanästhesie, dann werden Meso-, Hypopharynx, Larynx und Trachea mit Xylocain-Spray unter kräftiger Inspiration ausgesprüht.
- Kehlkopf mit Intubationsspatel einstellen und Bronchoskop durch die Rima glottidis in die Trachea gleiten lassen.
- Wenn Vollnarkose, dann Narkosegerät an Bronchoskop anschließen, Blicköffnung mit Glasfenster verschließen.
- Hypopharynx um das Rohr mit feuchter Gaze abdichten.
- Bei operativen Manipulationen Beatmung vorübergehend aussetzen, Fenster abnehmen und Instrumente (Sauger, Zange, Lasermanipulator), kombiniert mit starrer oder flexibler Optik, einführen.
- Nach Beendigung des Eingriff Patient über liegendem Rohr aufwachen lassen oder umintubieren.

Flexibles Bronchoskop:

- Sedierter Patient sitzt aufrecht dem Untersucher gegenüber.
- Oberflächenanästhesie (Xylocain-Spray) des unteren Nasenganges, Nasopharynx, Rachens und Kehlkopfes (durch Rima glottidis sowie der oberen Trachea bei Inspiration in die Trachea sprühen).
- Endoskop unter direkter Sicht durch Nase, Nasopharynx, Larynx in Trachea und Bronchialsystem vorschieben.
- Zusatzanästhesie über das Bronchoskop möglich.

Hinweis

- Ambulanter oder stationärer Eingriff.
- *Starres Bronchoskop* wegen großem Durchmesser und Möglichkeit zusätzlicher Benützung von Winkeloptiken für Fremdkörperextraktion und oeprative Maßnahmen in Trachea und Hauptbronchien gut geeignet (Biopsien). Die zunächst mangelnde Einsicht in die Peripherie des Bronchialsystems (insbesondere Oberlappen) kann durch Kombination mit starrer Winkeloptik oder flexibler Optik weitgehend ausgeglichen werden.
- *Flexibles Bronchoskop* wegen seines geringen Durchmessers und dirigierbaren distalen Endes für diagnostische Maßnahmen (Sekretgewinnung, Spülung, Bürstenzytologie, kleine Biopsien) im peripheren Bronchialgebiet besser geeignet als starres Bronchoskop. Geringe Belastung für den Patienten.
  Nachteile: Größere operative Manipulationen nicht möglich, schlechtere Bildqualität.

Indikationen

- Jeder Fremdkörper, auch z. B. aspirierte Tabletten (Verätzungsgefahr).
- Jeder klinische oder röntgenologische Verdacht auf aspirierten Fremdkörper, namentlich bei Kindern (Anamnese oft wenig informativ).

Prinzip

- Extraktion des Fremdkörpers über ein starres Bronchoskop.

Anästhesie

- Allgemeinnarkose.

Operative Technik

- Tracheobronchoskopie (S. 437).
- Fremdkörper mit geeignetem Instrument und/oder Sauger fassen und durch das Rohr bzw. bei großen Fremdkörpern zusammen mit dem Bronchoskop langsam herausziehen oder (z. B. Zahnprotheseteile) mit speziellem Instrumentarium über das Rohr zerkleinern und extrahieren.
- Anschließend sorgfältige Fahndung nach etwaigen Fremdkörperresten und Schleimhautläsionen.

Hinweis

- Die meisten aspirierten Fremdkörper befinden sich im rechten Hauptbronchus bzw. rechten Mittellappen- oder Unterlappenbronchus.
- Bei Verletzungsgefahr der Trachea durch den Fremdkörper (Zahnprothesenstücke mit Drahthaken o. ä.), oder durch die Extraktionsversuche selbst könnten stärkere Blutungen oder ein Luftemphysem auftreten. Dann besser tracheotomieren und den Eingriff über das Tracheostoma fortführen.
- Zerkaute Nußkrümel absaugen, nicht ausspülen (Verlagerung in die Peripherie mit anschließender bronchopulmonaler Komplikation).
- Bei problemloser Fremdkörperextraktion ambulanter Eingriff. Sonst Überwachung für 24–48 Std.

Koniotomie

Indikationen

- Akute, hochgradige Atemnot, drohende Erstickung bei supratrachealer Ursache wie Kehlkopftrauma, laryngealer Fremdkörper, Epiglottisabszeß, akute Larynxeingangsschwellung, wenn *keine* anderen Möglichkeiten der Soforthilfe (Mund-zu-Mund-Beatmung, Intubation, Bronchoskopie) gegeben sind.

Prinzip

- Notfallmäßige Eröffnung des Atemrohres zwischen Unterrand des Schildknorpels und Oberrand des Ringknorpels, auch bei dicken Hälsen meist unmittelbar subkutan tastbar. Hierzu gehören „Mut und ein Taschenmesser" (August Bier).

Anästhesie

- Keine, da hierzu die Zeit nicht ausreicht.

Operative Technik

- Patient in Rückenlage bringen, Kopf so weit wie möglich reklinieren.
- Unterkante des Schildknorpels und Oberkante des Ringknorpels durch Palpation identifizieren.
- Zwischen diesen beiden Knorpeln horizontalen Hautschnitt anlegen und die Weichteile einschließlich des Lig. conicum (= Membrana cricothyreoidea) bis in den subglottischen Raum quer durchtrennen.
- Messer vertikal stellen und dadurch Schnitt offen halten.
- Kanüle einsetzen oder Schnitt mit Nasenspekulum offenhalten. Wenn nicht vorhanden, irgendeinen röhrenförmigen, auf beiden Seiten offenen Gegenstand (z. B. Gummischläuchlein, Kugelschreiberhülse) einführen oder vertikal gestelltes Messer belassen.
- Anschließend umgehend korrekte Versorgung (Tracheotomie, Intubation über die Koniotomieöffnung) anstreben.

Hinweis

- Bei Säuglingen und Kleinkindern kann die Trachea unterhalb des Ringknorpels weitgehend gefahrlos mit einer weitlumigen Kanüle punktiert werden. Spezielle Trachealpunktionskanülen zur notfallmäßigen Beatmung sind kommerziell erhältlich.
- Komplikation: Erstickung durch Blutaspiration.

Indikationen

- Nicht sofort behebbare Atemnot (z. B. beidseitige Rekurrensparese, subglottische Stenose, Kehlkopfneoplasma).
- Temporär (prophylaktisch) vor ausgedehnten Operationen in Mundhöhle, Hypopharynx oder Kehlkopf.
- Anstelle einer Langzeitintubation wegen drohender Gefahr einer laryngotrachealen Stenose.

Prinzip

- Anlage einer stabilen Öffnung in der Luftröhre (Tracheostoma) unterhalb der Engstelle (Abb. **54**).

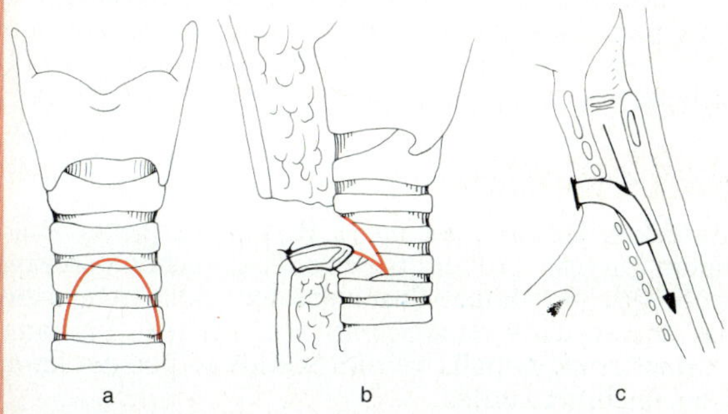

Abb. **54** Detaillierte Beschreibung s. Text

Anästhesie

- Örtliche Betäubung bei Erwachsenen: Infiltration von Haut und prätrachealen Weichteilen mit z. B. Xylocain c. Adrenalin 1%. Vor Eröffnung der Luftröhre Kanüle in die Trachea einstechen und Schleimhautanästhetikum, z. B. Novesine c. Adrenalin 1%, in das Lumen träufeln.
- Allgemeinnarkose, im Notfall über liegendem Bronchoskop.

Operative Technik

- Patient in Rückenlage mit stark rekliniertem Kopf.
- Horizontaler Hautschnitt 1 Querfinger unterhalb des Ringknorpels.
- Vertikale Spaltung der prälaryngealen Muskulatur in der Mittellinie.

Tracheotomie

- Präparation und Kaudalverlagerung des Schilddrüsenisthmus. Bei großer Schilddrüse Teilresektion oder Isthmusspaltung (vgl. Abb. **55**).
- Quere Inzision der nun freiliegenden Luftröhre zwischen 1. und 2. Trachealring (der 1. Trachealring muß zum Schutz des Ringknorpels intakt bleiben).
- Fortführung des horizontalen Eröffnungsschnittes beiderseits bogenförmig nach kaudal durch den 2. und 3. Trachealring, so daß ein basal gestielter Knorpeldeckel entsteht (Abb. **54a**).
- Die freie Kante dieses Knorpellappens wird an die kaudale Lefze des Hautschnittes genäht und auf diese Weise ein stabiles Tracheostoma geschaffen (Abb. **54b**).
- Einsetzen einer Kanüle passender Größe, Hautnähte (Abb. **54c**).
- Wenn bei notfallmäßiger Tracheotomie eine stärkere Blutung auftritt, dann Tracheostoma um die liegende Kanüle herum mit Jodoformgaze tamponieren und Cuff der Kanüle (z. B. Tracheoflex-Kanüle) intermittierend blocken. Blutstillung in Ruhe, wenn Beatmung gesichert.

Hinweis

- Bei anatomischen Besonderheiten (z. B. kurzer, dicker Hals mit tiefstehendem Larynx), großer Struma oder seitlicher Verdrängung der Luftröhre (z. B. durch Strumaknoten oder mediastinalen Tumor) ist der vertikale Hautschnitt vorzuziehen. Er kann zur besseren Orientierung notfalls bis zum Schildknorpel, der immer zu tasten ist, hochgeführt werden.
- Wenn absehbar ist, daß das Tracheostoma längere Zeit bestehen bleiben muß, empfiehlt es sich, die Halshaut mit der gesamten Tracheostomazirkumferenz zu vernähen (stabiles Tracheostoma). Dadurch problemloser Kanülenwechsel und Vorbeugung einer späteren Trachealstenose.
- Postoperativ Antibiotikum und häufiges Absaugen der anfangs immer starken Schleimsekretion.
- Luftbefeuchter, Kaltvernebler.

Indikationen

- Histologische Abklärung unklarer Mediastinalveränderungen (Sarkoidose, Thymome, Morbus Hodgkin, Non-Hodgkin-Lymphome, Seminommetastasen, Metastasen unklarer Herkunft).
- Abklärung der Operabilität bei gesichertem Bronchialkarzinom (Staging) oder bei Verdacht auf Bronchialkarzinom mit regionaler Metastasierung.
- Tumoren, die röntgenologisch oder computertomographisch nicht sicher diagnostiziert oder zugeordnet werden können.

Prinzip

- Exploration des oberen, vorderen Mediastinums und bioptische Abklärung von Mediastinalveränderungen oder von extrabronchialen Prozessen mit Befall der paratrachealen, tracheobronchialen und bronchopulmonalen Lymphknoten (Abb. **55**) über einen horizontalen Hautschnitt im Bereich des Jugulums.

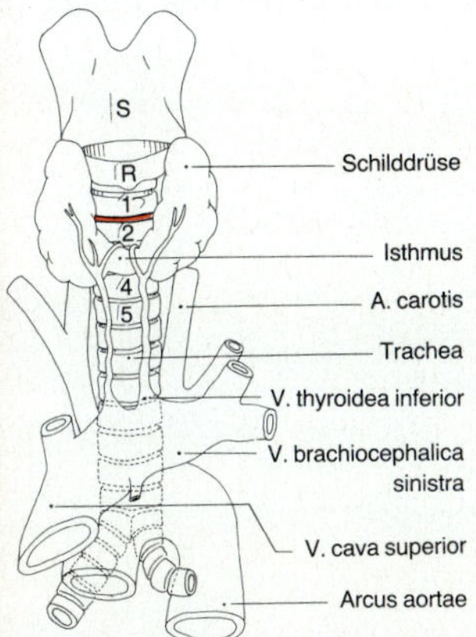

Abb. **55** Anatomie der Trachea und des vorderen, oberen Mediastinums. S = Schildknorpel, R = Ringknorpel, 1–5 = die ersten 5 Trachealknorpelringe. Inzision zur Tracheotomie zwischen 1. und 2. Trachealknorpel. Inzision zur Mediastinoskopie unterhalb des Schilddrüsenisthmus.

Anästhesie

- Intubationsnarkose mit zusätzlicher Infiltration von Haut und prätrachealen Weichteilen mit z. B. Xylocain mit Adrenalin 1%.

Operative Technik (Abb. **56a** und **b**)

- Patient in Rückenlage mit stark rekliniertem Kopf. 6–8 cm langer, horizontaler Hautschnitt über der Fossa jugularis.
- Darstellen der präthyreoidalen Muskulatur und Aufsuchen des unteren Poles des Schilddrüsenisthmus.
- Unterbindung oder Lateralisierung der prätrachealen venösen Gefäße.
- Darstellen und quere Eröffnung der Lamina praetrachealis und Unterminieren derselben.
- Der Zeigefinger gleitet zwischen Trachealknorpeln und Lamina praetrachealis (Faszie) mit vorsichtigen, mobilisierenden Bewegungen nach kaudal (Abb. **56a**).
- Unterfahren des pulsierenden Truncus brachiocephalicus und des Aortenbogens.
- Die Tunnellierung des Mediastinums mit dem Finger ist rechts bis zum Abgang des rechten Hauptbronchus und links bis zum Aortenbogen möglich (vgl. Abb. **55**).
- Palpatorisches Feststellen von grobmorphologischen Veränderungen oder Gefäßanomalien.
- Einführen des Mediastinoskopes in den durch den Finger präparierten Kanal (Abb. **56b**).

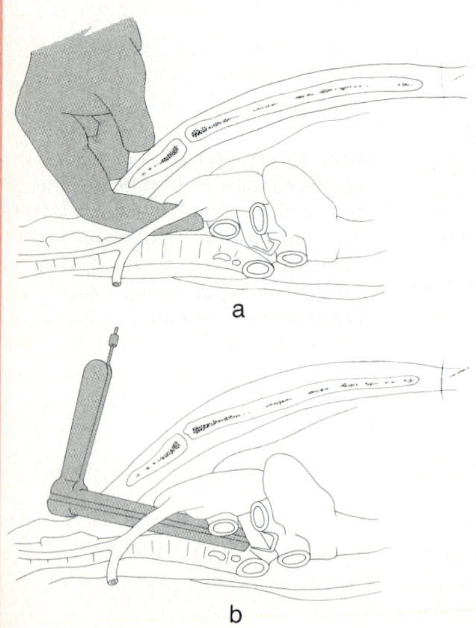

Abb. **56** Mediastinoskopie. Einzelheiten s. Text

- Auffächern des mediastinalen Fett- und Bindegewebes mit dem Präpariersauger und Darstellen von Lymphomen oder Tumorstrukturen.
- Zunächst immer Punktion eines verdächtigen Tumorpaketes mit der Aspirationskanüle. Wenn Blut (Punktion eines großen Gefäßes), dann nie Biopsie.
- Wenn bei Aspiration anderes Material als Blut, dann aspiriertes Material auf Objektträger aussprühen und fixieren (Zytologie).
- Mit der Biopsiezange Kapsel des als Lymphknoten oder Tumor identifizierten Gewebes eröffnen und Entnahme von Tumor- oder Lymphknotenmaterial. Immer auch Nativmaterial dem Pathologen zusenden!
- Blutstillung mit dem Saugkauter.
- Spülung des Gewebskanals mit Antibiotikum.
- Schichtweiser Wundverschluß.

Hinweis

- Gefahr der Schädigung des linken N. recurrens, der im Bereich des linken Hauptbronchus unter dem Aortenbogen verläuft und bei der Kanalierung digital oder instrumentell überdehnt werden kann. Folge: Rekurrensparese links, oft irreversibel (0,3%).
- Stationärer Aufenthalt 3–6 Tage.
- Krankschreibung abhängig von weiteren therapeutischen Maßnahmen.

Tab. 1 Fertigarzneimittel.
Für die im laufenden Text erwähnten Arzneimittel findet sich hier eine nach Ländern geordnete Aufstellung der jeweiligen Handelsnamen.

Stichwort	D	A	CH	Inhaltsstoffe
Acetylsalicylsäure	Aspirin Acetylin	Aspirin	Aspirin Acetylo	Acetylsalicylsäure
Acetylsalicylsäure m. Vit. C	Aspirin plus C	Aspirin C	Aspirin-C	Acetylsalicylsäure + Ascorbinsäure
Adriamycin	siehe Doxorubicin			
Aerugipen	Aerugipen	Ticarpen	Ticarpen	Ticarcillin
Ampho-Moronal	Ampho-Moronal	Ampho-Moronal	Ampho-Moronal	Amphotericin B
Amoxicillin	siehe Augmentin und Clamoxyl			
Amphotericin B	Ampho-Moronal	Ampho-Moronal	Ampho-Moronal	Amphotericin B
Ampicillin	Binotal in: Totocillin	Binotal	Penbritin	Ampicillin
Arbid	Arbid	Arbid	Arbid	Buphenin + Diphenylpyralin + Salicylamid
Aspirin	siehe Acetylsalicylsäure			
Aspirin mit Vitamin C	siehe Acetylsäure m. Vit. C			
Atosil	Atosil	Phenergan	Phenergan	Promethazin
Augmentin	Augmentan	Augmentin	Augmentin	Amoxicillin und Clavulansäure
Aureomycin	Aureomycin	Aureomycin	Aureomycin	Chlortetracyclin
Azlocillin	Securopen	Securopen	Securopen	Azlozillin
Baclofen	Lioresal	Lioresal	Lioresal	Baclofen
Bactrim/-forte	Bactrim	Bactrim	Bactrim	Co-Trimoxazol
Baycillin/-mega	Baycillin	Baycillin	Oricillin	Propicillin
Beconase Spray	Beconase	Becotide	Beconase	Beclomethason
Benadon	Benadon	Benadon	Benadon	Pyridoxin-HCl (= Vit. B6)
Ben-u-ron	siehe Paracetamol			

Tab. 1 (Fortsetzung)

Stichwort	D	A	CH	Inhaltsstoffe
Benzylpenicillin	Penicillin G	Penicillin G	Penadur	Benzylpenicillin
Bepanthen	Bepanthen	Bepanthen	Bepanthen	Dexpanthenol
Betadine	Betaisodona	Betaisodona	Betadine	Polyvidon-Iod
Betahistin	Vasomotal	Betaserc	Betaserc	Betahistin
Betaserc	siehe Betahistin			
Buscopan	Buscopan	Buscopan	Buscopan	N-butyl-scopolamin
Calcium-Vitamin C Brausetabletten	siehe Macalvit			
Carbamazepin	Tegretal	Tegretol	Tegretol	Carbamazepin
Catapresan	Catapresan	Catapresan	Catapresan	Clonidin
Cephadroxil	Bidocef	Duracef	Duracef	Cefadroxil
Cerumenex	Cerumenex	–	Cerumenex	Chlorbutanol + Oleylpolypeptid
Chloramphenicol	Chloramsaar Paraxin	Paraxin	Chloromycetin	Chloramphenicol
Chloramphenicol-haltige Ohrentropfen	siehe Leukomycin			
Cisplatin	Platinex	Abiplatin	Platinol	Cisplatin
Clamoxyl	Clamoxyl	Clamoxyl	Clamoxyl	Amoxicillin
Codein	Tricodein	Tricodein	Tricodein	Codein
Colchicum Dispert	Colchicum Dispert	Colchicin salicylat	–	Colchicin
Contergan	= Thalidomid (nicht mehr im Handel)			
Danazol	Winobanin	Danokrin	Danatrol	Danazol
Dapson	Dapson-Fatol	Isoprodian	–	Dapson
Dapsone	siehe Dapson			
Decadron	Decadron	Decadron	Decadron	Dexamethason
Dexa-Rhinospray	Dexa-Rhinospray	Dexa-Rhinospray	Dexa-Rhinospray	Tramazolin Dexamethason Neomycin
Dextran 60	Macrodex	Macrodex	Macrodex	Dextran 60

Tab. 1 (Fortsetzung)

Stichwort	D	A	CH	Inhaltsstoffe
Dextran 40	Rheo-Macrodex	Rheo-Macrodex	Rheo-Macrodex	Dextran 40
Dichlor-Stapenor	Dichlor-Stapenor	Stapenor-D	Diclocil	Dicloxacillin
Dihydergot	Dihydergot	Dihydergot	Dihydergot	Dihydro-ergotamin
Dogmatil	Dogmatil	Dogmatil	Dogmatil	Sulpirid
Dolo-Neurobion	Dolo-Neurobion	Dolo-Neurobion	Dolo-Neurobion	Paracetamol + Ethenzamid (bzw. Metamizol) + Thiaminnitrat Pyridoxin + Cyanocobal-amin
Dolviran	Dolviran	–	–	Acetylsalicyl-säure + Codein + Coffein
Dontisolon	Dontisolon	–	Dontisolon	Prednisolon + Neomycin + Aminoquinurid + Zimtöl + Kamillenöl
Doxorubicin	Adriblastin	Adriblastin	Adriblastin	Doxorubicin
Doxycyclin	Vibramycin	Vibramycin	Vibramycin	Doxycyclin
Dusodril	Dusodril	Dusodril	Praxilene	Naftidrofuryl
Eisen(II)-fumarat	Ferrum Hausmann	Ferretab	Ferrum Hausmann	Eisen(II) fumarat
Endoxan	Endoxan	Endoxan	Endoxan	Cyclophos-phamid
Erythrocin Sirup	Erythrocin	Erythrocin	Erythrocin	Erythromycin
Erythromycin	siehe Erythrocin			
Esberitox	Esberitox	–	–	Extract aus: Herb. Thujae Rad. Baptisiae Rad. Echina-ceae
Fenistil	Fenistil	Fenistil	Fenistil	Dimetinden

Tab. 1 (Fortsetzung)

Stichwort	D	A	CH	Inhaltsstoffe
Ferrum Hausmann	siehe Eisen(II) fumarat			
Flagyl	Flagyl	Flagyl	Flagyl	Metronidazol
Floxapen	Staphylex	Floxapen	Floxapen	Flucloxacillin
Fluimucil	Fluimucil	–	Fluimucil	Acetylcystein
Fluorouracil	Fluoro-Uracil „Roche"	Fluoro-Uracil „Roche"	Fluoro-Uracil „Roche"	Fluorouracil
Flurexal	Ossin	Ossiplex	Flurexal	Natriumfluorid
Frubienzym	Frubienzym	–	Lysopaine	Lysozym + Cetylpyridiniumchlorid
Garamycin	Refobacin	Refobacin	Garamycin	Gentamycin
Gastrografin	Gastrografin	Gastrografin	Gastrografin	Natriumamidotrizoat
Gentamicin	Refobacin	Refobacin	Refobacin	Gentamycin
Glandosane	Glandosane	Glandosane	Glandosane	Carmellose + Sorbit + Kaliumchlorid + Natriumchlorid + Magnesiumchlorid + Calciumchlorid + Kaliumphosphat
Gramaxin	Gramaxin	Gramaxin	Kefzol	Cefazolin
Herviros s.N.	Herviros s.N.	Herviros s.N.	Herviros s.N.	Aminoquinurid + Tetracain + Allantoin
Hextril	Hexoral	Hexoral	Hextril	Hexetidin
Hismanal	Hismanal	Hismanal	Hismanal	Astemizol
Hydergin	Hydergin	Hydergin	Hydergin	Dihydroergotoxin
Hydromedin	Hydromedin	Edecrin	Edecrin	Etacrynsäure
Impletol	Impletol	–	Impletol	Procain + Coffein
Imurek	Imurek	Imurek	Imurek	Azathioprin
Inhibostamin	Inhibostamin	Inhibostamin	Inhibostamin	

Tab. 1 (Fortsetzung)

Stichwort	D	A	CH	Inhaltsstoffe
Intal	Intal	Intal	Intal	Cromoglicinsäure
Isoniazid + Ethambutol	Myambutol-INH	Myambutol-INH	Myambutol-INH	Isoniazid + Ethambutol
Jod-Turipol	Jod-Turipol	–	–	Diiodpropanol + Vitamin A + Campher + aether. Öle
Kamillosan	Kamillosan	Kamillosan	Kamillosan	Extrakt aus Kamillenblüten + Methylsalicylat + aetherische Öle
Kemeol	s. Turipol	–	Kemeol	Ephedrin + Ol. Aurantii + Ol. Eucalypti + Paraff. subl.
Kenacort	Volon	Volon	Kenacort	Triamcinolon
Konakion	Konakion	Konakion	Konakion	Phytomenadion (= Vit. K)
Laryngomedin Spray	Laryngomedin Spray	–	Oromedine	Hexamidin + Tetracain
Laryngsan	Laryngsan	–	–	Ammoniumiodid + Campher + Coffein-Na-benzoat + Ammoniak + aeth. Öle
Lasix	Lasix	Lasix	Lasix	Furosemid
Leukomycin Ohrentr.	Leukomycin	Kemicetin	Septicol	Chloramphenicol
Lexotanil	Lexotanil	Lexotanil	Lexotanil	Bromazepam
Librium	Librium	Librium	Librium	Chlordiazepoxid
Lymphozil	Lymphozil	–	Lymphozil	Extrakt aus Echinacea + Trockenhefe + Thiaminchlorid + mehrere homöopath. Potenzen

Tab. 1 (Fortsetzung)

Stichwort	D	A	CH	Inhaltsstoffe
Lysopaine	–	–	Lysopaine	Bacitracin + Lysozym + Papain
Macalvit	Macalvit	Macalvit	Calcium-Sandoz c. Vit. C	Calcium + Ascorbinsäure
Megacillin oral	Megacillin oral	–	–	Phenoxymethylpenicillin
Movellan	Movellan	–	–	Strychnin-N^6-oxid-H
Mucosolvan	Mucosolvan	Mucosolvan	Mucosolvan	Ambroxol
Nasicortin	Nasicortin	–	Nasicortin	Dexamethason + Oxymetazolin
Nasivin	Nasivin	Nasivin	Nasivin	Oxymetazolin
Natriumfluorid	Ossin	Ossin	Ossin	Natriumfluorid
Neomycin-haltige OT	siehe Panotile			
Nephulon E-Aerosol	Nephulon E-Aerosol	–	–	Natriumlaurylsulfat + Guaifenesin + Ammon. thiocyanat + Glycyrrhizinsäure + Extr. Chamomillae + Menthol + Bergamott-Öl
Neurocil	Neurocil	Nozinan	Nozinan	Levomepromazin
Novalgin	Novalgin	Novalgin	Novalgin	Metamizol
Novesine	Novesine	Novesin	Novesin	Oxybuprocain
Novocain	Novocain	Novanaest	Synthocaine	Procain
Oricillin/-mega	Oricillin/-mega	–	–	Propicillin
Ossin	Ossin	Ossin	Ossin	Natriumfluorid
Otalgan	Otalgan	Otalgan	Otalgan	Phenazon + Procain + Glycerol

Tab. 1 (Fortsetzung)

Stichwort	D	A	CH	Inhaltsstoffe
Otriven	Otriven	Otriven	Otrivin	Xylometazolin
Otriven-Millicorten	Otriven-Millicorten	–	–	Xylometa-zolin + Dexamethason
Ozothin	Ozothin	–	–	Oxidations-prod. aus Oleum Tere-binth. + Menthan-diol
Panotile Ohrentrpf.	Panotile	Otosporin	Panotile	Polymyxin B + Neomycin + Hydrocortison/ Fludrocortison
Pantocain	Pantocain	–	–	Tetracain
Paracetamol	Ben-u-ron	APA Apacet	Ben-u-ron	Paracetamol
Paracodin Tropfen	Paracodin Tropfen	Paracodin Tropfen	Paracodin Tropfen	Dihydrocodein + Thymian-Extrakt + Süß-holzextrakt + Primelwurzel-extrakt
Penicillin G	siehe Benzypenicillin			
Piperacillin	Pipril	Pipril	Pipril	Piperacillin
Pipril	siehe Piperacillin			
Ponstan	Parkemed	Parkemed	Ponstan	Mefenamin-säure
Prednisolon	Scherisolon (A: Hostacortin H / CH: Ultracorten H)	Scherisolon	Hexacorton	Prednisolon 102
Presido	Presido	–	–	–
Privin	Privin	Privin	Privin	Naphazolin
Prorhinel	–	–	Prorhinel	Benzododecin Natriumchlorid Glycerol
Pseudocef	Pseudocef	Pseudocef	Monaspor	Cefsulodin
Psyquil	Psyquil	Psyquil	Psyquil	Triflupromazin
Pyrafat	Pyrafat	Pyrafat	–	Pyrazinamid
Reparil	Reparil	Reparil	Reparil	Aescin

Tab. 1 (Fortsetzung)

Stichwort	D	A	CH	Inhaltsstoffe
Reserpin	Serpasil	in Adelphan	Serpasil	Reserpin
Retinol	Retinol Vogan	Arovit	Arovit	Retinol (= Vitamin A)
Rheomacrodex Lösung	Rheomacro-dex	Rheomacro-dex	Rheomacro-dex	Dextran 40
Rhinocort	Pulmicort nasal	Pulmicort	Rhinocort	Budesonid
Rhinofluimucil	–	–	Rhinoflui-mucil	Tuamino-heptan + Acetylcystein
Rhinopront Spray/Trpf.	Rhinopront Spray/Trpf.	Rhinopront Spray/Trpf.	Rhinopront Spray/Trpf.	Tetryzolin
Rhinopront Kapseln	Rhinopront Kapseln	Rhinopront Kapseln	Rhinopront Kapseln	Carbinoxamin Phenylephrin
Rifa	Rifa 600/ INH 150 mg	–	–	Rifampicin (600 mg) + Isoniazid (150 mg)
Rimactazid	s. Rifa	Rifoldin 150 mg + INH Drag.	Rimactazid	Rifampicin (150 mg) + Isoniazid (100 mg)
Rocephin	Rocephin	Rocephin	Rocephin	Ceftriaxon
Roferon-A3	Roferon-A3	–	Roferon A_3	Interferon alpha 2 a
Sandimmun	Sandimmun	Sandimmun	Sandimmun	Ciclosporin
Scopolamin	Scopoderm	–	Scopoderm	Scopolamin
Securopen	Securopen	Securopen	Securopen	Azlocillin
Sibelium	Sibelium	–	Sibelium	Flunarizin
Solu-Decortin H	Solu-Decortin H	Solu-Dacortin	Solu-Dacortin	Prednisolon-hemisuccinat-Natrium
Staphylex	Staphylex	Floxapen	Floxapen	Flucloxacillin
Strychnin-HCl	–	–	–	Strychnin-HCl
Systral	Systral	Systral	Systral	Chlor-phenoxamin
Tacholiquin	Tacholiquin	Tacholiquin	Tacholiquin	Tyloxapol + Glycerol

Tab. 1 (Fortsetzung)

Stichwort	D	A	CH	Inhaltsstoffe
Tanakene	Tebonin	Tebonin	Tanakene	Ginkgo biloba-Extrakt
Targophagin	Targophagin	–	–	Silbereiweiß-Acetyltannat + Benzocain + Tetracain-HCl
Tavegil	Tavegil	Tavegyl	Tavegyl	Clemastin
Tebonin	siehe Tanakene			
Tegretal	siehe Carbamazepin			
Tobramycin	Gernebcin	Tobrasix	Obracin	Tobramycin
Torecan	Torecan	Torecan	Torecan	Thiethylperacin
Totocillin	siehe Ampicillin			
Traumanase	Traumanase	–	Traumanase	Bromelaine
Trental	Trental	Trental	Trental	Pentoxifyllin
Treupel	Treupel-N	Treupel	Treupel	Codein + ASS/Salicylamid + Phenacetin/Paracetamol
Turipol	Turipol	–	s. Kemeol	Ol. Eucalypti + Ol. Foeniculi + Ol. Thymi + Ol. Pini pumil. Ol. Anisi + Ol. Santali + Betacaroten + Campher
Ultracorten H	Ultracorten H	–	Ultracorten H	Prednisolon-Na-tetrahydrogenphthalat
Urbason	Urbason	Urbason	Urbason	Methylprednisolon
Valium	Valium	Valium	Valium	Diazepam
Varidase	Varidase	Varidase	Varidase	Streptokinase
Vastarel	(nur in Frankreich lieferbar)			Trimetazidin
Vertigoheel	Vertigoheel	–	Vertigoheel	Cocculus D4 Conium D3 Ambra D6 Petroleum D8

Tab. 1 (Fortsetzung)

Stichwort	D	A	CH	Inhaltsstoffe
Vitamin A	A-Mulsin Vogan	Avitol	Axerol	Retinol
Vitamin B6	Benadon Hexobion	Benadon	Benadon	Pyridoxin
Volon A40	Volon A40	Volon A40	Kenacort A	Triamcinolon
Volon A Tinktur	Volon A Tinktur	Volon A Tinktur	Kenacort A Tinktur	Triamcinolon + Salicylsäure + Benzalkoniumchlorid
Voltaren	Voltaren	Voltaren	Voltaren	Diclofenac
Vomex A	Vomex A	Nausex Emedyl	Antemin Trawell	Dimenhydrinat
Winobanin	siehe Danazol			
Xylocain-Spray	Xylocain Spray	Xylocain Spray	Xylocain	Lidocain
Zovirax	Zovirax	Zovirax	Zovirax	Aciclovir

Sachverzeichnis

D

E

F

G

H

I

J

K

L

M

N

Q

R

S

T

U

V

W

X

Z